回眸中医

——中医临床医生眼中的中医基础理论

周达君 编著

中国健康传媒集团

中国医药科技出版社

图书在版编目（CIP）数据

回眸中医：中医临床医生眼中的中医基础理论 / 周达君编著 . —北京：中国医药科技出版社，2020.12

ISBN 978-7-5214-1901-6

Ⅰ.①回…　Ⅱ.①周…　Ⅲ.①中医医学基础　Ⅳ.① R22

中国版本图书馆 CIP数据核字（2020）第 103772号

美术编辑　陈君杞
版式设计　南博文化

出版　**中国健康传媒集团** | 中国医药科技出版社
地址　北京市海淀区文慧园北路甲 22 号
邮编　100082
电话　发行：010-62227427　邮购：010-62236938
网址　www.cmstp.com
规格　710 × 1000mm $^1/_{16}$
印张　36
字数　450 千字
版次　2020 年 12 月第 1 版
印次　2020 年 12 月第 1 次印刷
印刷　三河市万龙印装有限公司
经销　全国各地新华书店
书号　ISBN 978-7-5214-1901-6
定价　**89.00 元**

获取新书信息、投稿、为图书纠错，请扫码联系我们。

　　这本书动笔是在4年以前，但是写作这本书的缘起则应该是30年前的事情了。

　　30年前，我高中毕业考大学时，满怀期望想当一名科学家或一名工程师。因为家庭的原因，最终还是选择陕西中医学院（现陕西中医药大学）读了中医。真正学习了这门学科之后，觉得很有意思，但是觉得阴阳五行这些内容就像是怪味豆。毕业之后，我一方面自己做临床工作，一方面跟诸位老师学习。当我确确实实在临床中体会到中医的效果，就开始面对一个悖论：中医临床很有疗效，但是它看上去却又是如此不科学。本来嘛，从理论上说，既然有稳定的临床疗效，那就应该是科学的。如果是科学的理论，那它就得有科学的样子。可是，中医的学术怎么看，都是那么的另类。显然，这个问题没有现成的答案。结论只能由我自己去寻找。

　　几十年的临床实践及理论探索，使我慢慢形成了自己的观点。曾经，有人给我讲中医的祖先是怎样的高明，是如何从天地大道之中发现生命的本源。我的回答是：如果说中国古人如此高明，那么他们为什么没有制造出飞机？也许有人会说这是胡搅蛮缠。当然不是了。制造飞机与研究化学药品、研究基因相比，后两项的难度要大得多。但中国古人恰恰是在医学方面取得了无法想象的突破。这又是为什么呢？其实，这个问题也不难理解。制造飞机绝不是研究鸟儿的飞行就可以了。事实上，如果仅仅模仿鸟儿飞行，所出现的只能是扑翼机，而不是飞机。想从无到有制造一架飞机，需要空气动力学知识、材料科学的进步，更需要机械工程学的进步，这些内容缺一不可。所以，要想能够制造出飞机，必须依靠科学知识的一点点的积累，最终才会水到渠成。当然，西医学的形成，也走过了同一条路，在此过程中，学者们的主导思想是还原论的思想。

中医学的发展，却不是沿着科学知识积累这条路走来的；而是通过对疾病的临床观察，通过临床经验的积累，一步步发展起来的。当然，这种研究方式不可能利用还原论的思想，而只能依赖归纳法的思想。问题就在这里——归纳法本身就不是严谨的科学方法。它只是对问题做事后评估，无法在医学理论与临床疗效之间，以因果关系为纽带架起一座沟通的桥梁。在中医理论体系之中，架起理论与临床之间桥梁的，是另外一种思维方式——试错法。可以说，医巫分家使中医具有了科学认知的潜质，试错法的认知理念才使中医走上了科学之路。而使用试错法的前提，则是医学理论特有的标杆，即病情的好转。本来嘛，中药本身就来源于自然界的各种化合物。有效没效，只要去试验就行了。正因为有这个标杆，试错法才成了效果的验证手段。所以，中国古人发展出了中医，却没能发明出飞机。

也许有人会问，既然中医是科学的，为什么中医理论中又有阴阳五行这样似是而非的内容呢？我的回答是：这些似是而非的内容的出现，恰恰是中医使用试错法思维的遗迹。事实上，以古人认识自然的能力，他们根本不可能建立起理性的医学理论。这时，他们只能运用现成的世界观与方法论，将临床所获得的知识与经验收纳起来。于是，古人阴阳五行的世界观与方法论，就此走入了中医学体系。也因为这一点，中医学所使用的阴阳五行学说，与一般认识上的阴阳五行学说，有极大的区别。只有从临床医学的角度出发，反观中医的基础理论，才能看清楚这些问题的关键点。

从西学东渐，中西医学争论开始，到现在已经100多年了。在这100多年间，西医学已经有了长足的进步。但是在临床治疗时，中医与西医仍然是互有短长。似乎早已落后的中医，又显得没那么落后了。这么多年的争论，最后其实可以用这样一个问题来归纳——中医科学吗？如果回答否。那么，就要回答中医为什么在临床是有效的。如果回答是。那么，如何解释中医理论上的不合理之处；以及，如何解释这种不合理的理论与临床疗效之间的关联度。所以，一切问题的落足点，又回到临床实践。而这恰恰是我作为一个临床医生的优势。于是，我以临床医生的视角开始了艰难的回归中医之路。这一走就是30年。

在多年医学实践中，我形成了自己学习中医的理念——理性思维，理论在先。曾经有朋友介绍孩子学中医。我就问他：数理化学得怎么样？他回答：孩子数理化学得很好。我说：那就好，这样中医就能学好；数理化学不好，中医就学不好。也许有人会问学好数理化与学好中医有什么关系。这里边的关系可就大了。中医已经有几千年发展史，有各种各样的理论，掺杂着各种各样的认知。偏偏这些理论与观点，本身就没有明确的定义。每个医家都会根据自己的知识与经验做一点发挥。于是，中医理论就变得非常的繁复。学好数理化，实际上是培养了孩子理性和客观的认知模式。只有这样，才不容易被那些混杂的概念搞糊涂。与一般所认识的医学理论不同，我所强调的"理论在先"，并不是说知道的理论越多越好，而是说要明白每一种理论的界限。如前所述，即使阴阳五行理论，也只是临床经验的收纳箱。在临床实践中，我们只能以中医固有的认知理论对临床实践进行推理；而不能从阴阳五行的理论，对医学知识进行推衍。但恰恰相反的是，中医理论的发展，往往是古人对阴阳五行这些纯理论的知识进行推衍的结果。这是因为，古人手上掌握着试错法，而现代我们已经不可以再用患者做试验了。所以，理解与认识理论知识的边界，对现代中医来说尤其重要。

4年前，当我离开医院不久，应邀给广州中医药大学的部分学生，做课程以外的中医学理论讲座。几经思考，我还是觉得，从理论认识入手才能更好地引导这些年轻的中医学子走入中医的门户。我按自己对中医理论的理解，给这些学子们重新梳理了中医基础理论方面的知识。所以，这本书既适用于中医临床医生加强对中医基础理论的认识，从而提高临床疗效；

也适用于中医学子增进对中医基础理论的兴趣，坚定对中医学术的信心；当然也有助于中医爱好者加强对中医基础理论的理解。正像我对自己的学生所说：别忘记自己是中医医师！这句话应该怎么样理解？我的意思是，我们首先是医师，然后才是医师这个门类之下的中医师。所以，走向临床，坚持科学、理性是医师的基本素养，而实事求是则是医师的基本自我要求。

作为一个现代的中医师，我不仅回归传统，向民间的师傅学习；还接受了西医知识的洗礼。而我的种种思考与问题，又是在多年的知识积累和临床实践中，一点点明晰的。这本书也是我站在 21 世纪的今天，对有着几千年历史的传统中医的回望。所以，我将本书的名字定为《回眸中医》。

周达君

2019 年 7 月

目录

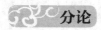

总 论

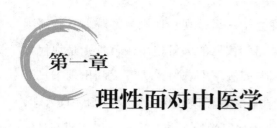

第一章

理性面对中医学

　　这里有两个老生常谈的问题：什么是医学？什么是中医学？对于什么是医学的问题，大家可以取得共识：医学是研究人体的结构、生理机制和病理变化，诊断治疗疾病，指导养生康复的一门学科。从这个角度看，中医学应该是什么样的呢？可不可以这样说：中医学是在中华民族传统文化背景下形成的，研究人体的结构、生理病理变化，诊断治疗疾病，指导养生康复的一门学科。这样看，中医好像没有什么太特别的地方。可是，中医学看上去怎么与西医学有着那么大的区别？回顾人类历史，不同的文明背景都产生了自己的传统医学。可以说在当今世界上，中医是唯一走出传统认识困局的传统医学。与其他的传统医学相似，由于社会生产力的局限和科学技术相对不发达，中医有大量的人文关怀、对症状的关注、对患者的情绪的调控、对日常心理状态与疾病关系的关注、从社会环境角度对人的观察。像这样的一些认识内容，在各个传统医学体系中，都是大同小异的。所不同的是，中医凝集了中华文化的智慧，最后终于从历史的胡同里走了出来，并为西医学的发展提供了一个重要的参照物。正是中医的存在，使生活在21世纪的人们看到，医生还可以从另一个角度来认识与处理疾病。

　　从传统的角度来看，西医学体系反倒是个"怪胎"。西医学一开始就脱离了人类情绪对疾病的影响，强调理性观察与客

3

观指标。这样，西医界的前辈们建立了一个直观、理性、客观、具有高度可重复性的医学体系。它的特征是科学仪器的大量使用，背景则是现代化科技的高速发展。也正是个这原因，西医学本身与"人"之间出现了日渐增大的距离，变得越来越"冷"。在各大医学院校中，医学生们一旦入学，就要熟记"希波克拉底誓言"，以求增加医学的"热"度。所以，西医学体系在传统医学体系中是一个另类。

一、认识中医

翻开古代的医书可以见到，清朝之前的医籍之中并无"中医""西医"之分。所有的书中只有一个"医"字。"医"就是探求人体生命规律，研究人体健康状态与疾病状态，力图治疗疾病的学问。到了清朝末期，"西学东渐"之后，从西方传入的医学知识与中国传统的医学知识相貌大不相同，人们就将从西方传入的医学叫作"西医"，将中国本身固有的医学叫作"中医"。近几十年来，当我们重新认识中、西医就会发现：不管中医还是西医都是用来治病的。有时候它们需要同台竞技，有时候这两种医学又各行其是，也有时这两种医学可以互为补充。所以，对于何为中医何为西医的问题，又当重新认识。

1. 中医是中国之医

如果我问大家什么是中医，那大家一定会回答：中医是源于中国古人的实践医学。当然标准的回答应该是这样的：中医学发源于中国，有着数千年的悠久历史，是中华民族传统文化的重要组成部分，是中华民族在长期的生产、生活和医疗实践中，认识生命、维护健康、防治疾病宝贵经验的积累和总结，是历代传承并发展创新的原创性医学理论体系。这一大段话的核心无非就是"中国原创"。当然事实也是这样。

学过医学史就会知道，所谓"西学东渐"所传入的西方医学并不是个简单的概念。西方的医学体系也有自己的传统医学。当然，西方的传统医学充满了各种迷信与荒谬的论断，现在已经基本被淘汰。传入中国的是只有二三百年历史，以现代科学为依托建立起来的，全新的医学体系。它的特征就是对科学依从，它所依赖的背景则是现代科学的高度发达。从中国的情况来看，1950年中国的西医也就只有8万多人，现在已经有150多万人。显然，西医学已经在中国生根成长，并成为中国医学的主体。

与西医学不同，从《黄帝内经》算起，中医学已经有了2000多年的信史。这2000多年来，中国医学代有传承，连绵不绝，依自己的内在规律不断进步。但是，当西医学倚科学之利横扫旧世界之时，中医学为什么却没有被其轻易打垮呢？按常规逻辑，传统的就是落后的，中医能够坚持这么长时间似乎是难以想象的。作为一个临床工作者，笔者每天都会处理一些令西医无可奈何的病例。基于对现实的尊重，我知道中医不是落后的。当然，笔者也曾多次到国外讲学，也看到美国、加拿大等国家中医事业的巨大进步。更有甚者，针灸已经进入美国军营成为正式的治疗手段。所以，中医也已经走出中国，走向世界。那么，如何解释这个"中"字，仅仅是中国原创吗？我认为，可以用更宽广的认识来解释中医的"中"字。

2. 中医是执中之医

《素问·上古天真论》曰："夫上古圣人之教下也，皆谓之虚邪贼风，避之有时，恬淡虚无，真气从之，精神内守，病安从来。"意即在远古的时候，要想身体健康需要满足三个条件。第一个条件是避风保暖，防止异常气候变化对身体的伤害。第二个条件是情绪安宁，无过喜也无大悲，避免环境对心情的影响，这样一来，人体的自然之气就会通畅条达。第三则是精神内敛，不去刻意追求外来欲望。做到这三点，人就不容易生病。总结来说，要想不生病，就要追求身体的稳定、情绪的稳定、精神的稳定。自身稳定了，外来的各种致病因素就难以对人体造成伤害，这就是健康。所以，中医学的出发点是维护人体自身的稳定性，也就是内求于"中"的健康认知模式。

人生在世，总是在有病与无病这两种状态之间交替。疾病就是人体偏离了无病的正常状态。这种偏离必定是病邪对人体反复损伤才会导致的失常状态。所谓的偏离有"过"也有"不及"。从阴阳学说讲，这种偏离既有倾向阳的偏离，也有倾向阴的偏离。此时，无病状态就成了阴阳平衡、无过无不及的"中"的状态。所以，对中医来说，一方面要坚守属于"中"的无病的健康状态；另一方面，在生病时又要通过各种方法对付各种偏离状态，恢复身体的"中"的状态。这就是中医治疗疾病的原理。

《周礼·天官》曰："医师掌医之政令，聚毒药以共医事。"医生的任务就是主管各种医疗事件。医疗的特点就是用毒药来治病。《神农本草经》曰："药有酸、咸、甘、苦、辛五味，又有寒、热、温、凉四气，及有毒无毒。"它认为，世界上的万物，常态下就具有酸、苦、甘、辛、咸这几种不同的味道，以及温、热、寒、凉这些不同的性质，还有有毒与无毒这样的区分。言外之意，药物不同的性味就是它们能够治病的原因。寒凉属阴、温热属阳就是药物的偏性，也是其治疗疾病最初的动力。具体使用则是用温热的药物治疗寒凉之病，用寒凉的药物治疗温热之病，阴阳互补，使人体回到"中"的正常状态。这种方法就是"正治"，是最基本的治疗方案。《儒门事亲》还说："凡药皆毒也，非止大毒小毒谓之毒，虽甘草、苦参不可不谓之毒，久服必有偏胜，气增而久，夭之由也。"意思是，只要是药物都可以认为是"毒"。这个毒并不是指毒性大、毒性小的毒，而是指药物具有偏性。即与人体的"中"和相对应的"偏"性。从这个角度出发，即使是苦参、甘草这样平和的药物，也可以认为是有毒的。因为，即使是这样平和的药物，长期服用也可以引起人体气机的偏胜，情况持续加重就会使人生病，甚至于死亡。可见以偏治偏，用偏致中，既是中医学认识疾病、治疗疾病的基础，也是中医学在医学实践中的指导原则。

3. 中医是平衡之医

中医认为正常人的身体是无过无不及的守中的状态，但从阴阳学说的角度看却找不到绝对的中。如有上必有下，有前必有后。所谓的中，只能是阴阳的平衡与统一。《素问·生气通天论》中记载："阴平阳秘，精神乃治，阴阳离决，精气乃绝。"人的阴精应该是平和柔顺的，人体的阳气则应该是通达而内敛的，如此才能使人情绪稳定，身体健康。如果人体的阴精与阳气不能相互顾护，体内的阴精与阳气就会消耗殆尽，也就离死亡不远了。在这里，讲的还是如何实现"中"的问题。如何在现实的理论认知上实现中和？这就要靠身体之中的阴阳互补与阴阳互用。

类似的内容《黄帝内经》中还有很多。如《素问·阴阳应象大论》曰："故曰：阴在内，阳之守也，阳在外，阴之使也。"阴精固守人体的内部，对阳气起内在的固护及支撑作用；阳气在人体的外部，是阴气在外界的表达与运用。还有"故善用针者，从阴引阳，从阳引阴，以右治左，以左治右，以我知彼，以表知里，以观过与不及之理，见微得过，用之不殆"。所以，善于使用针灸方法的医生，会从人体属阴的范畴来引导阳气的运行，从人体属阳的范畴来引导人体阴精的状态。从人体的右侧施针，治疗人体左侧的疾病；从人体左侧施针，治疗人体右侧的疾病。根据阴阳平衡使人体复归中和的状态，由此演化成具体的针灸治疗方法就是针灸临床中常用的缪刺法。

《素问·缪刺论》曰："夫邪客大络者，左注右，右注左，上下左右与经相干，而布于四末，其气无常处，不入于经俞，命曰缪刺。"如果外来的病邪之气，侵入人体较大的络脉之中，那么，从左侧进入人体的邪气，最后会固定于右侧相对应的络脉；从右侧进入人体的邪气，则会定植于人体左侧相对应的络脉。这种邪气左右相关，上下交互的现象，是以经络为途径形成的。主要的疾病部位多在人体的四肢，病邪所在的地方不是固定的，也不遵守经络腧穴的规范，对这种情况所做的治疗就是缪刺。解决了理论问题，接下来是具体的方法：当人体左侧的肢体出现疾病时，在右侧肢体的对应部位进行针刺；当人体的右侧肢体出现疾病时，在左侧肢体的对应部位进行针刺。

4. 中医是中庸之医

通过以上论述，我们应该可以感受到中医是什么。中医应是立足于"中"的医学。

这个"中"首先是世界观。中国古代哲学建立了一种以人为中心的世界观，而中医就是这种世界观在医学实践中的体现。古人认为：人立天地之中，是万事万物的中点。从方位讲，天人地、上中下，人是中点；前后左右中五方，人也是中点。以世间万物论，比人活跃的动物皆属于阳，如虎、牛、羊等，皆性偏热；而比人行动迟缓的动物就属阴，如猪，性偏凉。人立天地之间，天上飞的飞禽属阳，水中游的游鱼属阴。地上的植物则是据人体对它们所产生的反应确定其特性。这就是"知中"。

《素问·脏气法时论》提出"毒药攻邪，五谷为养"。意指，药物与食物的区别就在于偏性不同。药物的偏性大，食物的偏性小。治疗疾病时就用偏性较大的药物，日常生活营养自身就用偏性较小的食物。不同的谷物也有偏性的不同。所以应该五谷杂用才能使食物的偏性调和，而归于中。所以，人体的"中"只是相对的，而"中"的实现则在于阴阳平衡。当人体生病，偏离了中的状态，我们就可以利用药物的偏性以偏治偏，来实现"中"这个目标。也可以通过其他的手段（如针灸）来实现"中"这个目标。这就是"致中"。

"守中"即守护身体的正气，让身体不受外来邪气的干扰。我们不但要调适寒温，躲避外界的邪气对人体的侵扰；还要内敛心神，抵抗不良情绪对自己的干扰。

朱熹《中庸章句》引程子注曰："不偏之谓中，不易之谓庸。中者天下之自道，庸者天下之定理。"意思是世界上事物与道理，没有偏差、没有过激叫作"中"；世间可以确定下来的事物及道理就叫作"庸"。"中"是天下万事万物自在自得的状态，"庸"是天下万事万物确定不移的道理。朱熹注《论语》曰："中者，无过无不及之名也。庸，平常也。"意思是"中"就是对事物的处理及认识既不会太过超出，也不会太过不足；"庸"就是遵守事物本来的规律。从这个认识出发，我认为中医是"中庸之医"，而知中、致中、守中就是中医的认知逻辑与理论框架。

二、走出经验医学的困境

曾经有个患者问我："很多人，包括很多中医学者，都认为中医是经验医学。是这样吗？"我回答："中医不是经验医学！"那么，如果中医不是经验医学，又应该是什么样的医学认识体系呢？中医是已经超脱了经验时代的实证医学。

1. 走出经验认识

理论上讲，人类的任何一种知识，其最初都来源于初始的直观经验。所谓的知识只是对这些经验的总结与升华。医学知识的积累与提高也不例外。中医无疑也是从经验医学起步而发展起来的。但是，经过几千年的发展，中医已经走出了经验医学阶段。现代中医的临床实践更多的是在理论指导下的临床实践。正是这个特性，使现代中医能够达到这样一个高度——西医一直想达到，却没能达到的高度——个体化治疗。大多数情况下，当一位中医师面对一位具体患者时，通过对患者病情与体质状态的分析，最后给出的是一张针对这个患者的、唯一的治疗处方。甚至于这个处方也只是针对患者眼下的具体状态。从这种认识理念出发的医疗实践又有什么经验可谈呢？作为一个临床医生，我经常被患者询问：医生，我这个病很难医的，你以前治疗过类似的患者吗？这个问题应该怎样回答？其实，在中医理念中，这个问题是没法回答的。对此，我通常回答：治疗过类似的病例，但这些之前的经验对你眼前的具体疾病来说没有什么价值。对中医来说，即使同样的病情与诊断，患者男女不同、长幼不同、地域不同、身体强弱不同、平素情绪状态不同，其治疗与预后都是不同的。所以，对具体的患者来说，即使医生治好过相类似甚至是相同诊断的其他患者，也并不意味着就一定能治疗好他的病。

什么是经验？"经"是经历，"验"是验证，"经验"意味着曾经经历过与验证过。所以，中医古书中也有很多以"经验方"命名的方剂。对"经验"最简单的表达方式就是这个病我治过。可是，问题有这么简单吗？比如说，我曾经用木蝴蝶这味中药治好过咽炎患者。那么，是不是每一个咽炎患者都可以用木蝴蝶来治疗？我曾经用黄连治好过胃痛患者，那么，是不是每一个胃痛患者都可以用黄连来治疗？如果医生从此见到咽炎患者就用木蝴蝶，见到胃痛患者就用黄连，这就是经验医学的思维方式。但中医恰恰不是这样的。在中医看来，任何疾病都有着包括虚实、寒热在内的各种不同的分类。针对一个具体的病人来说，医师最重要的并不是治疗，而是治疗之前的分析。如：这位患者的当下的疾病是寒性的还是热性的？是虚性的还是实性的？有没有挟痰、挟瘀？如前所述，对患者的疾病仅仅诊断为咽炎是不够的，还需进一步判断疾病的性质。热性咽炎当然可以用木蝴蝶来治疗，寒性咽炎那就得用细辛来治疗了。同样道理，胃痛也要做进一步的疾病分析，实热性的胃痛当然用黄连，若是寒性胃痛就得用干姜才行；如果还兼有气郁就应当配合使用木香治疗，如果兼有气虚就得加党参、人参等，依此类推。基本上，一个正规的中医师面对所有疾病都有着类似的推理过程。显然，这种带有大量分类归纳、理论推理的中医治疗模式是不可以简单地说是经验医学认识模式的。当然，曾经的治疗经验也会对医生的临床治疗起很大的帮助，但这个经验并不应该是医生针对某个病例、某个症状的经验，而应该是医生对自己所掌握的知识体系的经验，是医生对自身所掌握的医学理论体系的稳定性和有效性的反复验证。

经过几千年的医学实践与理论总结，现代中医已经有了相对稳定的疾病理论体系。所以，现代中医师临床也不应该只是简单地用某种方法治疗某种疾病，而应通过对疾病及患者的分析，确定疾病分类及相关因素，在特定理论的指导之下确定相应治疗方案。简言之，中医临床是在特定中医理论指导下进行个体化治疗。所以说，现代中医不是经验医学，而是实证医学。我曾经治疗过一个病例，患者女性，心脏直视术后1年余出现慢性咳嗽，呛咳频频，日夜皆作，找过很多专家诊治，疗效都不算太好，只能靠长期喝"复方止咳药水"维持状态。我们知道，"复方止咳药水"中含有可待因成分，只能减轻咳嗽症状，而非真正的治疗。无奈之下，患者找我治疗，用药仅1周时间咳嗽症状就完全消除了。类似的病例是古代所不可能遇到的，当然，也不可能存在所谓的经验。

反观西医则是另外一番景象。当然，最初的西方医学也一定是经验医学。大概在欧洲文艺复兴后期，科学的力量开始介入西方医学体系，最终形成了现代西医的雏形。其特点首先是实验医学。大量的医学理论、医学数据都来源于实验室。所有的医学实践先要在实验室得到印证后才能进入临床使用。但是，经过二三百年的高速发展，西医学又再次回到经验医学的困局。我们知道，现代药物的研究都与受体配型有关。换句话说，在现代药物研究中，药物的每一个结构都有具体的目的。如医学家发现某一种疾病与某个特定的机体变化有关系，于是针对这一现象制造出一种化合物。自然，理论上这个病就会被很轻松地治愈。现实是这样吗？当然不是这样。一般结果是这个方法是有效的，但又不是完全有效的。在西医发展的早期，人们所面对的大部分是单因素致病的疾病，这种认识模式当然是直接而有效的。但医学发展至今，医学家们所面对的情况日渐复杂，这种简单化的思维已经不能对应日渐复杂的世界。结果，疾病的各种各样的治疗方案越来越多，其效果则变得难以评判。

一方面，即使是西医，对疾病的认识也只能是渐进式的。如人们最初发现糖尿病是血糖升高引起的，进而认为是胰岛功能降低胰岛素分泌不足引发了糖尿病。然后发现胰岛素不足既有绝对不足也有相对不足。现在则认为糖尿病是遗传相关性疾病，是遗传基因的改变导致了糖尿病的产生。可以看到，在这一系列对疾病认识的递进过程中，每一步都是科学的，在每一个认识阶段产生的药物也都是有用的。当然，这些药物有且只有部分有用。

另一方面，西医已经明确地认识到，现在常见慢性病大多数是多因素相关疾病，每一种疾病的产生都是多个相关因素共同作用的结果。由于这些原因，我们从临床治疗得到的结论往往只是一个趋向性的结果，而不是一个明确的结论。如针对高血压的治疗有几大类别几十种药物。治疗前医生可以知道这个药的有效率在70%~80%，那个药的有效率在60%~70%，还有些药有效率在50%~60%。但是当具体患者站在医生面前，医生却无法确定这些药中哪种是绝对有效的。医生也许可以根据药物的有效率来用药，选用那种有效率在70%~80%的药物。但是，患者到底在有效的部分之中还是在无效的部分之中，医生是不知道的。得吃完药后，根据患者的临床反应才知道这种药针对这个患者到底有效还是无效。那么，这个所谓的70%~80%的有效率是从哪儿来的？它是通过实验室的分析与判断得到的吗？当然不是。这个有效率是找100个、1000个甚至10000个患者试出来的。是拿人试出来的。看看，熟悉吗？这正是典型的经验医学的思维模式，只不过戴了统计学的帽子，多穿了个马甲而已。

2. 从理论回归临床

学中医的都知道这样一句话：熟读王叔和，不如临证多。这句话可以说是中医的俗语。意思是，对学习中医的医生来说，理论学得再好，都不如多临床、多实践重要。当然，在现代很多患者的观念中，中医是经验科学，医生的本事是拿患者练出来的，是反复试出来的。再推理一下，看中医还是找老中医。其实，这句话细思极恐。难道找年轻医生就是给别人当小白鼠的？将自己送给医生练手还得赔钱？这也太不划算了。从医生角度来说，如果觉得读了几本书就不得了，就能给人看病，显然也是不可以的。孙思邈《大医精诚》曰："世有愚者，读方三年，便谓天下无病可治；及治病三年，乃知天下无方可用。"世间有一种蠢笨之人，读了3年医书就认为自己什么病都会看，这世上就没有自己不会医的病。等到他真正开始给人治疗，临床上实践3年，才知道这世上的种种治疗方案没几样是真正有用的。像这样片面强调实践因素的观点在100年前还有合理性，进入现代社会，就不能再这样理解与认识中医学理论了。我们知道，真正的好医生一定要理论与实践相结合。

现今，医学都是理论在先的培养模式，中医的培养也不能例外。学生们先得在学校中学习大量的基础理论、基本知识。这里面就包括中医基础理论、经络腧穴学、《黄帝内经》《伤寒论》等这些理论学科，内科学、儿科学等临床实践学科。当然，学中医的学生会更累一些。因为，他们还要学习大量的西医所阐明的人体的生理与病理变化的基本知识，如解剖学、生理学、病理学、微生物、寄生虫学、西医诊断学、西医内科学等。在医学学习的最后阶段则是大量的临床实践。这时，学生们先是要观摩临床医生的操作，最后则是在老医生的指导下治疗疾病。毕业后，还要在有经验的老医生监督之下工作1年才能得到"执业医师"的考试资格。

事实上，对一个医学生来说，真正的考验是从理论到临床的巨大跨越。表面上看，西医的理论，往往具有理性直观的特点，似乎从学院中的理论跨越到临床更容易，但事实却未必。正如前边所述，西医依托于现代科技与认知理念的快速发展。一个实验室的最新研究结果当然是不能立刻进入教科书的。而一个临床医生的研究成果，至少需要5年才能得到学科内的广泛认同。再过5年，才有可能进入课本，成为医学生们学习的知识。所以，医学生们一旦进入临床，马上遇到的就是大量的新知识与既往知识的更替。这对医学生们的知识积累与理论更新，对具体患者的诊疗，具有极大的意义。

相对来说，中医理论的学习是比较稳定的，不会有太大的变化。但问题在于，中医知识的理论性更强，到了临床变化更多，所以它对中医学生思维能力的要求更高。结果就会出现这样一种情况：同样的理论学习，由于认识论的不同以及对基础理论掌握与理解的不同，中医学生们的临床效果差别巨大。另一个要点则在于，传统中医更加强调个体化治疗。在中医看来，临床中的每一个病例都是独一无二的，即使是同一种疾病，不同的患者都会有各种各样不同的变化。所以，对中医学生来说，临床实践并不是为了掌握具体疾病是怎么治疗的，而是为更好地学习如何在临床中使用已经有的理论知识，达到理论与临床实践的统一。所以，对于中医医生来说，临床实践就是将理论知识具体化的过程。

从我个人近30年的临床实践看，现代中医对基本理论认知的要求，远远高过西医学体系对基础理论的要求。对于一个熟练的中医师来说，每一个病例都带来了不同的认识过程和临床感受。所以，基于个案报道的临床医案，是传统中医的重要宝库。而对西医来说，积累30例（一个小样本）同一疾病的病例才能获得一点经验。中医的这种特点，带来了临床巨大的扩展性。中医师们可以在临床治疗中轻易突破固有经验体系，依托临床，从理论出发，推衍出不同实践技巧。

有一个高血压患者，是阳虚型的高血压。在中医学课本中没有阳虚型高血压的中医辨证分型，所以别人治疗效果都不好。虽然课本没有这个证型，但只要是辨证结果如此，没有什么可怀疑的。我用温阳补肾的中药来治疗，最后的效果当然很好。服药一个星期之后患者血压就降下来了。再治一个月血压就稳定了，于是停药。这个病例本身只能算是个案报道。课

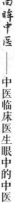

本上没有，即固有的临床经验是不支持这个认识的。但既然面对具体患者进行分析与判断，理论推衍的结论是怎样的那就怎样处理，不需要有很多例的临床病案，只需要对理论理解与掌握就足以解决临床中的问题。所以，对中医来说，学好中医基础理论恰是走向中医临床最重要的一步。

患者赵某，女，53岁。2016年1月25日初诊：以"高血压5年，加重20余天"为主诉就诊。患者5年前出现血压高，服中药治疗后病情缓解，血压稳定。近20天再次出现血压升高，自诉舒张压升高为主。伴有疲劳，体力下降。要求门诊治疗。处方：桂枝、白术、白芍、防风、党参、香附、紫苏梗、款冬花、路路通、熟枳实、熟地黄、沙苑子、盐益智仁、甘草。5剂，水煎服。2016年2月2日二诊：患者自诉近来血压较前降低，自测舒张压已经低于90mmHg，仅时有胸闷。拟继续治疗。处方：桂枝、白术、白芍、防风、党参、香附、紫苏梗、杜仲、补骨脂、熟地黄、沙苑子、盐益智仁、款冬花、甘草。5剂，水煎服。2016年2月6日三诊：患者近来血压已经稳定，近测血压140/88mmHg，已经正常。拟中药继续调理。处方：桂枝、白术、白芍、防风、党参、白豆蔻、紫苏梗、杜仲、补骨脂、熟地黄、沙苑子、盐益智仁、甘草。5剂，水煎服。2016年2月23日四诊：患者近来病情稳定，诉无明显不适。偶见血压升高，与劳累有关。中药善后。处方：桂枝、白术、白芍、防风、党参、薤白、紫苏梗、杜仲、补骨脂、熟地黄、沙苑子、盐益智、苦杏仁、皂角刺、甘草。5剂，水煎服。此后于2016年3月8日再次调方，服10剂后未再服药。此后，多次因他病就诊，诉血压未再升高。从本病看，患者有高血压史，近来复发，本病例并未用所谓的平肝降气、重镇潜阳之品（如天麻、钩藤、龙骨、牡蛎、代赭石等）降血压，反而谨守病机以温阳通络之品施治。初诊以温阳益气、化痰通络之品处之。得效后，二诊加温肾祛痰之品。三诊服药显效，则治病求本，加温补脾肾之品。四诊、五诊已经是善后之方，外求通达，内求固敛。

正气得复，血压则稳。人皆知高血压以肝阳上亢立论，此病例偏以浊痰阻络立论，所谓"清气不升，浊气不降"。仲景有言：病痰饮者当以温药和之。立方紧扣温通之原则，兼以化痰、温肾、固敛、潜纳，血压得降，疾病得愈。

三、立足传统面向未来

我们提到了糖尿病，提到了高血压，也提到了心脏外科手术。无疑现代社会是一个以科学认识为主体的社会，我们的传统中医学总要面对未来，面对科学带给我们的一切。当现代中医师们接续传统的脉络时，也必将面对未来的考验。

1. 直面西医的挑战

我曾经与一个学针灸的同行交流。她是个主任医师，她对我说："我很讨厌西医的东西。"我说："你千万不要这么想，对临床医生来说西医的知识很重要。"她说："我也知道，但我就是不喜欢。"我告诉她："你这样说我就明白了。你不是不喜欢西医的东西，而是太执着于中医理念。但是你又不得不面对西医的临床疗效。所以，你只是怕，你是怕西医，怕西医的理论与疗效影响你对中医的执着。"她当时就明白了："是这样的，应该是这样的。"那么我们怎么去面对西医？就像我说的，作为一个中医师，我们不可以讨厌西医的东西，而应选择面对。

从理论上讲，知识本身是没有东、西方之分的，知识本身是属于全人类的。只是因为东、西方人看待知识的角度及对知识的理解不同，从而形成东、西方的不同认识模式。那么，身为中医师为什么会害怕西医？这种害怕源于中医发展的相对缓慢与西医快速发展之间的落差。正如前边所提到的，即使是西医学体系中成长起来的学生，进入临床也面临着5~10年的知识落伍。但一个学中医的学生，每每将2000年前的著作奉为臬圭，一点不敢偏离。这之间的心理落差是何等巨大！所以，作为中医研习者我们一定要意识到，中医学术早已经走出经验医学的桎梏。现代的中医已经具有一个相对广泛且有着巨大可塑性的理论内核。而当现代西医又开始在经验医学的圈圈里打转时，作为中医师，又有什么可害怕的呢？

当然，事实总是那么的矛盾。在20世纪70~80年代，绝大多数中医医师都会挂一个胃肠病专家的牌子。但近些年这种情况少了，这是为什么呢？20世纪七八十年代，与中医相比，尽管西医在消化系统的生理学、病理学、解剖学方面具有巨大的优势，但是对消化系统的功能调节却没有太多办法，即使最简单的慢性胃炎也会让西医头痛不已。在同一个时间段，任何一个中医，只要会开香砂养胃丸、参苓白术散、四君子汤、二陈汤，就可以取得比大多数西医更好的效果。鉴于胃肠病的普遍性，那时的中医师多半会给自己挂上胃肠病专家的头衔。现在则不然，随着生物学认识到幽门螺杆菌的存在，西医开始使用抗生素对胃肠疾病进行治疗，加上各种胃肠道功能调节剂，如雷尼替丁、西沙必利等的生产，西医对常见胃肠功能性疾病的治疗效果开始超过普通中医了。这个事实对中医来说是好事还是坏事？当然是好事了。首先，医学进步让患者获益是好事；其次，表面上看起来很多中医医生的优势没有了，但事实上中医学本身的价值还在，中医对慢性胃肠病的临床疗效依然存在。因为幽门螺杆菌出现大量耐药菌株，所以抗生素的疗效下降，这时中医整体调节的优势开始显现。

2. 历史与方法论决定中医知识实用性

人们总是说，中医是传统的，是很古老的，自然也是落后的。可是反过来想，古老也就意味着中医具有更长的发展期，也有时间积累更多的临床实践。

追溯到马王堆汉墓出土的医书成书时代，中医至少有2000年以上的历史。作为一种对临床观察的总结，当时的很多经验与知识放到当今仍然有实用价值。简单点说，中医学的知识经过了2000年以上的积累。西医的历史实际上是分成两段的：一段是18世纪以前的，一段是18世纪以后的。18世纪以前，用西方医学史专家自己的话说，那是黑暗时代。到了18世纪，在哈维提出血液循环理论后，西方医学才开始走向真正的现代医学，也才开始有了现代西医学的历史。在那之后的知识积累才是真正有效的。所以，西方医学分为传统西方医学阶段与现代西方医学阶段。其中现代西方医学阶段才是真正的西医学。现代西方医学的基础是实验室，现代西方医学的高速发展则依赖于现代科学技术的高速发展。

从外观上看中医与西医的形象可谓天壤之别。那么中国医者在这2000多年里在做什么？其实，我们也是在做试验和观察。只不过，这个试验对象不是外界的物，而人体本身。甚至于这个试验对象就是医生自己。古人很早以前就提出"三折肱为良医"（《左传·定公十三年》）。意思是经过磨炼而经验丰富的人才有可能成为真正的良医。古代很多医生先是给亲人治病，甚至于是先给自己治病，亲身体验疾病发生、发展、变化的每一个细节。也只有这样，医者才能真正明白患者的体验以及疾病的变化。例如金元四大家之一的朱丹溪学医的最初动力是给母亲治病，后来则是朱丹溪的老师许谦的病情激励朱丹溪进一步研习医道。清代吴瑭则是因父亲病死愤而学医。清代黄元御的例子则更为极端。黄元御本来是想从政当官的，后来因患眼疾被他医治坏绝了科举之路才奋发学医，最后成了一代大家。这些医家后来所提出的理论往往与自己的就医经历相关。如黄元御的眼睛是被寒凉所误，所以他的医学思想则偏于重视脾土、扶阳抑阴，救时弊。

20多年前，我刚刚进入医院开始临床学习时，西医也是非常强调临床观察的。那时叫作"三基"，即基础知识、基本理论、基本技能。其中，"视、触、叩、听"（视诊、触诊、叩诊、听诊）四大检查技能一定是重中之重。这四大技能正是医学生观察患者、诊断疾病的主要手段。随着现代诊断技术的进步，医生离患者的距离越来越远了。不可否认的是，借助于现代科学的高度发达，西医已经取得移心换肺的巨大成就。但是，过分依赖实验室的技术手段也使秉承现代科学知识的医师们更多地关注患者的"病"，而不是患者的"人"。同时，西医的大量医学知识源于实验室，实验室的特点是条件控制，临床上的患者却是完全自由的"社会人"，最大的特点是条件不可控。所以，西医面对常见病、多发病时反而会出现无力感。

由于时代的限制，中医也只能依赖人的感官来完成临床信息的采集。

所谓的"望、闻、问、切"（望诊、闻诊、问诊、切诊）不过就是对人体视觉、听觉、嗅觉、语言能力、触觉的使用。所不同的是，经过2000多年的积累，中医对这些方法的使用已经达到炉火纯青的地步。特别是望诊、切诊这样直接建立于人体感观之上的技术，不仅需要依靠人体的自然本能，而且需要经过大量的专业训练才能真正掌握。在现代科学高度发达、仪器诊断方法不断丰富的今天，中医四诊越加显示出在临床观察中所具有的独到的现实价值。反过来思考，这也不奇怪。西医学所拥有的临床观察记录不过300年，而中医所拥有的临床观察经历有2000多年，而且很多认识都来源于医生自身的直观体验。因此，中医观察的实用性与有效性都更强。中医的这种特点，使中医师在临床中对患者疾病细节的把握展现出更突出的优势。这种优势表现在对感冒、糖尿病、冠心病，乃至于肿瘤等不同疾病诊断的各个方面。

3. 存在于中医血脉之中的人文关怀

作为中医师，我们知道《大医精诚》，也知道《希波克拉底誓言》。

前面讲过，中古时代的西方医学，很难算是真正的医学，但现代的医学生们却都要背诵2000年前的《希波克拉底誓言》。因为这个原因，我去图书馆找到这本书，读过之后感觉不知其所云。从医学知识角度看，这本书仅具有医史学的价值。从誓言本身讲，有不做堕胎手术及结石手术等内容。所以，从现代人的角度讲，学习它只是因为它对医生提出了道德与行为上的要求。它要求医生要尊重老师、关心患者、约束自己，其表达形式则是发誓。这就叫作医学体系中的"人文关怀"。当然，在当今时代，这个誓言却又变得越来越重要。因为，医学科学告诉你，人的这个结构跟老鼠的结构差不多，人的那个结构跟猪的结构差不多。又告诉你，这个理论是在老鼠身上做实验得出来的，那个医学理论是在兔子身上做实验得出来的。在这种环境中，医生太容易丧失对患者基于人类普遍情感的尊重，所以大家就得天天背《希波克拉底誓言》。

回到中医的情况来看，《大医精诚》告诉我们治病之时"先发大慈恻隐之心，誓愿普救含灵之苦。若有疾厄来求救者，不得问其贵贱贫富，长幼妍嫭，怨亲善友，华夷愚智，普同一等，皆如至亲之想"。这也是尊重患者，重视医德呀。但是，《大医精诚》就这么简单吗？它首先说"今病有内同而外异，亦有内异而外同，故五脏六腑之盈虚，血脉营卫之通塞，固非耳目之所察，必先诊候以审之。而寸口关尺有浮沉弦紧之乱，腧穴流注有高下浅深之差，肌肤筋骨有厚薄刚柔之异，唯用心精微者，始可与言于兹矣。今以至精至微之事，求之于至粗至浅之思，岂不殆哉"！意即人的身体是千差万别的，疾病的发展也是变化多端的。只有关注到疾病的每一个细节，理解医学知识的本原，才能培养对医学知识的认识与理解能力。对一个好医生而言，对患者的痛苦感同身受与医德一样重要。

所以，关注患者的每一个细节本来就是中医对医者的基本要求。不过这个要求不仅在言语之上，更重要的则是在行动中体现。医生的问诊可以达到这样的程度：患者皮肤瘙痒是进被窝发痒还是出被窝发痒？皮肤瘙痒出现的斑痕是红的还是白的？胃肠不适是吃饭前不舒服还是吃饭后不舒服？患者的胃痛与情绪、月经、昼夜变化有关吗？咳嗽是早上咳嗽、中午咳嗽、傍晚咳嗽、睡觉前咳嗽还是睡着了以后半夜咳醒？咳嗽有没有痰？是什么样的痰？痰是黄的、白的还是绿的？有无泡沫？有无血丝？当医生认真地完善每一个细节的时候，人文关怀就自在其中。因为，中医学的知识来源于对细节的把握，人文关怀就是一种自然存在。所以，人们总说"老中医"都是很有医德的，我倒宁愿将之改为"好中医"都是很有医德的。

有一次我参加讲座，大家对中西医的异同讲着讲着就不由自主起了争执。此时我开玩笑地说中医与西医的出发点不同，中医的老祖宗是搞内科的圣人，而西医的老祖宗是搞外科的屠夫。

大家知道，我们中医是内科当家，这点在《黄帝内经》中表现得尤其明显。古圣人们是以爱心和怜悯之心为出发点去观察事物的。所以在《素问·宝命全形论》中，黄帝说"天覆地载，万物悉备，莫贵于人""余念其痛，心为之乱惑"。意思是地上天下世间万物无所不备，其中最为宝贵的就是人了，人生在世有各种病痛相随，想到人们所受到的痛苦我的心都烦乱起来。

西方的传统医学体系是医圣盖伦所建立的。而他外科医生的出身决定了他与患者本身是有距离的。为什么这么说？因为整个传统西医的体系是架构在盖伦的理论知识基础之上的。大家都知道盖伦是一个很出色的医生，也做了很多解剖方面的观察，但是很少有人真正了解他。盖伦其实是角斗士医生，主要治疗生病的角斗士。他当了一段时间的角斗士医生后有了一些治病经验，才开始给古罗马的贵族看病。当然，他成名是因为他的知识渊博，而非医术高超。我们想想，角斗士可不是普通人，他们所患的主要疾病是什么呢？当然是日常训练所带来的外伤。所以，盖伦的著作中有大量的解剖学内容。正如同现代人所熟知的，其实盖伦不曾做过一次真正的人体解剖。

盖伦认为人的身体里有两种管道系统，一种是"血管"，一种是"气管"。"血管"就是我们现在讲的静脉，"气管"就是我们现在讲的动脉。他认为"血管"里面充斥着血液，而"气管"里面则充满了气体。正常情况下，"血管"的搏动弱，"气管"搏动特别强，"气管"的搏动是因为气的鼓动。如果人受伤，"血管"里面就会流出血液。问题是，受伤时"气管"也会大量出血。在盖伦的理论中，"气管"只应该冒气，而不是出血。这个矛盾怎么解释呢？他解释道："血管"与"气管"之间是有微通道联通的，当"气管"破损后，它内部气体的压力下降，"血管"的血就会渗透到"气管"里面，然后这些进入"气管"的血被气泵出来，引起"气管"的血向外喷射。看！这至少从现象的角度已经完美地解释了这个问题。那么，临床的治疗呢？盖伦认为，当人体"气管"受伤，大量出血时，为了止血，应该在"血管"切个口子，让血流出来。当"血管"的渗透压下降时，血液不再向"气管"渗透，出血就止住了。有效吗？肯定有效的。大量失血，血容量极度下降，人体外周的动、静脉会强力收缩，自然此时血就止住了。但是，此时出现的低血容量是会死人的，也会造成人体内脏的不可逆的损伤。当然，这些后果跟盖伦没什么关系，反正出血是停止了。

我们现在知道，盖伦所面对的是遭受大量外伤的非正常死亡患者。患者死亡之前动脉血管的弹性好，血被泵出体外；静脉弹性弱，血就沉积在那里。人死后，动脉里头是空的，或者说里边都是气；而静脉里头却是实的，有很多残余的血液。于是，后边的内容都属于推理。我们不管这推理对不对，可以肯定的是，盖伦也许给自己放过血，但绝不是在这种情况下给自己放血。所以，西方这种医疗体系下的人文关怀，只能是以神谕誓言为表现的外在强迫行为。

4. 超越循证医学

依托于科技发展的西医也是很高明的。在以计算机运算为标志的发达的运算能力出现后，西医发展出了一个新的临床研究方法，这就是循证医学。可以说循证医学在西医研究中占据了重要地位。

循证医学是第二次世界大战后在英国兴起的，但它起源于法国。在当时，现代科技蓬勃发展起来，医学研究的主战场是实验室。人们在实验室中不停地发现新的结构、新的化合物。但是，医学家们认为，这些新发现只有在人身上表达出生物活性才有意义。因此，对新知识的验证只在有巨大的样本量的前提下才是有价值的。所以，也只有在发明计算机后，借力于统计学的进步，循证医学才成为一种可行的研究方法。

循证医学研究特点是什么？那就是多中心、大样本、随机性、双盲对照。多中心的设立，一方面是为了使研究成果更为客观，另一方面则是承认人群差异的存在。简单讲，经济情况、教育情况、人种差异、生活习惯都有可能成为影响临床疗效的因素。大样本一方面可以稀释那些特例，让真实情况显现；另一方面则使容易在小样本中被忽略的低概率事件被识别。如欧洲治疗孕妇妊娠呕吐所导致的"海豹儿"事件就是因为样本的大量积累才会被发现。随机性与双盲法则是为了客观体现方法与结果之间关联度，也为了尽可能地控制观察者本身对结果的影响。所以，这种设定的本身极为精密与科学。但它本质上还是拿人来做试验，并且将环境等非标准条件作为影响临床疗效的相关因素。事实上，循证医学史上，曾有多起临床试验由于对患者造成重大伤害而中止。如：新药米力农曾在心衰治疗上被寄予厚望，但因为它提高了患者死亡率，PROMISE试验提前中止；治疗糖尿病的ACCORD研究，则因为治疗组较对照组死亡人数每年高出3‰而提前中止。这些情况充分证明了循证医学用人体做试验的本质。也正是这些事实明示：就在这个时候，就在当下，西医以循证医学为契机，以走回临床为名，重新走向经验医学。人们曾经希望通过循证医学走向针对个体的治疗，这个目标并未实现。当使用循证医学的知识面对具体患者时，医生所能依靠的依然只有经验与猜测。举例来说，当医生面对患者时，即使他知道某药对某类疾病的治疗的有效率是80%，但却依然无法确定具体患者是属于有效的80还是属于无效的20%。从患者的角度来说，只有有效与无效这两个可能。想要解决这个问题，就必须重新寻找患者的个体特性。所以，在一些重要的循证医学研究中，往往出现相对矛盾的结果。这些结论往往会更加强调与注重医生的个人经验在治疗中的价值。

那我们中医呢？中医一开始就是拿人甚至是拿自己做实验的。所以，中医特别容易关注到患者的个体特征。从某个角度讲，中医2000年的积累速度和进步速度是很慢的。所谓"不积跬步，无以至千里"，中医正是靠一点点细微的积累才走到今天这一步。马王堆汉墓出土的秦汉时期的《五十二病方》，它指的"病"就是症状，也就是说，那时候病的概念就是症状。到了《黄帝内经》就进步很多，在经络学说里，"是动病""所生病"这个"病"，就是以经络为核心的病证，这时的疾病已经进化为症候群的概念。在《伤寒论》中，疾病就有发生、发展、变化的完整概念了。又比如人们常说的"糖尿病"，它最初在西方医学体系就只表示"小便是甜的"症状。可这个病在唐朝的病名是"消渴"，诊断则是小便发甜或小便中有糖。这样，这种疾病的诊断实际上是3个要点。一是消，快速消瘦或吃不饱；二是渴，口干、口渴；三是小便干燥后有糖，是甜的。那么，这个诊断实际上包含了体征"消瘦"、主观感觉"口渴"、客观指标"小便有糖"。要这3个特点同时存在，才能完成关于糖尿病的诊断。可见中医对疾病的认识能力也是很强的。尤其是对患者主观感受的认识，西医在逐渐弱化，中医则非常强调。而这也正是中医观察的优势。还是以糖尿病为例，初发患者，先用二甲双胍还是先用磺脲类降糖药对临床医生来说是个问题。从中医角度出发，以患者主观感觉为依据，口中不和用二甲双胍，口中和用磺脲类降糖药。这样，这个问题就可以很容易地通过患者的主观感受而被解决。

学中医的也一定知道一句话叫"效不更方"。这4个字其实是西医的治疗思路。很多患者都知道，吃西药降糖、降血压，一个药要吃几年甚至十几年。中医的临床思路不是这样的。我个人认为，更重要的治疗原则是"方随证转"，处方应该随着证候的变化而改变。针对同一个患者，如果我们的治疗是有效的，患者的病情就会发生变化，此时，治疗方案也应该做出相应的调整。如果治疗一段时间疗效不佳，说明我们对疾病的判断有问题，于是也得换处方。除了最简单的疾病，一般不可能一条方从头用到尾。我给学生讲课的时候强调：处方有效，就要找处方有效的依据；处方无效，更要找处方无效的原因。所以，对中医医师来说，疾病并不是简单的被治好或是没治好。疾病的治疗是一步一步渐进性的、量的积累，最终达到质的改变。

从前述的思路出发可以看到，中医其实不需要多中心、大样本的研究，因为中医对个体差异性的关注已经远远超越了对群体差异的关注。在中医的治疗体系中，小概率事件更是无可遁形。"方随证转"所强调的对疾病治疗的过程认识从根本上解决了治疗方案与临床疗效之间因果关系难以客观辨识的问题。所以，对西医来说，个案报道不能发表论文，因为个案报道终归只是小概率事件，具体患者病情的改变可能仅是小概率事件的出现。如癌症也有不到万分之三的自愈可能性，可能是环境等医生不可控制的条件发生改变而导致的。对中医来说，一个难治性疾病被治愈却不是因为用了某一特定方法这么简单。中医是用这一个方案解决疾病的这一个方面，用另一个方案解决疾病的另一个方面。整体的治疗建立于一个阶段接一个阶段的不断进行的治疗积累。治疗方案与疗效的关系是靠一个证据套一个证据环环扣串起来的，治疗本身与临床疗效之间因果关系也就不存在疑问。所以，个案报道就成为中医师学习前人经验，展示临床实践能力的有效途径。所以，真正的好中医在临床中的观察能力、分析能力是远超行业同僚的。这些能力也正是判断中医师水平的最重要的方面。

四、回归科学的理性认知

作为现代的中医执业者，我总会为一个问题而纠结——中医是科学的吗？既然中医在实践中被证明是稳定有效的，那么中医当然是科学的。但是，仅从外貌上看，中医又与科学的样子差别巨大。这如何理解？正如现代人所熟知的，科学理论也是有"时效性"的。例如古人首先根据对星空的观察建立地心学说，这时利用地心学说建立的四季转化的理论显然是正确的。因为这个理论可以指导农民种地呀。当有了光学望远镜，人们知道了太阳是星空的中心，建立了太阳中心学说。这时，地球中心说就成为不科学的事情了。现在有了射电望远镜，太阳中心学说也不科学了，太阳系只不过是银河系的一部分。又如很多人都知道，关于地震的第一个解释是周朝时出现的"阴迫阳蒸"理论。它告诉大家，地震既不是天上的神生气引起的大地震动，也不是背着大地的鳌在打喷嚏，只是一个与人的意志无关的客观现象。当然，站在现代人的立场，从大陆漂移学说的角度看，"阴迫阳蒸"并不是个科学的论断。但是大陆漂移学说就是正确的吗？从大陆板块的角度讲，大陆漂移学说有很大的问题。所以，真正的科学首先是客观的，它不需要神异之物的介入。其次，科学是开放的。人们总是随着知识的积累、工具的使用，不停建立起新的认识理论，建立新的理论模型，而这也正是中医在几千年流转之中的真相。在这里我刻意使用了"流转"，而不是"流传"。这是因为在中医体系中，很多名词与概念在传承中发生了意义的改变。正是这种变化，使中医的认识越来越贴近事实。这也是中医历经几千年发展仍然保持活力的关键。

中医认识首先源于客观的观察。在这些观察之上建立起来的理论推理则需要一步步地发展完善。中医学发展的早期对很多临床问题的认识和解释是模糊的，甚至是有些解释是牵强的。但是，只要它们源于客观的观察、反复的临床实践，它们本身就已经有了科学的基础。理论上，即使这些知识及论断达到成熟状态，也不可能超越当时的认知水平。但是问题却没有那么简单！如果我们承认中医能够解决西医临床上不能解决的难题，是否就要承认中医超越了与它同时代的科学呢？显然，这可不太好解释。我也曾经与人抬杠：你们说中国文化多么伟大，中国古代技术多么先进，那么中国古人为什么没有飞到天上，或者到月亮上去看一看。反过来，你要说古代中国人不厉害，为什么中医可以用草根、树皮解决其他医学都解决不了的问题。显然，这里有一个悖论。解决这个悖论就要考虑到医学科学与其他自然科学的区别。一般的科学知识必须通过具体技术一点点地证明与实现。在形成具体的技术与实验结果之前，人们无法对其真伪进行判断。例如爱因斯坦的相对论推论出光线在引力场的偏移。直到英国科学家通对日全食的观察证明了星光在太阳引力下的偏移，才宣告了广义相对论的成功。如果没有同期天文学的发展，相对论也仅仅是个猜想而已。人们知道鸟是通过翅膀扑动而飞行的，人们也可以研究鸟类的飞行特点。但是，在拥有现代技术、现代材料之前，人们无法对鸟类的飞行模式做出合理客观的力学分析。自然，古人也不可能制作出模拟鸟类飞行的扑翼机。但是在医学领域中，人们可以在临床实践中提出各种理论，并在实践中反复验证这个理论治疗疾病的有效性，用实践结果对这些理论进行判断、补充，进而演化出完善的新的结论。如临床中有大量的哮喘儿童，从理论上可以对哮喘提出"阳虚有寒"与"阴虚有热"这两种不同的证型。这时，可以制定出两种相反的治疗方案：一种是让孩子每天到户外晒太阳，一种是让孩子每天洗冷水澡。最后根据疾病的变化就可以反证出疾病理论的对错。正因为医学理论可在临床实践中被证明的这种特点，才使得中医学有超越时代局限的可能，从而使现代的中医师们可以利用最简单的草根、树皮解决临床实践中的难题。也正因中医学具有理论与实践紧密结合的特点，才能说中医是理论指导下的实证医学，并且已经超越了经验医学。当然，如果你熟悉科学方法论就会知道，这种认识方法正是试错法的认识模式。

1. 中医的基础知识来源于具体的临床观察

如果我们理性地回顾中医传统，就会发现绝大多数中医理论都有着渐进与不断完善的特点。

从解剖学出发，可以看到中医明显的实证特点。现在，中学都已经有生理卫生课，学生可以观察到心脏长什么样。心脏是扁圆锥形的，中间是空腔，不同的瓣膜将这个腔隔成4个小腔。将它画下来，"♡"就是甲骨文里面的"心"字；而金文的"♥"字不仅有心内的腔，连室间隔与主动脉、肺动脉都画出来了。又如脾脏的"脾"。这个字的意思是"卑"，卑下。也就是说这个字的写法与脾脏的解剖位置相关。现代解剖学告诉我们，大脑的形状特点是它有很多个"沟回"。我们看看繁体字"腦"上面的"巛"，不就象征着很多的沟回吗？"脑"字就是这么来的。这说明中医的认识建立在大量的实证观察之上。相同的道理我们也可以从中医脏腑概念的建立中看到。在《史记》《黄帝内经》《难经》中，我们都可以见到相似的对人体脏腑解剖的论述。

> 《史记·扁鹊仓公列传》记载："肝重四斤四两，左三叶，右四叶，凡七叶，主藏魂。心重十二两，中有七孔，三毛，盛精汁三合，主藏神。脾重二斤三两，扁广三寸，长五寸，有散膏半斤，主血温五脏，主藏意。肺重三斤三两，六叶两耳，凡八叶，主藏魂魄。肾有两枚，重一斤一两，主藏志。胆在肝之短叶间，重三两三铢，盛精汁三合。"这段文字，不仅描述了肝、心、脾、肺、肾的形态，还准确地指出胆与肝的位置关系。显然，这得是亲眼见到才能做出的准确描述。

当然，也有人提出是王莽新朝从事了最早的解剖学实践。但是从现代对古墓葬的发掘来看，人牲在商周墓中多有发现。可见，古人通过祭祀活动，足以明了人体基本的解剖结构。王莽新朝的解剖实践，顶多是对古人认识的重复。

如果看到以上这段文字就认为中医认识只是形态的描述，就想得太简单了。即使在中医解剖之中也有大量的推理内容，如肝藏魂、心藏神、脾藏意、肺藏魄、肾藏志。这些内容是正确的吗？它为什么不可以是正确的呢？中医在最初的观察中，混杂有很多推理的内容，后人则必将通过医学实践来验证与重构这些推理的内容。

2. 中医理论有漫长的发展与演化期

中医理论早期具有理想化的特点，但在实践发展中一点点地接近事实。

关于经络的描述就有明显的推理色彩。《灵枢·脉度》里面讲"手之六阳，从手至头，长五尺，五六三丈。手之六阴，从手至胸中，三尺五寸，三六一丈八尺，五六三尺，合二丈一尺。足之六阳，从足上至头，八尺，六八四丈八尺。足之六阴，从足至胸中，六尺五寸，六六三丈六尺，五六三尺合三丈九尺"。它先告诉你手之六阳是手太阳、阳明、少阳，左右两手共计有6条手阳经脉；手之六阴是手太阴、少阴、厥阴，左右两手共计有6条手阴经脉；足之六阳是足太阳、阳明、少阳，左右两足共计有6条足阳经脉；足之六阴是足太阴、少阴、厥阴，左右两足共计有6条足阴经脉。至于"手之六阳，从手至头，长五尺""手之六阴，从手至胸，长三尺五寸""足之六阳，从足上至头，八尺""足之六阴，从足至胸中，六尺五寸"这些大量的关于长度的内容，又该如何理解呢？《灵枢·经水》曰："若夫八尺之士，皮肉在此，外可度量切循而得之，其死可解剖而视之。"所以"八尺"是一个中医解剖人体模型的基本身高概念。从行文可知，阳经走行于身体的阳面，阴经走行于身体的阴面，所谓的足三阳经的长度就是人的身高，因为它是从足走头的。手之三阴，由手至胸，长三尺五寸。这个距离，刚好是手到胸中的距离。正常人双手平伸的长度就身高，所以双手间距离就是八尺。其中，左右胸各宽一尺，左右臂各长三尺。所以，从左、右手分别到左、右胸之中点的距离就是三尺五寸。我们现在画的经络图完全不是这样子。在现行的经络图中，手三阴经、手三阳经、足三阴经、足三阳经的长度都是长短不齐的，哪能有这么标准的数字呢？足太阳膀胱经从前额算起，向后至背再行至足跟，向前达小趾外侧，这个长度已经远远超过身高了，怎么会只有八尺呢？同样，足阳明胃经也不是直线走行，它从头面直接扭到胸前，再通过下腹走向足部，不管是走向还是长短，都与《灵枢》的描述不同。以起始点看，手足十二条经脉皆起于四肢的末端，与我们现行的经络理论也不相符。所以,《灵枢》中经络走行与长度显然只是临床观察推理与猜测。后世经络学说的内容,则是在此基础上反复修改确立的。

我们知道中医有一个规定,也叫作"规则":人正常状态是"上清下温"的。这是《黄帝内经》定的。黄帝说圣人的身体就是"上清下温"的。将历史再向前推,张家山汉墓出土的《引书》里面,讲道"冬日,数浴沐,手欲寒,足欲温;面欲寒,身欲温",它告诉我们,冬天的时候手是凉的,脚是暖的,相对来说脸是凉的,身是暖的。清·黄元御《四圣心源·劳伤》曰:"平人下温而上清者,以中气之善运也。"指出"上清下温"是正常人的一种体质特征。而在此之后的医家则发展出了不止一种"清上温下汤"。于是,"清上温下"几个字最终成为一种临床治疗方案。而这整个推衍过程则发展了将近2000年的时间。

3. 实践是检验真理的唯一标准

中医学的理论知识都是经过几千年的医学实践反复验证的。即使一些知识的源头有问题,利用时间以及反复实践仍可以将之回归于事实本身。

在脉诊理论中有一个很明确的论述——"数脉主热",即临床中如果发现数脉就说明患者是热证。明·李时珍《濒湖脉学》中即有"数热迟寒滑有痰"之论。我的问题是数脉一定是热证吗?

首先《黄帝内经》中并无数脉主热的理论。《素问·脉要精微论》曰:"数则烦心。"意即如果诊得数脉,说明患者有心烦的症状。但患者为什么会心烦显然是未定之论。《难经·九难》则曰:"数则为热,迟则为寒。"明显提出了"数脉主热"的问题。以后张仲景《伤寒论》、王叔和《脉经》、李时珍《濒湖脉学》三因相陈。问题是,一般而言热证患者皆有数脉。但是,脉数患者一定会是热证吗?显然不一定。数脉主热来源于古人遇到热证见脉数这样的临床观察,即"热病多数"。显然,从"热病多数"推论出"数脉主热"是不可以的。问题是中国古人尚不明白这个逻辑推论过程,所以这个论断就被保留下来。反过来,前人又反复以特例说明这个论断本身所含有的问题。

　　黄元御在《四圣心源》明确说"然迟不尽寒，而数不尽热"。意思是临床上迟脉不一定都是寒证；同理，数脉也不一定都是热证。黄宫绣《脉理求真》则举例说明"如系细小强滑，细数绵软，纵有身热，须宜温治"。意思是如果脉形细小而又往来流利，或脉形细小无力而又脉来快速，即使患者发热，也是气虚之象，要用温补元气的方法治疗。清·林之翰《四诊抉微》中就说"浮脉主里须知""沉脉主表须知""迟脉主热须知""数脉主寒须知"。可见，中医理论体系自有其开放性的一面，即使前人出现一些判断方面的问题，后人也可依实践结论将其修正，使其合理化。这也说明中医是理论指导下的实证医学。

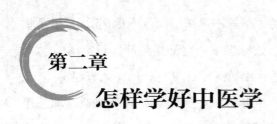

第二章

怎样学好中医学

在临床医生之中有这样一句话——老护士顶个小医生。那么老护士能不能直接当医生来用呢？当然不可以。护士与医生的学习内容与学习重点不同，所接受的训练不同，当然不可以互换。同样，中医也强调学习内容与认知训练。那么中医的学习内容应该有什么，又应该接受什么样的训练呢？首先，未来的中医师们应该有完整的关于疾病与健康的知识。这里要强调的是，现实中中医与西医所面对的医学问题并没有什么不同。他们要面对同样的炎症、同样的组织损害、同样的症状与疾病状态，所不同的仅仅是对疾病的认识角度不同、处理手段不同。所以，我这里所说的知识不仅仅指中医基础理论、中药学、中医内科学、方剂学等纯中医的内容；更重要的还有生理学、病理学、解剖学、药理学等，这些知识也是临床医学对未来医师们的自然要求。也就是说，只有完整地学习过大学本科学历以上的全部课程，才有可能具备做医生的前提。有了这个前提，才能进一步分化出中医师这个特定的医学门类。那么，这样就够了吗？当然也不够。要想在理性科学的前提下学习中医，还得掌握方法，这样才能真正学好这门充满挑战的学科。

一、在实践中学习中医

前文讲过，中医观察疾病细致入微，在实践中强调个性化治疗。更重要的是，在疾病治疗上强调事前判断、中间评估、随时跟进、结论明确。那么，在临床中，一个合理的中医师需要使用哪些方法与途径来实现对这些要点的学习与掌握呢？

1. 搜集信息，全面细致

在面对患者时，医生要做的首先是搜集信息。从这里开始中医就与西医表现出巨大差别。西医是利用各种仪器将人体切分成一个个片断，一部分一部分地搜取信息，然后将这些信息整合成整体。这就像盲人摸象一样，想法是好的，但受制于仪器的变化与人们的认识能力，完整的资料永远都难以得到。中医走的是另一条路，它是把具体的医生模拟为一个高精尖的仪器，全方位地去判断患者的状态，去寻找一切可用的证据和信息。

望诊是观察患者的形体、动作、面色、分泌物等。从面色可以看到患者眉间发青，这是体寒、脾胃虚弱的特征。若从体态上看到患者以手捂腰，那肯定是腰痛。

分辨患者身上气味的变化、分泌物的味道，分辨患者的声音是闻诊。这里"闻"不是听患者说什么，而是听他的声音特点。他的音调高还是音调低，语速快还是语速慢，有没有尾音，声音厚度如何。比如有人说话声音厚重，音调偏低，古人将此种声音形容为"声如在室中言"，这就是土形人的特点，此种人身体多湿重。声音清亮发音高亢是火型人的特点，此种人性急易怒。

切诊是感受患者皮肤的冷热、紧张程度。从切诊中又专门分化出脉诊，主要感觉患者血脉的状态。医者将手指放在患者的动脉搏动点上，轻施压力，根据人体动脉血管对外来压力变化反应的特点来判断患者身体的状态。

还有问诊，问患者自身的感觉，让患者自己来描述身体的不适，医生则通过相应的提问与分析进一步明确这些症状的特点。如患者自诉腿痛，医生接着就会问疼痛的具体位置，疼痛的发作时间，痛感的特征等。

对中医来讲，采集信息的种类要尽可能完整和全面。对信息的采集与分析也与医生认识疾病、分析疾病的能力有关。有个皮肤科的医生，他的问诊内容精细到是进被窝痒，还是出被窝痒。曾经有个腿痛的患者就诊，我问他职业是什么，他告诉我是卖鱼的。仅这样一个简单的信息我基本可以考虑患者的病只可以减轻，无法治愈。因为这种职业的特点就是湿重。他的工作决定了他必须天天穿着大胶鞋在水里走来走去，这直接决定了疾病的预后效果不佳。

我曾经碰到过一个病例，患者男，高血压、脑卒中后遗症，双下肢无力。从头颅 CT 看是单侧脑梗死，理论上应该只有单侧下肢无力。考虑到患者年龄偏大，双下肢无力也不奇怪，我按常规方法给予患者针灸及中药治疗。大概治了两个星期后患者感觉有效，但效果没想象中那么好。第二个星期效果不好时，我有点着急。患者家属也着急，说："都说你治中风效果好，我看也就一般。"这种状态下，我仔细研究自己的处方，理法方药、针刺取穴全都没问题。为什么效果不好呢。问患者也问不出所以然。后来，学生给他拔针的时候听到他给别的患者讲吃芹菜的好处。再问，他就讲到经常吃芹菜。学生回来对我说："老师，那个患者说他很爱吃芹菜，这个是不能吃的吧？"我当时意识到肯定是芹菜的问题。我问患者："你是不是因为自己血压高天天吃芹菜？"此时，我已经想到患者有高血压，他给别人宣传芹菜的好处，自己肯定也是因为听说芹菜降血压就经常吃芹菜。他说："是啊，都说芹菜能降血压，我每天都吃芹菜。"我说："难怪你的腿总是治不好，原来是这个原因。赶快停了，最近不要再吃芹菜。"患者停止吃芹菜后，一个星期就变成了一条腿轻松一条腿沉重。其实，这个患者是单侧脑梗死，本来应该只有一侧肢体无力，但来的时候两条腿都无力，这就已经有问题了。停吃芹菜后，治疗一个星期就成了一条腿轻松，一条腿沉重。为什么？原来，他天天吃芹菜，芹菜性寒凉，吃得阳气不足了，吃中药都补不上去，结果两条腿都无力了。停吃芹菜，中药温阳补气的作用才发挥出来。身体正气恢复，有病的那条腿得慢慢治疗，没病的那条腿自然先开始有力了。可见搜集信息也不是一件很容易的事情。

2. 分类归纳，模型推理

当临床医生面对患者，取得大量第一手的疾病信息资料后，就要对它们进行归纳、分析。通过分析，寻找这些信息内在的关联度及形成机制。

归纳分类不仅考验医生的知识水平，还考验他的理解分析能力、逻辑思维能力。比如患者腰疼，但同时又有颈痛、咳嗽、屁股痛，这些症状可以归纳为一类吗？如果归为一类，应当怎样分析？怎样解释？如果不能归为一类，那么应该分为几类？它们之间的关系是什么？这里的咳嗽是个症状，是一个外在的可以看得见的症状。腰疼则属于患者的自我感觉，别人是看不到的。如果有腰部肌肉的紧张感，这就叫体征了，医生可以通过查体来明确感知。这些问题应该统一处理还是分别判断，这的确是一个问题。临床上，我们可以先用经络理论把这些症状串一串，看看怎么样；再用脏腑辨证的知识将这些症状串一串，看看如何。同样，这位患者如果还有月经不调、消化不良，我们还得用学过的相关知识与理论将这些内容与前面的症状一起分析，看看结果如何。最后看到底是用一个理论去解释所有的症状，还是用两个甚至于三个理论来解释这些症状。这个过程还包括了去伪存真、去粗取精。所谓去伪存真是指具体分析哪些症状是可靠的，哪些症状是不可靠的，这些症状之中哪些症状被夸大，哪些被刻意淡化。去粗取精则是具体分析几个症状之中哪个症状是核心症状，哪个症状是从属症状。要想解决如此复杂的问题，就只能靠疾病模型了。

疾病模型是我们中医认识人体生理、病理以及疾病发生、发展变化的基本结构框架。古人面对各种疾病收集了大量的信息，通过主观意识将这些信息按其内在的关联度分类，再重新组合，建立关于疾病的具体模型。当将这些疾病模型再次简化，使之成为统一的、对疾病进行理论解释时的最简框架时，就形成了关于生命与疾病的模型。这个统一的基本模型最后就形成了后世辨证论治的核心理论。与此相对应的则是建立在仪器观察之上的西医体系中的生理、病理学理论。这些理论更多的是对疾病状态的展示，如某处发炎情况、血糖高低变化、尿蛋白的有无。中医的理论源于对疾病症状的解释，所以独具特色：①不分生理与病理，一个理论同时完成生理与病理的统一。如肺在膈上属阳，肾在膈下属阴，这是生理特点。所以咳嗽初病在肺，久病在肾。患者长期咳嗽，此时久病入肾与久病入阴的内涵是一致的。这时就得以将肺肾关系的生理状态与咳嗽症状演化的病理机制进行一体化的解释。②强调对症状的解释与理论上的推衍。同样以咳嗽为例，咳嗽来源于外感风邪，疾病的特点是从上到下，从外入里，由实转虚。五脏之中肺肾有上下关系，又有金生水的关系，母病及子，所以咳嗽的发展是从肺入肾。治疗则是早期以宣肺止咳为主，久病则需固护肾气了。③可以直接指导医师的临床治疗。如前所述，初咳治肺，久咳治肾，都源于五行脏腑理论模型的直接推导。④对疾病的愈后负责。医师既然可以从中医理论的模型推理出治疗方案，自然也要对临床疗效负责。在西医体系中，确诊某患者为细菌性上呼吸道感染就给抗生素，如果效果不好，医生不认为是诊断出现了问题，而只认为是药物选择有问题，那就换一种抗生素继续治疗。中医则不然。患者外感咳嗽，以清热解毒立法用药，疗效不佳。这时我首先想到的不是治疗用药有无问题，而是先考虑治疗原则是否有误，是否需要改变治疗思路。⑤指导思想稳定，具体处理方法则可以变通。老中医曾传有口诀"冬日之麻黄，夏日之香薷"。意思是如果患者患外感风寒，在冬天要用麻黄汤，到夏天就要用香薷饮了。现在这句话就不那么有效了，即使夏天使用麻黄汤、桂枝汤的机会也大大存在。这是因为古代只有自然环境，现在有空调，造成环境之间的差异。中医理论的这些特点，正是模型的作用。模型的作用就是为了表达不同概念的性质。一个概念的出现，可以使不同的疾病认识模型发生不同程度的改变。反过来，只要很少几个模型就能表达出一个概念的确切性质。所以，我们也可以将一个具体概念放到不同的模型之中进行观察，通过其外在表现形式的变化理解这些不同概念背后的本质。

　　人们常说的脏腑辨证、经络辨证、三焦辨证、卫气营血辨证。这些知识本质上都是人体的生命状态模型。这些模型都是生理状态与病理现象的统一，它们都来源于对具体临床信息的反复总结。当它们确立后，又回归临床用于解决实际问题。所以，这些模型本身就是对临床中众多疾病现象的统一解释与理性表达。每个模型都有其特定的规范内容。在具体使用时，则允许从具体的临床事件出发，对基本的模型结构做细节上的微调。如：三焦辨证讲人体上、中、下三个部分之间的关联度，也表达了部分疾病从上至下发生、发展、变化的规律。临床上，肺肾关系意味着上焦与下焦可以跳开中焦发生直接关联。卫气营血则是人体组织从浅向深的分类，表达的也是疾病从表入里、由浅入深的传变过程。但是这种传变关系，却不是严格的次递相传。六经辨证的主体是太阳、阳明、少阳、太阴、少阴、厥阴次递相传，但也有隔经传，有病邪直中太阴、少阴。我们将从具体病例身上得到的疾病信息一股脑放到不同的模型里面去分析评判，就应该得到不同的结果。有的模型与这些症状的整体吻合度高，有的模型与这些症状的吻合度低。吻合度高的那个模型临床上就好用，用它来判断疾病的性质、预后就较可靠。依此模型提出的治则与处方用药规律也就有更高的有效率。

我曾经对疾病模型的问题做过一个很好的比喻：你看我们的电线，只有一根火线和一根零线。电线的这个配比形式在整个电路中都是不变的。或者说，只要有一根火线、一根零线这个电路就可以使用了。但实际上仅有电路电线是不行的，用电时一定要考虑接口的问题。这样一来，这个事就变得麻烦了。有3个接口的，分三扁的、三圆的、二扁加一圆的；也有2个接口的，分二扁的、二圆的。接口大小不一，排列方向不同。所谓电源插座与插头的选择，其实也就是选择合适的模型的问题。

前边我提到中医是超越了循证医学的个体化治疗模式。但这句话其实是很可疑的。如果仅仅是个体化治疗的话，每一个人的处方都不一样，那么就没有评判标准了。也许有人说，那只要是我把病治好了，总可以算我对吧。问题是，前边我也谈到了，疗效只是结果。治疗中得到疗效，并不能就因此证明疗效与治疗方案之间有因果关系，即我们并不能说因为疾病被治疗好了，所以我的治疗就是对的。事实上，临床上很多疾病是自愈的，也有一些疾病因为外界条件改变而自动缓解。如同西医已经证明，安慰剂治疗高血压的有效率可以达到50%以上。所以，对一个医生来说，诊断时对疾病的预先评估比诊断结果正确更重要，治疗中患者临床症状的演化也比最终治疗结果更重要。

在临床上，如何体现诊断时的预先评估呢？对任何一个患者来说，医生永远不可能收集到他的全部信息。这样导致的结果就是，实际上医生是不可能制定出确定有效的治疗方案的。理想中的医生应该是这样行事的：当我们将临床上收集的信息置于模型后，通过这个模型反过来补齐其他的相关信息。拿这些通过模型推衍出来的内容去向患者求证就可以用来反推诊断的有效性。治疗过程的演化则是指在治疗中疾病的好转并不是一步到位的，大多数情况下，病情只能是一步步好转的，这时就要时时评估患者的好转过程与预先判断、理论推理是否一致。如果相符，就说明治疗有效且与诊断与理论模型相符。否则，即使治疗有效也不能证明治疗与疗效之间有明确的相关性。

我曾治疗过一位感冒后期的咳嗽患者。一般来说，感冒后咳嗽分风寒外感、风热外感。这位患者麻烦一点，内热外寒。那这个内热外寒从哪来的？一般的解释是这样的：患者太阳证风寒束表，化热入里，太阳证转为少阳证，出现内热外寒之象。但此例患者其热势之中还含有积热。这又是怎么回事呢？我将自己的判断告诉患者："你这个病是先吃了热的东西再受凉。"患者连忙说："是是是，我那天就是先吃了热的东西再受凉。"他说："我那天吃了很多猪脚姜，然后一出门风一吹，我觉得有点冷，也没其他特殊感觉。第二天起来就觉得口苦咽干，背上怕冷，头疼。吃了一些西药怕冷症状减轻，又转为咳嗽了。"像这样的病情，就跟普通风寒感冒不一样了。如果单纯是太阳经邪入少阳经，也就是一般的受凉后恶寒发热，进而出现口苦、咽干，用小柴胡汤加点透表的药就行了。这例患者先吃盆猪脚姜，再吹点小冷风，猪脚姜本身就偏于油腻，又热，再加受凉引起了内热外寒，就不能以小柴胡汤为主了。对这个病要用清泻的方法清泻里热，并用温通、散寒、解表的方法，表里双解才能解决问题。这个病例临床症状与普通感冒也差不多，但因为疾病的诱因不同症状出现差异，诊断不同，治疗也就不同了。在这个病例中，我先根据临床症状的细微差别给出一个判断，并以这个判断作为论点，反推出患者发病时的状态，其发病特点是先吃了不易消化的热性食物，然后才受凉。在患者证实了我的推论之后，确定其为"外感风寒，内有积热"。然后才根据理论以及我的判断确定治则为"表里双解"。最后才是处方用药。当我完成了这一系列的判断与推理的流程后，自然疗效很好。而且我们可以肯定，治疗方案与疗效之间有明确的因果关系。

在这里，告诉大家一个临床上常见的现象，正常情况下上呼吸道感染患者是可以在1周的时间里自愈的。但临床上本病迁延不愈的情况也很多。如果有类似情况，多半是疾病夹杂了其他的相关因素。如患者发病之时内有积热，这种情况下用抗生素效果就不太好。患者往往有反复低热或持续咳嗽等情况。从西医角度认识是有炎症就可以用消炎药；发热，用退热药；有细菌，用抗生素，搞不定换高档抗生素；如果没细菌，就是病毒，那就熬着。而对中医来说，疾病的分析、判断乃至最后的治疗要细致得多。重要的是，一个好的中医应该在处方治疗之前，就已经能够对自己的判断做一个评估。有这样一个寓言：盲人摸象。几个盲人摸大象，有的摸了耳朵，有的摸了肚子，有的摸了尾巴，有的摸了牙，有的摸了长鼻子。大伙凑到一起，怎么商量也不知这是个什么东西，得不到一致性的结论。如果让明眼人事先做一个大象的模型，让盲人们摸一遍，再让他们去摸真的大象，自然他们就知道自己摸出来的是什么了。甚至还可以知道大象是小的、老的、公的、母的。这就是模型的作用。这才是中医理论的价值之所在。

3. 疗效评估，修正轮回

如果我们以患者的就诊时间作为出发点来分析疾病会出现两个推理方向。一个方向是向过去推理，推断患者发病时到其就诊时整个病情的演变，以此作为建立疾病模型可靠性的依据。另一个方向则是面向未来，推断疾病治疗期患者症状的演变，作为判断这个模型是否有效的依据。如果我们认为疾病模型是可靠的，就会根据这个模型的特征确定疾病的治疗方案，拟定方药。同时，对患者用药后可能出现的病情演化做出预测。如果患者病情的改变与医生预先的估计相符，就认为这个模型是有效的，也可以证明对这个疾病的治疗是有效的。如果患者症状好转，但好转的情况与医生的预先评估不相符，则不能确定治疗与疗效之间的关联度。而中医所特有的模型功能很强大，有时同一个病可能会被不同的模型解释并且解决。但临床上的情况并不总是如此简单，也有拿着模型不知道怎样套用的时候，当然出现这种情况往往是病情很复杂。这时牵涉到的问题有：①病情本身比较复杂；②患者病程太长，出现了额外的变化；③疾病经过其他医生治疗后出现变化。此时，疾病往往不是一个处方就可以搞定的，需要几次处方的变化，有时甚至于连疾病模型也要变化，此时对医生的考验就来了。一般经多个医生辗转治疗的患者都是治疗起来比较麻烦的患者。

> 还是以临床最常见的咳嗽为例。某患者以"咳嗽3月余"为主诉就诊，我们对病情进行判断，利用六气辨证模型，认为患者属湿，辨证为湿困咳嗽，以祛湿化痰止咳为治疗方案施治。用药之后如何呢？患者咳嗽会减轻吗？当然不是。根据痰湿阻肺的模型，理论上并不是一用药患者咳嗽就会减轻。根据理论推理，这种患者治疗后的特点恰恰是咳嗽加重。那么我们怎么知道患者病情是否好转呢？因为患者自己感觉舒服了、气顺了。此时患者仍然会咳嗽，甚至咳嗽加重，但同时吐痰也会增多。按中医理论，这是人体在自动排出体内的痰湿之邪。患者咳嗽加重，吐痰量增加，咯痰变得容易，同时胸闷症状减轻，精神、体力好转。这就是临床有效的证据。随着病情进一步好转，患者在排出大量浊痰后，咳嗽症状才会减轻。如果治疗过程中这些现象次第出现，那么这就是一个好的治疗。如果不是这样呢？事实上，我在临床中经常见到轻易给患者使用镇咳药的情况。这时，患者的咳嗽也许会好转，但收不了尾，始终留有轻度咳嗽，俗称半声咳嗽。甚至长期伴有胸闷、心慌、咽中如有物阻、偶见咯痰这些症状。这显然是一个不那么好的治疗。

也许有人说，我现在临床经验不够丰富，心里没底，不知怎样才能做到如此细致，怎么办？其实，做到这一步与临床经验是否丰富关系并不太大。重要的反倒是要有客观认真的工作态度。医生对病情做出判断，确定医疗模型，并根据这个模型给出治疗方案。你所需要认真关注的只有患者病情的变化。观察病情变化与医生的预期是否相符。如果不相符，就是治疗模型有问题。此时就要对治疗思路与处方进行调整，而不是死认着一个方案来处理。同样的，前边举例的第一种情况，咯痰增加、胸闷减轻、咳嗽减轻，就是万事大吉了吗？那也不一定，因为此时患者可能表现为身体不适感减轻，但体力下降，这是患者气虚的情况显现。此时就要补气了。

所以，在中医治疗过程中，要不停地搜集症状的变化，同时对之前的治疗方案进行调整。对中医来说，对医学理论使用熟练的重要性远远超过见过多少病例这一类的经验。

当然，由于疾病的复杂性，有时在临床中也可能碰到一些很有意思的事例。那是我上大学最后一年实习时的事情。当时，我们几个实习同学在医院宿舍休息。忽然有患者来，要找我们其中一个同学。这个同学一听这位患者来了，吓得马上就跑。跑前跟我说："老周，你给我顶一下，我先走了。"我问："什么事啊？"他已经跑掉了。一会儿，患者来了，是一个四五十岁的女性，倒是很开心，提了一大篮水果，要感谢这位医生。患者走了，同学回来。再问情况，原来，这个同学当时给患者开的是六味地黄汤原方。按说，六味地黄汤是补肾的处方，如果患者是久病肾虚，久咳之后肾不纳气的情况，也是可以用的。但六味地黄汤其性重浊沉降，治疗咳嗽则多用轻清宣散之品。所以，一般医生用此方治疗咳嗽很少会用原方，而要对其进行加减变化，用变方。所以开出六味地黄汤原方肯定是有问题的。我问同学：

"你为什么给她开六味地黄汤原方？"他说："当时我一个人在那里，带教老师给我在空处方纸签过字后有事出去了。患者来找我看病，我脑子当时一下就懵了，一瞬间脑袋除了六味地黄汤就什么都没有了，就开了六味地黄汤。后来越想越害怕。六味地黄汤理论上不能用来治疗咳嗽。所以，这个患者一来我就跑掉了，我怕她不舒服找我闹事。"这个例子就是治疗前评估进行得不到位。结果患者病治好了，医生吓跑了。

在临床工作中，根据病情变化不断地修正患者的治疗方案是非常重要的。不可以像西医那样，血糖高用了降糖药，血糖下来了，很好呀，继续吃吧，先吃个几年再说。或者患者血压高，吃点降压药，血压下来了，很好呀，按这个方案先吃个几年吧。对中医来说，一旦临床中搜集的信息出现明显的改变，那么我们的治疗方案也要相应变化。当效果出现之后，我们就看看，哪些症状轻了？哪些症状重了？为什么会出现这样的结果？这个结果与我们的预判相符吗？治疗中使用的这个模型（辨证方案）是最佳的吗？要不要调整？这里涉及纠偏的问题。如果患者症状改善符合预判，说明这个模型用对了，我们可以根据症状的改变对处方作微调。如果症状的改变与预判不符合，则这个模型的使用可能有问题，就要寻找更好的疾病模型。此时，就要对处方用药的思路做大的调整，这就是纠偏。这就是中医临床完整的思维过程，从这一点看，中医的临床思维模式和西医的临床思维模式区别还是很大的。

"数、理、化"学得好，中医就能学出来；"数、理、化"学得不好，中医就很难学出来。这是我一直以来的观点，也曾在很多场合下给大家讲过。从以上的表述读者就可以感受到，相对于西医，中医更加关注逻辑严谨、思维周密。反思我这个同学的病案，如果从西医的角度看，完全可以从此病案出发设计这样一个课题：六味地黄汤治疗慢性咳嗽的临床观察研究。显然从中医认知模式来看，这样的论点是不能成立的。

二、解决认识论的问题

在现代这个语言环境之中，我们与祖先总是存在着巨大的隔阂。同时，巨大的知识储存量又让人们很难以平等的眼光对待先人。甚至总以居高临下的目光看待先人：我们知道细菌，先人们知道吗？我们不用眼，利用核磁就可以透视内脏的形态，祖先知道吗？又或者以一种景仰的目光看着先人们的背影：经络是什么？没人知道，这是我们先人发现并有效利用的。中药配方的具体物质是什么？没有人能系统研究，我们先人建立了这个体系。当现代的中医们用草根树皮解决着现代化学药物都解决不了的问题时，人们更加惊叹于先人的伟大。可这又能如何？先人的伟大，并不代表我们的高明。要想真正理解并学会中医，只能学会与先人平等对话交流，"理解之同情"才是我们真正要拥有的态度。

所以，怎样学中医？怎样体现以数学、物理、化学为基础的现代科学认知与逻辑概念在中医认知里的价值？或者我们怎样去面对前人汗牛充栋的，甚至于自相矛盾的书籍与各种知识理论体系？根据这么多年走过的路，我归纳了一些原则。作为现代人，如果你想学好中医，就必须认真面对我所说的这些原则。

1. 客观性原则

中医是非常客观的学术性知识。《黄帝内经》里面的内容大多数是医者临床上的直观感受，是对临床现象的直观表达。就像盲人摸象，我们很难说哪些是对的，哪些是错的。经过几千年的传承，这些知识传递到我们手上时已经经过了一代代修饰，再经过中西医结合的洗礼，我们对很多知识的真相已经没法了解了。所以，如果想要真实地理解古人的知识体系，首先只能暂时肯定前人经验的客观与真实存在，其次尽量回到古人建立知识体系时所处的语境，第三用客观的态度面对一切知识。对的就是对的，错的就是错的，不伪饰不二过。

我经常会不定期地带一些实习的同学。有一次带一个初学同学，她跟着我摸脉时问我："周老师，这个患者是不是关脉有点数？"我说："哦，寸脉数不数？"她说："不数。"我说："尺脉数不数？"她又说："不数，就只有关脉数。"我说："好吧，想一想你学过的知识吧。想想在你的基本知识里面什么是数脉。按照课本的观点，心律大于90次/分就叫数脉。你现在说关脉数，寸、尺脉不数，不就是说关脉的频率大于90次/分，寸脉和尺脉的频率达不到90次/分，寸、关、尺这3个脉位所展示的心跳的速度是不同的？可是这3个脉在同一个脉管之上，出现这种情况可能不可能？"她听到我这么问，就说："好像是有点矛盾，但是我没觉得他寸脉和尺脉数啊。"我回答说："你是对的。你的手感是对的。这是我们课本里数脉的定义有问题。"

中医是强调临床感知的医学，传统中医中的知识要点是要靠医生自己的经验来直接感受的。过分理论化、过分理想的知识内容在临床实践中反而常常会有问题。客观化原则要求医者在面对具体患者时尽量用客观的理念来认识体会，用尽量客观的描述梳理患者众多症状之间的矛盾，不必因自己的感知与某些理论不一致而疑惑。绝不可以因为要迁就某些理论知识而故意改变临床症状的客观形态。

当医生做临床工作的时间长了，见的患者多了，自然会格外警惕以主观的态度去面对疾病的错误。在临床带教中，我也会不停地给学生灌输这个思想。我告诉他们在初上临床时一定要重视住院部的学习经历。在门诊工作你们可以学习大量的临床知识与实践技能，却很难真正理解与判断这些方法与技能的有效性与局限性。在门诊工作中，疗效特别好的患者你是看不见的。因为这些患者来一两次病就被治好了，也就不来看病了。效果不好的患者你也看不到，患者来几次觉得临床效果不好也就不来了。每天看到的只是那些有效但又需要慢慢治疗的患者。在这种环境下，当然很难对疾病与治疗手段之间的关联度做客观评估。住院部就不一样了。患者住在医院，每天你都可以看到。针对病情的变化，你还可以与患者直接进行交流，因此更容易观察与理解临床治疗手段与疗效之间关系。更有甚者，今天这个主任查房，对患者的解释与处置是这样的；明天那个主任查房，对患者的解释与处置是那样的。真正拥有管辖权的小医生就可以趁机对这些"老江湖"们的理论知识、实践能力做一个评判。住院部有大量常驻患者，那才是个真正长本事的地方。住院部的历练并不是为了单纯地学习知识，而在于学会用客观的态度面对患者，学会以客观的态度面对医学学术本身。

2. 怀疑论原则

作为临床医生应该知道，我们一切的观察点及出发点都以临床现象为基准。而且，一切理论、方法、技能都可以在实践中以临床疗效为标准进行评判。在这个基础之上，我们有权利对一切现有的观点与知识提出质疑。这就是怀疑论的立场。

在这个时代，循证医学已经成为临床医学的重点及最高表现形式。有意思的是，循证医学恰恰出现在医学实验研究高度发展之后，出现在医学对药物分子、化合物、细胞的研究已经非常精细化之后。可以说，之前的研究使西医学距离医学实践——临床的距离越来越远。事实上，在现代医学体系中，要求一个生理学专家或药理学专家上门诊给患者看病是很可笑的，更不要说生物学家了。循证医学正是建立在对这种现象的反思之上。循证医学的创始人科克伦和费恩斯坦也正是怀疑论者。在他们看来，高度发达、高度精密的实验室研究并不能代替最原始临床观察，这也正是他们创立循证医学最初的动因。

中医学则走的是另一条路。从一开始中医就从临床观察出发，并且以此为依据，一点点地建立自己的理论体系。在这里，临床观察占有最重要的地位，除此之外没有真理。当然，在现代科学技术发展起来之前，这也是唯一可能的途径。现在，问题出来了。当前人建立起一套理论来解释临床问题时很快就会发现这样一个事实：一套理论可以有效解释部分临床现象，但解释不了其他的临床事件。怎么办？传统西医学对此是视而不见、墨守成规的，于是带来西医学近千年的黑暗时期。中医的前辈是怎么办的呢？也简单，既然之前的理论出现困境，那么就发展出一套的新的理论来解释新的问题，又或者对之前的理论进行补充与说明。于是，中国医学就这样一点点积累起来。不能否认的是，按中医现有的认识模式，理论研究几乎已经走向极限。医学的发展使人们重新认识人体结构与生命，于是医学新发展所带来的新的知识与认知理念使古老的中医又获得了新的动力。当然，也给古老的中医学带来了新的治疗课题。如各种手术后遗症、肿瘤放化疗损伤的出现使中医师们必须接受新的思想，利用已经有的知识与方法，用新的理念来解决这些问题。出于对临床观察的重视，怀疑论以中医核心逻辑认识的面目再次进入人们的视野。在中医体系中，只有永恒的临床现象和临床疗效，而没有绝对的普遍真理。虽然，我们不可以随便否认已经确定的理论，但是我们有必要探索一切现成的理论的局限性，去寻找这些理论的边界。

在临床中，周围面神经炎（老百姓所说的面瘫）既是针灸科的常见病，也是带来最多治疗分歧的疾病。常有西医神经科医生对患者说这个病初起一定不能做针灸，而中医针灸科医生则会告诉患者这个病针灸越早越好。当然，理论上讲，面瘫的确是针灸越早越好。但很多针灸学的书籍本身就有问题，缺乏对面瘫分期治疗的论述。在实践中，面瘫分为急性期、恢复期、后遗症期，不同分期的治疗原则与具体操作是不同的。如果将不同分期的治疗混为一谈，不加区分，自然会出现很多问题。特别是本病的早期，治疗特别讲究，搞不好会加重疾病对患者的损害。从这个角度说，神经科医生说面瘫早期不能做针灸也是对的。曾有一位面瘫患者早期在其他针灸医生处治疗后出现问题，后来找到我治疗，疗效满意。病情痊愈后，他对我说："我要告前边给我治病的那个医生。"我说："好呀，你可以告呀，但是你不要告给你看病的医生，你要告写书的那个医生。"于是，这件事就不了了之了。那么反过来说，书上写的面瘫治疗方案错了吗？那也没有。如果能够回到100年前，我们就会发现，那时的医生数量严重不足，而针灸医生更少。面瘫这种不危及生命的疾病，往往不能得到及时治疗。所以，那时针灸医生所面对的多是面瘫后遗症患者。也因之，这些针灸书中的治疗方案更多的只适用于面瘫后遗症的治疗。

我的老师以前也说过类似的话，他说："医生其实是一个很难的职业，当我们学习的时候，我们都是跟课本去学习的。问题是，患者都不是按课本来生病的。"他的意思是说，我们医生都是从课本上学习各种各样的医学知识，这病是怎么得的，怎么变化的，说的头头是道。但现实中患者病情的变化却是千姿百态、各不相同的。当然，医生也会在临床中看到很典型的患者，但这种很典型的患者，并不是能够经常见得到的。课本内容是对临床经验提纯与精炼的结果。所以，学生们在课堂中按课本知识去学习治病，但临床中不能照搬课本的方案治疗。临床工作中经常可以看到，患者来看病，拿之前医生所开的处方一看，课本标准方。有时我会开玩笑说："这哪是医生没治疗好病呀，明明是患者生错病了。"事实上，西医学教材，每过5~10年就会有不少的改变。中医则更麻烦。因为，从理论到实践的跨度，需要巨量的知识积累以及不断地反思。所以，怀疑论的思想，正是中医进步的基石。

3. 简单性原则

简单性原则属于西方经院哲学。通常人们说"上帝喜欢简单"，或者说"上帝喜欢简洁"。更为诗意的翻译则是"简单的就是美的"。不过这个命题还有一个有趣的名字叫"奥卡姆剃刀"。

我们前边已经提到，中医理论是在解决问题的进程中一点点发展起来的。一代代的前辈将自己的知识与经验硬塞到这个体系之中。这样，中医发展了几千年，各种理论也就异彩纷呈、各领风骚地过了几千年。作为拥有理性思维的现代人，面对纷繁复杂的中医理论，所能提出的第一个问题就是：这么多观点，哪个是真的？在欧洲中世纪的时候，神学家们也曾面对同样的问题。对于同一个命题，人们会有大量而复杂的、各种不同角度的理论和解释，当然谁也无法说服别人。这时，一位名叫奥卡姆的神学家提出了简单性原则：上帝喜欢简洁。利用这个原则，欧洲中世纪臃肿繁复的神学体系都变得简洁、清晰。所以，后人就将这个原则命名为"奥卡姆剃刀"。就是说它像剃刀一样锋利，可以将混乱无序的东西一下子全给处理掉。同样道理，中医理论也应遵守这个原则，针对各种现象的解释，简单的往往是最好的。

对奥卡姆剃刀的标准表述应该是"如无必要，勿增实体"。也就是说，在进行理论认证时，尽量不要增加额外的条件与假设。事实上，很多人讲中医理论时，为了将自己的理论说圆满，会不断地增加条件。我个人认为这其实是没有必要的。首先，从临床上看根本就没有绝对圆满、绝对正确的理论。这一点不论中医、西医皆如是。幽门螺杆菌引起胃溃疡的学说，从提出到得到大家认同经过了十余年的时间。糖尿病的成因，从胰岛功能下降到胰岛素抵抗，再到基因相关理论，也经历了一次次的升级换代。从中医角度看更是如此。甚至于，从中医角度出发，本身就不应该期望临床问题会有一个绝对解，只要求有一个相对解。因为，疾病是复杂的，所以对疾病的判断只要是大方向符合即可。临床中则表现为，通过一次次调整，不断接近疾病的本原，直到最后解决问题。这也是对同一问题中医可以有不同解释的原因。其次，当我们为了理论的完美不断增加附加条件，添加额外假设时，这个理论就已经开始偏离它的最初设计了。在现实社会中，我们也总是利用最简单的假设去证明最复杂的问题。看看我们学过的数学、物理、化学，它们是那么复杂，千变万化，但是它们的最基础的本源就是几条公理，其他的都是定理。那么，定理是怎么来的？是从公理推出来的。不需要再增加额外的条件，就足以解释眼前的大千世界。

前一段时间，曾经有"理论家"讨论"附子为什么要3刀切8瓣"的问题。这个问题，来源于《伤寒论》中干姜附子汤条下"附子一枚，生用，去皮，切八片"。为什么是切八瓣呢？有医者认为河图云"天三生木，地八成之"。三为木之生数，八为木之成数。附子"破八片"，是借木数之左升，以达到温阳散寒除湿的作用。借用这种认识模式，我们也可以从八卦理论立论：三是离，八是坤。离中为阴爻，离中取坤，所以要三刀切八瓣。意即附子属足少阴肾经之温药，又有温运脾阳的作用。像这样的解释，附加的额外条件太多了，如：河图、术数、三八之数、阴阳、八卦、动静、坤离等。这一系列概念都需要有专门的定义与说明。对这个问题，我的解释却非常简单。附子类似球体，要用最少的刀数切出最多的数量，就是三刀切八瓣。这三刀是正面一刀，侧面一刀，横着一刀，三刀下来就是八瓣了。这是最快的最简洁的切分方法。同时，这也正是中药制剂最古老、最原始的形态。这说明汉末时期，中医饮片的制作是很粗糙、很原始的。对这个问题的解释很简单，就是汉末中医是原始形态，不需设定额外的条件。所以，当我们面对同一问题的不同解释时，应当遵从"简单性"这一重要原则。当我们看到某些理论时，一旦出现额外附加条件，则这个理论往往是值得质疑的。曾经有位同事给我讲了一个病例。"我一看这个患者就知道是肾虚"，他说。我问道："你怎么知道患者是肾虚？"他说："她穿了一身黑衣服。"我们可以通过这样一个事件就判断患者肾虚吗？如果是肾虚，那么是肾阳虚还是肾阴虚？如果患者穿了一身红衣服，我们可以就此判断患者是心气不足吗？反过来想，为什么肾虚的患者就不能穿红衣服呢？肾阳虚，阳气不足，那我要穿一身红衣服补补火。如果是心火亢盛的患者，心情烦躁，是不是就得穿一身黑衣服补补水？显然，这个判断看上去简单，但包含了太多隐含的附加条件。所以这个判断成立的可能性太低了。

4. 直观体验原则

我前面曾经专门强调中医的人文主义精神。强调中医里的人文关怀是自在其中的。因为，中医对疾病与人体的认识只能来源于直观感受。而且，这是患者的自身体验与医者的感觉器官共同作用的结果。

有一次我做脉诊讲座时，有学员提出了一个关于人迎脉和寸口脉比例的问题。这个问题来源于《素问·六节藏象论》"故人迎一盛病在少阳，二盛病在太阳，三盛病在阳明，四盛以上为格阳。寸口一盛病在厥阴，二盛病在少阴，三盛病在太阴，四盛以上为关阴。人迎与寸口俱盛四倍以上为关格，关格之脉赢，不能极于天地之精气，则死矣"。这个问题并见于《灵枢·终始》（易"人迎气口"为"人迎脉口"）《经脉》《脉度》《四时气》《热病》《禁服》《五色》等篇中。杨上善《黄帝内经太素》则明确指出："寸口居下，在于两手……人迎在上，居喉两旁……既上下俱往俱来，岂以二手为上下也。"意指寸口在人体偏下的位置，是双手（腕关节）的动脉搏动处，人迎的位置偏于人体的上方，位于喉结的两旁，人迎与寸口的位置一上一下，随着心跳的搏动同时跳动，怎可以用左右双手自己分上下呢？可见，关于人迎与寸口位置的定位，在汉、唐之季就已经有了不同的观点。

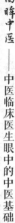

但后世还是以《黄帝内经太素》的观点为准。

现代认为，人迎脉位于颈部胸锁乳突肌的前缘，颈内动脉与颈外动脉分支处；寸口脉则是手腕部桡动脉的一部分。从解剖上讲，正常成年人桡动脉的内径是 1.5~2.5mm，颈总动脉的内径是 6~7.5mm。所以，认为人迎脉大于寸口脉是可以的，但反过来寸口脉怎么会大于人迎脉呢？直观上看，人迎脉是永远粗大于寸口脉的。所以，书上说寸口脉大于人迎脉一倍，寸口脉大于人迎脉两倍，这是一个非常常见的问题，并且在很多的文章之中多有辩驳。如果否定这个结论，则意味着古人对临床观察粗糙不实；如果肯定这个结论，则与实际的解剖结论相矛盾。如何理解？这引出了中医一个非常重要的临床观察模式：直观体验模式。

让我们设想一下临床中的情况：如果一位患者牙疼，或者患有咽喉炎。这时，去触摸患者的人迎脉就会明显感到脉搏力度增强，振幅加大，这是炎性产物刺激局部所致。临床上，当患者牙疼、咽喉疼时，也经常会伴有头疼。我们可以理解为某些区域发炎了，当局部出现炎症时，组织会释放出大量炎症因子，刺激周围的血管扩张，使其搏动幅度加大。头疼也是因为血管受到刺激扩张引起的，此种头痛的典型特征是跳痛，也就是常说的血管性头痛。当然，在这种情况下，负责给头面供应血液的颈总动脉也一定是内径扩大、振幅加大、跳动力度增加的。所以仅从概念上讲，似乎可以说通。问题是寸口脉怎样扩张都不可能有人迎脉正常情况下的粗细程度。所以，人迎脉大寸口脉一倍、两倍、三倍、四倍都可以理解，但寸口脉大于人迎脉一倍、两倍我们就无法理解了。即使说寸口脉和人迎脉等大，我们都无法想通。那么如何解释这一在《黄帝内经》中反复出现的内容呢？要想解释清楚这个问题，首先就得理解人的直观感受是什么样的。正常情况下，面对正常人，也就是中医所说的"平人"，触摸寸口脉和人迎脉，如果单纯检查这两个脉搏跳动点，哪个粗？哪个细？当然是人迎脉粗寸口脉细，但此时这两者带给观察者的感觉是相同的吗？从主观上看是一样的，就是一种平和的感觉。当我们现实操作时，这种感觉也是一致的。就是说正常状态下，人迎脉和寸口脉给人感受是一样的。所以我们将它们正常情况下的状态都定为"一"。在某种病理情况下，寸口脉的力度增强，它比平时的感觉增加了一倍，这时我们就定寸口脉的感知度为"二"。也就是说，在这种病态情况下的寸口脉搏动强度就是常态下寸口脉搏动强度的2倍。同样情况下，因为人迎脉还是正常状态的"一"，所以我们也就可以说此时寸口脉是人迎脉的2倍。但并不能因此说此时寸口脉的直径是人迎脉的2倍，这是完全不同的概念。

　　所以，当我们研究类似问题时，首先要建立一个正常状态下的常量的标准，然后才能探求疾病状态下的感觉变化。像这样对正常状态的标准的直接观察只能来源于医生的直观体验。这提示中医非常强调直观体验所带来的信息。当我们感觉寸口脉与人迎脉力量振幅的比值是2：1的时候，它们俩谁粗谁细？当然还是人迎脉粗。那么2：1是谁跟谁比，是有病时候的寸口脉跟正常情况下的寸口脉进行比较。但如果是初次见面的患者，你如何判断他正常状态下寸口脉的状态呢？这就要用此时人迎脉的状态进行类比。因为正常情况下人迎脉和寸口脉感知度都是"一"，为了客观地测定相关疾病状态下寸口脉的搏动度的变化，我们可以同时感受寸口脉与人迎脉的感知度差别。所以"寸口一盛"的实际意思是病态下的寸口脉搏动度比正常态寸口脉搏动度大了1倍。所以说这是寸口脉和寸口脉自己在比。将这个内容用三段论的方式来表述，其思路就是这样的：首先设定一个常态，此时寸口脉＝1＝人迎脉。因为病态下的寸口脉与常态下寸口脉比值为2：1，所以病态下的寸口脉与常态下的人迎脉的比值也是2：1。这之间的关键是常态为1的设定；其次，观察的是血脉搏动感知度的变化，而不是血管直径本身。这也就是我们常说的"知常达变"。这是一个典型的直观体验原则的示例。

　　还有一个很好的关于直观体验的例子，也是触诊。从西医角度看，体温升高是一个典型的客观事件。体温计会告诉我们体温的准确数值。但如果用手去摸，就不一样了。同样的体温，有的人用手摸上去越来越热，有的人摸上去会由热转凉。是不是有点不太好理解。看下面这个例子就明白了。在20℃气温下用手摸一块铁和一块木头，人们的感觉是什么？一定是铁块比木头凉得多。而且，人还会觉得用手触摸木头刚开始也有点凉，但是过一会儿就不太凉了，但铁块则一直都比较凉。这又是为什么？因为，当人用手摸物体时，感受到的并不是物体的客观温度，而是物体与皮肤间热量的交流。我们觉得铁块凉，是因为铁的传热速度快；觉得木头没那么凉，是因为木头传热速度慢。同样道理，当我们触诊发热患者时，我们摸的并不仅仅是患者体温，而是患者皮肤对体温的控制与热传导状态。所以对体温的观察，更多的是要求中医师通过持续的触摸去寻找患者热量变化的特征。那么，此时患者的皮温本身有没有变化？应该说皮温变化了，但是变化不大。但医者手下感知却变化极大。在医生手指的感触下，有的患者皮肤温度一开始不是很热，过一会儿就会越来越热。还有的患者，一开始摸着皮肤挺热，一会儿又觉着没那么热了。当然，也有的患者在触摸期间皮温变化不大。古人对此定义得很清楚：摸一阵体温从热转凉的，是表热；摸着不热，指下感觉越来越热的，是里热。这也是直观体验原则在中医理论与实践之中的体现。从客观角度讲，患者本身体温是不变的，但医者触诊时手下的感觉是在变化的。中医实践中的很多理论观点都建立于直观体验原则之上，如果对直观体验原则认识不到位，就会影响医疗实践。甚至于很快会在当代医学的环境下迷失。

我们还有一个相反的例证：20年前，曾经有一个非常好的静脉退热剂——双黄连粉针剂，当时号称中药抗生素。现在，这个药被停用了，只有口服制剂而没有粉针剂了。因为临床上出了很多药物过敏事件。后来有中医师专门针对双黄连粉针剂的过敏现象进行回顾研究，发现问题没那么简单。在中医体系中，所谓的发热病主要有两种，一种是寒性发热，一种是热性发热。寒性发热指《伤寒论》所大量描述的风寒束表引起的发热。热性发热一部分指"温病理论"所说的温热之邪的发热，一部分指《伤寒论》所说的寒邪入里化热引起的发热。这两种发热的治疗方案是不同的。寒性发热应该用温热、温散的方法治疗，而热性发热则可以用清热解毒的方法治疗。双黄连制剂是由金银花、黄连、连翘提纯制成的，它是典型的清热解毒制剂，只能用于实热证的治疗，而不能用于寒性发热。现代学者的研究表明，双黄连粉针剂的药物过敏反应大多数发生在寒性发热患者的身上。从这个角度上讲，所谓的使用双黄连粉针剂所出现的身体异常，与其说是过敏反应，还不如说是用错药引起的毒性反应。临床上，西医对中成药的使用是很普遍的，但他们根本不知道什么是寒性发热，什么是热性发热。而中医们是知道这个概念的，但当他们开出注射液时，又有多少心意去关注中医理论呢？体温超过38.5℃退热药就用上，不出事也都是侥幸。现这个药被禁用了，全改成口服药了。是不是改变给药途径后用错药对人体的伤害就没有了呢？只能说这种伤害没那么明显了，但是它依然存在。当然我也可以教给大家一个小窍门。用药之前，轻触患者前额至少1分钟。如果手上感觉越来越热就可以用双黄连。如果摸一摸就没那么热了，甚至于还越来越凉，就不能用这个药了。

5. 实用主义原则

前面提到一个问题，身处科技高度发展的现今，一个中医师应该如何面对科学？如何面对西医学？我的观点是该怎么办就怎么办。在坚持中医理论、中医认知模式的前提下，现代的一切技术、一切手段都可以为我所用。这就是实用主义原则。

临床实践中，一切治疗方案都应以患者利益为重，以治疗好疾病为取舍，力求给予患者最好的治疗，而不是去苛求所谓医学理论上的差别。这是所有临床医生都应该持有的立场。但问题是现在的医学教育是这样的：中医学生基本上都要系统学习西医的基本原则与大量的医学实践知识，而学习西医的学生对中医则只是泛泛地了解，学几个"气""痰""火""脏腑""经络"等晦涩难懂的名词就算是了解中医了。我多次与不同的医生谈到中医与西医的问题。西医学有西医学的长处，但也有它的短处；中医学有中医学的长处，也有自己的短处。中医的长处是对患者整体状态的把握，西医的长处是对疾病细节的分析。那么，对人体局部状态认识的极致是什么？假设一个人患严重的心脏病、肾病，西医可以做心脏移植手术，也可以做肾透析、肾移植，这就是对细节掌控所能达到的高度。所以西医是很高明的。但是，手术前后的调理，患者整体状态的把握，患者生活质量的提高，西医就没有太多好办法。这些正是中医的优势。对于尿毒症的患者，如果只按西医的办法治疗，可以做透析，可以换肾，患者能活下来，但生存质量却堪忧；只按中医的办法治疗，治不了，患者就得死。这时，我们用西医的方法维持患者的生命，用中医的方法提高患者的生存质量，这样才能使患者得到最有效的治疗。像这种认识与医疗行为方式就是典型的实用主义原则的体现。当然，前提是作为一个医生你既要知道中医与西医理论及临床中各自的优势，也要知道中医与西医各自的弱点。

我曾经读到一篇文章，重点讲的是"物类交感"。文章中说治疗失眠最好的中草药有4种，分别是法半夏、合欢皮、夜交藤和夏枯草。只要是治疗失眠患者，将这4种药都用上效果就会很好。我看了以后当然很高兴，就在临床中试用。实践中发现，这个方法是有效的，但效果并不像文章中介绍的那么好。那么作者为什么要说这4味药治疗失眠最好呢？作者自己也解释过了，这就是物类交感的道理。中医认为失眠的根本原因是阳不入阴。半夏盛夏时节地上部分就会倒伏死亡。李时珍曰："五月半夏生，盖当夏之半也，故名。"也就是说，古人认为半夏具有热极而枯的特点，有引阳入阴的作用，所以可以治疗失眠。夜交藤是何首乌的藤，白天是相互分开的，晚上就会拧在一起，也是入阴分的药。理论上说，此二物一个是引四季盛夏的阳气入阴，一个是引昼夜之间的阳气入阴。还有就是合欢皮，合欢是含羞草亚科合欢属的乔木，其叶对光和热都敏感，每到夕阳西下，一对对的羽状复叶就慢慢靠拢，次晨才渐渐分开。古人认为此木之叶随着昼夜的阳气变化晨展暮合，有引阳入阴之意。夏枯草也是此理，朱震亨曰："此草夏至后即枯，盖禀纯阳之气，得阴气则枯，故有是名。"其他植物春生夏长，秋收冬藏。夏天，在其他植物最茂盛的时候夏枯草就先枯萎了，这也是引阳入阴之意。所以，理论上说用这4种中药治疗失眠的效果应该是最好的，但我自己临床试用的效果不那么理想。再后来，临床经验多了，才慢慢明白过来。从中医角度出发，失眠有很多种分型，不同分型的失眠应该使用不同的药物来治疗。如果是血虚引起的失眠就当用夜交藤治疗，血热引起的失眠就要用合欢皮，属于气分热盛、气郁化火的失眠应该用夏枯草，痰郁交结引起的失眠就要用半夏。当然，若是痰郁化火，痰火扰心的失眠就得用法半夏再加全瓜蒌才行。这样用，看上去用的是物类相感、引阳入阴这种治疗失眠的办法，但最后的立足点却依然是中医最基本的辨证论治治疗理论。所以你说物类相感这种理论对不对？又对又不对。如果以辨证论治的理论模式做基础，再加上物类相感，这个理论就是对的。但如果只言物类相感而忘记了辨证论治大前提，那么它就错了。

也许有人认为"物类相感"很玄。我也认为它很玄。但是，它只是古人认识世界的一种方法。对临床医生来说，只要它能有效地解决临床上的问题就是好办法。当然，临床上稳定有效的东西，其背后一定有科学道理来支撑。不过，这方面的研究就交给专门的科研人员来做吧。临床医生能够解决实践中的需要，也可以给基础医学研究者提出有用的问题，就很好了。这也是典型的实用主义原则。

古人的认识经验我们要接受，现代的理论知识、临床技法我们也不排斥。但是，这些都要通过临床验证与理论梳理寻找它们背后的科学原理，最终实现它们的临床价值。这才是真正的实用主义原则。

6. 苛求与不苛求

想一想前面的论述，中医理论是怎么来的？中医理论来源于临床的直观体验。作为个体的观察者，前辈医家们各自的观察能力不同，观察方法不同，关注点不同。另一方面，古人对疾病现象的最初认识与解释也是很简单的。随着对疾病认识的增加，每一代的医者会观察到属于他们自己的新的临床发现，对这些发现做出更多的新的解释与推衍。结果，中医的理论也就越来越繁琐，甚至于出现一些相互矛盾的理论。对初学者来说，如果功力不足，没有足够的临床实践，很可能就会被这些理论搞得无所适从。如朱丹溪提倡"阳常有余，阴常不足"，张景岳则提倡"阳非有余，真阴不足"；李东垣提倡"补土"，张子和提倡"攻邪"。这些理论之间有些则近于针锋相对。如果医生刻意去追究这些异同，则必然无所适从。但如果能够仔细探求其内涵，则会知道这些理论都是相互补充的。它们之间的关系是因时而变的，每一种理论的形成都有其特定的时代背景，而且它们之间有内在的更替关系，可以说这些不同观点之间的关系"因其弊，而兴其利"。张景岳初学医时，极为推崇朱丹溪清凉为主的学术观点，后来又自己提出温补为重的学术理论。正是这些学术流派之间的因果相承，推动中医学术在摇摇摆摆之中逐步前行。

我认为青年学子首先要多读书。书读多了，能够在古医书中读出矛盾来，这是好事，是有能力的表现，可是如果执着于这些矛盾，随意臧否，就大可不必了。所以，要想学好中医，真正深研下去，就要学会"不苟求"。何谓"不苟求"？首先，读古书时面对很多中医学的知识，先要从字面上理解它的意思，而不必刻意追求对每一字实际含意的理解。这也就是陶渊明《五柳先生传》中所说的"好读书，不求甚解"。因为古文字本身一词多义，又有"通假"诸义，所以片面追求字义极易入迷途。其次，由于中医是在继承与发展之中一点点形成的，所以有些概念是会一点点清晰，一步步深化的，甚至于有些概念会在沿革中出现词义的转化。如果此时刻意追求这些词的含义，用后世的意思去解释前人的概念，也会出现混乱。如中药常说"十八反十九畏"，但人们也常说此说有例外者。甘遂半夏汤甘遂与甘草同用，为十九畏之例外，但"甘遂半夏汤"首见于《金匮要略》，是汉末方，而"十八反十九畏"是金元时期的提法，至明朝才流行天下。所以，如此举例当然是没有意义的。类似的还有唐代孙思邈"风缓汤"中乌头与半夏同用，"大八风散"乌头与白蔹同用。同样不能用金元的理论来约束唐朝的处方。所以，面对这些不同的观点，保持冷静，以实践出真知才是真正的办法。等到有一天真正明白过来，也就真的成长了。

其实，我为什么提出不苟求呢？说不苟求的目的，最终还是为了苟求，为了真正明白古书本来的意思。只不过，想做到苛求，先得要一段理解酝酿的过程，而这个过程就是不苛求。那么，什么是苛求？当然是要在学习与研究中切实搞清每一个概念的真实含义，疏通内在逻辑关系的变迁，明白每个理论的来龙去脉。更重要的是，要明白这些理论在实践使用中的有效空间与相关条件。

《黄帝内经》有一句话："邪气盛则实，精气夺则虚"。一般的解释就是，由邪气所主导的一系列疾病的主要归属是实证，而正气不足所主导的一系列的疾病主要归属是虚证。那么，大家觉得这句话有没有问题？如果觉得没有问题，按照这个理论认识就可以了。这就叫作不苛求。那么，什么是苛求呢？其实，这句话的问题还挺大。"邪气盛则实，精气夺则虚"，那么是不是所有属实证的疾病都没有正虚的成分，所有属虚证的疾病都没有邪实的成分？显然不是。《黄帝内经》是2000年多以前的医学知识，所谓的邪实、正虚只是一个大概的说法，更多的只是一种直观体验。这句话是对临床上"虚实"概念的泛指。放在那个时代，这句话当然是对的，是没有问题的。所以，如果我们在临床上就这么认识，这么用，也是可以的。但是，到了后世，特别是经过金元四大家辩驳，明清以后，古代医家们对于邪气和正气的分析与判断越来越细，于是这句话就有问题了。简单地说，从后世医家的角度看，是不可以对这句话的含义做进一步延伸与扩展的。因为，在《黄帝内经》里"邪正、盛衰"仅是一般的概念。但在后世，"邪、正、盛、衰"这4个字分得很细，走向临床至少有4种可能，分别是邪盛正盛、邪虚正虚、邪盛正虚、邪虚正盛。分而言之，在"邪虚正盛"这种情况下，疾病会自然痊愈，不需治疗；在"邪盛正盛"这种情况下，邪正相争，这就是典型的实证，疾病也会特别严重，要使用攻邪的办法；在"邪盛正虚"时患者处于疾病状态，虽然是实证，但临床症状未必就很严重，治疗时应该攻补兼施；如果是"邪虚正虚"则会出现病势绵绵，时轻时重的情况，这才是典型的虚证，此时治疗就得以补为主，补多攻少。我们用乙肝病毒感染人体后病情转归预后示例就很容易解释清楚。如果乙肝病毒短期大量进入人体，且患者自身状态好，自身的免疫力也较好，这就是邪盛正盛。此时，患者发病就会成为暴发型重症肝炎，表现为病情重、变化快，治疗不及时就会死亡。如果进入体内的病毒量较少，且人体自身免疫力较强，这就是邪虚正盛，患者有可能仅出现亚临床症状，甚至于没有临床症状，基本上这种情况疾病都倾向自愈，并且从此以后患者就会获得对乙肝病毒的特异性免疫。如果病毒进入人体的数量多，且人体的免疫力弱；或病毒进入少，人体免疫力低，即邪盛正虚及邪虚正虚，都有可能出现病势缠绵病情转成慢性肝炎的可能。《黄帝内经》只是给我们建立了"邪正、虚实"最初的概念，为后世医家的研究指出方向。从后世医家的角度讲，这句话本身是经不起推敲的。而由这句话所引出的，关于中医"邪正、虚实"内涵的变化，正显示了中医理论渐进式发展的特点。这也就是"苛求与不苛求"的关系。

对初学者来说，面对纷繁复杂的中医理论架构，如果有能力把它们搞清楚，当然最好；如果实在没能力搞清楚，就按字面上的意思理解，不必做过度的解释。一切以临床实践的结论为标准。以后一旦将这些问题搞明白，就会在学术上有明显进步。

7. 有余力探根源

在《弟子规》总序里有这样一句话："有余力，则学文"。是说先学做人，再学知识。对一个医生来说，首先要把临床的工作做好，将疾病的诊断与鉴别诊断搞清楚，有效地解除患者的痛苦。等能够处理这些问题之后，如果还有多余的精力，就可以探求这些知识的根源及演变源流。

我曾经在多次脉诊讲座中提到"高骨定关"问题。高骨指的是人体桡骨小头的最高点。一般所说的"高骨定关"是脉法中将人手腕部桡动脉搏动显露的这一段分为寸、关、尺三部分。医者的食、中、无名三指平铺其上，其中，医者中指所在是关脉的位置，应该正对应着桡骨小头的最高点。但临床实践中，我是将桡骨小头最高点对应在食指与中指之间的指缝上。这样做，首先是因为手指放得很舒服，按一般的摆法医者的手指会不舒服。更重要的是手指这样摆放在进行脉诊时具有定点的作用，所以非常重要。可是凭什么说我做的就是对的？这自然要以临床有效性来进行判定。

你可以按我说的这样摆指，也可以按课本的讲述来摆指。靠自己的感觉试试，看那个更能贴近临床实践，在临床使用中更有效。当然，如果有精力、有余力的话，也可以通过对古人脉诊文献的研究与回顾判断这个概念的起源与发展变化的过程。所以，我在《脉诊导论》这本书里，花了整整一章来解释"高骨定关"的演化与它的临床价值。

在中医里，还有一个著名的概念——经络。有几个简单的问题，经过全体中医人50多年的研究也没有明确的答案。这就是经络的实质是什么？它是从哪儿来的？可以说走入任何一个书店，跟经络相关，讲如何用经络治病的书都有十本八本。而走入任何一个医学图书馆，与经络相关的书都有百八十本。但"经络是什么"这一问题还是没人能够明确地回答出来。现实中，不只是医生，很多中医爱好者都会背"肚腹三里留，腰背委中求，头项寻列缺，面口合谷收"。的确，将经络的概念用之临床就能治病，就能够调治患者的临床症状。但是，作为一个专业人员，做好临床工作之后我们更应该花点时间研究研究"经络是什么"这样的问题。

从现今的角度看，经络是什么？我也不知道。但我知道经络的最初本源就是血管。西汉末年，王莽篡位，为了对付反叛者，王莽举行了我国文献记载中的第一次人体解剖。《汉书·王莽传》记载："翟义党王孙庆捕得，莽使太医、尚方与巧屠共刳剥之，量度五脏，以竹筳导其脉，知所终始，云可以治病。"意思是王莽抓获了翟义的部下王孙庆，命令太医、官员与屠夫共同解剖了王孙庆，计量脏腑的形态，还将细细的竹筳子穿入他的脉中，探求脉的起止点，认为记录这些可以为医生治病提供帮助。如果脉能够用细竹筳穿入，那么我们还能说脉是无形的东西，或者脉是一种实心的实物，或者脉是神经吗？显然不能。脉只能是空心的血管。但是现在还有谁敢说经络是血管呀！我们针刺足三里，扎的是血管吗？有出血吗？不是血管，没有出血。现代临床，大部分的经络穴位都与血管关系不大了。所以经络是什么，我们大可以继续探索，慢慢研究。但是，作为临床实践技能，经络学说得先掌握好，用好。所以我说先做好临床工作，有多余的精力再去寻找众多中医理论知识的源头，加深对中医理论的理解与认识。

8. 反对先验论

在学习中医之前，我们先要确立一个思想——中医是科学的。中医学的产生与发展是靠古人通过大量的临床实践总结、归纳、推理，反复验证，一点点积累出来的。所谓的"天地大道"，也是古人在一些很粗糙的概念形成之后，通过细化、融合、升华最后形成的。而中医学的点滴进步都有医学实践作为坚实的基石。概言之，中医学中的各种理论的产生，中医学理论一次次的进化，都是中国古人拿生命换来的，是医学前辈们的心血换来的，而不是天然存在的。

有这样一个观点：《黄帝内经》是宇宙人给中国古人的礼物。我不想对这个观点做评价。按照这个观点，《黄帝内经》中的理论一定能够自我解释、自成一体。但恰恰相反，《黄帝内经》的理论是多源的，甚至很多内容是相互矛盾的。前面讲到"经络"，在《黄帝内经》里，经络理论都没能形成完整体系。直到皇甫谧《针灸甲乙经》问世，才建立起经络理论的基本构架。我们现代教科书所看到的经络体系是宋朝王惟一主持铸"针灸铜人"以后才确定的。从汉朝到宋朝那又要经过多少年、多少代的知识总结。所以，从认识论角度来说，我们强调反对先验论。但是从知识层面上来说，当我们的认识能力提高，知识进一步丰富后，这些似是而非的理论也就越来越清晰了。

经常有人说，大枣是热性的，当归是热性的。为什么呢？因为它们是红色的。我就提出质疑：赤小豆是红色的，那么它是凉性的还是热性的？张仲景用赤小豆来清热利水，赤小豆是凉的。当然有时我也会提问题：火是红色的，这我们可以看到，但为什么古人说水是黑色的？在现实生活中我们见到的水，只有污水是黑色的。可是在《黄帝内经》时代，到哪里去找大片污水？那可是一个山清水秀，污染很少的时代呀。水明明是清亮的，为什么会用黑色来指代呢？日常生活中，一旦牵涉到古人的认识论问题，诸如此类的疑惑就会非常多。我们只有坚守反对先验论的原则立场，才不会被这些问题所困扰。

有一句古话叫作"秀才学医，如笼抓鸡"。字面意思是如果你有秀才所具备的知识，学中医就会非常容易。潜台词则是指理论学习的重要性。这句话说明中医学中的很多理论，如阴阳五行等，与秀才举子业的世界观有相通之处。时间走入现代，则又不同。现代社会中，我们是从数理化开始学习的。新生儿睁眼时，看到的是一个与古人完全不同的世界。人们常说十年一代，每一代之间都有代沟。我们与古人之间又得有多大的代沟！有人提出，要想学好中医就要回到古人的世界。这谈何容易！我认为，要想学好中医，首先要从理论上解决如何认识中医的问题，其次是加强实践。理论学好了才能在临床实践中少走弯路。一切方法、观点、理论，只要它在实践中经得起反复验证，就一定有其科学内涵。问题是，古人的认识、古人的理论，从科学角度讲，多半是令人费解的。所以，基于临床实践的认识模式一定不能背离科学原则。最终，我们应该认识到，中医学的知识是能够面对未来的。而这也正是我提出理性认识原则的重要性所在。

第三章

中国医学理论体系的沿革

　　学习任何一种学术知识，都要理解理论的发展与沿革，只有这样才能更好地理解与使用这种知识。作为学生，学习中国医学史与学习西方医学史的目的是不同的。西方医学史主要是在讲故事。例如什么时间发生了什么事情，什么人在什么时间提出了什么观点；从现代角度看，哪个观点是对的，哪个观点是错的。学习中国医学史则需要做更多的学术理论上的分析探讨，甚至对理论进行直接推理。对这些理论的探讨有可能直接影响临床医师的医疗实践。

　　明清以后，众多中医学家皆提出回归传统，从《黄帝内经》寻找治疗思路，正是这种临床医学对理论知识的呼唤，使学习中国医学史不仅仅是记下几个人名、几个事件，更多的是学习与理解古代医家看待临床现象的思路与角度。中国医学的理论体系并不只是几个最初的推论。面对着多样化的临床现象，中国古代不同的学术流派建立起不同的知识体系，对现实世界的多面性做出了不同可能性的推断。因为古人已经做出了众多的探索，所以后人在临床实践中往往又是在不停地重复前人在实践中已经发现过的、"新"的认识，重复对医疗实践内在机制的理解。这里面既有继承与发展，也有摒弃。所以，对中国医学史的研读是非常有意义的。

一、中医理论的成形期：秦汉两晋

从主流的观点来看，中医学理论已经有 2000 年以上的历史。以前学者皆认为中医学理论体系形成的标志是《黄帝内经》正式成书，认为《黄帝内经》成书是在秦汉之际。20 世纪在湖南发现的"马王堆"与"张家山"汉墓中有《足臂十一脉灸经》与《阴阳十一脉灸经》等数种中医古籍，出现了"足臂十一脉体系"。从文献内容看，现代认为"足臂十一脉体系"是《灵枢·经脉》所提出"十二经脉"理论体系的祖本。这样我们就能确定《黄帝内经》成书年代应该是西汉后期到东汉时期。因为《黄帝内经》本身体例不一，内容也不完全统一，所以可以认为这本书本身是在一个较长的历史时期中形成的。正如"十二经脉"理论是在"足臂十一脉"理论之上发展起来的，《黄帝内经》中的很多理论也应该有很长的形成期。而马王堆汉墓属于西汉早期的墓葬，所以中医理论的形成应该也是在战国到两汉这个时间段之中。

东汉末年，《伤寒论》《难经》《神农本草经》这几部著作先后成书。后世医家则将此三部书与《黄帝内经》一起称为中医学的四大经典。以现代的眼光看，这个赞誉是恰当的。现代中医是以《黄帝内经》建立起来的医学基本理论内容为基础一点点积累起来的医学体系。但是，《黄帝内经》的内容博杂，可以将后人引导向不同的方向。《难经》则不然，从它的名称即可知道，本书内容恰恰是对之前各种医学理论的反思及总结。所以《难经》的内容较少，但主体内容的一致性较强，理论体系也较严密。《神农本草经》则是对汉以前药物知识的总结，解决了中药学理论的基础性认识问题。《伤寒论》则是最早的中医临床医学著作，对后世的中医临床实践具有指导意义。

1.《黄帝内经》的医学成就

《黄帝内经》是中国医学理论的第一次汇总。可以说，在马王堆汉墓出土的医书（以下简称"马王堆医书"）被发现之前，《黄帝内经》这部著作一直被视为中医理论的起点。在此之前，人们只是在一些综合性著作中发现零星的医学内容。所以，很多人认为《黄帝内经》的成书时间很早，接近于春秋战国时期。在"马王堆医书"出土后，人们大致可以确定《黄帝内经》的成书时间应该是西汉末年到东汉时期。

每个中医学者都认为学中医要从《黄帝内经》开始。我的观点却恰恰相反。在我看来，初学中医是不可以随便看《黄帝内经》原著的，学习中医要先从学习中医的正规教材开始。通读《黄帝内经》则应该是上临床之后的事了。因为《黄帝内经》本身是个论文集，里面集结了大量不同的医学理论。准确地讲，书中所集结的是古人面对临床现象试图建立不同医学理念的探索。当然，这本书也曾经经过统一的编排，但字面上的统一无法掩盖内容上的不统一。据日本山田庆儿的观点，《黄帝内经》本身就分为"岐黄派""雷公派""少师派"等多个派别。我自己读《黄帝内经》则是上大学时先学过一遍，上了临床后反复摸索，断续地看《黄帝内经》的不同篇章，大概在毕业10年之后才觉得差不多能看懂这部著作了。为什么读《黄帝内经》这么难？因为它内在体系的不一致性。

我们初学中医时，一定要学习"脏腑"概念，知道"五脏六腑"这个知识点。这个知识点就来源于《黄帝内经》，以肝、心、脾、肺、肾为五脏，以胃、胆、大肠、小肠、膀胱、三焦为六腑。可是在《黄帝内经》中还有"五脏五腑"的概念，当然也有"六脏六腑""四脏六腑""四脏五腑"这些概念。而且《黄帝内经》中的"胃"有时属腑，有时又属脏。事实上，一开始读《黄帝内经》，如果看不到这些内部概念的差异性，那就等于白读了。但是，如果很早就注意到了这些内部概念的差异性，那肯定又会看糊涂的。这些概念本身就出自更早的、源出不同的古代医学流派。所以，初学者如果真的看到这些概念内部的差别，多半是会糊涂的。那么，还要不要学《黄帝内经》呢？当然要学！而且还得认真学！所以，我首先给自己的学生推荐的就是明·李中梓《内经知要》，要求他们首先建立一个统一的认识基础。

我们初学经络时，也一定会读到《灵枢·逆顺肥瘦》所述"手之三阴，从脏走手；手之三阳，从手走头；足之三阳，从头走足；足之三阴，从足走腹"，这个概念已经被现代的中医经络学说所继承。这个理论的内在机制则是《灵枢·经脉》所主张的十二经脉相互交错，相互承接，形成如环无端的气血周流体系。《灵枢·脉度》描述的内容却是"手之六阳，从手至头""手之六阴，从手至胸中""足之六阳，从足上至头""足之六阴，从足至胸中"。它所表示的是以手足为本，以躯干为标的经脉走向，经络从四肢向中心走。此两者都是《灵枢》的内容，语言方式类似，但内容则大相径庭。与《灵枢·脉度》观点相类似的还有《灵枢·九针十二原》《根结》《本输》。它们共同的特点是经络从四肢的末端向人体的中心走行。《灵枢·九针十二原》指出："所出为井，所溜为荥，所注为输，所行为经，所入为合"。通过这些内容我们可以看到，《黄帝内经》不同篇章所提到的经络概念是不统一的。

对于《黄帝内经》中的这些问题，古人都是有所关注的。很多前辈皓首穷经，就是为了将《黄帝内经》里的这些概念搞清楚。最后的结果则是基于不同的临床实践每一个前辈眼中都有一个不一样的《黄帝内经》。

怎样学习《黄帝内经》？首先要学会用理性的态度对待《黄帝内经》。我们学习时先要明白《黄帝内经》在说什么，要能够从理性的角度理解古人所说的话。读《黄帝内经》首先要看到里边有大量的观察。且不说"五脏六腑"的解剖定位、骨度分寸，像《素问·刺腰痛》中所描述的"解脉令人腰痛如引带，常如折腰状，善恐。刺解脉，在郄中结络如黍米，刺之血射以黑，见赤血而已"，是简单明了的临床观察。至于《素问·上古天真论》中"七七八八"的内容，就是建立在临床观察之上的理论推理了。"肾者主水，受五脏六腑之精而藏之，故五脏盛乃能泻"更是源于世界观的理论推衍。

其次要学会从科学认知的角度理解《黄帝内经》。《黄帝内经》中的观察自有其继承与发展的内在逻辑。《素问·三部九候论》曰："独小者病，独大者病，独疾者病，独迟者病，独热者病，独寒者病，独陷下者病。"张家山汉墓出土的汉简《脉书·相脉之道》曰："它脉盈，此独虚，则主病；

它脉滑，此独涩，则主病；它脉静，此独动，则生病。"这两段内容具有明显的继承关系。

对于《黄帝内经》中不容易理解的理论内容要学会质疑。如果我们能够认识到《黄帝内经》中的理论体系本身是不统一的，就应该能够明白，从后人的角度去看《黄帝内经》的理论是可以读出不一样的结果的。例如《素问·热论》提出了六经辨证"伤寒一日，巨阳受之""二日阳明受之""三日少阳受之""四日太阴受之""五日少阴受之""六日厥阴受之"。从原文的行文内容看，此"六经辨证"明显属于经络辨证的内容。但仲景在《伤寒论》中所提出的六经辨证体系则与此完全不同。所以后世才能对《伤寒论》的六经辨证体系的内涵进行大量的讨论。对类似这样的内容不可轻下结论。看的书多了，临床实践多了，自然就明白了。

《黄帝内经》本身是一个医学知识宝库，要想弄明白其内容，知识的积累非常重要。初学《黄帝内经》不要着急试图将每一个问题都搞得很明白。中国文字传承数千年，很多文字不变字形，意思却会转变。如从文字的角度来看，《黄帝内经》中"急脉""缓脉"的解释就与后世脉法不同。又有对于虚里的认识，《素问·平人气象论》曰："胃之大络，名曰虚里。贯膈络肺，出于左乳下，其动应衣，脉宗气也。"一般认为，左乳之下心前区部位为虚里，心脏的跳动振动衣服是宗气的特征。后文又有"乳之下，其动应衣，宗气泄也"，如果心前区的跳动可以振动衣服，这是宗气外泄的特征，是病情严重的表现。从文字上看，两段文字翻译都过得去。从内容上看，这两种解释的内在逻辑是不统一的。从临床医生的角度看，显然第二段文字的解释更合理。那么，如何理解第一段文字呢？将其重新断句为："其动应衣脉，宗气也"。这里"衣"与"於"通假。于是，这一句就重新解释为心前区的搏动与脉象的搏动是一致的。这样解释则前后文字相属，内容贯通。类似这样古今词义不同，甚或相关的情况，在《黄帝内经》原文中并不少见。

2. 对《难经》的认识

在我看来《难经》的价值被明显低估了。当然我也看到在现代中医的认识与教学体系中,《难经》的评价和认可度也越来越高。与《黄帝内经》给学习者提供了众多的可能性不同,《难经》要规范得多。《难经》的编著体例以问题为引导,对前人的经验做总结与发挥。从《难经》的内容编次来看,其从诊断开始,然后建立基本的生理病理概念,最后则是临床治疗的基本原则。整体内容条理清晰,循序渐进。《难经》固然是系统的、综合性的中医学著作,但却更像是一本师带徒的理论教材。因为书中牵涉到很多对医学理论概念的解释。所以,此书对后人理解传统中医具有非常重要的指导意义。

很多基本概念在《难经》里得到确认。正是《难经》开始了对"是动病""所生病"的辩驳。这两个概念最早见于"马王堆医书",在《灵枢·经脉》得到明确表述。只是,《灵枢》中的表述主体是临床症状。《难经·二十二难》则从病理的角度对此做了统一的解释:"经言是动者,气也;所生病者,血也。邪在气,气为是动;邪在血,血为所生病。气主煦之,血主濡之。气留而不行者,为气先病也;血壅而不濡者,为血后病也。故先为是动,后所生病也。"提出是动病为气所生病,是先病;所生病为血所生病,是后病。这个解释也引起了后人对这一命题的关注。

《难经》的主体内容来源于前人,但它不仅仅是前人知识的汇总,还有升华与提高。《难经》中建立了手腕寸口脉分属寸、关、尺的诊脉法,引导了后世的脉诊研究。《难经》对具体的心、肝、脾、肺、肾五脏的诊治判断方法不是单向的,而是多向的。在《难经》中,可以以寸、关、尺判断五行脏腑变化;也可以按浮、中、沉分层诊断五行脏腑的变化;还可以凭脉的涩、滑、弦、紧来判断五行脏腑的气血变化。所以,《难经》的很多内容是在继承前人观点的基础上,著述者进一步完善与理论化的结果。

我们现代所熟知的关于任督二脉的认识也是在《难经》中才达到统一的。任脉与督脉的概念原见于《素问·骨空论》。任脉起于中极以下,上至目下而止。督脉则起少腹之下骨中央,过阴器,上股内后廉,属肾,上过目内眦,至颠顶向后,顺脊柱向下,回归于肾,形成闭环。在这里,任脉为一个半环，而督脉自成闭环。在《难经》之"奇经八脉"理论体系中才形成任督二脉一前一后相互照应、互为阴阳对立的模式。

《难经》的作者还具有强烈的形式逻辑思维。《难经》所体现的思维模式恰恰揭示了中医认识论朴实严谨的内在特点。如《难经·六难》曰："脉有阴盛阳虚，阳盛阴虚，何谓也？然，浮之损小，沉之实大，故曰阴盛阳虚。沉之损小，浮之实大，故曰阳盛阴虚，是阴阳虚实之意也。"文中的"阴盛阳虚，阳盛阴虚"皆非一般意义上的虚实。而是以浮、沉定阴阳，以损小、实大定盛虚，具有严密的逻辑关系。也正因为《难经》这个特点，后世有人评论《难经》是"医匠之书"，而非"医家之作"。

3. 从《伤寒杂病论》走向中医临床实践

张仲景《伤寒杂病论》从认识与实践两个方面揭示了疾病的一般规律，建立了"六经辨证"体系。后来，这本书被整理为《伤寒论》与《金匮要略》。《伤寒杂病论》在中医学体系的重要性前人早有定论。从内容上看，《伤寒论》与《金匮要略》这两本书都是谈论具体疾病的治则治法。《伤寒论》主要描述"伤寒病"的疾病特点与证治方法，其内容具体而细微。《金匮要略》所描述的则是中医内科常见"杂病"的疾病特点与证治方法，其内容则较为粗略，故名"要略"。可以认为两本书的认识模式是一致的。《金匮要略》算是疾病总论，对临床常见的疾病都进行了提纲挈领的介绍。《伤寒论》则属于疾病各论，通过对"伤寒病"的分析给后人的临床研究提供范例。所以有云"《伤寒论》是以伤寒概治杂病，《金匮要略》是以杂病概治伤寒"。

古代医家很早就注意到《伤寒论》在临床实践中的价值，并以此为基础，通过对《伤寒论》的学习与注解发展出不同的"经方"流派，对《伤寒论》认识与理解有不同的角度。

医者首先将《伤寒论》认作外感病专书，并以此为基础将其扩展。如宋·庞安时《伤寒总病论》、朱肱《南阳活人书》皆是从外感病的角度研究与阐述《伤寒论》中的理论与经验。明清之季的方书多列"伤寒"条目，将《伤寒论》的内容以一日太阳、二日阳明、三日少阳、四日太阴、五日少阴、六日厥阴的顺序罗列下来，也是将《伤寒论》当作外感病专书。

《伤寒论》中论病的内容有398条，列方113首，其处方设计精当，疗效显著，故《伤寒论》也被认为是"方书之祖"。桂枝汤、小柴胡汤、小建中汤、乌梅丸、四逆汤等方不仅用于外感病，即使在内伤杂病的治疗中也常使用，基于《伤寒论》基础方所形成的变方也不计其数。近人左季云所著《伤寒论类方汇参》即为从方药方面研究伤寒论专著中的佼佼者。又有胡希恕先生遗著《经方传真》，对《伤寒论》的处方与条文对照参研，分析精到，丝丝入扣。

在《伤寒论》中，张仲景利用了《素问·热病》太阳、阳明、少阳、太阴、少阴、厥阴的名目，提出了自己的六经辨证理论。故曰仲圣所精者，于辨证一道而尤长。其审病察机细致入微，处方用药丝丝入扣。后人将仲圣的经验进一步细化。清代程国彭著《医学心悟》，指出："病有总要，寒、热、虚、实、表、里、阴、阳，八字而已。病情既不外此，则辨证之法亦不出此。"近人祝味菊著《伤寒质难》，正式提出"阴、阳、表、里、寒、热、虚、实"八纲辨证，成为中医内科学治疗疾病的总纲，将"伤寒病"的治疗经验推广至内伤杂病，可谓善读《伤寒论》者。

《伤寒论》书目中所述"辨太阳病脉证并治""辨阳明病脉证并治"等，"辨"就是辩驳分析的意思，"太阳病""阳明病"等则是对疾病内容的命名，"脉"指脉象，"证"指症状、证候。这样我们就能看到《伤寒论》的六经辨证是以三阴三阳为基础的脉证合一的辨证模式。以脉为主的模式如《伤寒论·辨脉法》中所讲到的"阳脉浮阴脉弱者，则血虚；血虚则筋急也。其脉沉者，荣气微也"。意思是若患者的寸脉浮，关、尺脉弱，就说明患者是血虚。外感热病患者出现血虚，就会表现为肌肉拘急。若患者是外感热病，出现沉脉，就是荣气不足的表现。这显然是以脉测证的方法。

《伤寒论》中自然也有纯以症状为主进行辨证论治的内容。不过《伤寒论》中所出现的症状皆非孤立的症状，而是数个症状相伴而出，可以称之为"综合征"。如小柴胡汤证，《伤寒论》第96条云："伤寒五六日中风，往来寒热，胸胁苦满，默默不欲饮食，心烦喜呕。或胸中烦而不呕，或渴，或腹中痛，或胁下痞硬，或心下悸，小便不利，或不渴，身有微热，或咳者，小柴胡汤主之。"下面还有加减法，也是以症状为中心展开，"若胸中烦而不呕者，去半夏、人参，加瓜蒌实一枚"，以清热理气宽胸；"若渴，去半夏，加人参"，以止渴生津；"若腹中痛者，去黄芩，加芍药三两"，以柔肝缓急止痛；"若胁下痞硬，去大枣，加牡蛎"，以软坚散结；"若心下悸，小便不利者，去黄芩，加茯苓四两"，以利水宁心；"若不渴，外有微热者，去人参，加桂枝三两"，以解表；"若咳者，去人参、大枣、生姜，加五味子半升、干姜二两"，以温肺止咳。《伤寒论》第101条云："伤寒中风，有柴胡证，但见一证便是，不必悉具。"意思是外感热病如果见到一个属于小柴胡汤的典型症状，即可以判断患者已经是半表半里的小柴胡汤证。显然，这也是说小柴胡汤证不必脉证合参，只要症状明确即可定性。

因《伤寒论》及《金匮要略》非常重要，明清以后，注释之家越来越多。只要是临床医者所著，皆当有一得于此书，也皆为仲景之功臣。然须注意的是，仲景之书成于汉末，距今已近2000年。此间能人辈出，为之作注者多是以仲景注己身，而非以己身注仲景。又有各承家法，以己为尊者。在我看来，这些著者皆是沿着仲圣所开辟的道路一路走来，故当不论其非，仅论其是。所以我经常对学生说一句话："须知，从汉末到现在1800余年，我们的老祖宗没有白活"。也就是说，学仲景之书与学后人之注同样重要。

4.《脉经》与《针灸甲乙经》

《脉经》为晋·王叔和所编著，是中国现存最早的脉学专著。王叔和汇集了晋以前的脉学著作，以张仲景的脉学研究为基础，力求融会诸家，定于一端。书中进行了脉学的规范与系统化研究，以脉证并参为切入点。王氏往往对某一具体脉象做数种不同的解释，而这些解释之间又往往不能兼容（具体见《脉诊导论》）。所以我给学生的建议是欲学脉法入门绝不可以读《脉经》。并不是说《脉经》不好，而是说《脉经》内容太过繁杂。学习《脉经》，可在学者历练已久，有相当的临床实践经验之后进行。

《针灸甲乙经》为晋·皇甫谧所著，是中国现存最早的针灸学专著。皇甫谧曾为风疾所苦，愈后乃发愤学医。本书汇集了《素问》《灵枢》《明堂孔穴针灸治要》三部书中有关针灸学的内容。该书重新编次了前人关于腧穴的知识，确定穴位349个，对人体的脏腑气血、组织关系进行了详细的描述。有意思的是，书中经络腧穴的排列与后世明显不同。人体手足十二经穴的排列仅见于四肢，其他部位的穴位则按照头、面、耳、颈、肩、背、胸、腹等解剖位置分布排列，体现了经络腧穴理论早期的形态。

二、中医理论的完备期：隋唐

任何一门学术经过了成形期自然就会进入完备时期。这一时期的特点就是医学理论体系走向成熟。中医的这一时期大致在隋唐到北宋期间。其标志首先是出现了汇总性的著作，如《备急千金要方》《外台秘要》等；其次是出现了官修医书，这标志着行政的力量开始进入医学体系。

1. 对疾病认识的进一步深入及医学全书的出现

《诸病源候论》为隋·巢元方所著，是第一部病因、病理学专著。然此书不言病理，仅言病候。利用中医学的基本知识，以临床病候为中心，讨论分析1700多种病候的来源、特点、转归。故今人多认为此书是病因病理学专著。此书继承了前人的观点，对寄生虫病、外伤病等多种疾病提出独到而合理的见解，展现了古人对疾病的细致观察。然其详于病候，略于方药。此书又引用了不少导引方面的预防保健内容，是其另一特色。

《备急千金要方》和《千金翼方》二书皆为唐·孙思邈所著。孙思邈历经隋唐，年寿既久，学验俱丰。所著《备急千金要方》在先，《千金翼方》在后，皆为其平素所积经验之总结。孙氏完整地提出了以脏腑、寒热、虚实为中心的疾病分类证治方法，系统总结与汇聚了当时所流传的各种方药，既有仲景等医著之收集，也有民间偏方秘传。其体例则是从基础到临床，从诊断到治疗，理法方药俱全，被称为我国最早的医学百科全书。

《外台秘要》为唐·王焘所著。王氏本身执举业，历任多职，然有意于医。所著医书则以搜辑前人著作为主。自述其书以孙思邈《备急千金要方》与仲圣《伤寒杂病论》内容为主，又杂取《广济》《录验》《删繁》《肘后》《延年》《小品》《必效》等前人著作，根据自己的认识分门别类，汇聚而成。若非前人已经有大量著作于前，又如何能有如此之巨著于后。然此书以方药为主，不置针法，亦为憾事。

2. 官修本草的出现

《新修本草》是唐高宗时苏敬主持修订编著的本草类著作，也是世界上最早由政府主持审订的药学专著，可称为最早的药典。上承《神农本草经》，下择民间方术，可谓取材广泛，分类明晰，用之有效，为后世所重视，故又称《唐本草》。值得说明的是，本书选录了不少舶来药品，如胡椒、诃子、郁金等。说明中医始终具有巨大的包容性，也显示了唐代中医文化与外界交流密切。

3. 对前人知识的整理与发挥

《重广补注黄帝内经素问》简称《素问》，系唐·王冰重新整理编次《黄帝内经》中《素问》相关部分的遗文而成。重要的是，王冰认为《素问》"文义悬隔，施行不易，披会易难"，即认为《素问》本身的文字古朴，难以理解，难以利用，故对《内经》原文加以注释。当然，他是用墨迹与朱文将原文与注释进行区分。但后人之重刊本却难以将此分得很清，以致原文、注释往往相混淆。王冰开创了对前人经典参加己意以作注释的传统。后人遵此，通过对古人文字进行注解抒发己意，从而引领中医在实践中不断进步。

孙思邈在撰写《备急千金要方》时指出"江南诸师秘仲景要方不传"。此后孙氏多方寻求仲景要方，晚年他将所搜集到的《伤寒论》条文重新编次后收入《千金翼方》卷九、卷十。又有隋太医令杨上善著《黄帝内经太素》，乃取《素问》《灵枢》的内容重新编次而成，是分类研究《黄帝内经》第一家。

三、中医理论的发展与繁盛期：宋金元

中医学术经过汉唐的演变到宋金元时期，也进入了繁盛与扩展期。一方面表现为官府的力量进一步介入医学研究，另一方面中医学本身开始分化出不同的学术流派。说明中医对医学现象的观察与理解都进入了更深的层次。

1. 针灸学与局方

北宋时的太医王惟一奉旨铸造针灸铜人，同时还编撰了《铜人腧穴针灸图经》。这个针灸铜人是现知最早的针灸治疗模具。它内藏脏腑，外标经络穴位，每个穴位皆为孔隙，可以用来进行取穴考试。《铜人腧穴针灸图经》则是针灸铜人的配套教材，发行天下。此书对宋以前的针灸刺法、灸法、配穴法等知识进行了全面系统的总结，还提出了量取穴位的"同身寸"法，记载穴位657个（若计双穴为一穴，则有腧穴354个），在《针灸甲乙经》基础上增加了青灵、厥阴俞、膏肓俞3个双穴和灵台、阳关两个单穴，对后世针灸学术的发展与规范起了巨大作用。

《太平惠民和剂局方》则是官定方书，由宋太医局编纂，为宋太医院"惠民局"的标准成药处方集，原称为《和剂局方》，初刊于1078年。此后又有太医多次奉旨增补修订。至南宋时期，因药局改称"太平惠民局"，故此书改名为《太平惠民和剂局方》。现存为10卷通行本。本书记载成方成药，仅仅根据处方主症即可应用。故朱丹溪认为"官府守之以为法，医门传之以为业，病者恃之以立命，世人习之以成俗"。不过朱丹溪也指出，以此医病，则有"今乃集前人已效之方，应今人无限之病，何异刻舟求剑，按图索骥"之弊。

2. 医学理论的进一步发展

《小儿药证直诀》是北宋钱乙的临床经验集萃，是现存最早的儿科专著，书中专论小儿疾病，既有理论内容，又有临床病案，还有常用方剂，可称理法完备，处方有效。值得一提的是，本书偏重从脏腑辨证的角度论治疾病，处方用药。其脏腑辨证的思想在前人的基础上有了进一步发挥，为中医脏腑辨证的理论的完备与实践方药的充实做出了贡献。故书中的众多处方如六味地黄丸、泻白散、泻黄散、导赤散等，又为中医内科学所重视，得到广泛应用。

《三因极一病证方论》提出了三因致病的观点。本书原名《三因极一病源论粹》又称为《三因方》，为南宋陈言所著。书中提出了著名的"三因学说"，即内因、外因、不内外因。将六淫病邪归为外因，七情病邪归为内因，其余种种病因皆归于不内外因，使病因学说变得简明而系统。全书论病理法方药俱全，又强调脉诊。每病分三论，各为内因、外因、不内外因。分别成章，故要言不烦。书分18卷，180门，方录1050首，在理论与临床方面都有着较高的参考价值。

3. 异彩纷呈的中医学流派

刘完素与寒凉派：刘完素，字守真，创河间学派。一生精研《内经》，认为"六气皆能化火"，重视对外感热病病因病机的分析与治疗。著有《黄帝素问宣明论方》《素问玄机原病式》《素问病机气宜保命集》等书，阐发《内经》病机学内容。长于临床，学验俱丰。尤其善用寒凉之品，故后世称其学术流派为"寒凉派"。

张元素与易水学派：张元素，字洁古，金之易州人，创易水学派。认为"运气不齐，古今异轨，古方新病，不相能也"。其治病强调脏腑辨证，以脏腑寒热虚实立论。用药则强调寒热温凉四气，尤其重视药物归经。著有《医学启源》《脏腑标本虚实寒热用药式》等。其著作对现今中医临床仍有重要的指导意义。

张从正与攻邪派：张从正，字子和，号戴人。业医世家，幼承庭训，随父习医。继承《内经》《难经》之学，受刘完素影响颇深，用药也以寒凉之品为多，又善用攻邪之品。著《儒门事亲》一书，倡"邪非人身所有，邪去则正安"的理论。强调攻邪，并将其归纳为汗、吐、下三法。因其立旨在于攻邪，故后人称其学术流派为"攻邪派"。

李杲与补土派：李杲，字明之，号东垣老人。元史称其曾就学于张元素。提倡"内伤脾胃，百病由生"的观点。著作有《脾胃论》《内外伤辨惑论》《兰室秘藏》等。指出"夫元气、谷气、荣气、清气、卫气、生发诸阳上升之气，此六者，皆饮食入胃，谷气上行，胃气之异名，其实一也"，认为脾胃为元气之本，是人体生命活动的动力与来源。后世称其学术流派为"补土派"。

朱震亨与滋阴派：朱震亨，字彦修，后人尊称朱丹溪。因母病而由儒入医。倡"阳常有余，阴常不足"，立"相火论"。著有《格致余论》《局方发挥》等。认为"阴易乏，阳易亢，攻击宜详审，正气须保护"。善用滋阴降火的方药。后世称其学术流派为"滋阴派"。

四、中医理论体系的融合与深化期：明清

明清时期毫无疑问是中医学理论发展的又一个高峰。这一时期的主要标志有3个。首先是阴阳五行学说在中医中的应用达到一个新的高峰，即阴阳学说与五行学说合流。例如，从肾气分为肾阴、肾阳开始，这一时期的医家们提出五脏之气皆可再分阴阳。再者就是诸多医家通过总结前人经验，编著了多部巨著。这些巨著有官修，也有私辑，可谓包罗万象，我将其简称为厚书。最后则是出现了非常小本的，以阐述个人临床经验与医学反思为主的小书。

1. 大型专用书籍的出现

大型工具书首推明·李时珍《本草纲目》。本书为李时珍个人所著。李氏为著此书走遍天下，上查历代本草药书，下访山民贩夫，经过27年始成此书。《本草纲目》凡16部，52卷，约190万字。全书收纳诸家本草所收药物1518种，在前人基础上增收药物374种，合1892种，其中植物药1195种，共辑录古代药方和民间验方11096则，书前附药物形态图1100余幅。本书称"纲目"，是因为采用了自然分类的方法，把药物分为水、火、土、金石、草、谷、菜、果、木、服器、虫、鳞、介、禽、兽、人16部，共60类。每药标正名为纲，纲之下列目，可谓纲举目张。作为临床医师，李氏更是从医学实践出发，以脏腑辨证为基础，将众多药物以药性与临床疗效为特点进行归纳，又汇集了前人对各种药物的使用经验著成此书。《本草纲目》蔚为大观，是我国在世界上影响最大的药物学专著之一，被誉为"东方巨典"。不过我们也要看到，此书是在非常原始的情况下编辑而成的，植物学的分类知识并不完备，故也有很多难以分清的内容，如党参、东北人参，北柴胡、南柴胡、银柴胡的区别，只有等待后人进一步去明晰了。

《普济方》是明朝的藩王朱橚主持编修的大型医学方书，全书168卷，载方61739首，是我国历史上最大的方剂学著作。该书不仅仅包含有一般的

中药方，还有方脉、运气、脏腑等内容。尤其可贵的是记录了大量的针灸学及各家传记、杂志等内容，是非常重要的医学资料库。李时珍在《本草纲目》中也大量引用了此书的方药。

2. 大量出现的医学全书

《医学纲目》为明·楼英所著。楼英业医，本为世家。早年成名，被聘任为太医。正是太医院的众多医著给他提供了编著《医学纲目》的素材。本书凡40卷，总论有阴阳、脏腑、诊法等，分论则以五脏六腑相配分类，故称为"纲目"，最后则列妇人、小儿、运气。可谓内容庞大，繁而不乱。

《景岳全书》为明·张景岳所著。张景岳幼年学医，壮年从戎，老而归隐，学识通达，临床经验丰富。张氏初衷丹溪，后从薛己。宗《内经》"形不足者，温之以气，精不足者，补之以味"之论，力倡温补而终成一家之论。所著《景岳全书》内容丰富，囊括理论、本草、成方，临床各科疾病齐全，是一部全面而系统的医学全书。

《证治准绳》又名《六科证治准绳》，明代王肯堂编撰。王氏本为举子业，曾任翰林院检讨，因故罢归。故其由儒而入医，勤于撰述。著《证治准绳》包括《证治准绳·杂病》8卷、《证治准绳·类方》8卷、《证治准绳·伤寒》8卷、《证治准绳·疡医》6卷、《证治准绳·幼科》9卷、《证治准绳·女科》5卷。共计6部44卷，为明以前医述之集大成者。

《医宗金鉴》是清乾隆皇帝钦定的由太医院吴谦主持编修的医学丛书，共有15分册60卷，对中国清以前的医学知识进行了系统的整理。书中图、证、方、论俱备，又有歌诀助记，内、外、骨、针灸、妇、儿无所不备。书成之后，曾被定为太医院教材，并因之而通行天下。

3. 众多医家的经验之作

明清之际，又有诸多医家将自己的经验聚之成册，整理成书。这些著作或为系统的临床证治理论，或为医学随笔汇聚，思路清晰，言之有据。这类书皆篇幅较小，我则称它们为薄书。故略举如下：

《笔花医镜》为清代江涵暾所著，是江氏一生经验的汇总。本书罗列临床常见内科杂病及妇儿之症，尤妙在以五行脏腑分类统御诸病。可谓要言不烦，短小精悍。

《医医病书》为清代吴瑭所著。吴氏，中医温病学名家，壮年之时所著《温病条辨》流行于天下。《医医病书》为其74岁时亲手所订之医书。虽说是补充《温病条辨》的不足，却也多有创见，如论《伤寒论》与后世"温病"不同是因时代环境不同，类似之得比比皆是。此书为著者一生精华所得。如此精妙之书，明清之际，非只一家。这也是一门学术大成之后才有的景象。

五、温病学派的兴起

温病学是明末至清所兴起的医学流派，强调对温热病的分析与治疗。温病学说最初的源头是《素问·热论》，经张仲景发挥，成为一切外感传染病的统称。元·王安道《医经溯洄集》言"温病不得混称伤寒"，其将外感病按发病的特点分为"伤寒"与"温病"两类，立论及治则不同。此后的医家对此说或肯定或否定，莫衷一是。直到明朝末期，数次瘟疫大流行，才促生了温病学派。其标志则是《温疫论》的产生。

1. 温病学理论的创立

吴又可生于明末，清初因拒绝剃发被杀。他著《温疫论》的直接原因是明崇祯十五年（1642）的瘟疫大流行。当时人们利用《伤寒论》中的方法治疗，未能见效。吴氏提出"戾气"致病学说，认为邪伏"膜原"是此病的病机，并依此创造系列方药，取得较好的疗效。此次瘟疫过后，他撰成的《温疫论》大行天下。书中指出"夫温疫之为病，非风、非寒、非暑、非湿，乃天地间别有一种异气所感"，疫病流行之时"感者尤多""或至阖门传染"。开启了中医治疗传染病的又一重要方向。

叶桂，字天士，清代著名中医学家、温病学家。一生勤于临证，故著作不多，有《温热论》《临证指南医案》等传世。他提出"温邪上受，首先犯肺"，指明温邪从口鼻而来，这已经接近西医学对急性传染病的认识；指出"卫之后方言气，营之后方言血""在卫汗之可也，到气才宜清气，乍入营分，犹可透热，转气分而解……至于入血，则恐耗血动血，直须凉血散血"，一方面说明温病的传变方式是从卫至血，从浅入深，层层深入的，另一方面则建立了卫气营血的辨证治疗体系，为后世所遵循。

清代吴瑭，字配珩，号鞠通。吴氏本业举子业，因父病亡乃究心医学。入四库馆阁，得以遍阅诸多医书。"进与病谋，退与心谋"，历十载而医述成。又因温病流行，救治有效，得以医名天下。再经六年，方有《温病条辨》面世。是书总结了前人对温热病邪的治疗方略，创立了"三焦辨证"理论，用之于温病，效之于杂病，也是现代中医处理内伤杂病的重要思路之一。

清朝乾隆年间，瘟疫再次流行。当时医者用张景岳的方法治疗不效，用吴又可的方法亦不效。这时有人用大剂石膏来治疗患者，疗效显著。这个方法源自余师愚《疫疹一得》。余氏创立清瘟败毒饮，对疫病的诊断、治疗、预后多有创见。

2. 温病学说的成果与困境

如果从现代的角度回头看，温病学说既是传统中医的最后一个高潮，也是传统中医的落幕。首先，它用100多年的时间重现了中医几千年的理论发展过程，即先对某一议题进行广泛探讨，在实践中确定其发展方向；然后通过反复地临床实践取得理论与实践的突破；最后通过理论的方式将这种突破固定下来。早在《素问·六元正纪大论》就有"厉大至，民善暴死"之说。隋·巢元方《诸病源候论》指出："人感乖戾之气而生病，则病气转相染易，乃至灭门，延及外人。"说明疠气致病具有传染性与致死性的特点。从气候特点看，汉末为小冰河期，故张仲景所强调的传染病是"伤寒"致病。此后历代皆有对温热病的论述。至明末，因为温病流行，吴又可将戾气单独立论，并完善了临床的治疗方法。也正是清朝初年的多次温病流行，使当时涌现出一批治疗温热病的高手，叶天士无疑是其中的佼佼者。他与吴瑭分别从深度与广度扩张了温病学说。使温病学说的理论进一步扩展，进入内伤杂病的区间。

从学术继承与发展的角度看，吴又可的《温疫论》成立于张仲景"伤寒学说"失效的情况下，余师愚《疫疹一得》成立于吴又可的方法失效的情况下。这正是中医理论学术发展的特点。有人说中医学不科学，因其具有不可证伪性。从温病学说的继承与发展看，这种观点显然是错误的。

吴又可提出的戾气致病学说在中医学体系内得到了广泛认同。在此之后200年，西方现代流行病学之父塞麦尔韦斯提出交叉感染的观点，他所使用的则是"病气"，这是一个与戾气相类同的表述。但塞麦尔韦斯的理论遭到当时正统医学体系的强烈抵制，最终其死于精神病院。最后解决争论的是从化学家转行而来的微生物学家巴斯德，整个研究过程中起关键作用的就是显微镜。正是显微镜的存在，人们才发现了细菌，最终证明了塞麦尔韦斯理论的正确性。吴又可被认可则仅仅因为他在理论上的创见得到了临床的证实。叶天士在临床中发现了败血症，这仍然只是基于现象学方面的认识，而无法进入客观实证的天地。也就是说，工具的使用最终成为卡住中医进步的瓶颈。所以我认为温病学说是传统中医发展的极致，也是落幕。因为这是对临床现象观察的极点，再往后就需要新工具，也就是科学仪器与科学方法的引入。

六、西医冲击下的中医学

近100多年以来，西学东渐。西医一旦进入中国，就站在了科学的制高点上，让传统中医难以应对。事实上，我并不认为90年前余云岫、汪大燮"废止中医案"纯粹是意气之争。这些人受的是现代科学的教育，就是认为中医不科学。然后，中、西医争了几十年也没争出结论。因为中医有临床疗效。那么，中医既然有临床疗效，又为什么没办法用科学这把尺子来衡量？我想，这就是人们对中医理解不透，对科学理解也不够造成的。所以，重点并不是这把尺子对不对，而是这把尺子的使用方法对不对。

1. 传统中医理论在科学之下的冲击

我曾经在给临床医生做讲座时谈到，现代的中医师是很难自处的，因为我们是站在十字路口的一代。一方面我们承接了一个断层，在"文革"的这十几年里，传统中医学理论被辩证唯物主义的观点全面替代，我们是面对中医传统断层的一代；另一方面，现代科技高速发展，临床医学取得了突破性的进展，这又对中医学所自傲的临床疗效造成了极大的挤压。所以，我始终认为，作为一个现代的中医师一定要做到"立足传统，面向未来"。所谓的立足传统，首先是学会面对具体的患者。以患者为中心，从对患者的关注回到前人对疾病的认识模式上去。其次要学会理解古人。陈寅恪先生曾说："凡著中国古代哲学史专著，其对于古人之学说，应具了解之同情，方可下笔。"中医古代前贤处在那样一个原始而落后的时代，面对病患，以生死为己任，殚精竭虑，而求有益于生民。观察，他们做到了；努力，他们付出了；实践，他们承担了。没有科学工具，没有科学的认知手段，他们从无到有地创建了我们现在所见到的中医学理论。即使在今天，这些理论依然有效。即使在今天，这些理论依然能够解决很多西医也无能为力的疾病。

我也会给学生们推荐《灵素商兑》这本书。我认为余云岫是一个非常严谨的医生。他以西医的观点来研究中医，而且一下子就研究到根上。他认为，中医的错误始于《黄帝内经》。以此为切入点，利用当时西方传来的知识评判《黄帝内经》中的观点。从那之后，中医界掀起了中医科学化的高潮。这一高潮一直延续到1950年之后。为了研究中医，人们发挥了"人定胜天"的精神。有条件要上，没有条件创造条件也要上。为了研究脉诊，人们将示波器与手腕部的动脉搏动处相连接，于是发现了动脉波，发现了回波，可以从某个角度对脉象的理论做出一定的解释。但是，这显然不是中医脉学。以这个原理制造的机器也只能叫脉搏仪，而不可以叫脉诊仪。

时至现代，离最初的争论已经过去100多年了，但争论点却似乎还是那么几个。我给学生们推荐《灵素商兑》并不只是为了批判。只有抱着理解之同情的态度，从此书中走出来，才能更好地接续前人的传统，也才能更好地面对未来。

2. 诡异的理论之辨

正如我曾经多次讲过的，中医学的认识模式与现代科学认识模式之间是有区别的。盖伦在人体中发现了"血管"与"气管"，也即现在所说的静脉与动脉。于是他建立了"气管"出血就在"血管"放血的理论与方法，即动脉出血就在静脉放血以止血。无独有偶，1000多年以后，清代的中医学家王清任创立了补阳还五汤，至今仍能有效地救治急性脑血管患者。

塞麦尔维斯提出了"病气"理论，于是被关到精神病院，若非显微镜的发明导致细菌被发现，他死后也不得伸张。虽然中国古人们并没有看到微生物，却并不妨碍吴又可提出"戾气"理论并引领此后200多年的温病学派走向中医新的高峰。所以，中医理论是科学的，但它的科学性该如何表达，我们该如何理解它的科学性，让人深思。

3. 从临床实践中找回信心

从临床来看，西医是非常强势的刚性治疗手段。例如机体感染了细菌，医生有各种各样的抗生素以杀灭之；身体得了肿瘤，那就用手术切除之，更不要说还有化疗、放疗等强大的治疗手段。对人体具体功能的影响依然如此。例如硝酸酯类药可以强行扩张血管，磺脲类降糖药可以直接刺激胰岛细胞释放出胰岛素。如果这些手段都不能见效，西医则可以直接模拟人体的内分泌调节功能，直接使用替代治疗。例如甲状腺手术后，人体甲状腺分泌量不够，医生就可以给患者开口服甲状腺素进行补充治疗；糖尿病直接注射胰岛素治疗。

有人说，按照这个样子发展下去，中医是不是就没有用了？当然不是。反倒是西医会给中医制造很多自己也治疗不了的病。我曾经有一位患者，甲状腺切除术后需要长期补充甲状腺素。结果，要不就是补充的量不够，患者出现水肿、胸闷、心慌、四肢无力的甲减症状；要不就是补充量太过，患者出现烦躁、失眠、心慌的甲亢症状。这个问题也好理解，正常人体甲状腺素的分泌是动态平衡的，或多或少完全取决于人体当时的环境与动态要求。现在，人体自身的调节机制不够了，只靠体外补充一个恒定量，当然不是给多了就是给少了。当然，这种现象并不会出现在每一个甲状腺手术后的患者身上，因为人有整体的调控能力。该例患者之所以出现类似的情况，是由于其体质下降，自身整体调节能力下降所致。我将这种情况称作"甲状腺素不耐受"。经过一段时间的中药治疗，这位患者的体质明显好转，前述的症状也就消失了。

　　从上述病例可见，与西医学相比，中医属于柔性的手段。中医更强调人体整体的调控能力与自我修复机制。临床上，中医学在痛症与风湿性疾病的治疗中具有明显的优势，这是因为这一类疾病内在的发病因素是人体自身免疫机制紊乱。虽然在急性期西医通过解热镇痛药、糖皮质激素、化疗治疗也能控制病情，但从长远看，中医治疗下患者的生存状态与纯西医治疗下患者的生存状态完全不同。

　　那么，中医有没有强制的治疗方案？当然有。例如用大量的马齿苋治疗痢疾，用砒霜（砷剂）治疗恶性肿瘤，这都是经过西医的实践后得到认可的。只是说相对于西医的刚性治疗，中医的优势在于整体观指导之下的调节。类似的观点前人也已经有所认识。如清·吴瑭《医医病书》中就有"药不能治病论"，认为"药之能治病者，止有制方""时下所用汤丸等方，皆和方也，药物不能直行治病""今人以为药能治病，尚隔一层"。吴瑭认为医之用药有强行治疗、针对性治疗的方法，也有调理治病的方法，而调理治病才是更高明的治疗手段。从中医学本身来看，其兼容了刚性治疗与柔性治疗的理念，而以柔性治疗为优。所以，我反复强调：中医是实证医学，是基于临床的医学研究，它的包容度与扩张的趋势都是无可比拟的。

　　我还给学生们推荐过《水母与蜗牛》这本书，作者托马斯是名医学家，这本书是他的随笔集，书中有一个观点——所有的传统医学都是不科学的。他举了一个例子，就是"咳嗽病"的治疗。在任何一种传统医学之中都有止咳药，但是是否真的有一个"咳嗽病"呢？上呼吸道感染可以引起咳嗽，慢性呼吸道病变可以引起咳嗽，过敏性疾病可以引起咳嗽，应激反应、心肺功能障碍可以引起咳嗽，甚至消化道疾病也可以引起咳嗽。所以，并不存在所谓的"咳嗽病"。很早以前有个患者来找我看病，开口就说："医生我的病很简单，就是咳嗽，但是之前那些医生怎么都治不了呢？"我回答："如果仅仅是咳嗽，那我也治不了。"无独有偶，我外出活动时遇见一个自称中医爱好者的西医院校的学生，问我碰到咳嗽怎么治。我的回答也很简单：根据你所学过的知识。真的有"咳嗽病"吗？如果咳嗽只是一个症状，而不是一个病，那么又该如何去治疗呢？中医书里就有咳嗽病，而且有各种各样的治疗方案。这就是中医的疾病分类与病机的选择。那些因为呼吸道炎症引起的咳嗽，在中医体系中往往属于肺热与痰火；那些因为气道高敏引起的咳嗽，往往是寒性的；那些因为心脑血管病引起的咳嗽，往往属于大气下陷；消化道疾病引起的咳嗽，那就是肺胃不降了；过敏性疾病引起的咳嗽，那就是肾不纳气、肺肾两虚了。可以说，当中医发展出疾病分类与病因病机概念时就已经超脱于所谓的传统医学，拥有了与西医学抗衡的力量。

4. 找回中医的价值

作为一个临床医师，我经常告诫我的学生：如果中医理论与西医的观点出现偏差则以中医理论为准。为什么？因为中医是真正源自临床的医学。正是基于临床观察，而非基于仪器的细节分析，使中医对疾病认识与分析的广度远远超过了西医。

我们分析一个最简单的治疗胃炎常用的处方——半夏泻心汤。本方寒热并用，方中热性的干姜，寒性的黄芩、黄连皆有抗菌消炎的作用。再复杂一点，寒性胃病用小建中汤，方中桂枝、白芍、生姜皆有抗菌作用；热性胃病用黄连解毒汤，方中黄连、黄芩、黄柏、栀子皆有抗菌消炎的作用。相比而言，只知道用中药去适应当时西医的认识，去制酸、止痛、解痉，反而落了下等。当然现在的西医发现了幽门螺杆菌，临床疗效得到极大提高。但他们依然没有发展出寒热、燥湿的体质辨证理论。中医师依然可以用疗效找到自处之地。只不过水涨船高，这个时代对临床中医师的要求也更高了。

同样情况的还有原发性高血压。理论上，原发性高血压属于遗传相关性疾病。具有明确的高血压相关基因，一旦发病就只能控制，不能治愈。但中医治愈原发性高血压的个案报道却不绝于耳。回顾一下现代对高血压的认识就可以知道原因。所谓原发性高血压就是找不到原发病的高血压。在十余年前，人们还没有建立起颈源性高血压的概念，这些高血压都归类于原发性高血压，但是在针灸师与手法按摩医生治疗颈椎病时，颈源性高血压往往可以得到相当好的缓解。随着电子设备的普及，手机、电脑占据了人们更长的时间，这种类型的高血压则肯定会越来越多。

回顾100多年来关于中医科学性的争论可以看到：随着西医高度发展，中医的科学性正一点点在临床医学中得到证实。正是立足于中医学的临床研究，我们找到了传统中医面对西医的信心，找到了中医学守候人类健康的价值。这时，我们更要回归传统，探寻中医来时之路，只有这样才能更好地理解中医的科学内涵。

第四章

中医学的世界观与方法论

世界观是什么？世界观就是人们在特定的时间、特定的位置，用特定的眼光去看待与分析事物的角度。它是人们对世界的基本看法和观点。中医源于2000多年前，那时自然科学远未发展起来，所以古代中医学者眼中的世界跟现代人相比肯定不是一个样子的。更神奇的是，现代的中医还能利用传统的知识解决现代化医学手段也解决不了的问题。所以，中医一定有着独特的认识世界、观察自然的角度，并由此派生出认识问题、解决问题的方法。中医学中的世界观就是以"天一相应"为代表的整体观，方法论则是以动态跟踪为特点的辨证论治理论。现分述如下。

一、认识与理解中医的整体观

一说起整体观，我们就会想到亚里士多德说过的"整体大于部分之和"。现代科学技术高度发达，所以如果单纯说整体观，现代科学理论中也有相关内容。但是传统中医学中的整体观却有着自己不同的特色。

1. 整体观的基本概念

按一般的观点，整体观就是从全局出发考虑问题，也可以引申为自然界本身是一个整体，人和其他生物都是其中的一部分。如果这个整体的某一部分受到损害，那么组成整体的其他方面也会受到影响，整体因之被破坏。举例说明：健全的人是一个整体，如果遭受外伤，身体伤残，少了一只手，那么这个整体就被破坏。于是，这个人的很大一部分功能受到限制，很多工作做不了。这就是整体论中整体与局部的相互影响的关系。显然这不是中医。

中医的整体论来源于中国哲学，具体说这个观点来源于《周易》。《易经·系辞下传》曰："古者庖牺氏之王天下也，仰则观象于天，俯则观法于地，观鸟兽之文与地之宜，近取诸身，远取诸物，于是始作八卦，以通神明之德，以类万物之情。"意思是上古时伏羲治理天下，他抬起头观察日月星辰变化的规律，俯身观察大地起伏波动的法则，观察鸟兽身上羽毛皮纹和山川水土，近观自己身体的变化，远观天下万物的变化，在这种情形下创作出八卦理论可以通达世间万物内在的规律，可以推论世间万物变化的特点。所以，中国古人的整体观认为自然界有统一的内在规律。世间万物因为遵循同样的规律而可以互相类比，并进而推出天人相应的论点，认为自然界和人体是互相感应、互为映照的。

《灵枢·邪客》载："黄帝问于伯高曰：愿闻人之肢节以应天地奈何？伯高答曰：天圆地方，人头圆足方以应之。"意思是黄帝对伯高说希望听你讲述一下人的身体肢节跟天地有怎样的对应关系。伯高回答：天是圆的，大地是方；人的头是圆的，脚是方的，可以相互对应。《灵枢·岁露》说："人与天地相参也，与日月相应也。"意思是人体气血运动的规律与天地运行的道理是一致的，气血变化的现象与日月盈亏的变化相互照应。

所以，中医的整体观是以天人相应为代表的整体观。在这个体系中，首先人与自然共处一个大系统，具有共同的变化规则，所以人与自然有相互类比的关系；其次人体自身也是一个由多层次结构构成的有机整体，人体内的组织结构与人的整体也有一种内在的类比关系且相互影响；最后，人体的生理功能和病理变化也会受到自然和社会环境的影响。

2. 人与天地的投射关系

与《周易》中讲述的"近取诸身，远取诸物"的纯哲学命题不同，医学是一门实践科学，所以医学所关注更多的是这些规律在实践中的应用。

在《黄帝内经》中就有大量使用整体论解释人体的生理现象与病理特征的文字。而"投射"这个词则来源于《脉经》中的"射"字，它很好地体现出人体与自然界之间多数情况下具有投映的关系。这种关系既有可能是形而上的属于"道"的关系，也可能是形而下的属于"器"的关系。

古人将自然界划分为"天地人"三界。相类似的，在认识人体功能结构时，将人身分为"上中下"三焦；在脉诊的时候，则将寸口脉分为"寸关尺"三部。《素问·阴阳应象大论》曰："惟贤人上配天以养头，下象地以养足，中傍人事以养五脏。"意思是上古的贤人以头配天，以天的道理来荣养人的头部；以足配地，用地的道理来滋养人的足部；用人处天地之间的道理来荣养五脏。还将人体气血升降的变化与自然界云雾雨露的转化相互类比。这都是从空间的角度，以形而上的视角将人体生理机制与自然规律进行类比。

《灵枢·邪客》中将人体的十二经与大地的十二条河流相类比，将人体双眼与天上的日月相类比，将人体的九窍与地上的九州相类比。这些类比就是类比关系在形而下的"器"的层面的应用。当然，我们也可以看到，这种形而下的类比关系是非常机械的，也没有太大的实际意义。但这些内容与前段"道"的层面上的形而上的类比关系在认知逻辑上并无本质的不同。

中医认为人体的津液升降出入也与季节相互对应。夏天，人体的皮肤腠理疏松，所以容易出汗。到了冬天，人的肌肤腠理密闭，汗出不去就变成尿了。所以，夏天汗多，冬天尿多。《素问·四气调神大论》云："春三月，此谓发陈，天地俱生，万物以荣，夜卧早起，广步于庭，被发缓形，以使志生。"意思是春天的这三个月是人体阳气初升的时期。这个时期天地之气也以升发为主，各种植物都开始生长起来。这时人要晚睡早起，起床后放宽步幅在庭中散步，披散头发，放松自己的形体，从而使自身的气机升发起来。这些内容是指人体内气机的运转会随季节的变化而变化。女性的月经以月为单位则是因人体气机运转随月亮的变化而变化。《素问·生气通天论》曰："阳气者，一日而主外，平旦人气生，日中而阳气隆，日西而阳气已虚，气门乃闭。"意思是阳气在一天之中管理人体外在的功能活动。所以，一大早起床时，人的阳气就开始升发起来。到了正中午，也是太阳热力最强盛的时间，人体的阳气也最为充沛。等到傍晚，太阳落山，人体的阳气也就不足了。这时管理气机出入的毛孔也关闭了。这就是人体气机的运转随太阳在一日之中的变化。

地域环境的变迁与人体的体质变化也有关系。《素问·异法方宜论》就提到东方是天地之气初生的地方，靠近海边，人们喜欢吃鱼，皮肤黑，容易得痈疡一类的疾病；西方是天地之气收引的地方，人们喜欢吃肉，故容易得内伤疾病；北方是天地之气闭藏的地方，人们喜欢吃奶制品，容易受寒邪，得腹内胀满的疾病；南方是天地之气生长，阳气旺盛的地方，但地气偏湿，人们喜欢吃腌制的食品，所以皮肤偏红，容易得肢体拘急的痹证。同样道理，根据中医整体论的原理，我们还可以将时间与空间转换，于是得出下以下结论：春天是天地之气初生的时候，人们容易得痈疡一类的病；夏天是阳气最旺之时，如果兼有湿气，则人们就很容易得关节屈伸不利的痹病；秋天是天地之气收敛的时候，所以人们容易得内伤杂病；冬天是天地之气闭藏的时候，人们容易得内寒腹胀之病。这些推理是可以互通的。

我大学毕业后首先入职的单位是陕西省人民医院，位于陕西省西安市，在中国的西北方。后来的执业地则是广州，位于中国的东南方。恰《素问·阴阳应象大论》说"天不足西北，故西北方阴也"，又说"地不满东南，故东南方阳也"。我两个地方都待了，能够很明显地感到这两个地区的差异。西安属西北地区，"天不足西北"，故此地属阴。这个"阴"指的是西北地区地势高、气候冷，特点是风大、地高、物燥，所以疾病的特点是以凉燥证多见。广州属东南地区，"地不满东南"，故此地属阳。这个"阳"指的是东南地区地势低、温度高，特点则是热气重、湿气多，疾病则以湿热证为多。我在西安的时候，当归用20~30g，没问题的，患者很舒服。但我很用黄芪就很谨慎了，用量20~30g就算量大了。因为我亲眼看到过用大量黄芪出事的例子。初到广州，当我觉得某位患者可以用当归治疗时那位患者说她不能用当归，还说当归特别热，她一吃当归就上火。看看，是患者告诉我"当归上火"的。而这个说法我没有在任何一本书上看到过。怎么办。那就用少点吧，该用20g当归就改到10g。等复诊时患者还是说不行，吃了会上火。那就再减量至一剂药用5g当归。这回好了，患者感觉舒服了。这种事见得多了，用当归自然就越来越谨慎了。

广州人有煲养生汤的习惯，常在食材里加点中药一起煲汤喝。当归也是他们煲汤料中一味很重要的中药。广东这边老人也多多少少知道一点中药的知识。所以他们会告诉我"当归上火"。当然，也会有老人对我说他的身体是很寒凉的，连当归煲的汤都可以喝。可见，广州本地的老年人对"当归上火"这个观点是很认同的。另一方面，我发现在广州用黄芪的量可以大到50g，甚至100g。用大剂黄芪是很安全的，效果很好，没什么副作用。这就是人体与地域相互作用对药物用量的影响。

那么当归到底上不上火？其实，"当归上火"这个概念纯粹是老百姓的直观体验，不见于任何一本理论著作。当归质地温润，本身是不会导致上火的。但广州本地的地气偏湿热，地域的湿与药性的湿相互叠加，加上当归本身就为温性，结果就转而化热了。这就是广州人说"当归上火"的原因。同样道理，黄芪本身的特性是温燥的。人常说"燥盛则干"，黄芪用在西北干燥之地，大剂量使用就容易出现问题。广州本地之湿中和了黄芪的燥性，使黄芪更加平和可靠，所以补气时用黄芪30~50g也很常见。

中医古籍中很早就认识到人对天地之气具有依从性。人的生命活动不能离开自然界，而且要受到自然界的调控与影响。如《素问·六节藏象论》云："天食（音饲，给予）人以五气，地食人以五味。"意即上天以风、暑、湿、燥、寒五气育人，大地以酸、苦、甘、辛、咸五味育人。人体能够正常生长活动则依赖与天地之间的物质交换。只有人体内外物质交流平衡，自身才能达到稳定状态。中医对人与自然关系的这种认识，即以整体观念为特征表达出来。

3. 人体疾病与环境之间的相互关联

从西医角度我们也可以看到疾病与环境之间的相关性。如地方性甲状腺肿，现在已经知道这个病是由于环境中缺少"碘"元素引起的，所以现在政府推广加碘盐，通过食盐的摄取来解决这个问题。中医学所说的"臌胀"病就是西医学所说的腹水，当然也是很难处理与治疗的疾病。在古代，臌胀主要继发于血吸虫病感染，现代血吸虫病所引起的臌胀已经很少见了。从这里可以看到，西医所关注的环境因素往往是具体疾病的病因。这些因素都是特定的，往往指向一个特定的、唯一的致病因素。

在中医看来，环境因素很少会指向一个特定的致病因素，而是指向多种与疾病相关的因素，在疾病的发生发展变化中，表现为影响疾病状态的多种相关变量。如《灵枢·顺气一日分为四时》说："夫百病者，多以旦慧、昼安、夕加、夜甚。"意即大多数患者早上时比较清醒；到了白天，日出中天之时，病情就比较稳定，患者的状态也比较安宁；到了傍晚，病情急转直下；天黑以后，病情就会变得严重起来。古人认为这就是人体的正气与天地间的阳气相互影响所带来的病情变化。在这里，昼夜就成为影响疾病状态的相关变量，而与疾病的具体病因关系不大。

西医研究需要大量的临床试验。比如我们要进行一项新药的临床研究，首先要制定临床研究计划，看看哪些患者不能入组研究。如：20岁以下不能入组，60岁以上不能入组，女性处于妊娠期不能入组，有严重的心血管病不能入组，有明确的肝功能、肾功能异常不能入组。一句话，就是想尽办法将各种对疾病的额外干扰因素降到最低，依此才能找到药物与疾病之间的相关性。但这样就能确定这些药物、治疗方案与临床有效性之间的因果关系吗？当然不能。因为世界是复杂的、多样的。西医发展出来一种相对开放的研究方法，这就是基于循证医学理论建立起来的临床研究方法，包含有双盲、随机性、多中心、大样本的要求。在这样要求下，结论就比较有说服力了。显然，这种方法只能在统计学理论构架中完成，在计算机发明之后才能形成。从这个角度看，以古人科学水准，根本没有办法寻找出有效的疾病治疗方案。为了解决这个问题，古人只能将外界的一切干扰因素都作为影响疾病变化的变量。正因为疾病本身的特点是变化多端的，所以古人也就只能将观察的立足点定位于人本身。这时，疾病反过来就成为影响人体状态的变量，于是形成中医集病理与生理为一体的观察方式。如与疾病旦慧、昼安、夕加、夜甚相对应的是人体阳气在一日之中的盛衰变化。所以，中医天人相应理论最终的立足点依然是人本身。

不论是西医还是中医都注意到了季节与疾病之间的关系。西医看到夏秋季节腹泻多，秋冬则心脑血管病多见。一年之中，季节不同易发病也不同。这些情况大多可以从病原体与人体生理、病理状态的相关关系来解释。如秋天轮状病毒活跃就可以引起腹泻；冬天外周血管收缩则血压偏高，心脑血管病多见。中医则不然，中医关注的是人对自然的顺应性变化。春季偏湿，则人体质偏湿，一方面湿性病多见，湿疹等皮肤病春季多发；另一方面，各种病都可以表现为湿邪偏重。此时的湿就不再是一种特定疾病的特定病因，而是身体在特定季节出现的特定状态。记得有一年春天，一个学生去诊所跟诊。看了一天，说："周老师，我发现你的一个用药特点。所有的方都是藿朴夏苓汤。"我说："是吗？过两天再来看，就不再是不停地开藿朴夏苓汤了。"因为节气过了，疾病的特征也就改变了。等到了冬季，又会不停地开桂枝汤。这就是疾病与季节之间的相关性。所谓季节或是环境只是引起疾病症状变化的相关变量。

季节、环境的改变不仅仅影响疾病的症状，也影响疾病预后。如：患者李某，男，7岁。2017年3月24日初诊：以"反复皮肤瘙痒6年"为主诉就诊。患者家长代诉：患儿出生后不久就见皮肤瘙痒，反复发作。外院诊断为湿疹。对症处理后症状减轻。此后每于广州春季时发作，至外地则症状减轻。拟诊：湿邪困脾。处方：熟党参、生白术、防风、枳壳、紫苏梗、茯神、路路通、大腹皮、藿香、海浮石（先煎）、煅牡蛎（先煎）、甘草。五剂，水煎服。2017年4月7日二诊：诉皮肤瘙痒较前减轻，仍寐差，且夜间多动。处方：熟党参、生白术、防风、枳壳、紫苏梗、茯神、厚朴、大腹皮、藿香、海浮石（先煎）、法半夏、王不留行、路路通、皂角刺、甘草。十剂，水煎服。2017年6月9日三诊：瘙痒症状进一步减轻，寐差。处方：熟党参、生白术、防风、川续断、紫苏梗、茯神、厚朴、大腹皮、海浮石

（先煎）、苦杏仁、泽兰、佩兰、路路通、沙苑子、甘草。治疗后病情缓解。2017年11月7日四诊：诉近1月余身体再次出现多处皮疹，随起随消，伴有瘙痒，搔抓则症状加重，寐差。处方：熟党参、生白术、防风、白豆蔻、紫苏梗、茯神、大腹皮、泽兰、乌药、款冬花、佩兰、藿香、皂角刺、甘草。五剂，水煎服。

此例患者每于广州春季发作，正与广州春天梅雨季节相适应。到当年6月份后，病情基本缓解。当时，我曾嘱患儿母亲说："这个病来年春天还会再发。再发再治就行，多治几次这个病才会完全好。"原因就是患者的病是以湿邪为内在特征的病。事实上，当年患者的疾病却在秋天提前发作了。这是由于那段时间天气转冷，同时湿度增加。结果患者受凉后寒湿相兼而再次发病。当然，也正由于时在秋季，广州秋天相对还算干燥，所以患者此次发病所出现的症状加重是比较容易控制的。从这个病案可以看到：患者的病因是身体内的"湿"邪。因为春天多湿，所以春天成为其发病的特定时间。秋气本多燥，燥能胜湿。所以，患者在秋天即使发病治疗难度也不会太大。这就是将天气与环境对人体变化的影响转化为疾病发病相关因素进行处理的例子。

4. 人体自身的整体观

当然，一般所说的整体观也是指"整体是部分之和"。一旦出现局部的损伤，则躯体的整体性即被破坏，从而导致整体的功能与状态大打折扣。但是，自然界中的生物体却不是这样。生物身体出现局部残缺，也许它会有一些事情做得不那么好。但是，只要不是绝对重要的部分，如大脑、心脏等受损，生命体本身的生命力是不会受太大影响的。中医对整体观的认识却远比这深刻。中医的整体观认为：人体的局部与整体之间有物质与信息的共享与传递。元·朱丹溪《丹溪心法》表述为"欲知其内者，当以观乎外；诊于外者，斯以知其内。盖有诸内者形诸外"，认为身体内部的病理改变可以转而影响身体的局部，甚至在身体局部呈现出对疾病的投射。进一步引申则可以认为局部的损伤也可以影响身体的整体状态。

中医认为人体任何一个独立的结构都不能脱离整体而单独存在。局部不仅仅在营养支持方面供给整体，还从具体结构上与整体的内在功能呈现出相关性。如《难经·五难》曰："初持脉，如三菽之重，与皮毛相得者，肺部也。如六菽之重，与血脉相得者，心部也。如九菽之重，与肌肉相得者，脾部也。如十二菽之重，与筋平者，肝部也。按之至骨，举指来疾者，肾部也。故曰轻重也。"意即开始诊脉时，医生将手指放于患者脉位之上，使用三粒菽那么重的分量按压，此时的脉感在皮肤这个层面上，这是主肺的部分；如果使用六粒菽那么重的分量按压，此时的脉感在血脉这个层面上，这是主心的部分；如果使用九粒菽那么重的分量按压，此时的脉感在肌肉这个层面上，这是主脾的部分；如果使用十二粒菽那么重的分量按压，此时的脉感在筋之间的层面上，这是主肝的部分；如果将脉管按压到骨的部位，然后略微放松，此时脉来快速而清晰，这是主肾的部分。所以诊脉时可以用改变指下力度的办法来判断五脏的病变。从这里可以看到，古人是探索血脉在肢体上的变化，利用"皮脉肉筋骨"与五脏相关的理论间接判断"肺心脾肝肾"五脏功能状态及其相互之间的关系。

当然，中医也会从人体整体状态的角度来分析具体脏腑的生理功能与病理现象。如《难经·一难》云："寸口者脉之大会，手太阴之动脉也。"意即：寸口这个地方是人体血脉的交会之处，也是手太阴肺经上的动脉搏动点。因为肺主一身之气，气行周身，所以寸口脉才可以成为五脏六腑气血运行的出发点及目的地。因之，疾病是否向愈而吉可以用脉象的变化来进行判断。这是利用血脉与呼吸之间的内在联系来解释寸口在诊断上的价值，这种认识方法也依据整体与部分之间的信息交流。

在《素问》中还有"五脏六腑皆令人咳，非独肺也"的论断。所谓的咳嗽，不仅仅是肺脏的功能变化的结果。五脏状态的改变都可以使人出现咳嗽症状。这里就是利用五脏整体的内在变化来解释咳嗽这个具体症状的发生。

我曾经给学生讲解过妇女月经失调的分析思路。一般认为，如果月经来得艰涩，就是瘀血内停；如果月经先期，就是体内有热邪；如果来迟，多半是有寒气；如果月经量少就是肾虚。从临床上看，真的是这样的吗？

月经来迟固然可以认为是寒气羁留所致；也可以是气虚，气血鼓动无力致使月经来得晚；也可以是有瘀血或有痰结瘀阻脉道，导致月经延期；也可以是肾虚，化源不足而导致月经来迟。这些问题涉及寒热虚实等多个方面，显然，用所谓的单一思路是解决不了。同样道理，所谓月经先期，既可以是热迫血出引起的月经提前，也可以是气虚不敛的提前出血，还可以是情绪不良引起的气郁化火。我曾经治疗月经过多患者，用的是活血化瘀的办法，药用山楂、赤芍、桃仁。结果，她第一天吃了药，第二天就排出了一大块瘀血块，第三天出血减少，第四天月经就停止了。这就是因为瘀血导致的月经过多。所以，针对月经病，必须要找要引起月经紊乱背后的机制才能给患者最合适的治疗。这也是整体论的思路。

按照一般的基本理论"肾主生殖"，所谓生殖系统的疾病都归肾气管。我的观点则是"五脏皆主生殖"。你看，肺气不利，肺气虚，升提不足可引起月经先期；肺气虚鼓动无力，血行不畅月经可以延期；脾主运化，脾气虚气血生化无源，则月经可以延期且量少；脾气虚摄血不固，月经就会提前到来；肝气郁结，阻滞脉道，就会月经推迟；若是气郁化火，月经就会提前到来；心脾血虚，月经就会量少延期；心阴虚或心火亢进，月经就会提前。所以，我认为"五脏皆主月经不调，非独肾也"。作为临床医生，当我们想办法解决临床问题时，固然要进行辨证论治，具体问题具体分析。但是，整体的观念则是每一次临证分析背后的潜台词。

既然整体与部分之间具有密切的信息交流，那么我们也可以从局部的状态反推整体的功能状态。这种反推必然是用人体可见的部分来推导不可见的内在问题。这就形成中医"司外揣内"的认知模式。《灵枢·外揣》曰："故远者司外揣内，近者司内揣外，是谓阴阳之极，天地之盖。"意即从远处观察，通过外在的形态气色的变化可以推知人体内在脏腑的功能状态的变化。从近处观察局部细节及内在脏腑功能的改变，也可以推知形态气色等人体外在的表现。这就是人们所说的，掌握了阴阳变化的最高的状态纵然是天地万物的变化也尽在其中了。《灵枢·本脏》说："视其外应，以知其内脏，则知所病矣。"意即通过观察人体一些外在的征象就可以推论内部脏腑的功能状态。进一步推衍就可以知道患者的具体症状是什么。如看到患者舌尖偏红，即可考虑他出现了心火上炎的问题，进而可以推论患者应该有口干、失眠的症状。如果将这个思路施用于人体相对独立的部分，也可以利用这些相对独立部分的形态变化来推论整体的变化情况。这样就形成具有中医特色的区域诊断体系。

《灵枢·五色》曰："庭者，首面也；阙上者，咽喉也；阙中者，肺也；下极者，心也；直下者，肝也；肝左者，胆也；下者，脾也；方上者，胃也；中央者，大肠也；挟大肠者，肾也；当肾者，脐也；面王以上者，小肠也；面王以下者，膀胱子处也；颧者，肩也；颧后者，臂也；臂下者，手也；目内眦上者，膺乳也；挟绳而上者，背也；循牙车以下者，股也；中央者，膝也；膝以下者，胫也；当胫以下者，足也；巨分者，股里也；巨屈者，膝膑也。"意即天庭是人体头面部位在面部的投影，可以反映头面部的疾病；眉间之上是咽喉在面部的投影，可以反映咽喉的疾病；两眉之间是肺在面部的投影，可以反映肺脏的疾病；两眼之间是心在面部的投影，可以反映心的疾病；两眼之间直下的鼻柱是肝在面部的投影，可以反映肝的疾病；鼻柱左侧与颧骨间的部位是胆在面部的投影，可以反映胆的疾病；鼻尖是脾在面部的投影，可以反映脾的疾病；鼻尖两侧略向上的部位是胃在面部的投影，可以反映胃的疾病；面部正中央鼻是大肠在面部的投影，可以反映大肠的疾病；位于面中央两侧的双颊部位是肾在面部的投影，可以反映肾的疾病；肾属的颊部下方是脐部在面部的投影，可以反映脐部的疾病；在鼻准以上两颧之内的部位是小肠在面部的投影，可以反映小肠的疾病；鼻准以下的人中是膀胱与子宫在面部的投影，可以反映膀胱、子宫的疾病。关于身体肢节在面部的投影分布如下：颧骨是肩部的投影；颧骨的后方是手臂的投影；该部位下方，是手的投影；眼内角上方，是胸部和两乳的投影；夹两颊外方的耳边部位，是背部的投影；沿牙床颊车穴以下部位，是大腿的投影；两牙床中央部位，是膝部的投影；该部位以下的部位，是小腿的投影；再下的部位，是足部的投影；嘴旁大纹处，是大腿内侧的投影；颊下曲骨部位，是膝盖骨的投影。《素问·刺热》则曰："颊下逆颧为大瘕，下牙车为腹满，颧后为胁痛。颊上者膈上也"。意即诊察面部之色泽变化，可以推知腹部疾病状态。如：面颊下部出现潮红之色，并且由下向上漫延到达颧骨部，这就是有"大瘕泄"病的外征。如果面颊部的潮红向后下漫延至颊车部，就是腹内胀满的征象。如果这种潮红色在颧骨后侧出现，这就是胁痛的征象。如果这种潮红色出现在面颊偏上的位置，就表明患者的病症出现膈上。如果结合一般的观点，肝开窍于目，心开窍于舌，脾开窍于唇，肺开窍于鼻，肾开窍于耳，这样仅从头面就可以初步判断全身状态。从这个角度上讲，中医说"望而知之谓之神"，似乎并不是完全难以想象的事情。

在现有的医学体系中，不论西医还是中医，要想徒手判断患者状态，都是先摸患者手腕部桡动脉浅出部分，即寸口脉。不过西医所观察到的都是与心血管有关系的内容。如血压高低、血管弹性如何、心率快慢、有无心律不齐、心脏功能强弱等。中医则以寸口脉的基本特征为基础，通过对此处脉象变化的观察形成一个完整的诊断体系。用脉象的变化来判断全身的生理及病理功能状态。这就是所谓的脉诊。《灵枢·外揣》曰："合而察之，切而验之，见而得之，若清水明镜之不失其形也。"意即综合观察患者的各种临床表现，用切脉诊断的方法来反证这些观察结果，用望诊的方法来判断疾病的性质，用这个流程来诊察疾病，就会像清水和镜子照映物体一样准确清晰。这清楚地表明了望诊与脉诊都是从属于司外揣内原则之下的诊断方法。

与一般想象的不同，内经体系中所谓"脉诊"的形态与后世的"脉诊"形态是大不相同的。在影视作品中所看到的诊脉之法，是明清以后的"脉诊"形式。它的发端则是晋代王叔和作《脉经》之后的事情。所以，从"脉诊"体系形成发展变化也可以看到：以"司外揣内"为表现的整体论的认知模式始终从背后支持着中医学理论的发展与实践。

当人们注意到局部与整体之间的信息传递是双向之时，自然就会考虑到通过对局部的刺激来调节整体的状态。时间进入20世纪50年代，现代耳病学之父——法国医学博士保罗·诺吉尔因受到灼烧耳郭治疗坐骨神经痛的方法的启发，开始认识和应用耳穴诊治疾病。经过多年研究，他发现了42个独立的耳穴，可以治疗多种疾病。中医亦有耳穴疗法，耳朵像一个倒立的胎儿，本身就带有全身的投影。只不过就像镜子投影左右相反类似，这个投影是上下相反的。至于治疗，就更简单了，火灼、针刺、电击、压豆，只要是能给予刺激就行了。20世纪70年代的"方氏头皮针"也强调人体整体与局部投影的关系。到了20世纪80年代，张颖清提出"生物全息律"，完成了传统中医整体论在现代意识之上的重构。张氏《生物全息诊疗法》书中重点提出的中医学体系就有脉诊、面诊、耳针、（方氏）头皮针等。

《灵枢·论疾诊尺》曰："黄帝问岐伯曰：余欲无视色持脉，独调其尺，以言其病，从外知内，为之奈何？"黄帝问岐伯说：我想要不经过望色、诊脉，仅是诊察患者的尺肤就能够说出疾病的情况，从人体外部的变化了解内里的器官的状态。我怎样做才能够实现这一点呢？这段话明确指出，局部整体之间的对应关系并不是特殊现象，更可能是一种普遍存在的现象。生物全息律提出了"全息胚"的观点，将自然界这种局部与整体之间的对应关系规范化与普遍化了。现在的中医针灸实践中，这成了一个普遍的认识模式。这个认识模式之上产生了微型针灸体系。包括各种自成体系的微针治疗方案，如手针、面针、头皮针、鼻针、耳针、项针、腹针、足针、眼针等。这提示：即使是科学高度发达的今天，中医的这些基本原则仍然大有潜力可挖。

5. 人体与社会环境的整体观

近几十年来，西医学发生了一场很重要的变革，这就是医学科学已经从"生物医学模式"转化为"生物—心理—社会医学模式"。从18世纪开始，由于现代科学技术的高速发展，人们对身体、疾病的认识快速增长。主要表现为对病原微生物的认识与人体自身结构认识的细化。但科学进一步发展，科学家们发明了抗生素，基本控制了病原微生物对人体的损害；提取了甲状腺素、胰岛素等，基本控制了内分泌疾病；发现了维生素C、叶酸，基本控制了营养不良性疾病。人类寿命得到极大延长。这时人们发现，人体的状态摆脱不了周围环境的影响。社会状态、人际关系、心理状态成为影响身体健康、影响疾病状态的更为重要的因素。

这些问题中医早有关注，而其表现方式也出于中医的整体观。既然人与天地的关系是一种结构上的相互对应，信息上的相互交流，那么人与周围社会环境之间也是这种状态。同理，古人认为一个好的社会治理结构必然符合天道的规律。这样，人体健康与社会管理也会出现相应的类比。

《素问·灵兰秘典论》曰："心者，君主之官也，神明出焉。肺者，相傅之官，治节出焉。肝者，将军之官，谋虑出焉。胆者，中正之官，决断出焉。膻中者，臣使之官，喜乐出焉。脾胃者，仓廪之官，五味出焉。大肠者，传导之官，变化出焉。小肠者，受盛之官，化物出焉。肾者，作强之官，伎巧出焉。三焦者，决渎之官，水道出焉。膀胱者，州都之官，津液藏焉，气化则能出矣。凡此十二官者，不得相失也。故主明则下安，以此养生则寿，殁世不殆，以为天下则大昌；主不明则十二官危，使道闭塞而不通，形乃大伤，以此养生则殃，以为天下者，其宗大危。"意思是心所承担的是君主的职责，人的精神、意识、各种思维活动都是由此而生出的。肺所承担的是宰相的职责，调节治理着人体的各种功能活动。肝所承担的是将军的职责，各种对外的策划与谋略都由此而出。胆承担司法的职责，负责各种判断与决定。膻中像是各种臣下与使者，传达着喜乐等情绪的变化。脾和胃像是主管仓库与经济的官员，人们的饮食活动、能量提供都是它们所负责的。大肠是主管运输与信息传递的官员，它既能传送有用的精华，又能传递无用的糟粕使其变化为粪便排出体外。小肠是接受物资存贮的官员，它负责承纳物资，并将它们分类安置。肾则是管理各种工匠的器官，负责生产各种工作用具。三焦则是管理水利的官员，它负责管理水运的畅通及预防旱涝灾害。膀胱管理下级郡县，接受与储蓄津液等各种物资，通过气化作用使它们内外通达。以上这12种脏腑，虽然分工不同，但它们之间应该相互协调而不脱节。所以君主如果明智顺达，下属也会安定平稳，用这样的道理来养生，就可以使人长寿，终生不发生危殆；用来治理天下，就会使国家昌盛繁荣。君主如果不明智顺达，包括其本身在内的脏腑都会发生危险，各种物资与信息的传递就会痞塞不通，形体就会受到严重损伤害。在这种情况下，妄谈养生就会给身体带来灾害。同样，如果君主昏聩不明，用这种状态来治理天下，那政权就危险了。这段文字可以说是将人体生命状态与社会的管理做了类比与投影。当然，社会环境对人的影响也可以用类似的方式来表达。

随着社会进步，物质极大丰富。近30年来，肥胖病、糖尿病等疾病已经成为现代社会的流行病。中国古代就已经发现这些问题，并提出了相应的对策。《史记·扁鹊仓公列传》就讲到扁鹊对齐文王病情的分析与判断。扁鹊认为齐文王出现了呼吸气短、时有头痛、视物不清等症状，主要是因为吃得太好，活动不够，体型太胖引起的。这不算是病，也不应该用医疗的方法来处理。治疗则应该顺应人的年龄、体质，调适饮食，加强锻炼。

生活环境状态对身体的影响是非常大的。同样道理，情绪的打击反过来也会造成身体的直接损伤。《素问·疏五过论》曰："凡未诊病者，必问尝贵后贱，虽不中邪，病从内生，名曰脱营。尝富后贫，名曰失精。"在具体诊查患者疾病之前，首先一定要问患者的生活情况。如果患者曾经身份高贵，后来转为身份低贱，虽然没有感受外邪，也会从身体内部产生疾病，这种病就叫"脱营"。如果患者曾经过着富裕的生活，后来转而生活贫困，这样产生的疾病就叫"失精"。这体现了生活环境的改变可以直接成为疾病产生的原因。

中医认为，人的情绪改变本身是可以分类的，而且不同情绪之间也是相互关联的，具有相互影响、相互调节的关系。这种认识通过五脏藏神为媒介表达，并最终形成了情志相胜的理论。《素问·宣明五气》曰："五脏所藏：心藏神，肺藏魄，肝藏魂，脾藏意，肾藏志。"认为人的精神意识寄藏于五脏，并依赖五脏精气的盛衰来表达，从而为情绪的客观化研究与理解打下基础。情志本身依赖于五脏的功能状态，因而精神状态的异常改变也往往与脏腑功能失调有关。《素问·阴阳应象大论》中写道："天有四时五行，以生长收藏，以生寒暑燥湿风。人有五脏化五气，以生喜怒悲忧恐。"意思是大自然的变化，表现为春、夏、秋、冬四时交替，又出现木、火、土、金、水五行的分类变化。以此为本，出现了自然万物出生、茂盛、转化、潜藏的发展规律。与此相类似，人也有肝、心、脾、肺、肾五脏，五脏的气机变化产生出喜、怒、悲、忧、恐五种不同的情志活动。并在下文明确指出心主喜、肝主怒、脾主思、肺主悲、肾主恐。人们一般认为情绪是非物质的疾病诱发因素，但中医的五脏情志相关认识理论将情绪转变为五行脏腑系统的内在功能，并通过对脏腑功能的分类与调控间接调控人的情绪变化。通过这样的转化完成了情绪物质化的理论。如：疏肝解郁法就明确地以调节患者的情绪状态为治疗目标。西医学最新观点也认为人体基于内分泌调节的化合物，如白介素、多巴胺、内啡肽等，与情绪密切相关。

当然，基于"五脏藏神"理论，中医处理情绪的变化有更多的方法与策略。华佗治谯郡太守的故事就是一个很典型的例子。《三国志》载："有一郡守病，佗以为其人盛怒则差，乃多受其货而不加治。无何弃去，留书骂之。郡守果大怒，令人追捉杀佗。郡守子知之，属使勿逐。守瞋恚既甚，吐黑血数升而愈。"意思是有一个郡的太守病了。华佗认为他的病在非常愤怒的情绪下会痊愈，于是接受很多太守的财物却不进行具体治疗。不久华佗不辞而别，并且留下一封信大骂太守。太守果然非常愤怒，派人追杀华佗。太守的儿子知道内情，嘱咐使者不要追赶。太守更加生气，接着吐出很多黑色的瘀血，病就完全好了。从故事本身看，有文学创作的成分。内在的理论却很清晰，太守的病是忧思过度所致，按中医理论脾属土主思，肝属木主怒，从五行生克讲则是木克土。所以，华佗用木克土，怒胜思的方法来解决问题。

《儒门事亲·内伤形》有一病案："卫德新之妻，旅中宿于楼上，夜值盗劫人烧舍，惊坠床下，自后每闻有响，则惊倒不知人，家人辈蹑足而行，莫敢冒触有声，岁余不痊。诸医作心病治之，人参、珍珠及定志丸，皆无效。戴人见而断之曰：惊者为阳，从外入也；恐者为阴，从内出也。惊者，为自不知故也；恐者，自知也。足少阳胆经属肝木。胆者，敢也。惊怕则胆伤矣。乃命二侍女执其两手，按高椅之上，当面前，下置一小几。戴人曰：娘子当视此。一木猛击之，其妇人大惊。戴人曰：我以木击几，何以惊乎？伺少定，击之，惊也缓。又斯须，连击三五次；又以杖击门；又暗遣人画背后之窗，徐徐惊定而笑曰：是何治法？戴人曰：《内经》云：惊者平之。平者，常也。平常见之必无惊。是夜使人击其门窗，自夕达曙。夫惊者，神上越也。从下击几，使之下视，所以收神也。一二日，虽闻雷而不惊。"意思是有一个妇女外出旅行时碰到强盗抢劫，从此之后，她变得很害怕声音，听到声音就会受惊跌倒不省人事，家中之人走路都是轻手轻脚。病了一年多，找了很多医生都医不好。张子和的治疗方法是先让这个妇女坐在椅子上，并让两个侍女在旁边压住她。在她面前放一个小茶几，用木块打那个茶几。待妇人习惯后就用木杖敲门，又让人划妇人背后的窗子使之发出声响。最后，则让人一晚上都在室外敲门窗。经过一二天的训练，这个妇女听见打雷也不会害怕了。这个治法出自《内经》"惊者平之"，所依据的理论则是"肝藏魂""胆者中正之官"。从西医的角度看，这是一例典型的使用脱敏疗法治疗心理疾病的病案。

《素问·上古天真论》曰："虚邪贼风，避之有时，恬淡虚无，真气从之，精神内守，病安从来。是以志闲而少欲，心安而不惧，形劳而不倦，气从以顺，各从其欲，皆得所愿。"意思是天气的异常变化对人体带来影响，要注意及时躲避。要保持气度安然，不要有过度的欲望，这样人体自然就会气机流畅。保守自己的精神情志，不要追求外在的虚荣，这样就不会无缘无故地生病。心志安闲减少欲望，情绪安定而不要有太大的波动，让身体经常劳作而不可太过疲倦，这样人体的气机就会条达顺畅，每个人都能得到他的需求，满足自己的愿望。也就是说，身心平安，社会安定，才能真正让人得到健康。著名的金元四大家就明确提到了环境因素，如灾荒、战争，能非常明确地影响疾病流行。在二十世纪五六十年代以前，中国人的平均寿命是50多岁，而现在中国人的平均寿命已经到70岁了。这不仅仅是医疗进步的原因，更多的是社会环境的进步与改善。显然，这个规则是适应于全世界的。同样道理，我国在1990年之前，每年仅有千余例痛风病例报告。但现在痛风病及高尿酸血症已经比比皆是了。这种社会环境与人群疾病相互影响的关系已经存在几千年了。

二、认识与理解辨证论治

辨证的观点、对疾病进行观察分析的观点，一直渗透在传统中医实践的每一个细节。"辨证论治"这一说法的提出却是清代以后的事情了。大概在20世纪60年代，中医现代化需求使这一理论越来越被重视。但直到1974年，《中医学基础》第四版教材才将"辨证论治"作为中医的特色之一写进了教科书。辨证论治是祖国医学的另一特点。所谓"辨证"，就是分析、辨别、认识疾病的证候。"论治"就是根据辨证的结果，确立相应的治疗法则。辨证论治过程，实际上就是认识疾病和解决疾病的过程。辨证论治之所以是祖国医学的一个特点，是因为它既不同于一般的"对症治疗"，也不同于现代医学的"辨病治疗"。一个病的不同阶段，可以出现不同的证候；不同的疾病，在其发展过程中可能出现同样的证候。因此同一疾病的不同证候，治疗方法就不同，而不同疾病只要证候相同，运用同一治疗方法，可以取得良好的疗效。由此可见"辨证"的"证"是疾病的原因、部位、性质，以及致病因素和抗病能力相互斗争情况的概括。当然，辨证论治的确是当代中医非常重要的思维模式。临床上，中医常使用的异病同治、同病异治的临床治则，都源于辨证论治所提供的理论基础。

1. 辨证论治基本概念的反思

通过对课本标准概念的理解，我们可以这样认识"辨证"的概念：辨即分析，证是证候。辨证就是通过整合四诊（望、闻、问、切）所收集的有关患者的症状、体征等，分析、辨清疾病的原因、性质、部位、发展趋向及邪正关系，然后将其概括、判断为某种性质的"证"的认识过程。那么什么是"论治"呢？论治就是根据辨证的结果确定相应的治疗方法。

按这个解释，所谓的辨证就是一个通过归纳思维对问题进行解释的标准事件。首先搜集信息，其次是"辨"，最后得到"证"。可是，从认识科学的角度看，归纳思维本身是不严谨的，带有严重的事后分析的倾向性。从归纳思维本身讲，它最大的功用就是进行事后评估。例如：医生们做病案讨论，某个少见病、难治病被治好，是主管医生关注到了某些因素，最后成功救治了这个患者。同样道理，那个患者没处理好，是主管医生在某些地方的治疗出现漏洞。其实，这个判断本身可以说"是"，也可以说"不是"。因为，类似这样的事件与结果之间的相关性大多数都是随机的。既然有成功的概率，自然也就有失败的概率，只不过是有人成功了，有人失败了。

一般认为，"辨证论治"是清代章虚谷在《医门棒喝·论景岳书》中最早提出来的："景岳先生，不明六气变化之理，辨证论治，岂能善哉！不识六气变化，由不明阴阳至理故也"。意即张景岳对风、寒、暑、湿、燥、火六气的相互之间传递、变化的道理不甚精通。在这种情况下去分析疾病、确定治疗方法又岂能尽善尽美。不明白六气变化的道理，则是由于对阴阳概念理解不深。这个语境中对"辨证论治"是持否定态度的。所以这里的"证"，只能是症状的"症"。也有人认为，清代陈当务在《证治要义》中更早提出了"辨证论治"，云"若喜惠民之学，辨证论治，妙义天开，能使不知医者，亦能知病之原委，诚有功于民生"。意思是如果你喜欢医学这种治病救人的学问，尽可以多多研习，对疾病进行分析判断，最后确定治疗方案，使不了解医学的人也明白疾病的原委，这的确是有利于民生的大功。从这些事例可以看出，所谓"辨证论治"，只是对疾病进行分析判断的一般表述，而非专有名词。

如果我们将辨证论治的"辨证"这两个字抽出来，则信息量就更大了。宋·陈言《三因极一病证方论》提出"因病以辨证，随证以施治"。根据疾病的具体形象进行分析判断，根据这个判断结果建立具体的治疗法则，进行治疗。那么，此处的"证"就是判断的结果，也是治疗的前提。此处辨证的意思与课本的标准含义是相同的。

明代周之干《周慎斋遗书》也有类似于"辨证论治"的提法："见病医病，医家大忌。盖病有标本，多有本病不见而标病见者，有标本相反不相符者，若见一证，即医一证，必然有失；惟见一证而能求其证之所以然，则本可识矣。"意思是根据眼前的病情对疾病进行医治，是医者最为忌讳的事情。因为，疾病的发生有标有本，经常有只见到标证而见不到本证的情况，也有标证与本证相反的情况。如果临床中，只要是见到一个证就去治疗一个证，必然会在治疗处置中出现失误。只有见到一个证后去研究它为什么会出现这样的问题，才能知道疾病的本证是什么，也才能对疾病进行真正有效的治疗。这段文字可以总结为"辨证求本"。这里"本"才是辨证的目的，"证"更多的指的是症状。如果将文中的"证"字全部改作"症"字，意思是不会有变化的。"辨证"就变成对疾病进行分析判断的过程，"证"的意思就变成了临床症状本身。而辨证的结论与目的则是病"本"。这段文字的内容与课本的内容就不相符了。

沈括《梦溪笔谈·辩证》中专门论述"辨证"的问题，云："《庄子》言：'野马也，尘埃也。'乃是两物。古人即谓野马为尘埃，如吴融云：'栋梁间之野马。'又韩偓云：'窗里日光飞野马。'皆以尘为野马，恐不然也。野马乃田野间浮气耳，远望如群马，又如水波，佛书谓'如热时野马阳焰'，即此物也。"翻译过来就是：《庄子》书中谈到的"野马也，尘埃也"，指的是两种东西。前人有人认为"野马"就是尘埃，是一种东西。如吴融说"当房梁震动时，可以见到房梁之间有野马舞动"，就是将野马与尘埃等同。又如韩偓也曾说"当阳光从窗户的缝隙中射入，可以看到光线之中飞腾的野马"，也是把尘埃当成"野马"。我觉得恐怕不是这样子的。"野马"其实就是田野间的飘浮的气体。这种飘浮的气体，从远处望去就像群马奔腾，又像水波荡漾。佛书称天气酷热时出现的"阳焰"气体就像"野马"一样，就是这种意思。这段内容更多的是解释与说明。

《梦溪笔谈·辩证》中还有"阳燧照物皆倒，中间有碍故也。算家谓之格术。如人摇橹，臬为之碍故也。若鸢飞空中，其影随鸢而移，或中间为窗隙所束，则影与鸢遂相违，鸢东则影西，鸢西则影东"之述。意思是用阳燧这种东西照物体，出来的影像都是倒立的，这是因为物体与镜面之间有障碍的缘故。研究算学物理的学问家将这种情况叫作"格术"。就像是人在摇橹划船，船橹（船桨）手柄的方向与船橹（船桨）的桨面的划动方向是反的，用作支撑的小木桩就成了船橹（船桨）的障碍。像老鹰在天上飞行，它的影子会随着飞行的方向而移动。但是，如果鹰和影子之间的光线被窗孔所遮挡，那么影子的运动方向与鹰飞的方向就相反了。从这段文字看，辨证的意思更多的就是研究与分析了。

从《梦溪笔谈》的事例看，所谓辨证，更多的是对具体事件、具体问题的解释与说明。《梦溪笔谈》通篇讲了几十件事情，大概逻辑都是这样。主要就是提出一件事情，然后解释它为什么是这个样子，为什么不是那个样子，应该怎样分析与理解这件事。这就是典型的分析式的思维模式。"辨证"的意思就是指这种思维方法本身，也可以指研究判断分析的过程。"证"则更多的指某一确定的事件。从这个角度讲，沈括与周之干对"辨证"这个名词的认识是相同的。

宋代名医钱乙被誉为"儿科之圣""幼科之鼻祖"。他第一次系统地总结了小儿的辨证治法，使儿科发展成为独立的一门学科。他在张仲景总结六经辨证施治的基础上提出适应儿科疾病应用的"五脏辨证法"。后人则认为是钱乙确立了脏腑辨证在中医体系内的地位。他的病案无疑反映了他的认知思维。

先举一个病例，《小儿药证直诀》云："东都张氏孙九岁，病肺热。他医以犀、珠、龙、麝、生牛黄治之，一月不愈。其证嗽喘闷乱，饮水不止，全不能食。钱氏用使君子圆、益黄散。张曰：本有热，何以又用温药？他医用凉药攻之，一月尚无效。钱曰：凉药久则寒不能食，小儿虚不能食，当补脾，候饮食如故，即泻肺经，病必愈矣。服补脾药二日，其子欲饮食，钱以泻白散泻其肺，遂愈。张曰：何以不虚？钱曰：先实其脾，然后泻肺，故不虚也。"翻译一下：张姓老汉的9岁的小孙子病了，诊断应该是肺热。别的医生用犀角、珍珠、龙脑、麝香、牛黄这类寒凉的药物治疗了1个多月也没太大疗效。孩子还增加了咳嗽、喘促、胸闷、烦躁这些症状，加之不停地饮水，不想吃饭。钱乙准备开使君子丸和益黄散给他吃。张老汉说："这孩子本身就有热象，你怎么还给他服温性的药呢？之前几个医生用凉药解热，治疗一个多月也没效果，你怎能反过来给他用热药呢？"钱乙回答："凉药用得久了，会引起脾胃虚寒，这样小孩就不想吃饭了。你的孩子是因虚引起的不想吃饭，就需要补益脾胃呀。等到孩子吃饭正常了，再给他泻肺经的热邪，就一定能够治愈疾病。"钱乙先给孩子吃了两天补脾药，孩子开始想吃饭了。这时钱乙就给孩子吃了泻白散，泻他的肺热，小孩的病就好了。这时张老汉又问："这会儿怎么又不虚了？"钱乙说："先将小孩的脾虚补好，然后再泻肺热，所以就不会虚了。"从这个病例看，钱乙就是以"不能食"这个症状作为切入点治疗的。先医脾虚，后医肺热，取得了良好的临床疗效。钱乙的思路就是对一个个具体的事件进行分析，得到结论。寻找症状背后的内在机制，然后对每一个症状进行解释。很显然，他的思维不是简单的归纳，而带有明显的对具体症状进行分析的内容。更重要的是，钱乙对疾病的发生转归进行了事前评估："候饮食如故，即泻肺经，病必愈矣"。这种事前评估只能建立于分析之上，而不可能仅仅是归纳。

再举一个例子：《小儿药证直诀》载："睦亲宫十太尉，病疮疹，众医治之。王曰：疹未出。属何脏腑？一医言谓大热，一医言伤寒不退，一医言在母腹中有毒。钱氏曰：若言胃热，何以乍凉乍热？若言母腹中有毒发，属问脏也？医曰：在脾胃。钱曰：既在脾胃，何以惊悸？医无对。钱曰：夫胎在腹中，月至六七则已成形，食母秽液，入儿五脏。食至十月，满胃脘中，至生之时，口有不洁。产母以手拭净，则无疾病。俗以黄连汁压之，云下脐粪及涎秽也。此亦母之不洁，余气入儿脏中，本先因微寒入而成。疮疹未出，五脏皆见病证，内一脏受秽多者，乃出疮疹。初欲病时，先口可欠顿闷，惊悸，乍凉乍热，手足冷痹，面腮燥赤，咳嗽时嚏，此五脏证俱也。呵欠顿闷，肝也；时发惊悸，心也；乍凉乍热，手足冷，脾也；面目腮赤，嗽嚏，肺也。惟肾无候，以在腑下，不能食秽故也。凡疮疹乃五脏毒，若出归一证，则肝水疱、肺脓疱、心斑、脾疹，惟肾不食毒秽而无诸证。疮黑者属肾，由不慎风冷而不饱，内虚也。又用抱龙圆数服愈。其别无他候，故未发出，则见五脏证，已出则归一脏也。"大意是：睦亲王的第10个小孩得了疮疹，请数个医生一起来会诊。亲王问："疮疹未出属于哪个脏腑？"一个医生说这是大热之病，一个说疾病属于寒邪内伤脏腑，一个医生说是因为母亲腹中有毒。钱乙说："如果是因为胃热，为什么患者一会儿凉一会儿热呢？如果说是因为母亲腹中有毒，那这个病到底是在哪个脏腑呢？"其他医生说："这个病的根本是在脾胃。"钱乙就问道："如果疾病的根本是在脾胃，那为什么患者会出现惊悸不安的情况呢？"这些医生就没办法回答这个问题了。按理论推理，惊悸不安不是脾胃的病症，而是心和肝的问题。钱乙讲了疮疹是胎毒与外来寒邪共同作用，合邪为病；并且专门提出"疮疹未出，五脏皆见病证，内一脏受秽多者，乃出疮疹"。疮疹将出未出之时，五脏的病症都可以见到，但具体感受邪气的则是一个脏腑。钱乙还专门描述了五脏受邪的特征：呵欠频频、胸闷气短是病犯肝气的特点，时时惊悸是病犯心气的特点，忽冷忽热、手足逆冷是病犯脾气的特点，面色潮红、眼目红赤、咳嗽、喷嚏则是病犯肺气的特征，但是邪犯肾气没有特定的证候特点。等到痘疹发出后，则可将其归为某一特定脏腑。病邪属于肝则痘水清稀，属于肺则痘水浓浊，属于心则除痘疹外还有皮肤出瘀斑，属于脾痘疹在皮下肌间隐隐而出，属于肾则痘疮焦黑。这是身体本虚的原因呀。最后钱乙用解毒化痰、开窍醒神的抱龙丸（天竺黄、麝香、天南星等）治愈了这位患者。从前文看，本患者痘疹未发，有惊悸之症，则病属于心。用抱龙丸治疗是前后对症。钱乙也是针对每一个症状进行分析。与上一案不同的是，钱乙先建立了一个花疮疹的模型，即"内见五脏，出归一脏"，然后将患者的症状与模型的特点进行比对，形成判断，得出结论，进行治疗。此处的辨证则建立于既往的疾病模型之上。在这里，辨证指的更多的一种认知过程。

现代公认最早建立辨证论治思维模式的是张仲景的《伤寒论》。《伤寒论》目录为"辨太阳病脉证并治""辨少阳病脉证并治"等类似描述。此处"辨""证"两个字都出现了。"辨"很明显就是辩驳与分析的意思。"证"既可能是对疾病信息归纳之后的证候，也可能是症状本身。《伤寒论》第96条提出小柴胡汤的主症为往来寒热，胸胁苦满，默默不欲饮食，心烦喜呕；小柴胡汤的次症为或胸中烦而不呕，或渴，或腹中痛，或胁下痞硬，或心下悸，小便不利，或不渴，身有微热，或咳。《伤寒论》第101条云："伤寒中风，有柴胡证，但见一证便是，不必悉具。"前后文意相参即知，《伤寒论》的"证"就是症状的"症"。

通过以上内容的总结我们可以知道，所谓"辨证"至少有3种不同的认识内容。第一个认识就是将"证"解释为症状的"症"。这种解释与张仲景、钱乙的认识相同。钱乙创造了先建立疾病模型然后以疾病模型为框架去解释临床症状的方法。第二个就是陈无择、周之干对"证"的认识，比较接近近现代教科书的观点，即将证作为临床信息总结的结果。第三个认识就是将辨证解释为一般性的研究，即证是对疾病进行分析判断的过程。正如《梦溪笔谈》中所体现的，所谓辨证既可以是对具体事件的解释，也可以是对问题的分析与研究。所以，这3种对"辨证"的认识应该是兼容的。从广义上讲，所谓辨证论治，就是指在治疗之前对病情进行全方位的评估并在此基础上建立治疗原则，确立治疗原则之后才有具体治疗。正是辨证论治的原则将中医与其他传统医学的治疗方案区别开来。

2. 对疾病概念的反思

那么其他的医学体系在处理问题之前会不会做事前评估呢？比如说巫医是不是就不做治疗前的评估呢？当然不是，别的医学也会做评估。例如：巫医说面瘫是被鬼吹风吹了脸。怎么办？唱两段仙词，吃几包香灰，那也是有治疗作用的。所以，辨证论治概念存在的前提是建立一种能够反映客观世界的疾病观。也就是说，我们先得知道什么是疾病。

按《中医基础理论》定义，疾病是在一定致病因素作用下，机体健康状态遭到破坏，又不能在短期内得到恢复的病理变化过程。这个概念本身来源于西医的疾病概念，被我们中医所借用。当然，中医用这个定义也说得通。这个定义的核心就是致病因素，它首先得是客观存在。致病因素既不能是仙，也不能是神，也不能是某种神秘之物。它必须是客观的、明确的，同时也必须是可以被认识、可以被理解的。如果我们说致病因素是病毒、细菌，那么这就是西医所认识的疾病。如果，我们说疾病是外界的风、寒、湿、热所导致的，则这就是中医所认识的疾病。当然，一定有人会说中医的疾病观与西医的疾病观是完全不同的。但他们却不能否认这两种疾病观都符合客观、明确的要求。只不过是由于古人没有显微镜，所以他们无法理解细菌、病毒这类的观点。同样道理，很多现代人也无法理解风、寒、湿、热这些环境因素能够引起疾病。那么，这两个观点是不可调和的吗？应该说不是这样的。既然这两个观点所关注的对象，即患者一致；目标，即治疗疾病一致；所依赖的基础，即人体的生命状态一致。那么只要它们都是有效的，就一定有共通之处。但为什么它们看上去却又是那么的不一样？其实，这就像是一张纸，在正面与反面可以画不同的画，但纸张本身是不变的。就像是对于"高血压病"的诊断，首先要强调这个诊断是"原发性高血压"，其真实含义过去是指病因不明的高血压。但现在不一样了，现代则认为高血压与基因高度相关。但是，是不是只要有了高血压的基因，就一定会得高血压呢？也不一定，还得要有后天环境配合。这好像又回到中医的环境致病理论之中了。所以，真想将这个问题搞明白也不容易。

2000多年前的中医典籍——《五十二病方》中记载了大量关于疾病的知识。其中"诸伤""伤痉""狂犬咬人"这些疾病可以认为是与病因相关的命名；而"肠癪""脉者""牡痔""牝痔"就是症状学命名了。可以看到人们最早的疾病命名方法，一是直观的病因命名，二是症状命名。西医也是这样，如"细菌感染"讲的是病因，"原发性高血压病"就是症状学命名。更进一步发展，人们发现在疾病中数个特定的症状会同时连带出现，就形成了症候群式的命名法，如：帕金森综合征、白塞氏病。但时代发展了，医学家又发展出了以病理变化命名疾病的方法，如：乳房纤维囊性增生、急性阑尾炎等。所以，我们看到中医学的疾病命名思路也是从简单向复杂发展的。比较有意思的是"糖尿病"，其最初只是症状学命名。从西医的角度看，最初糖尿病就是一个简单的症状学诊断，就是尿糖高。可是，现在所指的糖尿病却是一系列症状。首先，糖尿病尿糖高的原因是血糖高，于是血糖高就成了糖尿病的诊断依据。后来又发现血糖升高的原因是胰岛素分泌不足。再后来则发现胰岛素分泌不足有绝对不足与相对不足之分，绝对不足是胰岛细胞功能下降造成的，相对不足则是由于胰岛素抵抗的存在。总之，这是一系列的问题。所以，在西医学的语境下，疾病已经不再是一个事件或某一现象，而意味着一系列相互关联的事件次递发生。而这些事件的发生则指向某一共同的线索，这才是疾病的真实含义。例如，当我们说"细菌感染"时，不仅仅指细菌因素，还有发热、无力、局部炎症、白细胞升高等一系列事件。当我们讲"高血压"时，则有可能伴有头昏头痛、手麻颈痛、心慌心悸等相关症状。进而发展，还有可能导致中风、冠心病、高血压肾病等继发性疾病。

综上可以看出，中医对疾病的认识过程与西医相比并无特殊性。但问题在于，中医对细菌等认识是短缺的，但对体质的认识则有优势。在中医看来，疾病应该是特定诱发因素与人体自身状态相互作用的统一体。所以我对"疾病"这个概念做了重新界定：疾病就是临床上特定的致病因素引发身体出现一系列与之相关的功能改变及结构损害，且短期内得不到恢复。你会觉得这句话好像跟前边的标准疾病概念差别不大。标准概念强调的是致病因素引起机体状态的破坏。我这个概念强调的是致病因素与身体状态的相互作用。一般人都觉得感冒发热是很容易治疗的疾病，但如果碰上小儿积食之后再感冒发热那就相当难处理了。非得在治疗发热时同时处理积食问题临床疗效才会好。同样道理，湿困体质的患者患上呼吸道感染，单纯用抗生素效果就不好了。非得用祛湿解表的方法才会快速见效。从中医角度说，患者生病一方面是致病因素所为，另一方面是因为每个人对致病因素的反应是不同的。这就是体质。所谓的疾病，是致病因素与体质因素互相作用的结果。同样是感冒，西医叫上呼吸道感染，只需要解决细菌与病毒的问题就行了；从中医角度看，有人转寒化，有人转热化，这就是体质所决定的，需要同时处理好外来致病因素与自身体质等多方面的问题，这才是一个完整的治疗。

3. 对症状与证候的反思

什么是症状呢？这个概念好理解。所谓的症状有广义和狭义之分。广义的症状就是疾病所表现的一切可察可视的现象。一切能够用眼睛看到、能够体验到的现象都叫"症"，即"症状"。狭义的症状则专指患者自觉的不适。从这个角度来说，症状和体征是有区别的。体征是医生或者第三者可以看到的、客观的临床现象；症状则是相对主观的、患者自觉的异常。

我们临床诊病与搜集信息，首先自己要思路清晰。

来了一个咽喉不适的患者。西医首先给患者做一下检查，患者咽红、扁桃体肿大，这是上呼吸道感染了；然后验血，看看是病毒感染还是细菌感染；最后，给他一个针对性的治疗。于是，整个治疗过程结束。这是一个西医学的标准治疗流程。如果是中医，则要复杂很多。医生判断出患者是炎症感染后，还要判断患者身体的状态是偏寒的、偏热的还是寒热错杂。这就是所谓的证候，是机体在当下的反应状态。这种反应状态既可以与体质相关性大一些，也可以与疾病的致病因素相关性大一些；既可以是相对稳定的，也可以是时时变化的。针对这种证候的治疗也是中医治疗的一个重要的方面。如果我们认为某一特定的时间段患者的证候与体质关系较大，与疾病的病因关系较少，这时采用体质调理就足以治疗疾病，这也是"异病同治"的内在机制。同样道理，病因相同体质不同，就可出现不同的组方，这就是"同病异治"，也可以成为一种合理的选择。因为疾病的病因本身可以影响人的身体状态，所以疾病状态下，人体体质也可以出现相对应的、连带的变化。所以，在中医治疗体系中，同一患者、同一疾病，随着病程延长、病情变化，有可能出现完全不同的治疗方案。

如前文引用《伤寒论》的内容，"症"与"证"这两个字本来是可以互用的。但随着医学理论的发展，这两个字的含义也渐渐区分开来。"证"，也常常用词"证候"来表述。当我们讲阴虚证时就包括了潮热、盗汗、手足心热、消瘦、口干咽燥、小便短赤、舌红少苔等多种症状。重要的是这些症状相互关联，从而可以表现在多种疾病的不同阶段。也就是说，阴虚证既可以见于糖尿病也可以见于更年期综合征，还可以见于感染性疾病的中后期。所以，证候是一组相互关联的非特异性的症状，它与病因相关，但又不完全取决于病因。

按《中医基础理论》的定义，证是疾病过程中某一阶段或某一类型的病理概括。包括病变的部位、原因、性质、邪正关系。证候能够解释疾病的机制和发展趋势，中医将其作为治法的依据。我们可以看到，这个证候概念是利用前面的疾病的概念引申出来的，与疾病的概念并无本质上的不同。从中医角度说，我们固然关心病理现象，但更关心引起病理现象的原因。中医认为，疾病的过程既包括疾病的病因因素，也牵涉到体质因素、环境因素、遗传因素等。我们很难用一个单一来源对它做系统解释。所以，我对证候的认识是这样的：证候是身体在疾病状态下对疾病的病因及诱因作用在人体时所发生的一系列顺应性改变的一体化解释。首先，证候是人体在疾病状态下出现的概念。如果不是在疾病状态下，那就叫体质，而不是疾病的证候。其次，与证候相关的改变不仅仅依赖于单一病因，而是多因素作用的结果。最后，所谓证候的描述往往是综合性的，很少是单一性的。如寒热错杂或上热下寒等。证候概念必然建立于中医学对疾病更为细化的观察，尤其重要的是对疾病相关干扰因素的观察。这也正是中医即使只能使用相对简单的医疗手段，如中药、针灸等，也依然可以处理相对复杂的疾病的原因。

例如风湿性关节炎，西医认为这是溶血性链球菌感染所引起的免疫异常。治疗方案相对简单，使用长效青霉素，每月注射一次，压制住细菌的生长就行了。中医就比较复杂，既要考虑细菌的外邪因素，也要考虑患者的体质变化。《素问·痹论》云："风、寒、湿三气杂至，合而为痹也。其风气胜者为行痹，寒气胜者为痛痹，湿气胜者为着痹也。"外界的风邪、寒邪、湿邪共同作用于人体，造成关节的屈伸不利、麻木疼痛，这就是关节病。具体来说，风气偏重的关节疼痛以走窜不定为特点，叫作行痹；寒气偏重的以关节疼痛为主，叫作痛痹；湿气偏重的以关节麻木不堪、屈伸不利为特点，叫作着痹。作为临床医生，我们可以从另一个角度来探讨这种疾病。为此我设计了这样几个问题：①变天之前关节难受还是变天之后难受？②刮风下雨的时候会不会关节不舒服？③降温后关节是否还会疼痛？对这些问题的回答归类如下：变天之前及秋冬换季时关节难受，真正变天后，天冷了，反倒关节不适减轻的患者，多数是风重，为风痹；秋冬天冷则关节痛加重者，多半是寒重，为寒痹；下雨前及闷湿天关节不适明显的患者是湿重，为着痹。因为，风重的患者对气压的变化较敏感，气压低则症状加重，气压高则症状减轻；寒重的患者对气温的变化敏感，温度高则舒服，温度低疼痛就加重；湿重的患者则对湿度敏感。所以，证候虽然只是对疾病发展某一片段的描述，但它所牵涉的变量更多，影响因素更复杂。

4. 对疾病病理的反思

病理，简而言之就是疾病发生发展变化的原理。这是个标准的中医概念。明·王守仁《传习录》卷下曰："医经折肱，方能察人病理。"意思是，医生只有自己生过病，才能够真正观察与理解疾病发生发展变化的道理。病理概念已经被西医所借用，形成完整的概念。西医对病理的定义：病理学是研究疾病的原因、机制、规律以及疾病过程中的形态变化、功能代谢变化还有疾病的转归的学科。它是现代基础医学的一个组成部分。我们会发现，所谓的病理学包括病因学、发病学、病变学。可以说，在这里中医与西医所追求的是同一个目标，就是疾病发展变化背后的原因与机制。西医所探究的内容是病因是细菌还是某一微量元素的缺失？发病是急性的还是慢性的？疾病从什么地方病起？病变在哪个部位？是哪一类的组织细胞出现损害？从研究的内容看则是不停地深化与细分。例如，如果患者说他胃痛，显然，此时医生所要做的并不是立刻帮他止痛，而是要寻找引起疼痛的原因，这就得做胃镜。看到胃黏膜发炎了。可以用药了吗？还不行，还得考虑一下是什么因素引起的发炎。是胃酸分泌过多吗？有无幽门螺杆菌的存在？医生也可以钳出一小片胃黏膜看它的形态如何，有没有肠上皮化生。之后才可以正式开始治疗患者的胃痛。我们可以用制酸剂，也可以用H_2受体拮抗剂，也可以用抗生素。不管哪一种治疗都有着明确的标志。这时就可以宣称我们不是针对某一个症状的治疗，而是针对疾病本身的治疗。在这个治疗之中，医生却不再关注患者的自身症状，而只关心引起这些症状的背后的原因。

西学东渐，近代中医往往以西医学结构为蓝本建立中医的现代教育体系。吴棹仙《医经精义》就明确提出"人体受病之原理，简称之曰病理"，分为从天得者、人身自得、饮食之邪。意思是人体产生疾病的原理就是病理。产生疾病的原因有从外界环境而来的，如寒邪、暑邪、燥邪、湿邪、风邪；也有从人体内而来的，如喜、怒、忧、思、恐等不良情绪；还有因为饮食不良引起来的。总体来说，这个观点继承了宋·陈无择《三因极一病证方论》内因、外因、不内外因的思想。但有意思的是，在中医学体系中，除了外伤，大多数病因都是医者看不到的，只能是一些关于疾病变化的推理。但反过来，很多内容又都是患者自身可以感受到的。还用胃痛的例子。中医师可以问患者喜欢热饮，还是喜欢冷饮；餐前痛重，还是餐后痛重；胃痛在昼夜之间有无变化；胃痛与情绪有无关联等。这样我们就可以判断患者的胃痛是寒性的还是热性的，有没有气滞，有没有气郁。当这一切探求结束，中医师也可以宣布，现在我给患者的治疗不是针对他的具体症状，而是针对疾病背后的更深一层的原因。

中医和西医的病理概念是否完全不可调和呢？当然也不是。当用胃镜看患者的胃黏膜时，如果患者的胃黏膜以红色充血为主要表现，那就是热象；如果患者的胃黏膜以白色缺血为主要表现，那就是气虚的征象；如果患者的胃黏膜色泽晦暗，那就是有寒的征象。所以，从现象上看，中医与西医在病理上并无本质的差别。但西医的病理更倾向深一层现象的观察，如对组织的观察，对细胞的观察，它始终是看得见摸得着的。而中医对病理认识与理解，更多是利用已有的世界观及疾病模型对现象进行总结与归纳，形成统一的结论。当然，中医的这些内容更多是在认识层面展开的，因而也是看不见的。

5. 寻找疾病的切入点

中医对疾病的认识与理解远较西医复杂。西医的哲学思维更偏重还原论的思想。巴斯德曾经说过，人类无法控制的疾病都由微生物造成。这种思想带来的结果是医学家们总在寻找引起疾病的唯一病因。即使是做实验，其关键也在于控制各种相关变量对疾病的影响。传统的中医则恰恰相反。

由于中医是在科学不发达的古代依托于实践一点点发展起来的，缺少现代科学技术手段，所以只好尽量观察与处理各种引起疾病变化的因素。结果，反而形成了中医的优势。西医只需要关注疾病的唯一病因，如感染了，抓住病原微生物即可。中医则不然，既要关注疾病的病因，还需关注体质、诱因、患者生存的环境。《素问·刺法论》曰："正气存内，邪不可干。"指出体质在疾病发生时所起的巨大作用。例如流感季节一家人得感冒，有人得打吊针，有人就只需多喝水就好了。感染的流感病毒是一样的，治疗的方案与结果则完全不同。由于西医所追求的是单一变量的致病模型，所以我们可以认为西医的疾病观是线性的，其结果则导致西医治疗方法也是单向的。对于流感的治疗就是控制病毒，预防继发的细菌感染。中医则采用多因素、多变量致病模型。所以我们也可以认为传统中医的疾病观是立体的疾病观，中医对疾病的治疗方法必然是多角度的，可以同时具有多个切入点。如对于流感，我们既可以从病邪的角度考虑问题，以祛邪为治疗原则建立治疗的切入点，也可以从人体的体质状态出发建立治疗的切入点，当然还可以从机体当下对疾病的反应建立治疗的切入点。所以，中医可以在同一时间对同一患者的同一疾病给出不同的治疗方案。当然，这些不同的治疗方案本身也必须是相互兼容的。

举例说明：对某个具体疾病，两个医师开了两张处方。一张处方是偏热性的，另一张处方则是偏凉性的。这两个处方本身是不兼容的，必然有一个医师开出了错误的处方。但如果针对某个具体的疾病，两个医师开出两个区别很大的处方，一张处方以健脾益气为主，一张处方以祛湿化浊为主，那么我们就认为这两个处方是相互兼容的。当我们研究具体医生对具体疾病的治疗时就会发现，医生处理问题时一定有一个特定的切入点。这个切入点就是病机。对一个具体的疾病来说它可以有数个切入点。但对具体医生来说，他只能选择唯一的，自己认为最好的切入点。古人对此的表述则是"转万斛之舟者，由一寻之木；发千钧之弩者，由一寸之机"。意思是转动万斛那样巨大的船，只需要八尺长木桨就可以做到；击发有千钧之力的弓弩，只需要寸长的弩机就可以做到。所以，找到好的切入点就可以用很小的力量解决巨大的问题。这也就是病机的作用。

6. 寻找持续有效的治疗方案

作为一个中医，当我们面对病患首先要做什么？首先要做的就是搜集信息。所谓的望、闻、问、切四诊都是搜集信息的手段。与西医不同，中医会尽量多地搜集患者独立于具体疾病之外的其他信息。经常有患者就诊时问我：我是来看某某病的，但我还有其他的病，需要一起说吗？我的回答：当然是要一起说。这首先是因为中医要尽可能地搜集与疾病相关的干扰因素，其次则是疾病本身也可以影响人的体质。其他的疾病既可以干扰患者的体质，也可以直接干扰疾病。而特定的几种疾病共存本身就是对某一特定体质的提示。例如：小儿哮喘、慢性荨麻疹、过敏性鼻炎这几种疾病共存，提示患者是肾虚夹寒的体质。

当前述的这个阶段完成，中医师就该对手上的信息进行分析了。问题在于，此时的信息是博杂而混乱的。因为医者得到的是患者所有问题、所有信息的汇总。有些是与本病直接相关的，有的则与本病没有直接关联。这就要将信息分类。与疾病有关的信息则按时间再次分类。如患者感冒是先有恶寒发热还是先有咽痛，什么时间开始咳嗽，咳嗽与之前的治疗有无关系，白天咳嗽多还是夜间咳嗽多。其余信息则不需要按时间顺序分类，如平素有无便秘，有无怕冷、怕热，妇女有无月经不调等。将这些内容与既有的疾病模型进行比较就会得到这个疾病的阶段性的判断，包括病因、病机、患者当前的证候等。在这个判断中，我们将与疾病相关的变化过程和与体质相关的患者基本状态分为两个部分分别做出结论。然后才将这两者合在一起得出疾病当前状态的判断。

我再举个例子，人的一生是以生、长、壮、老、已这样的顺序度过的。疾病则是在这个序列之上，任何一个点都可能出现的突发事件。当我们发现疾病的时候，我们首先要想到这些问题：患者的固有体质是什么？疾病的固有致病特征是什么？病因是以什么方式作用于人体的？我们先分别做出判断，形成各自的判断之后再进行合并，才能得到统一的判断结论。所以在诊断过程中问诊很重要，既可以问患者当前的症状，也可以问很久以前的事情。例如，有时候我问患者：你生育的时候坐月子了吗？当时情况如何？有些患者就会疑惑了：没有关系的吧？我现在生病，怎么还要回溯到那么远的时候？这不就是一个感冒嘛！也有时候患者会明确地回答：从坐月子开始，我的手脚变得越来越凉了。也有人会回答：坐月子时感冒过，后来就变得怕冷了。还有人回答：坐完月子就开始变得经常头痛了。类似的回答就正是我们找的信息。这一次的受凉感冒只是这一次外加的诱因作用于患者之前体质的叠加事件。只有将前因与近因叠加才能形成完整的中医学的疾病概念。

形成了关于某一具体疾病的完整概念，我们才可以设定治疗疾病的切入点，明确治疗原则。既然疾病是立体的，患者的症状也是多变而复杂的，那么不同的治疗方案在有效的前提下对疾病的影响也是不同的。这里包括治疗过程的不同，也包括症状缓解的先后顺序不同，还包括后期治疗的变化。对同一患者的同一疾病，不同的中医师给出不同治疗方案，每种方案都合理，这种情况是可能的。确定了切入点，此时就应该结合理论，对疾病下一步的变化做事前的评估。即患者治疗后会出现什么样的变化，哪些症状先缓解，哪些症状后缓解。患者的身体状态大概会出现什么样的改变。然后我们就可以确定治疗方案开中药了。等患者服完中药，我们就可以根据患者服药后症状的改变来判断临床疗效，并为下一阶段的治疗做准备。

事实上，我曾在多个场合讲过疗效不可靠的观点。不论中医还是西医，大家都知道一件事情——人体有强大的自我调节能力。在临床上，很多疾病都有自愈倾向。如感冒，在正常情况下7天就可以自愈。安慰剂治疗高血压的有效率也能达到50%。所以西医为了确定药物对疾病的疗效，必须以大数据作为基础。通过对治疗有效率的统计来确定药物是否有治疗效果。从这个角度讲，因为中医强调的是个体化治疗，每一个人都是唯一的，所以治疗后患者病情缓解并不能证明治疗是有效的，因为患者本身就有自愈的可能。所以，只关注症状的缓解我们实际上是没有办法确定患者是被医生治疗好的还是自己好的。如果你有了真正的中医思维，这个问题并不难解决。

首先，我们知道疾病是立体的。其次，在中医眼中每一种疾病都是复杂的，具有多个侧面。疗效并不是全或无的事件。就是说，疗效并不是有效或者无效这么简单，临床治疗往往是部分有效部分无效；有些症状先缓解，有些症状后缓解。甚至某些疾病本身就是治疗一段时间休息一段时间的间断治疗。一旦确定了切入点，就可以通过疾病模型对患者治疗后的症状变化做一个预先评估。如果发现治疗有效，就将治疗后的结果与治疗前的预估进行对比。治疗后的好转情况与评估结果大致相当才可以认为这次的治疗是有效的。如果治疗后的好转情况与评估结论不相符，说明患者病情的好转与其他因素有关。所以，中医的疗效评价建立于治疗结果与事前评估的符合度上。在我看来，疗效不仅仅是患者症状减轻，有时还有可能是某个具体症状特点的改变，甚至允许个别症状进一步加重。如对于某些慢性咳嗽患者，服药之后咳嗽会明显增加，同时患者的咯痰量也明显增加。如果此时患者胸闷减轻，精神好转，这就是效果良好的表现。因为对于那些痰湿阻络诱发咳嗽的患者，只有将痰排出来他的病才能好。一味止咳，适得其反。

疾病的治疗往往是个持续的过程，如果我们认为现有的治疗是有效的，则提示所选择的疾病模型是合理的，那么就根据病情的变化将前述的步骤再进行一遍，直到病情痊愈。如果评判的结果是现有的治疗无效，那么有下列几种情况。一种情况是信息搜集有问题，有些关键信息未能搜集到，患者最重要的信息往往表现于不容易被人注意到的地方。还有就是对疾病模型的选择有问题。中医的"伤寒学派"与"温病学派"的争执即在于此。这时，我们就会看到中医基础理论，尤其是疾病模型在治疗中所起的重要作用。它既是将临床信息整合分类的依据，又是选择切入点的出发点，还是判断预后、进行疗效评估的基础。

你看，就是辨证论治带着我们走出了困境。建立起辨证论治的认识理念，我们才能开始具体研究中医是怎么认识人体、认识疾病乃至认识世界的。

分 论

第五章

阴阳五行学说

翻开任何一本中医医经典籍都可以看到大量有关阴阳五行的内容。所以不乏有人认为阴阳五行学说是中医学的核心内容。但如果深究下去就会发现，阴阳五行学说只不过是中医发展过程中的一个说理工具。阴阳五行是古人的世界观，中医前辈们也只能运用当时的世界观和方法论来解释临床中的各种现象。显然，用阴阳五行来解释临床问题比用神谕来解释临床问题科学了无数倍。但这样一种粗浅的世界观并不能真正解决临床医生的问题，于是古代先贤们通过自己的认识给阴阳五行学说做出不同的解释，从而形成了中医所特有的、并非普适化的阴阳五行学说。

第一节　阴阳学说的概念

说到阴阳学说，大家都知道这是中国古人所建立的世界观。日出为阳，日落为阴。阴阳就是世界本身。同时，阴阳也是古人的方法论。古人以上为阳，以下为阴，上下互为对立，又相互依存；以热为阳，以寒为阴，寒热可以独存，也可以中和转化；以动为阳，以静为阴，动静时时转化，又互相包涵，所以我们常说动中有静，静中又有动。当我们试图理解那一个个多变的概念时，古人却是不问、不思，因为他们本身就生活在阴阳对立而又相互转化的世界之中。

中医学的建立离不开古人的世界观。学习阴阳学说，说到底，就是为了理解中医的认识论，为了能够在临床上有效地使用中医的各种基本理论治病救人。也许有人会说：阴阳概念很简单，在临床上使用不过就是热病用寒治，寒病用热治。显然这个想法太幼稚了。从认识论的角度出发，对基本理论的一般性地了解与对基本理论有目的地应用完全不在一个层次。正如《素问·脉要精微论》云："微妙在脉，不可不察，察之有纪，从阴阳始。"这句话的意思是要想知道人体在疾病状态下气血的细微改变，就必须学会诊脉的方法，通过诊脉来诊查疾病有一定的方法与规程，这个方法就是从认识脉的阴阳变化开始。所以在中医之中，阴阳概念的使用可以牵涉到很多具体的细节。在现代中医临床中也会有很多的实践内容要用阴阳概念解释。所以，还是先研究一下"阴阳"到底是什么。

一、认识阴阳学说

要想认识阴阳，一个方法是从具体的理论入手。这也是一般研究与阐释阴阳概念的方法。正如之前所说，中医的阴阳学说并非一般意义上的典型事件。所以，要想真正认识与理解阴阳概念在中医中的展现，就得进入具体的场景，在具体的场景中理解与运用阴阳理论。

1. 什么是阴阳

阴阳是以太阳为参照物建立的认识世界的概念。古人说山南水北为阳。中国位于北半球，山是突出于地面的，在山的南边才可以照到阳光，所以山南为阳。水指河流，河流是低于地面的，太阳光从大地的南边从高空照下，恰好照在河岸的北边。所以说水北为阳。相对的，山的北面、河流的南岸就属阴了。随着时间的迁延，古人对阴阳概念的使用日渐宽泛。孔子在《易经·系辞上》中说"一阴一阳之谓道"，指出"阴阳"是自然界中最基础、最本质的规律。

中医传统经典《黄帝内经》多处提到阴阳的问题，从而让现代人领略了"阴阳"在古人心目中的样子。《素问·阴阳应象大论》中写道："阴阳者，天地之道也，万物之纲纪，变化之父母，生杀之本始，神明之府也。"意思是阴阳是宇宙间的一般规律，是一切事物的纲纪，是万物变化的起源，是事物生长毁灭的根本，蕴含有深刻的道理。从这句话的内容我们可以明了，阴阳是天地之道，"道"即阴阳是接近于自然的本源性的物质，是规律性的认识。阴阳是认识万事万物的纲领性的原则，它还用来解释事物的发展变化以及事物之间的相互转化规律。阴阳也可以用来解释事物发生、发展、生长乃至消亡的全过程。它既是事物的开始，也是事物的终结。所以，阴阳是一个变化莫测的、充满了各种可能的概念。

当然，对古人来说，阴阳是一个很普通的概念。有一句俗话叫作"秀才学医，如笼抓鸡"。意思是如果让古时的秀才学习中医学的话，就像是在笼子中抓鸡那样容易。如果在农村生活过，就知道抓鸡其实并不容易。鸡胆子小，翅膀一扇，跑得飞快。怎么办？拿个笼子先把鸡扣住，就好抓了。这个笼子是什么？这个笼子就是我们讲的"阴阳五行"。阴阳本身就是关于事物的纲领性的认识。古人讲知识，讲事物的变化，离不开对阴阳的认识。秀才有了关于阴阳的知识，也就有了学习中医的先天优势。这种先天的优势即源于"阴阳"的认识与理解。大文豪范仲淹说："不为良相，便为良医。"似乎做官也与当医生有关。其实，做官本来就是秀才们的终极学习目标，如果这个目标实现不了，那就当医生吧。做官救济黎民，当医生治病救人。所以，从古人的观点看，当官管理天下大事和中医也有相通之处，它们都讲究平衡，讲究协调，而这也是阴阳学说的精髓。

我们想象一下一个属于阴阳的世界是什么样的。你早上醒来，睁开眼睛。那么，闭着眼睛的时候是阴，睁开眼睛的时候是阳。从平躺的状态坐起来，翻身下地。那么，躺着的状态属阴，站立起来就属阳了。吃完早饭出门了。室内阴暗幽深，室外阳光明媚。那么，在家里的时间与状态属阴，出了门走到外面的时间与状态就属阳了。出门向外，今天打算去看书。在图书馆在静静地看了几个小时书，这也是属阴的时间与状态。然后决定出去跑步锻炼，这就是属阳的时间与状态。最后，回家。回家就是阴，但这是从阳入阴。当然早上就是从阴出阳了。通过这个描述，我们发现一个人生活的方方面面，每一个细节，都可以用"阴阳"进行表述、分类。睁眼、闭眼，这是人身体的状态。出门、进门，这是空间状态。早上、下午，这是时间状态。由此可以知道，"阴阳"不是一个简单的概念，它可以用来静态地描述一个事物本身，也可以动态地体现事物的方方面面。

我们回到课本对阴阳的定义：阴阳是对宇宙中相互关联的事物和现象对立双方属性的概括。从前边举的例子来看，人躺在床上或是站起来，他自己跟自己对立了吗？他自己同自己矛盾吗？虽然人只能处在躺着与站立其中之一的状态，但这两个状态本身并不矛盾。因为人没有变，这两个状态只是人在不同时间的不同表现。所以，所谓的"对立"这个概念，在阴阳关系中即可以存在，也可以不存在。

我们再研究一下更深的问题。在这个例子中，在室外为阳，在屋内为阴。这是以太阳为参照物确定的。但是，如果碰到了阴天，外面没有阳光，这个时候外边是阴还是阳？这时外边还是属阳。也就是说，不管看到还是没看到太阳，它就在那里，周而复始。这个时候你会发现太阳变成了一个固定的概念，太阳本身就是关于阳的动因。从另一个角度看，从室内走向室外是空间的转换。从封闭空间走入开放空间，封闭空间为阴，开放空间为阳。平时室外有阳光，正是开放空间的特点。理论上我们是用阳光来解释阴阳的概念问题，但事实上室外有没有阳光却未必是我们判定阴阳的必然条件。所以在这里，阴阳由空间本身的特质决定，参照物又不再成为必须条件。

当我们对比图书馆与运动场，就会发现似乎图书馆是封闭空间应属阴，运动场是开阔空间应属阳。如果你不是去了运动场而是去了运动馆，那也是个封闭空间，但它还是属阳。所以，所谓的图书馆与运动场虽然互为阴阳，但它们之间并无必然的关联度，它们的阴阳属性只从属于人的状态。所以，此处关联度又成为一个可有可无的条件。

我们再研究一下对立双方的问题。现在，仅仅以一个人的不同状态来区分，我们可以说不同的状态不可同时存在，即这个人不可以又在家里又在门外。但很难说这些状态是相互对立的。再举个例子，两个人吵架。一个人声音高，一个人声音低。我们说声音高的这个人属阳，声音低的这个人属阴。吵架这个事件分为对立双方，可以以阴阳来区分。但如果是三个人吵架，四个人吵架呢？这就不是对立双方了，而是对立三方或是四方了混战了。这时候怎么进行阴阳分类呢？还是声音大的属阳，声音小的属阴。但也可以这样分：吵架人群之中，男性属阳，女性属阴。这时我们就会发现阴阳是依附于条件与定义的分类模式。

当我们将太阳作为参照物时又出现另一个问题。我们用太阳来判断其他事物的属性时，其他事物依其与太阳的关系定阴阳。如室外阳光多，室内阳光少，则以室外为阳，室内为阴。这时太阳就有了唯一属性，这就是阳。这样阴阳本身的对立又不存在了。同样道理，动是绝对的，静只是相对的。这样动与静的阴阳组合本身就是不对称的。

如果阴阳概念之中对立性不是必要的，关联度不是必要的，参照物又可能失去相对性，那么我们如何理解阴阳？还回到之前的那个例子。一个人在时间轴上运动，他穿过了不同的空间，经历了不同的状态。即使是像吵架这样的事情也总是有强弱、先后、秩序这样的内容。现在我们可以大致理解阴阳是什么了。所谓阴阳，就是某些事物或事件在时间与空间之间的转换。在转换过程中，事物或事件的某些特性出现了涨跌与盈亏的波动，这种波动的对比就是阴阳。概言之，阴阳就是对具有同一属性事物的波动的定性表达。在古人的世界之中，太阳因其空间的唯一性与时间的单向性而成为参照物，成为"阳"的恒定表达。所以，在中医理论中有时会有"孤阳"这样的表述。

2. 阴阳学说及其特点

古人认为宇宙间一切事物都包含着阴阳相互对立的两个方面，世界本身是阴阳二气对立统一的结果。阴阳二气的相互作用促成事物的发生并推动着事物的发展和变化。张景岳则在《类经·阴阳类》提出"阴阳者，一分为二也"的命题。指出所谓阴阳不过就是世界的两分法。而两分法本来就是人类思维的自然模式。在人的认识之中，有上就有下，有前就有后，有热就有寒，有日就有夜。问题在于中医理论中的阴阳学说与一般所说的二分法是否有区别。

阴阳的普遍性：回顾前文的阴阳概念，我们首先注意到的是"宇宙间的一切事物"这几个字。什么是宇宙？《淮南子》曰："四方上下谓之宇，往古来今谓之宙。"概言之，宇宙就是时间与空间的统一。什么是"事物"？"事"是关于意志的描述，是人对外界的所有影响的总述；"物"则是包括人在内的一切客观存在。这几个字的存在本身就说明了阴阳无所不包，具有最为广大的广泛性与普遍性。

阴阳的确定性：建立了阴阳的初步概念之后就会发现，阴阳概念具有相对的确定性。当我们面对事物时，首先就要确定事物的阴阳属性。这就要从事物所属的空间与时间，如天地、昼夜等视角出发，建立初步的阴阳分类。理论上凡是运动的、外向的、上升的、温热的、无形的、明亮的、兴奋的事物都属于阳，凡是静止的、内敛的、下降的、寒冷的、有形的、阴暗的、压抑的事物都属于阴。引申为天地分阴阳，天为阳，地为阴；水火分阴阳，火为阳，水为阴；男女分阴阳，男为阳，女为阴。这都是阴阳的具体体现。而且，这些事物的阴阳属性相对确定，不能随易改变。将这种认识引入医学就发现，凡是与结构相关的事物皆属阴，与功能相关的事物皆属阳；机体外在的、可见的组织皆属阳，内在的、不可见的组织皆属阴；与温暖上升相关的功能皆属阳，与清凉下降相关的功能皆属阴。更具体点则是气属于阳，血属于阴。在这个体系中，每件事物的阴阳属性都是确定的，不可随便改变。这就是阴阳的确定性。从阴阳的确定性出发，阴阳概念就已经与简单的二分法有了本质的区别。

阴阳的可分性：阴阳既然只是一种哲学上的二分法，而且它存在于整个世界的方方面面，那么它就既可以应用于大的系统，也可以应用于具体的细节。这样阴阳就出现了可分性。一年四季，春夏为阳，秋冬为阴。可以再分，春为阳中之阴，夏为阳中之阳；秋为阴中之阳，冬为阴中之阴。当然还可以再分，一日之中，白天为阳，夜间为阴。白天之中，午前为阳，午后为阴。一天有十二个时辰，每个时辰前半为阳，后半为阴。总之阴阳是无限可分的。同理，对事物的划分也是这样。如对人体而言，身外为阳，身内为阴；对身体而言，躯干为阳，内脏为阴；对内脏而言，六腑为阳，五脏为阴；对五脏而言，心肺为阳，肝肾为阴等。

阴阳是第二性的原则：这个概念换一个说法就是阴阳不是世界的本源。《道德经》第二十五章云："有物混成，先天地生，寂兮寥兮，独立而不改，周行而不殆，可以为天下母。"说的是有一个事物，它是没有边界的，既没有时间的存在，也没有空间的存在。它比天与地存在得还要早，它孤零零地待在那里，无始无终，却又有着自己的规则，它产出了天地万物。看到这里，我就想到了霍金的"奇点"理论。那么，这个事物是阴阳吗？它当然不是阴阳，它是"混沌"。阴阳是混沌之后的事了。中国古代寓言说盘古劈开天地，分开混沌，然后清者上升，浊者下降，才有了天地阴阳。《道德经》第四十二章曰："道生一，一生二，二生三，三生万物。"意思是自然的根本的规律"道"产了混沌，也就是一。从混沌开始变化，生成了阴阳二气，也就是二。当阴阳确立后，相互作用，产生了阴阳的相互交融，也就是三。阴阳相互交融，就产生天地之间的万事万物。从这个角度我们就可以看到，阴阳只是对自然界最基本的规律的反映，但它不是规律本身。它是"道生万物"，是从少到多，从简单到复杂的转换点。

阴阳的即物离物：阴阳既可以用来表示事物的本身，也可以用来表示高于物质实物本身的规律性的内容。这样，我们可以利用阴阳概念去讲一个具体的事情，也可以用阴阳表示脱离了具体事物形态的事物的本源和规律。阴阳表示具体事物，如"春夏为阳，秋冬为阴"就是关于时间的确定的阴阳表达。《楚辞·九章·涉江》曰："阴阳易位，时不当兮。"王逸注曰："阴，臣也。阳，君也。"这也是阴阳有确定指向的用法。明·归有光《贞女论》曰："阴阳配偶，天地之大义也。"此处的阴阳就明确指男人与女人。阴阳有很多特定的指代，如以天为阳，以地为阴；以热为阳，以寒为阴；以火为阳，以水为阴；以日间为阳，以夜间为阴。阴阳的这些指代是确定的，不可以反转表达。当然，脱离了事物的具体形态阴阳也可以指自然规律，如《易·系辞上》曰"阴阳不测之谓神"，就是指自然界物质变化的规律是难以预测的。

阴阳的客观性：《道德经》四十二章云："万物负阴而抱阳，冲气以为和。"冯友兰在《老子哲学讨论集》指出：轻清的气就阳气，重浊的气就是阴气。在阴阳二气开始分化但还没有完全分化的时候，在这种情况中的气就叫作冲气。冲是道的一种性质。我看到的则是在老子所创立的世界模型之中，仅仅是内在自然规律产生万物。在这个模型之中，既不需要上帝来创造世界，也不需要女娲创造人类。世间万物则只需要依从于自然规律就有着生长化收藏的变化。自然万物经历了从少到多、从简单到复杂的，不断发生、发展、繁荣的过程，这就是"冲气以为和"。在这里，老子已经否定了神的存在。当然，人类随着智慧增长可以去理解宇宙本身，学习自然规律。所以，当阴阳学说进入中医，就使得中医有了与巫医明确分开的底气，最终发展成为客观理性的知识体系。

阴阳的解释性原理：阴阳概念落实于具体事物有多种解释的可能。如果使用哲学上的二分法来理解问题，所谓有上必有下，有前必有后。这里更多的只是对现实世界的客观描述，但是阴阳学说却没有这么简单，它不仅仅是对现实世界的自然表述，更重要的功能是对客观现象的解释。而这才是古人将阴阳概念引入医学领域的直接动因。《国语·周语》提到："幽王二年，西周三川皆震。伯阳父曰……阳伏而不能出，阴迫而不能蒸，于是有地震。"那是公元前780年，关中地震。当时西周伯阳父对此的解释是阴迫于外，阳蒸于内。意思是阴气从外面向内逼迫，阳气从内部向外疏散，二者顶在那里，互相对抗，就出现了地震。从这里看，阴阳本身就是一个解释体系。最有意思的是，我们可以用今人的思想来完美地表达这一段话。在大地的内部有一股巨大的能量，而固态的地壳将这种能量封闭起来。当地下的能量聚集到一定程度就可以冲破地壳的封闭，引起大地震动。你看，这已经与现代科学对地震的认识达成一致。这是一种与地震是泰坦巨人在发怒或地下一条大蛇在打滚完全不同的思维模式。这也表明：作为一种对自然事物的解释体系，阴阳学说是相对客观的。它与众多传统文化中以鬼神的力量解释万物的变化或类似的神秘主义的说法有着太大的区别。而且，阴阳学说的解释体系是可以进化的。就像前文中对于地震解释，我们可用地下的能量来代表阳气，用相对静态的地壳来代表阴气，整个文义完全是通畅的，但却又给这段文字赋予了科学的内涵。

阴阳概念的解释往往依赖于条件的转换。《道德经》中提到"万物负阴而抱阳"，这句话的解释有很多种。其中一种解释认为这句话中的"负"与"抱"是古文中的互文修辞手法；也有人认为"负"与"抱"是虚指，没有确定的意义，负阴抱阳就是指阴阳之气相反而又相成的关系。问题在于，一般的理解下负是背负，是在背后；抱是抱在身前，是怀抱。负阴抱阳就是身后为阴，身前为阳。但按一般的认识来说，人体是身前为阴，身后为阳。所以，此处文意与一般的讲法相反。我的理解是这样的："背为阳，腹为阴"是动物的常态，建立于面朝黄土背朝天的视角。老子这句话讲的是万物，而不是专讲动物。阳气的概念建立于山南水北，山才是万物的指代。山的南边面对太阳，北边背阴。以人而论，人的正位就是坐北向南。既然以南向为阳，北向为阴，则人在正位上正是负阴抱阳。所以"负阴抱阳"是对的，"胸腹为阴，后背为阳"也是对的。它们之间的差别在于初始条件与定位不同。在一个漆黑的夜晚，点燃一盏灯，照出一片光明。这里的烛光就是阳。但如果是在大白天点燃蜡烛，烛光相对于日光就是阴了。这里的烛光具体是属阴还是属阳，与参照物有关，要看初始条件是白天还是黑夜，看参照物是夜间的星光还是白天的日光。

当我们理解了阴阳的概念，就应该明白阴阳本身并不是一个具有单一属性的很明确的概念。它既是对事物不同属性的表达，也是对事物发展变化的趋势所进行的分类。这样，当我们学习古籍时就必须要学会关注这些表达的具体语境。要知道，随着具体语境的变化，从阴阳概念出发所表达的意思就会出现变化。

3. 阴阳学说与对立统一

大多数读者高中时期就应该已经学过辩证法中的对立统一规律。对立统一规律是唯物辩证法的实质和核心。对立统一规律认为事物运动、变化、发展的根本原因在于事物内部存在着矛盾；对立统一规律也揭示了事物联系和发展的根本内容。概言之，对立统一包含了事物本身的变化与事物之间的关系这两大内涵。古人的阴阳学说也出现了大量类似的内容，表现为阴阳学说与对立统一认识具有高度的关联性。那么，我从对立统一的角度出发，对阴阳与对立统一的关联性做进一步阐述。当我们在这种特定的语境下使用阴阳概念时，阴阳概念也就符合人们对对立统一规律的认识。

对立面的统一和斗争与事物的阴阳属性具有对应关系。统一性表现为对立面之间相互依存、相互渗透、相互贯通，斗争性表现为对立面之间相互排斥、相互否定。简述为统一性和斗争性皆是矛盾双方的固有属性。如前文中所述，《道德经》曰"一生二，二生三"，即说明阴阳之间具有本源的统一性。《素问·金匮真言论》曰："阴中有阴，阳中有阳。平旦至日中，天之阳，阳中之阳也；日中至黄昏，天之阳，阳中之阴也；合夜至鸡鸣，天之阴，阴中之阴也；鸡鸣至平旦，天之阴，阴中之阳也。"这段内容从时间的角度说明了阴阳本身即有着相互依存、相互渗透的关系。所谓"有日往则有夜来，有早出即有晚归"，也说明阴阳之间还具有相互排斥、相互否定的关系。《素问·阴阳应象大论》曰："阴在内，阳之守也；阳在外，阴之使也。"这段话则从空间上说明了阴阳双方在相互依存中又相互对立的关系。

矛盾的统一性和斗争性是相互关联的。统一是对立面双方的统一，它是以对立面之间的差别和对立为前提的。斗争是统一体内部的斗争。斗争的结果导致双方相互转化、相互过渡。简述为矛盾的斗争性寓于统一性之中，斗争结果则会导致矛盾双方相互转化。《素问·阴阳应象大论》曰："阴胜则阳病，阳胜则阴病。"说明阴阳之间具有斗争性，这种斗争是以阴阳属性的差别为前提的。"阳胜则热，阴胜则寒"则明确提示事物的外部特性取决于内在对立双方斗争的结果。"重寒则热，重热则寒"则提示斗争的结果有可能导致对立双方的相互转化。《道德经》中还有"反者，道之动"之说，意思也是说阴阳双方可以各自向着自己的对立面转化。

矛盾的统一性是相对的，斗争性是绝对的。矛盾的统一性是矛盾存在的前提；同样，任何矛盾统一体的存在都是有条件的。矛盾斗争性的绝对性是指它的普遍性，是无条件的。矛盾的斗争性不仅存在于每个具体矛盾运动的始终，而且也存在于新旧矛盾交替的过程中。《类经附翼》曰："动极者镇之以静，阴亢者胜之以阳。"对于那些属阳的、运动的事情，如果它们过分亢动，就要用属阴的事情对它进行制约；对于那些属阴的平静的事物，如果它们过分停滞，就要用属阳的事物使其兴奋起来。

不同的是，在阴阳概念之中，统一的绝对性与斗争的绝对性是等位的，并无主次先后之说。如《朱子语类》卷九十八记载："譬如阴阳，阴中有阳，阳中有阴。阳极生阴，阴极生阳，所以神化无穷。"阴阳的相互依从、相互转换是"神化无穷"的内在动因。中医阴阳学说的理念也是这样的。如《素问·阴阳应象大论》曰："阴静阳躁，阳生阴长，阳杀阴藏，阳化气，阴成形。"其所提出的中医的阴阳概念之中，既有属性相反并相互制约的以阴阳为动静之说，强调阴阳相互对立的特质；也有认为阳气生长阴气才能生长，阳气消退阴气也会内敛，阴阳消长一致性的内容。

矛盾双方既统一又斗争推动事物发展。矛盾的统一性是矛盾存在和发展的前提，矛盾双方互相渗透、贯通，为矛盾的解决准备了条件；矛盾的斗争性导致矛盾双方力量对比和相互关系不断变化，以致最终造成矛盾统一体的破裂，致使旧事物被新事物所取代。在阴阳学说中，阴阳互根关系的破坏，最终可以导致阴阳统一体的破坏。如《春秋繁露·顺命》曰："独阴不生，独阳不长。"《素问·生气通天论》曰："阴阳离决，精气乃绝。"当然，旧体系的破坏必然带来新体系的产生。《素问·阴阳应象大论》曰："阴阳者，天地之道也，万物之纲纪，变化之父母，生杀之本始。"以非常古朴的方式表现了阴阳对立面之间斗争的普遍性。同时也说明正是这种普遍的生长与死亡的不断交替带来了多彩多样的世间万物。

阴阳学说与对立统一的最大区别在于，阴阳学说中双方的统一与斗争都是绝对的，阴阳转化不需要外来的条件；而在对立统一之中，只有斗争才是绝对的，统一是有条件的。我们将阴阳学说在这方面的特点表述为阴阳的消长与转化。

阴阳的消长也包含着4个内容。第一，此长彼消。描述为"阴胜则阳病，阳胜则阴病"，具体表现为热盛伤阴，寒盛伤阳。第二，此消彼长。描述为"阴虚则热，阳虚则寒"，表现为阴虚火旺，阳虚阴寒。第三，此长彼长。描述为"阳生阴长"，表现为"补气生血，补血养气"的治法。如程国彭《医学心悟》提出"有形之血不能速生，无形之气宜当急固"。第四，此消彼消。描述为"阳杀阴藏"，表现为气虚可以引起血虚，即心脾两虚，气不生血；同样，血虚也可以引起气虚，常见的有气随血脱。这部分内容符合磁铁模型，也与对立统一的哲学思想相吻合。

中医学很重视阴阳的相互转化，认为阴阳之间的转化，可以发生于阴阳两极的自然偏转，而无须额外的强力。如"重阳必阴，重阴必阳""寒极生热，热极生寒"。显然，这一内容无法用对立统一来解释。对此我建立了钟摆模型。钟摆是一个稳态的系统，它有几个要素，重力、支点、摆锤。在这个系统中，支点与重力是隐含条件，而摆锤的摆动则是系统的外在表现。当我们规定，左为阳右为阴，上为阳下为阴，于是我们看这个摆锤的活动方向从正面看，摆锤走到左的尽头，就开始向右运动；走到了右的尽头，又开始向左侧运动。同样，从侧面看摆锤从下向上走到尽头又会向下运动，从上向下走到尽头就又会向上运动。这就是一个典型的"重阳必阴，重阴必阳""寒极生热，热极生寒"的模型。前文提到的阴阳的波动模型，也符合这个特点。

二、中国古人的阴阳世界

古人眼中阴阳学说是什么样的？这个问题没法回答。因为古人没有使用概念、内涵、外延等我们所熟悉的语境来解释阴阳。那么，古人是用什么方法来认识与理解阴阳内涵的？也简单，他们用举例子的方法来表达自己对阴阳的理解。

古人认识问题时，讲解问题时，往往反复地从不同角度不停地举例，直到你明白这个概念是什么为止，这个方法也就是我们现在所说的"穷举法"。通过举例的方法，穷尽一切可能，最后形成对某个具体概念的认识。从这个角度出发，我设定了一个问题：什么是狗？如果舍弃生物树与基因的概念，直接通过形态与功能对狗下一个定义，显然是非常困难的。我们可以说狗是食肉的哺乳动物，但猫也是食肉的哺乳动物。我们也可以接着说狗比猫的嘴巴长，但是狼的嘴巴也是很长的，豺的嘴巴也是长的。还有狗的尾巴很大，狼也是这样的。我们也知道狗会摆尾巴，猪也会摆尾巴。还有狗鼻子很灵，同样，猪的鼻子也很灵。我们还可以说狗有两只耳朵、两个眼睛、一个鼻子、一张大嘴，当然还有尖利的犬牙。仅凭这些说法，依然无法将狗与其他众多的肉食动物区别开来。更何况，狗本身的情况就已经足够复杂了。比如牧羊犬身材高大，吉娃娃则身材娇小；沙皮狗皱眉皱脸，大丹犬则嘴巴长长；大狼狗威武雄壮，北京犬小鼻子小眼。甚至不同种的狗叫声都差别很大。但是，大家见到狗，一眼就能认出来。为什么？因为，我们都见得多了。"见得多了"就认识了就是穷举法在认识世界时所起的作用。所以，当我们明确一件事情时，既可以用下定义的方法表述这个事情的内涵与外延；也可用穷举法，通过对这件事的每一个侧面、每一个可能性做单独的判断来得到最后的结论或产生对具体事件的认识。显然，中国古人正是利用穷举法建立了关于世界与自然的各种概念。

《素问·阴阳应象大论》云："天地者，万物之上下也。阴阳者，血气之男女也。左右者，阴阳之道路也。水火者，阴阳之征兆也。阴阳者，万物之能始也。"意思是天地分阴阳，所有的事物都可以通过上下的位置区分阴阳。根据人身的气血运化、功能与形态不同可以分阴阳，阴阳本身也是雌雄、男女的区别。事物在空间之中，必有左右之分，这就是根据方向来分出阴阳。人们也可以以水的特质与火的特质作为参照物来区别与指代阴阳。阴阳的变化本身就贯穿于世间事物发生、发展的过程之中。这里我们可以看到，阴阳既是空间的划分也是时间的划分，还是事物特征的归类，更是对事物变化本身的区别。

所以阴阳对于古代人而言是不需要讲的，从他们出生的第一天，呼吸第一口新鲜空气，第一次睁开眼睛的时候，阴阳就存在了。有一种戏文叫"陕西大实话"。它唱道："王出门把脊梁放在背后，为的是将肚子放在前边。"当然还有别的版本："为王的坐椅子，脊背朝后，悔不该把肚子搁在前头。"在这里将人的后背和肚子作为一对矛盾对立体，它们相互对立，又相互统一、相互依存。这说明对阴阳的分类与认识在古人的世界中无处不在。同时，这段戏文叫作"大实话"，这也说明在古人的世界之中"阴阳"概念作为一个客观的主体而存在。

1. 阴阳是古人的世界观

阴阳在古人的眼中，首先是自然万物的表达与反映，所以阴阳就是古人的世界观。

阴阳的世界是客观的、恒动的。如前边所述，阴阳本身是自然界客观规律的反应。它是不依赖于神与上帝的存在。世界也正是依赖阴阳两气的相互沟通、转化而形成的。所以，阴阳必然是恒动的。汉·董仲舒《春秋繁露·阳尊阴卑》说："天以阴为权，以阳为经。"认为天的变化中，阴的变化是临时的、特殊的，阳的变化才是稳定的、平常的。《素问·阴阳应象大论》说："清阳为天，浊阴为地。地气上为云，天气下为雨。"认为天地之间那些轻清游动的气机自然地向上运动就变成了天空中的气；而那些重浊沉滞的气机向下沉降就形成了大地的山川河流。在自然的常态之中，大地那些相对灵动的成分会向上运行，形成天上的云。天空中那些凝滞的成分，会向下沉降，变成雨。前文说"水火者，阴阳之征兆也"，水静而火动，相互体现出阴阳固有的特质。所以，当我们说"以阴为静，以阳为动"时，要知道阴阳学说的"动"是永恒的，"静"只是相对的。认识到动的永恒，才能去领会生命与世间万物存在的本质。

阴阳具有独立性的特质。至少，在中国古人的世界之中，阴阳是不假于外物存在的，甚至可以独存。正如前文所述的太阳，它就是阳的来源。所谓的阴——月亮，只是太阳的附属与补充。所以，在认识论上阴阳是对立统一的，但在现实世界中阴阳是可以独存的。人的阴阳也是可以独存的。人死了就是纯阴无阳，人要是成了仙就是纯阳无阴。所以，中国人的观念中，世界分为三界。天界的神仙是纯阳无阴的，地下的鬼是纯阴无阳的，人世间的万物则是阴阳各半的。《礼纪·大全》曰："人受阴阳两气而生，此身莫阴阳……鬼神只是阴阳两气之屈伸往来，自二气言之，神是阳之灵，鬼是阴之气"。黄元御《四圣心源·劳伤解》曰："仙为纯阳，鬼为纯阴，人居阴阳之半，仙鬼之交。"所以，医生的责任是让人处在半阴半阳的状态。古代前贤的眼中，人就是以阳为精神与意志，以阴为形体与肉身，通过阴阳平衡达到身心的平衡。

阴阳有可比性的特点。当我们讲对立统一规律时，首先要做的就是建立一个统一体。但在阴阳体系中，这个问题似乎并不重要。水火关系是阴阳关系的征象，但是水、火这两个概念本身是没有任何关系的。火是一种独立的能量形态，水则是一种独立的物质。火不因水的存在而存在，水也不因火的存在而存在。古人将水与火放到一起是基于对两种物质特性的比较。在《三国演义》中，诸葛亮火烧藤甲军时说："利于水者，必不利于火。"也说明水与火为阴阳对峙的关系。这是依其内在特性互补而建立的，而不是说现实世界里的水火不可分开。正因为这个特质，我们可以通过事物的内在特质，对各种事物关系进行广泛比较。

有这样一句成语——"风马牛不相及"。一般理解为风、马、牛这3种事物是没有任何关联的，引申为所论述的几种事物之间毫无关联。可是，回到古人论述这个成语的本义，风、马、牛却是正因有相关性才会在同一个语境中出现。这句话是《左传》中楚君对齐君说的："君处北海，寡人处南海，唯是风马牛不相及也"。意思是您住在北海，我住在南海，即使齐国走失的马、牛，也跑不到楚国来。所以两不相及的是齐国与楚国，是说两地距离远，而不是牛、马本身的不相及。《古文观止》的注解则说："牛走顺风，马走逆风，两不相及。"风成为条件，牛走顺风，马走逆风，牛与马恰成为阴阳的统一体，且牛为阴，马为阳，成为一对阴阳对峙体。如果我们真的走入阴阳的世界，马与牛的联系就更多了。《周易·说卦》认为乾为马，坤为牛。那么乾为天，天为阳，阳为动；坤为地，地为阴，阴为静。所以马为阳，牛为阴；马象动，牛象静。它们是可以建立阴阳的对立关系的。正因为阴阳有可比性的特点，所以，在中国传统文化领域之中，阴阳概念有更为广泛的解释空间。也正是因为如此，阴阳概念才能反复出现于中医学理论，用于解释众多的临床现象。

阴阳具有可分性与能级观。前文中多次讲过阴阳包含着时间与空间的转化。时间是无限可分的，任何一个时间段皆有前有后；空间也是无限可分的，任何一个空间皆有上有下，有前有后，所以阴阳也是无限可分的。在阴阳无限可分的前提之下，阴阳就又出现了能量级别的比较。如日间为阳，夜间为阴；上午为阳，是阳中之阳，下午为阴，是阳之中阴。此处，日间为阳就比上午为阳概念大，同理，日间的能量比上午的能量高一级。这是时间分阴阳的能级变化。空间分阴阳，如《素问·阴阳应象大论》云："清阳实四肢，浊阴归六腑。"《内经》以四肢为阳，以脏腑为阴。脏腑之中又以五脏为阴、六腑为阳。再向下分，五脏之中又以心、肺为阳，肝、脾、肾为阴。此处四肢的阳就高于六腑的阳。这就是空间分阴阳的能级变化。所以，当我们讲阴阳比较与变化时，不仅仅要关注事物特性的比较，也要关注它们能量级别的关系。特别是当我们采用取类比象的方法来认识事物属性时，更得注意这种能量级别的差异，否则，很容易造成认识混乱。例如：我们说太阳是阳，火也是阳。地上大树着火了，我们说树着火是阳盛。但大树的火与太阳相比就只能说太阳是阳，大树的火是阴了。从能级关系角度对这个问题做出准确表述，应该是这样的：太阳的火是天上的火，是阳火；大树的火是地上的火，是阴火。像这样一些阴阳概念转换在中医临床之中会经常碰到，稍不注意就会给医者的理解带来混乱。

2. 阴阳是古人的方法论

既然古人生活在充满着阴阳概念的世界之中，那么古人也必然采用阴阳的视角来看待世界本身。所以，阴阳又成为古人认识世界、理解世界的方法，更包含着古人改变世界的努力。古人建立阴阳概念就是为了更好地适应这个世界并解决所遇见的问题。从古人的角度看，对阴阳的理解与应用不过就是两条：一个条叫作"对待"，一条叫作"流行"。宋·朱熹《朱子语类》说："'易'有两义，一是变易，便是流行底；一是交易，便是对待底。"意思是所谓的"易"本质上有两个内涵，一个内涵是指事物的特征是可以变化的，阴阳也是可以转化的，这便是流行的特点；另一个内涵是指事物之间是统一前提之下的相互对立，这就是对待。可见朱熹对阴阳的把握一是强调阴阳的相互转化，二是强调阴阳的对立统一。朱熹又说："阴阳有个流行底，有个定位底。'一动一静，互为其根'便是流行底，寒暑往来是也。'分阴分阳，两仪立焉'便是定位底，天地上下四方是也。"意思是阴阳有两个特征，一个特征是阴阳之间的变化流转，另一个特征是阴阳确定之后的相互影响。阴阳之间的关系既是相互对立的，又是相互依存的，这就是阴阳之间的变化流转，比如四季之中冬天与夏天的流转变化。如果将事物分为阴阳两端，它们之间建立相互对立影响的关系就是阴阳定位所建立的关系，就像天地两分、上下不同、四方定位一样。在此，我们可以看到，在流行上，朱子比较强调事物特性随时间的流动所出现的变化；而在对待上，朱子所强调的是事物在空间分类之上的对立统一。合起来就是在时间观之上的流行与在空间观之上的对待。但是，一旦走向现实世界，问题会变得更为复杂。孟子曰："饥者甘食，渴者甘饮。"人饥饿的时候就会觉得任何食物都变得非常好吃；人口渴时就会觉得任何的饮品都变得非常好喝。甘食与甘饮之间具有对立统一的关系，此二者的主次，却又与人处在"饥"还是"渴"状态有关。可见此处人的口味与饥渴状态之间又具有表象与本质之间的相反相成的对待关系。

回到人体的状态来看，"阴胜则阳病，阳胜则阴病。阳胜则热，阴胜则寒"。当人体的阴气偏盛时，人体的阳气就会受到损伤；当人体的阳气偏盛时，人体的阴气就会受到损伤。人的阳气偏盛就会发热，人的阴气偏盛就会怕冷。同样道理，阴阳也有偏于不足的情况，"阴虚则热，阳虚则寒"。人的阴气不足会出现发热的情况，人的阳气不足会出现怕冷的情况。所以，阴阳之气的偏盛偏虚会引起人体外在的、或寒或热的征象的改变。这也是阴阳对待的道理。

正如朱熹所意识到的，当我们谈论阴阳的对待关系时，阴阳的定位与属性都是确定的。因为阴阳是无处不在的，而且阴阳本身有可比性的特点，所以体系内的阴阳双方也会与体系外的阴阳之气发生关系，并受体系外阴阳关系的影响。在中国文化之中，这个关系的主要特点就是同气相求。"同气相求"这种认知模式在春秋战国时期就已经有了。《吕氏春秋》提到：

"类同相如，气同相合，声比相应。鼓宫而宫动，鼓角而角动。"同类的声音演奏时音与音之间会相互配合，音调相合可以形成和声。敲击一个宫音的乐器，另一个宫音的乐器也会出现响应；敲击一个角音的乐器，另一个角音的乐器就会响应。这里说的就是共振原理。用古人的方式来理解就是同气相求。将这个原理进一步普及，就成为理解世界阴阳转化的普遍规律。

《素问·六微旨大论》曰："天气下降，气流于地；地气上升，气腾于天。"说的也是同气相求的道理。天为阳，阳中又分阴阳，阳中之阴有趋向于地的倾向，当它下降于地之时就是气流于地。地为阴，阴中又分阴阳，阴中之阳有趋向于天的倾向，当它上升于天之时就是气腾于天。正因为有了同气相求，才有了天地之气自然流转的过程。

同气相求的规律还可以表现为人在病理状态下的感知。黄元御《四圣心源》提到一个现象："脱阳者见鬼"。意思是患者进入疾病后期，阳气将脱，他就会见到鬼。黄元御也做了解释："阳脱则人将为鬼，同气相感，是以见之。"意思是阳脱的时候人也快要成鬼了，因为同气相求的原理，此时的人会见到鬼。黄氏此处就是使用了阴阳同气相求的原理来解释临床现象。

同"对待"类似，"流行"这个概念也不仅仅指阴阳在时间上的变化，也同时指阴阳属性的互相转化和相互依存。明·程允升《幼学琼林》曰："孤阴不生，独阳不长，故天地配以阴阳"。孤立的阴与孤立的阳都是不会生长变化的，只有阴阳相配才有了天地万物的生长变化，就像暑往寒来，阴阳流转。天气变热时，阳气日趋旺盛，此时草木繁茂，阴气亦因之而繁荣。天气变冷时，阳气偏衰，此时草木凋零，阴气亦随之衰竭。《素问·阴阳应象大论》说："阴在内，阳之守也；阳在外，阴之使也。"阴在内，成为阳气稳固的基础；阳在外，成为阴气变化的外在显形。所以阴阳相互为用，不可分离。王冰注《素问·生气通天论》说："阳气根于阴，阴气根于阳，无阴则阳无以生，无阳则阴无以化。"阳气根植于阴而存在，阴气根植于阳而存在。没有阴气的存在阳气就无从生长，没有阳气的存在阴气就没有办法生化。所以，从生物的角度看，阴阳不是独立的，而是相互影响、互根互用的。

3. 阴阳之气的相互转化

我们看到"孤阴不生，独阳不长""阴阳离决，精气乃绝"就会明白所谓的孤阴孤阳在某种情况下也是存在的。就像黄元御《四圣心源》所说："仙为纯阳，鬼为纯阴。人居阴阳之半，仙鬼之交"。神仙是纯粹的阳，鬼是纯粹的阴，人的特点则是阴阳各半。所以，我们所关心的阴阳平衡的状态是当阴阳各半、阴阳相合之时事物的生长、变化、发展，并将之推衍至生命的生长变化，从而为解决临床的医疗问题提供思路。

当我们考虑一个系统或对立统一体内阴阳的转化时，首先要分清两个问题：一个是系统内部阴阳之气的变化，另一个则是系统外在特性的改变。系统内部的阴阳转化是原因是过程，系统外在的状态则是结果。明白这一点，才能为我们研究阴阳的转化找到立足点。

系统内部的阴阳转化也有两个可能性：

首先是系统内的阴阳是向强的一方转化的。我们知道阴阳的性质是不同的，一个向上，一下向下；一个化热，一个趋寒；一个光明，一个黑暗；一个主动，一个主静。统一体本身的外在状态取决于内部何者偏胜。当统一体内属阴的那部分力量较强时，整体就向阴的方向表达；当阳的那部分较强时，整体就向阳的方向表达。

另一种阴阳的转变则是"物极必反"。当事物的某一个方面不停地发展，超过一个极限时，事物的特性就会向它的反面转化。这就像我们爬山时以上为阳以下为阴，不停地向上爬坡，爬到山顶自然开始下山向下走了。朱熹《朱子语类》卷九十八曰："阳极生阴，阴极生阳，所以神化无穷。"当阴阳双方强的一方超过某一极限时，结果将会向它的反方向转化。我们也可以用矛盾的观点来思考。火炮为阳，是进攻性武器；盾牌为阴，是防御性武器。当两者结合就成了最有力量的武器——坦克。如果不停地增加火炮的力量，最终会导致坦克跑不动。这时的坦克就变成了只能用于防御的堡垒。我们所说的"苦尽甘来""否极泰来"也是类似的意思。

系统外部的阴阳变化与系统内部的阴阳转化密切相关。外在环境的变

137

化也可以改变事物内部的阴阳属性。当我们研究事物变化的规律时会用到一句话：内因是基础，外因关键。意思是说事物外部环境的改变也会引起内在的改变。《老子》五十八章曰："祸兮福之所倚，福兮祸之所伏。"意思是福祸相依。一般用"塞翁失马"来解释。有一个老者养了一匹好马。有一天马丢了，大家都来安慰他。他说：没关系，谁又知道这不是好事呢？结果马自己回来了，还引来了胡人的好马。大家来祝贺。他又说：谁又知道这不是坏事呢？结果他的儿子骑马摔断了腿。大家又来安慰他。他说：谁又知道这不是好事呢？结果胡人进攻，青壮年参战，死了很多人。他儿子因为腿跛，避开了战事。在这个故事中，马丢了、腿断了，都是客观事实。只是出现了额外的事件，来了新马、胡人入侵，才将所谓的坏事变成好事。这就是外部条件改变导致了系统本身的变化。

陈忠实在《白鹿原》中写道："世事就是俩字：福祸。半边一样半边不一样。就是说俩字互相牵连着。就好比箩面的箩筐，咣当摇过去是福，咣当摇过来是祸。所以你们得明白。凡遇到好事的时光甭张狂，张狂过头了后边就有祸事；凡遇到祸事的时光也甭乱套，忍着受着，哪怕咬着牙也得忍着受着。忍过了，受过了，好事跟着就来了。"这段话很有意思，说的是福祸相依，说箩筐里面的东西，这边一摇，就跑到那边；那边一摇，又跑到这一边，两边倒。它讲的是一个封闭系统。在封闭系统里面，福祸是会出现转化的，而转化的原因则是外部环境的变化。这里的吉凶祸福也是阴阳转化的具体表现。

还有系统外部的转化。带来系统阴阳属性变化的机制就是参照物改变带来的变化。阴阳属性中的趋向性固然是稳定的，但因为世界上的事物主要都是立体的、多维的，所以对事物的内在属性的评判角度也可以是多元的。因为事物本身是复杂的，具有多重属性，所以，随着参照物改变，有的事物可以一会儿属阴，一会儿属阳。我们还是举例说明。白天和夜晚相比较，白天是阳，夜晚是阴。太阳和月亮相比较，太阳是阳，月亮是阴。夜间的篝火与四野的黑暗相比较，篝火为阳，四野为阴。如果将月亮和篝火相比呢？我们只能说，如果以光明而论，月亮是阳，篝火为阴。因为月亮的体量和亮度远远超过篝火。但如果我们以能量的来源判断呢？月亮自己是无光的，它反射太阳的光芒；而篝火的能量却来自篝火本身，所以篝火为阳，月亮为阴。又如果我们以热量来区分阴阳，我们坐在篝火旁边会感受到温暖，而明亮的月光却不能温暖我们的身体。所以此时也是月光属阴而篝火属阳。所以我特地写了一句话来反映这种因参照物的改变引起阴阳界定转化给人带来的思维困境：清冷的月光普照大地，温暖的篝火独映我身。所以，当我们考虑具体事物的阴阳概念的时候，对参照物的判断也是非常重要的。如五脏之中，心肺为阳，脾肾为阴，那么肝属阴还是属阳？以《黄帝内经》的理论，我们只能这样回答：肝所处位置为膈之下，故以位置论，肝属阴；另有肝气主升发，故以功能论，肝属阳。后世发展出来的理论则称肝"体阴而用阳"。

第二节　阴阳学说在中医学理论上的应用

前文关于阴阳概念方面的内容，很多东西是我学习中医学理论的体会。阴阳概念更多的是对事物特性的比较，而非具体事物的直接对照。所以，参照物不同，观察角度不同，都会带来阴阳属性评定的差异。就像我们说五脏之肝是"体阴用阳"一样。正如我之前所讲，古人生活在一个阴阳的世界，这种参照物与观察角度的变化直接被作为隐含项了，即孔子所说的"从心所欲，不逾矩"。在现代社会，我们从小学习数理化，反而需要随时注意这些隐含的事项，否则极易给我们理解具体问题造成混乱。

一、中医学术与阴阳学说

阴阳学说本质只是中国古人建立的一个面对世界的解释模型。为了解释医学发展中的临床现象，古人在医学理论中引入阴阳学说。在这个层面上，阴阳只是解释方法，而非事件本身。中医学用阴阳来说明问题也是不得已而为之。因为古代没有发展出科学，古人只好以这种哲学意义上的解释来指代客观现实。

1. 阴阳学说切入医学领域的途径

医学本身的内容大多数都属于客观的现象。如人体内有五脏六腑，外有血脉肢节等。这些内容都是客观存在的，也可以通过解剖与临床研究观察到。但这些脏腑的功能是什么，显然没那么容易知道。解决这个问题，既可以通过实实在在的研究，也可以用猜测加实验的方法。当然，古人也就是这么做的。有些问题可以通过研究的方法解决，比如心主血脉可以通过对心脏的形态、内容物的观察而推理获得。但脾的功能显然无法通过简单地观察得到。只有通过想象、猜测，通过对临床疗效进行反复验证而得到。最后，则是对"推理"这个方法的应用。当然，通过这个方法所得到的结论会有一些偏差。这时，通过一些已经有的概念给脏腑功能的研究提供一个相对准确的定位与出发点就显得尤为重要。这也就是阴阳学说能够进入中医学领域，并通过反复的实验校正，最后存留下来的原因。但反过来，作为一种实证科学，中医学也为阴阳学说的稳定与发展提供了大量的支持。

要将阴阳学说引入医学体系，首先就要确立阴阳的具体属性。中医学将人体中具有中空、外向、弥散、推动、温煦、兴奋、升举等特性的事物及现象归统于阳，将具有实体、内守、凝聚、宁静、凉润、抑制、沉降等特性的事物和现象归统于阴。这一系列的判定显然来源于古人对阴阳基本概念的认识。阴阳学说引入医学体系，就是为了解释临床现象。这是用哲学思辨来解释具体现象。于是，这种解释必然是回顾性的解释，也必然存在着各种偏差。更大的问题则在于，古人的知识储备量是不足的，所以这些解释又往往是生硬的，且具有明显的目的性。为了能够通顺地利用阴阳概念，古人还要将具体的临床现象进行转化，之后才能加以讨论。例如：我们现在已经知道细菌的存在，但古人是不知道有细菌的。面对细菌感染，应该将其解释为热毒还是将其解释为阴毒？古人没有手术刀，没有显微镜，如何利用阴阳这个概念来解释脏腑的功能与关系？所以，如果想要利用阴阳解释具体问题，那么它必然要有容错的空间，更要有纠错的能力。这样才能以临床实践为基础不停地接近最终的正确答案。所以用阴阳来解释临床实践，本身是对还是错并不重要，重要的是这个解释是否能够启发思路，为下一步临床研究接近事实本身提供可能性。所以对事实来说，阴阳学说首先提供了解释本身，但它更多的是提供解释问题的思维模式和方法。运用这种思维模式和方法，我们才有可能通过下一步的临床实践，通过实证的办法，具体判定这个解释是对的还是错的。这也正是我们中医前辈最典型的思维模式。

以临床疗效为准绳在实践中判断各种医疗理念、治疗方案是有益的还是有害的，这种中医最典型的思维模式恰恰符合西医对医疗行为的认识。中医古人的思想方法是根据某些特定的、前提性的认知理念建立一套医学理论模型，然后将这个理论模型建立的医学实践模型用之于临床，最后通过临床实践来判定这一理论模型的对错。当然，这个理论模型既可以推演出错误的实践方法，也可以推演出正确的实践方法。也就是说，理论本身可能具有两重属性。这时我们就要对推演方法本身进行条件限制。通过条件限制，使得推演出来的结果向着实践中正确的方向运行。这就是条件限制在实践中的重要性。当然，所谓的条件限制往往是隐含的。所以中医也是非常关注条件的。在特定的情况下，阴阳有互相转化的可能性，而且这种转化是有条件的。即使是这样，针对这句话的内容表述也有真假之辨。如"阳极似阴，阴极似阳"就是非真的判定。明·李中梓《医宗必读》曰："至实有羸状，误补益疾；至虚有盛候，反泻含冤。"意思是实证至极往往会出现虚损的症状，这时误用补药就会加重患者的病情；虚证至极也往往会有一些实证的表现，这时误用泻法就有可能造成患者死亡。另外一种情况就是阴滞之病过用滋润之药，结果使疾病转为阳热之证。同理，阳热之证过用温散，也可以将疾病转为虚寒之证。这两种极端的情况临床上都不少见。所以无论是"重阴必阳，重阳必阴"还是"阳极似阴，阴极似阳"，只能由具体的医生在具体的情况下做出判断。只有建立了这个基本认识，才能为"阴阳"概念在中医学上应用建立前提。

2. 中医学理论是阴阳学说的重要内容

阴阳是认识疾病的基本规律。张景岳说："凡诊病施治，必先审阴阳，乃为医道之纲领。阴阳无谬，治焉有差？医道虽繁而可一言蔽之者，曰阴阳而已。"张景岳在这里明确指出针对阴阳概念的学习与应用既是学习医学知识的纲领性内容，也是指导医疗行为的基本准则。

阴阳具有客观性。《左传·昭公元年》曰："阴淫寒疾，阳淫热疾，风淫末疾，雨淫腹疾，晦淫惑疾，明淫心疾。女，阳物而晦时，淫则生内热惑蛊之疾。""阴淫""阳淫"明确指寒热等自然现象。"阳物而晦时"的阳则明确指代生殖活动。这里的阴阳分别指向具体现象与事件。对疾病的解释则以阴阳学说的规律来进行讨论，而不涉及鬼神。所以，用阴阳的规律来讨论疾病的生成也是古人力求以客观规律来解释疾病所出现的现象。

阴阳同气相求。一般来说，按对立统一的规律，往往是同性相斥，异性相吸。以阴制阳，以阳制阴，归于平衡。但阴阳关系的特点则是同气相求，异性相制。如山南水北为阳，山的南面为阳，南面向着太阳，阳气愈加旺盛。正是太阳的存在，给了一切属阳的事物最基本的存在条件。我们发现以阳助阳才是阴阳模型维持稳定的基础。日夜交辉，寒暑轮替，故阴阳互胜，异性相制。临床治疗则遵循"以热制寒，以寒制热"的治疗原则。

阴阳转化有三种情况：

首先是阴阳统一体内部的变化引起整个系统阴阳属性的变化。这也有两种可能：一是在对立统一规律之中对立体双方的转化取决于双方斗争的结果。最终统一体必然向强的一方转化。这就是"阳盛则热，阴盛则寒"。有意思的是，在阴阳的统一体内部，如果阳气偏盛，则统一体的外部特征表现为发热；如果阴气偏盛，则统一体的外部特征表现为寒冷。这就是内外统一的现象。二是阴阳双方的某一方过度强大导致整体系统转而倾向另一方。《素问·阴阳应象大论》所提出的"寒极生热，热极生寒"即符合此类规律。

阴阳转化的第二种情况是阴阳统一体外在的评判条件出现转化会导致内部属性出现相对的改变。一般情况下，阴阳统一体内部的阴阳属性是确定的，即事物被确定为阴阳的属性不可更改。这种稳定性则与系统的稳定性密切相关。但如果系统外部的条件出现改变，则该系统内部的阴阳属性因参照物的变化出现相应的改变。如心肾关系，心属阳、肾属阴是不变的。但如果在五脏系统内判断，这五个脏腑的阴阳属性就会出现变化。以五脏的位置关系作为评判标准，心、肺属阳，肝、脾、肾属阴；若以五脏的功能趋势作为评判标准，心、肝为阳，肺、脾、肾属阴。五脏之中的肝与肺因为参照条件不同，在有的情况下属阳，在有的情况下属阴。

阴阳转化的第三种情况是若阴阳统一体本身存在的系统出现改变，则系统整体的阴阳属性也被改变，如人的六腑体系。躯干属阳，脏腑属阴，此时六腑属阴。在脏腑系统中，六腑属阳，五脏属阴。

阴阳具有即物离物的特性，当阴阳进入中医学体系，也会出现同样的现象。《左传》中有"天有六气""六气曰阴阳、风雨、晦明""阴淫寒疾，阳淫热疾"之说。这里的阴阳解释明显指天气转冷与天气转暖。在大量的古籍之中，阴阳往往混同于寒热。但它也可能指的是疾病的某种趋向性，指向事物分类的基本原则。程国彭著《医学心悟》提出"阴阳、表里、寒热、虚实"八纲辨证，提到"至于病之阴阳，统上六字而言，所包者广。热者为阳，实者为阳，在表者为阳；寒者为阴，虚者为阴，在里者为阴"。此处的阴阳便是指脱离了具体形态的规律性的认识。

阴阳具有解释性。如前所述，阴阳学说是古人用来解释各种问题与现象的工具。进入医学领域，这也是阴阳学说的重要功能。清代著名的儒医黄元御用阴阳解释性的原则在脉诊体系中构建了一个属于阴阳的世界。在《四圣心源》中黄元御是这样解释脉诊的道理的："浮沉者，阴阳之性也"，浮脉和沉脉所表达的是关于阴阳本质性的特征；"迟数者，阴阳之气也"，阴阳气化作用是用迟数来体现的；"滑涩者，阴阳之体也"，滑脉与涩脉是阴阳的具体形象；"大小者，阴阳之象也"，小脉与大脉表达的是阴阳形而上的意象；"长短者，阴阳之形也"，长脉与短脉是阴阳的具体形象的体现；"缓紧者，阴阳之情也"，缓脉和紧脉则是阴阳内在强弱变化的表现；"石芤者，阴阳之虚也"，石脉与芤脉所体现的是阴阳双方有一方偏虚的情况，阳虚是石脉，阴虚是芤脉；"促结者，阴阳之盛也"，促脉与结脉则是阴阳双方某一方偏盛的体现，促脉是阳气过盛的现象，结脉是阴气过盛的现象；

"弦牢者，阴气之旺也"，弦脉和牢脉都是阴气过于旺盛的体现；"濡弱者，阳气之衰也"，濡脉和弱脉都是阳气过于衰弱的表现；"散伏者，阴阳之阖辟也"，散脉与伏脉是阴阳之气开合转化的体现，以散脉为开为阳，以伏脉为阴为合；"动代者，阴阳之起止也"，动脉与代脉则是阴阳出入起止的表达，以动脉为阳为出，以代脉为阴为止。当我们走上临床，找到了脉象的变化也就找到了气血阴阳的变化。可见，阴阳既可以用来解释与理解脉象变化的缘由，也可以用来解释与理解疾病发生、发展、变化的内在规律。

3. 从阴阳学说解释性特点引出的悖论

学习过中国医学史就会知道金元四大家之一的朱丹溪。他在《格致余论·阳有余阴不足论》提出："人受天地之气以生，天之阳气为气，地之阴气为血。故气常有余，血常不足。何以言之？天地为万物父母。天大也，为阳，而运于地之外；地居天之中为阴，天之大气举之。日实也，亦属阳，而运于月之外；月缺也，属阴，禀日之光以为明者也。人身之阴气，其消长视月之盈缺。"意思是人依附于天地而存在，天的阳气是气，地的阴气是血。所以人体的阳气常常是有余的，而人的阴血常常是不足的。为什么这样说呢？因为天地本来就是世间万物的本源。天比地大，天属于阳，包覆在地的外边。地包于天中，地属于阴，靠天的大气托举而存在。太阳天天都是圆盈而充满的，太阳也属于阳，它在月亮的外侧运行。月挂天边，经常有缺损，月亮是属于阴的存在。月亮能够有光亮也是靠反射太阳的光芒。人体阴气的消长变化好像月亮的圆缺变化。《黄帝内经》里有"年过四十，阴气自半"的说法。人年过四十之后，阴气自然会消磨掉，容易出现失眠、早醒、无力等症状。所以，正常人的特点是阳常有余，阴常不足；气常有余，血常不足。人也常常会得与此相关的疾病。如果阴分不足，自然要养阴。基于这种认识，朱丹溪创立了著名的"阳常有余，阴常不足"的论点及"相火论"，是"滋阴派"的创始人。

在朱氏之后，又出现一位中医大家张景岳。张景岳早年推崇丹溪之学，晚年观点则与朱丹溪大相径庭，甚至特别针对朱丹溪提出的"阳常有余，阴常不足"学说创立"阳非有余，真阴不足"学说。张景岳《类经图翼·大宝论》曰："寒热者，热为阳，寒为阴。春夏之暖为阳，秋冬之冷为阴。当长夏之暑，万国如炉。其时也，凡草木昆虫，咸苦煎熬，然愈热则愈繁，不热则不盛。及乎一夕风霜，即僵枯遍野，是热能生物，而过热者惟病；寒无生意，而过寒则伐尽。然热无伤而寒可畏，此寒热阴阳之辨也"。意思是以寒与热而论，热为阳，寒为阴。春季与夏季温暖的气候为阳，秋季与冬季寒冷的气候为阴。在长夏暑天，天下到处热得就像在火炉中一样。不论植物还是昆虫都要忍受热气的煎熬。但是天气越热这些植物与昆虫就长得越繁盛。如果天气不够热，则这些生物长得也就不够繁盛。等到天气变冷，气温下降，风霜交加，这些草木昆虫就都死了。所以，有了热量才有了万物生长。但如果热量太过，生物就会生病。寒气本身就没有生长的力量。如果过寒，天下的生物都会被寒气伤害殆尽。所以，天气热并不会对生物本身造成危害，但寒气就很可怕了，它可以直接造成生物的死亡。这就是寒与热、阴与阳谁对生物更重要的分析。他还认为："凡万物之生由乎阳，万物之死亦由乎阳。非阳能死物也，阳来则生，阳去则死矣。"大凡天下各种生物的产生与生长皆是阳气的变化造成的。而天下各种生物的死亡也是阳气的变化造成的。并不是阳气能够导致生物的死亡，而是因为阳气旺盛时生物就会生长，阳气消退时生物就会死亡。张景岳想说的是对于生物来说，阳气比阴气更重要。

朱丹溪与张景岳认定了同一套"阴阳学说"的世界模型。以天为阳，以地为阴；以夏为阳，以冬为阴；以热为阳，以寒为阴。通过将人身气血阴阳的变化与自然现象比附类推，一个得出的结论是"阳常有余，阴常不足"，推出了重视补阴的养阴学派；另一个则推论出有阳气才有生机，引出了后世的温补学派。最有意思的是，张景岳早年是推崇朱丹溪养阴学说的，只是中年之后见到的病例多了，反倒转到了朱丹溪的对立面，开始走向温补。从时间上，宋朝官颁《太平惠民和剂局方》中的大多方剂以温燥为主。朱丹溪以养阴为主。而金元时期凉润多见，张景岳又走向以温阳为主。所以这种学术理论的变迁有其内在的合理性。朱丹溪、张景岳二人依托共同的阴阳理论得出完全不一样的结论。这恰恰说明，所谓阴阳学说仅仅是为解释临床现象服务的，而并非是用来指导临床实践的。

二、阴阳学说与中医学的基础理论

我们首先应该认识到，将阴阳学说引入医学是为了解释医学现象本身。在中国古代，一个医者所面对的最主要的问题固然是知识不够，但更重要的问题则是获取知识的手段不够。为了解释大量的通过肉眼观察得到的医学现象，只能采用大量的假设及反复验证等手段。阴阳学说即物离物的特点正可以给人提供大量的想象空间。结果，阴阳学说就被前人用来解释从基础到临床的各种理论与实践。

1. 阴阳学说指代人体的组织结构

阴阳学说以上为阳，以下为阴，所以人体腰以上为阳，腰以下为阴。阴阳学说以外为阳，以内为阴，所以人体以四肢躯干为阳，以脏腑为阴。阴阳以无形为阳，以有形为阴，所以人体以气为阳，以血为阴。当然我们可以进一步以形质与功能区分，以六腑为阳，以五脏为阴。那么以五脏而论，肝与肺到底属于阳还是属于阴？到底心、肺为阳，肝、脾、肾为阴，还是心、肝为阳，肺、脾、肾为阴？有意思的是，这两种说法同出《灵枢》，且经文已经给出了解释。文中先述心为阳中之太阳，肺为阳中之少阴，肝为阴中之少阳，脾为阴中之至阴，肾为阴中之太阴，即心、肺为阳，心为阳中之太阳，肺为阳中之少阴；肝、脾、肾为阴，肝为阴中之少阳，脾为阴中之至阴，肾为阴中之太阴。黄帝又问"五行以东方为甲乙木，主春；春者苍色，主肝；肝者，足厥阴也。令乃以甲为左手之少阳。不合于数，何也？"意思是五行以东方为甲乙木，主肝。肝属于足厥阴，是归属于阴的，现在却将肝归为少阳。那么肝到底属于厥阴还是属于少阳？这两种理论是不相符合的。岐伯回答："此天地之阴阳也，非四时五行之以次行也。"意思是以天地两分，用空间指代阴阳，此时肝就是属阴的。以四季的变化、五行流转分阴阳，用时间指代阴阳，此时肝就属阳。这说明古人已经发现时间与空间属于不同的外在条件，因观察者的参照体系不同、事先设定的观察条件不同，事物的阴阳属性会出现转换。

2. 用阴阳学说指代人体的生理功能

《素问·阴阳应象大论》里提到"阴静阳躁，阳生阴长，阳杀阴藏。阳化气，阴成形"，说明阴与阳属于不同性质的力量，即阴气是趋向于安静的，阳气是趋向于躁动的。又谈到阴阳具有相辅相成的同一性关系，所以阳生则阴长，阳退则阴敛。最后谈到阳化气，阴成形，说明阳气与阴气在人体的具体表现就是功能与形态之间的统一，也说明气与形之间的关系是互根互用的。关于气与形的关系又可以转而表述为气与血的关系。气无形无质，血有形有质，所以气与血也是互根互用的。对此的表述又可以转化为"气为血之帅，血为气之母"。人体的血是可以到处流动的，而鼓动血液流动的力量是气。气对血既有鼓动与推行的作用，又有收束与管控的作用。血液是给生命带来营养与能量的物质，气的作用则是将血的营养转化利用。所以，血和气是有着内在的关联性的，它们可以同消同长。

以外为阳，以内为阴，人体一切外化的活动都是趋向于阳的，人体一切内敛的活动都是趋向于阴的。什么是外化与内敛呢？比如吃饭、饮水，是体外物质输入我们的身体，这就是内敛的属于阴的事件；出汗、排便是体内的物质向外释放的过程，是属于阳的事件。这里饮食与排泄形成阴阳的统一体，构成了人体与外界环境之间的物质交换。还有就是人体与外界能量的交换。跑步、游泳这都属于能量的释放，属于阳的作用。吃饭、睡觉属于能量的吸收和内敛，属于阴的作用。同样道理，当我们运动时，因为骨骼肌做功，能量是释放的，所以这些活动都是属阳的。皮肤的感觉是人体对外界事物变化的感知，是内敛的，那么它就是属于阴的。

这里要提出一个例外，就是"看"，也就是眼睛的功能属性。眼睛是重要的感觉器官。在中医传统之中，眼睛是属阳的。在古人看来，当我们看东西时，有能量从眼中射出，照在物体之上，反射入眼中，这样人才能够看见。所以视觉属于阳。这是古人的一种认知模式。临床上，耳聋，听力不好，是要养阴的；眼花，视力不好，是要养阳的。在五脏体系之中，肝开窍于目，主升发，主疏散，是属阳的；肾开窍于耳，主内敛，主潜藏，是属阴的。还有一个词叫"努目"，意思是用力看，睁大眼睛用力看，要用力才能看清远方的东西，所以看东西是能量的释放，是带有阳的感觉的。类似的，我们是怎么描述听觉的——"静听"。所以"静听"是内化，视觉是外化的。那么，视觉为什么会与其他的感觉表现出差异呢？还是回到最初的观点，中医的认知模式是通过人的直觉和感觉直接归纳总结出来的。使用眼睛，想要把远处东西看清楚，那就得用力。当你用力睁大眼睛就看清远处的东西了。同样道理，听不清怎么办？这时就不能用力，而是要放松，静下心来，仔细感知。所以，视觉为阳这个结论是中医认知模式所带来的必然结果。从西医的角度看，视物是照在物体上的光线反射进入眼睛所致。如果眼睛看不清怎么办？那要靠调节光线的进入量，靠瞳孔的变大与缩小，靠晶状体屈光度的改变，靠睫状肌与晶状体的调节。完成这些工作其实都要用力。所以视觉是一种外化式的感知。所以视力不好我们很多时候都要从阳气下手治疗。这也是中医认知模式给临床实践带来的启示。

3. 用阴阳学说界定生命状态

现在让我们想一想什么是正常人。《素问·调经论》对正常人是这样定义的："阴阳匀平，以充其形，九候若一，命曰平人"。意思是人体内的阴阳之气是匀称平均、充实饱满的。在一个人的不同地方的脉搏点进行诊脉，如果所得到的结果是一致的，就认为他是正常人。这里需要重点指出的是"九候若一"是在人体的不同动脉，如颈动脉、桡动脉、股浅动脉进行脉诊，将对它们进行触诊时的感觉进行比较，感觉都是一致的。《素问·生气通天论》中则提出"阴平阳秘，精神乃治；阴阳离决，精气乃绝"。意思是人体内阴阳两气是互根互用的。正常情况下，阴气的特点是平和柔顺，阳气的特点是固秘自守。此时人的精神与意识都在稳定的状态，这就是正常人。同样道理，如果人体的阴气与阳气不能互相固护，这时人的精神意识就会出现混乱，进而走向死亡。

如果人体处在生病的状态，必然是失去了阴阳平衡。而这种阴阳失衡必然表现在人体的每一个细节。关于脉诊，我将自己的体会写出来，不过就是一句话——"脉有高低不平、粗细不匀、长短不一、至数不齐"。从临床上看，正常人的脉象应该是没有这些变化的。只要人的脉象有了这些表现，就是有疾病的反映。而且可以用阴阳的观点对疾病进行分析。在西医看来，脉不过就是一条简单的血管。对于中医来说，问题没这么简单。不错，脉是一条血管，当你给它一个外来的压力时，因为血管本身的特质及身体其他的改变，脉象会表现出各种各样的变化。如有些脉跳动的力度偏大，有些力度偏小。力度大的脉位置偏浮，力度小的脉位置偏沉。这里，力大为阳，力小为阴；浮脉为阳，沉脉为阴。在压力均匀的情况下，脉管的粗细也不一致，粗者为阳，细者为阴。脉形的长短也不一致，长脉为阳，短脉为阴。脉搏跳动的快慢也不一致，脉来快者是数脉，为阳；脉来慢者是迟脉，为阴。只要脉象出现了阴阳不均衡的情况，即提示人体处于疾病状态。

脉诊如此，人体的其他生命现象也如此。这样，中医学体系就通过阴阳的概念对人的疾病状态与健康状态做出了界定。

三、阴阳学说与医学临床实践

既然中医学认为人体的疾病状态是体内的阴阳二气出现失衡，那么下一步必然是利用阴阳学说对疾病的具体特点进行界定。也正因为阴阳关系是可以改变、可以互相转化的，这就给临床治病提供了可能。这样，人们就可以有意识地改变疾病状态下身体结构与功能的阴阳关系，使之进入平衡、和谐的状态。这也正是医者的工作。

1. 用阴阳学说说明人体的疾病状态

因为阴阳是基本的分类概念，所以中医学也会借用阴阳的特点对疾病进行大概的分类。按阴阳的空间属性分类，在表的疾病为阳，在里的疾病为阴；在腰以上的疾病为阳，以腰以下的疾病为阴；从外来的疾病为阳，从内生的疾病为阴。根据阴阳的时间属性分类，先发的疾病为阳，继发的疾病为阴；疾病初发为阳，久病为阴；日间发病为阳，夜间发病为阴。

从一般意义上所说的外感病来看，风为阳邪，足太阳膀胱经在人的后背，后背为阳，按同气相求理论，风邪从身后中人，因此太阳中风是阳邪阳病。随着疾病进一步进展，病邪逐渐进入人体内部，具体表现则是病邪从阳经一步步进入阴经。同样道理，寒为阴邪，腹部为阴，所以寒邪伤人往往是从腹部开始的。这就是阴邪阴病，临床上就叫作寒邪直中太阴。这也就是阴阳概念在外感病中的体现。

《难经·十四难》里面提出了"五劳之病"。后人对此多有发挥，认为阳邪伤人之劳损病其发病规律是从上损下。一损肺，患者会出现咳嗽的症状；二损心，患者会出现盗汗的症状；三损胃，患者会出现食欲下降、食量减少、大便溏薄的症状；四损肝，患者会出现急躁易怒、四肢无力的症状；五损肾，患者会出现小便不利的症状。一般来说，疾病损伤到胃气，患者出现食欲下降的症状，就很难治愈了。临床中也有阴气伤人的劳损病，其发病规律是自下损上。一损肾，患者会出现遗精尿浊、月经不调的症状；二损肝，患者会出现两胁胀痛的症状；三损脾，患者会出现食欲下降、腹胀腹泻、肌肤消瘦的症状；四损心，患者会出现心慌心悸、失眠多梦的症状；五损肺，患者会出现咳嗽气短的症状。一般情况下，当患者出现伤脾而食欲下降的情况时，疾病就很难治愈了。这是阴阳概念在虚劳病中的体现。

《素问·阴阳应象大论》云："阳胜则热，阴胜则寒。"当阳邪偏盛时，患者会出现发热的热象；当阴邪偏盛时，患者会出现怕冷的寒象。有一个民间俗谚：日咳三焦火，夜咳肺中寒。如果患者的咳嗽症状以日间为重，多半是三焦有火邪，属于阳证；如果患者的咳嗽症状以夜间为主，多半是肺中有寒邪，属于阴证。这就是以时间为线索判断疾病的阴阳属性。

在中医辨证体系之中有一个非常重要的"八纲辨证"体系，这个提法源出清代程仲龄。《医学心悟》曰："病有总要，寒热、虚实、表里、阴阳，八字而已。病情既不外此，则辨证之法亦不出此。"程氏认为疾病的总要就是这四个方面八个字。对疾病的分类判断与辨证施治疗都以此为治疗思路。又指出："至于病之阴阳，统上六字而言，所包者广。热者为阳，实者为阳，在表者为阳；寒者为阴，虚者为阴，在里者为阴。寒邪客表，阳中之阴；热邪入里，阴中之阳。寒邪入里，阴中之阴；热邪达表，阳中之阳。"此八字之中，阴阳才是疾病的总纲，其余六字只是阴阳的从属。病之热证、实证、表证为阳，病之寒证、虚证、里证为阴。如果寒邪在人身之表，就是阳中之阴；热邪进入人身之里，就是阴中之阳；寒邪进入人身之里，就是阴中之阴；热邪位居人身之表，就是阳中之阳。所以，在这个体系之中，阴阳才是辨证的最终目标。

2. 阴阳学说为临床实践提供治疗思路

对医生来说，认识疾病就是为了治疗疾病。既然疾病状态是阴阳失衡，则所谓的治疗也就是用各种手段恢复人体的阴阳平衡状态，这也是阴阳转化的妙用。从前边的理论分析即可推论出临床的治疗原则。临床中所能使用的治疗思路也就是阴阳互根、阴阳互胜、同气相求、物极必反而已。

《素问·阴阳应象大论》论阴阳互胜曰：“阴胜则阳病，阳胜则阴病。阳胜则热，阴胜则寒。”人身正常生命状态，不过就是阴阳二气的协调与平衡。阴气旺盛会引起阳气的损害，阳气旺盛会引起阴气的损害。阳气旺盛会引起人体发热，阴气旺盛会引起人体怕冷。如果反其道而行将会出现什么情况呢？《伤寒论·伤寒例》云：“桂枝下咽，阳盛则毙；承气入胃，阴盛以亡。”意思是针对那些阳气旺盛，有热的人，如果用阳热的桂枝汤治疗，会导致患者死亡；针对那些阴气明显，有寒的人，如果用了寒凉的承气汤治疗患者会死亡。所以，临床治疗时，应该逆着疾病的性质用药。用寒凉的药来治疗热性病，用以温热的药治疗寒性病。《素问·至真要大论》提出“逆者正治”，就是指逆着疾病的性质用药，这种方法叫作正治。张介宾注解说：“以寒治热，以热治寒，逆其病者，谓之正治。”意思是如果疾病的性质是寒性，就用温热性质的方药进行治疗。逆着疾病的性质用药叫作正治。

这里要指出的是，一般意义上的反治也属于阴阳互胜的治疗思路。所不同的是，因为临床上的疾病是复杂的，我们将疾病分为现象与本质，以疾病现象为标，也就是以疾病的外在症状为标；以疾病的本质为本，也就是以疾病发生的内在机制为本。如果疾病的标本是一致的，治疗其标也就是治疗其本。这时，逆从疾病表象的治疗即正治。若疾病的标本不一致，此时针对内在机制进行逆向的治疗好像在顺着疾病的外在表象治疗，叫反治。如外感风寒发热用桂枝汤或麻黄汤来治疗，这时就是顺从疾病的外在的表象用热药，所以叫作反治法。但疾病本质是寒邪，所以还是以热治寒的。这是阴阳互胜的治疗思路。

反治这个方法的使用非常强调医者对疾病的分析判断能力。我曾经治疗过这样一位小患者，他是发热惊厥。孩子最初是因为持续高热引起惊厥，此后每遇高热孩子就惊厥。当然治疗方法就是控制体温。只要患儿发热医师就会使用寒凉的药物进行治疗。最后这位小患者诱发惊厥的体温越来越低，即使是38℃多一点也会诱发惊厥。我告诉孩子的父亲：孩子的病其实是寒证，应以温热性的桂枝汤类方加减治疗。因为发病时才治疗，不发病就不吃药，所以这个病断断续续地治了大半年孩子的病情才大有好转。这时，孩子的父亲告诉我小孩发热后会不会惊厥他是能够预先估计到的。他是靠摸小孩的手足末端来判断的。如果孩子发烧时手脚发凉，即使38.5℃的体温都会抽搐。但是如果小孩的手脚是暖的，那么39.5℃的体温也不会抽搐。这个孩子的特点就是本寒标热。发热是寒邪闭郁正气的一个症状。我用热药加一把火，让它烧透，将体内的寒邪冲开，正气舒张，就不会惊厥了。之前的治疗过用寒凉，导致小孩发烧总是烧不透，正气越来越弱，诱发惊厥的温度也就越来越低。我治疗时用温热扶正之品，使患儿正气充沛，阳气透发，就不会再发惊厥了。传统的表达就是烧透了，就不抽了。

《素问·阴阳应象大论》论阴阳互根曰："阳生阴长，阳杀阴藏……阳化气，阴成形。"临床上最常见的就是出血、失血引起气虚，气虚生化无源也会引起血虚。进而出现后世"有形之血不可速生，无形之气宜当急固"的理论。当归补血汤是一首止血补血的名方，处方之中补气的黄芪用量5倍于养血的当归，所取即是此意。后世唐容川将此进一步引申，提出了"血就是气，气就是血"的理论。明·张介宾在《景岳全书》中说："善补阳者，必于阴中求阳，则阳得阴助而生化无穷；善补阴者，必于阳中求阴，则阴得阳生而泉源不竭。"善于补益患者阳气的医者，必是从患者的阴气之中寻求阳气生长的关键。阳气得到了阴气的协助生长变化，无穷无尽，绵绵不断。善于补助患者阴气的医者，必定会从患者阳气的生机之中寻求阴气成长的关键。阴气得到了阳气的助力，才可以像泉水一样，源源不竭。

阴阳互根的认识既可用于补虚也可用于泻实。如常用的"急下存阴"之法，在热病时用大承气泻腹中之热，表面上只是为了泻热，本质上却为存阴。温病伤阴最速，故"留得一分津液，便有一分生机"。吴鞠通则因此设立急下存阴之法。发展至清，杨璇《伤寒温疫条辨》形成"伤寒下不厌迟，温病下不嫌早"的观点。其本质皆源于阴阳互根。

同气相求就是顺着疾病的内在趋势进行治疗。《素问·阴阳应象大论》曰："清阳出上窍，浊阴出下窍。"首先对人体的阴阳之气进行定位。人体之中的阳气通过鼻咽等孔窍与外界交流，人体之中有形的阴气通过下部通道以大小便的形式排出。临床的治疗法则就是"其高者，因而越之；其下者，引而竭之"。在人体上半部的阳邪，让它顺阳气之势，从鼻咽等处排出；位于人体下半部的阴邪则应顺阴邪的趋势，让它们从大小便排出。当然，对于位于上部的邪气要用向上走行的阳药。对于位于下部的邪气要用向下通达的阴药。成无己《伤寒明理论》提出："伤寒邪气在表者，必渍形以为汗，邪气在里者，必荡涤以为利。"意思是当病邪入侵人体时，如果寒邪在肌表，就应使用发汗的方法，使邪气随汗外达。当病邪在腹内之时，就要用泻下的方法，使邪气顺大小便而泻出。即邪气在表阳应当用发散的方法来治疗，邪气在里阴要用攻下的办法来处理。这种"因势利导"的法则也属于同气相求的治疗理念。

物极必反这个理论一直为古人所重视，亦作为一种巧思见于前人的实践中。《素问·阴阳应象大论》曰："寒极生热，热极生寒……重阳必阴，重阴必阳。"朱熹《朱子语类》也说："譬如阴阳，阴中有阳，阳中有阴，阳极生阴，阴极生阳，所以神化无穷。"具体表述则是"热因热用，寒因寒用"。这当然难理解了。就像前文说"桂枝下咽，阳盛则毙"，这两种思想显然是矛盾的。但其实"热因热用"与"热因寒用"未必不可调和，这之间的关键就是"极"字，即"因热用热，因寒用寒"是有条件的，这就是走到极限。就像"钟摆模型"，走到高的极限时，就开始向下运动；走到下的极限时，就开始向上运动了。

《本草纲目》记载："按《后汉书》云：有妇人病经年，世谓寒热注病。十一月，华佗令坐石槽中，平旦用冷水灌，云当至百。始灌七十，冷颤欲死，灌者惧欲止，佗不许。灌至八十，热气乃蒸出，嚣嚣然高二三尺。满百灌，乃使燃火温床，厚覆而卧，良久冷汗出，以粉扑之而愈。"在《后汉书》中有这样一个故事：有一个妇女病了很长时间，主要的症状是一会儿发热一会儿发冷。华佗见到这个病例是在冬天十一月时。他让这个妇女坐在一个石槽之中。一大早让人用冷水浇她，说一共要浇一百瓢水。当浇水到七十瓢时，这个妇女出现控制不住的寒战，就像要死一样。浇水的人都怕了，不想浇了。华佗不允许。等浇到八十多瓢时，患者身上开始出现热气，头顶上蒸腾出二三尺的热气。浇足了一百瓢的水后，华佗叫人在床下点火，将床烧热，让患者盖上厚厚的被子。过了很久患者开始出冷汗，华佗往她身上扑些干粉，吸收湿气。结果，妇女的病就此痊愈。李时珍认为这例患者是伏火之证，患者本身就有火邪在内，外用寒冷，因其郁而发之，所以得效。让我们从西医学的角度思考一下。这个人本身就是寒热错杂之证，一大早用冷水浇之，一开始随着体温快速丢失，人体出现两个反应：一是毛孔全部封闭起来将热量封存于人体内部，二是通过骨骼肌的快速抖动产生大量的热。当这个过程持续进行时，机体产生的热量就会被积压在体内。当体内的热量积累超过极限，这个人就会从阴转阳，从寒转热。热透之后患者病也就好了。所以这是一个典型的寒极化热的病例。

一般认为灸法是热疗，以灸为温补之法，主要用于虚寒证。但临床也有将艾灸用作泻法的方法，叫作"热证可灸"。灸时用吹气的方法增加氧气，让艾火加速燃烧，此时的灸法就是泻法。近人周楣声著《灸赋》认为"实热用灸，郁热能疗；表热可灸，发汗宜谋"。意思说得很明确，温热之疾用灸法时不以温暖舒适为度，而是到疏散汗出为止。所以，热证可灸本质上也是一个热极生寒，阳极化阴的例子。

《素问·阴阳应象大论》云："壮火之气衰，少火之气壮；壮火食气，气食少火；壮火散气，少火生气。"由于阴阳本身有即物离物的特点，所以这句话可以有不同的解释。回到古人的认识模型，如果我们将"火"理解为阳热的状态，这句话就解释为人在阳热比较旺盛的状态时正常的生理功能会下降，处在均衡的阳热状态时生理功能就会旺盛。阳热的状态会消耗人体生命能量，而人的生命能量也会产生与消耗热量。高亢的阳热状态会消耗能量，平和的阳热状态会增加能量。人是恒温动物，对人来说，正常生命状态时身体会产热，这就是少火，是维持生命活动的基础。过度的能量消耗与产热就是壮火，人在发热状态及快跑时产生的都是壮火，都会消耗人体固有的能量。如果将"火"理解为阳热物质，则进食过热的食物会消耗人体的气机，进食温热的食物会增加人体的气机。如平时多食桂、姜等调料可以使人直接感受到身体发热，有强壮体质的功效；但过食辛辣，大汗淋漓，反倒是散热之法，能让人变得虚弱。回到临床之上，针对虚寒患者，有节制地使用辛温之药，给患者提供均衡的热量，才是真正固本温阳的方法。"壮火食气，少火生气"也属于"物极必反"的理论范畴。

3. 用阴阳学说指导日常调护

阴阳学说本身就来源于人们对身边万事万物流转变化的感悟，这就是《易经》中所说的"近取诸身，远取诸物"的道理。所以身体的日常调护本身就应该合于阴阳学说的道理。冷了添衣、热了吹风、渴了喝水、饿了吃饭，这就是阴阳学说的发端，也是阴阳学说的体现。可以说，合于人体本能的行为也大多合于阴阳学说的理念。

对于一种具体的养生方法而论，合于身体的直觉是一回事，合于理论认知又是另一回事。《素问·至真要大论》说"春夏养阳，秋冬养阴"，唐·王冰对这个问题的解释是"春食凉，夏食寒，以养于阳；秋食温，冬食热，以养于阴"，认为"养"即制也。他认为春夏的时候人的阳气偏盛，热气重；秋冬的时候人的阴气偏盛，寒气重，所以春夏的时候要养阳。怎样养阳？不要让阳气过亢，吃点寒凉的东西，用寒气把我们的阳气压一下，这就叫养阳。秋冬的时候要养阴。怎样养阴？吃点温热的东西，把寒气压制一下，让阴气不要过强，这就是养阴。王冰的意思是人们可以借助药物与食物的寒热温凉之性制约四时体内阴阳之气的偏盛，通过制约阴阳过亢，达到平和，使阴阳平衡协调。这就是从阴阳互胜角度解释这句话。

明·马莳对这个问题的解释是"圣人于春夏，而有养生长之道者，养阳气也；于秋冬，而有养收藏之道者，养阴气也"。他认为古代的圣人是一些有着特殊知识的人。春夏是阳旺之时，圣人可以使用一些特殊的方法来顺时促进人体气机升发，这就是养阳气。秋冬则是阴旺之时，圣人也可以用一些特殊的方法来收敛自己的气机，这就是养阴。有什么特殊的方法吗？其实又能有什么特别的方法呢。在我看来，春天、夏天早点起床，跑跑步、爬爬山、游游泳，就是养阳了，因为阳主动。秋季、冬季睡睡懒觉，多吃少运动，身上多长膘，就是养阴了，因为阴主静。这个解释也利用了"阳化气，阴成形"的概念。这就是用阴阳互根互用来解释"春夏养阳，秋冬养阴"。

清·张志聪曰："春夏之时，阳盛于外而虚于内；秋冬之时，阴盛于外而虚于内。故圣人春夏养阳，秋冬养阴，以从其根而培养也。"他认为人身之气分内外标本，以内为根，以外为标。春夏之时属阳盛之时，人体外的阳气盛，体内的阳气就相对偏弱，为标阳盛而本阳虚。人体的调养当从其本虚，故应当服温热之品，以为将养。秋冬之时阴气主令，人体外的阴气盛，体内的阴气相对偏弱。为标阴盛而本阴虚。调养当从其本虚，故可用疏泄之品固护体内之阴。这时将人体阴阳之气分为内外标本，所利用的原理则是同气相求。

现在问题出来了。王冰认为对"春夏养阳，秋冬养阴"的实际应用是春夏吃凉性食物，秋冬吃热性食物。按马莳与张志聪的解释则应当是夏天吃热性食物，秋冬吃凉性食物。双方的观点变成了到底是以阴阳对立为思考模式，还是以阴阳相和的统一为思考模式。我的思考模式就是将其进一步引申，于是提出下一个问题：对这句话的认知是在正常的生理状态还是在异常的病理状态？如果这个问题属于病理的范畴则应当使用阴阳对立、阴阳互胜的思考模式，如果这个问题属于生理的范畴则应当使用阴阳互根的思考模式。回答当然是这是属于日常调理中的生理状态下的认知。那么我们就应当使用阴阳互根、阴阳合和的思考模式。故应当以马莳与张志聪的认识为优。有一句老话叫"冬吃萝卜夏吃姜，不劳医生开药方"。意思是春夏之季要多吃点姜，补养阳气；秋冬之季要多吃点萝卜，泄热透气，养养阴气，这样人就不会生病了。想想也是，夏天人的特点就是贪凉喜冷，容易拉肚子，多吃点吃姜，固护人体内的阳气，就会少生病。冬天之时，人的特点是喜热就暖，不爱运动，很容易出现便秘、腹胀的问题，多吃点白萝卜，排下体内的气，身体就舒服了。所以，理论与实践本来就是一体的。不过这里要提出的则是王冰与马莳的观点源于对阴阳本义的认识，张志聪的观点则是后人对阴阳理论的进一步延伸。

4. 用阴阳理论指导疾病预防

怎样预防疾病？《素问·刺法论》说得很清楚了，不过就是"正气存内，邪不可干"这8个字。在具体实施中，不过就是顺应阴阳的变化。像这样的内容在《黄帝内经》中是很多见的。

《素问·四气调神大论》里面提到的春天早上要披头散发，晚睡早起，夏天就晚睡早起，冬天就早睡晚起。这也是疾病的养护和日常调理的内容。这些内容完全是和阴阳的认知模式相关的。这是阴阳概念指导我们认知和实践。

《素问·四气调神大论》曰："春三月，此谓发陈，天地俱生，万物以荣，夜卧早起，广步于庭，被发缓形，以使志生。"春季的3个月是事物推陈出新的时候，生命开始生长，万物欣欣向荣。这时人们可以晚点入睡，早点起床，起床后在庭院中大步行走，披散头发，舒缓身体，使身体的气机处在生长的状态。"夏三月，此谓蕃秀，天地气交，万物华实，夜卧早起，无厌于日，使志无怒，使华英成秀，使气得泄，若所爱在外"。夏季的3个月是自然界万物繁盛茂美的时候。此时，天地的气息交流不已，各种植物都开始开花结果了。这时人们应该晚睡早起，白天的活动时间也延长，使情志安逸，不要随便动怒，要想办法让自己的气色美好，气息通畅，并保持对外界事物的兴趣。"秋三月，此谓容平，天气以急，地气以明，早卧早起，与鸡俱兴，使志安宁，以缓秋刑，收敛神气，使秋气平"。秋季的3个月是自然界宽容平和的时候，天气转凉，地气清明。这时人们应该早睡早起，和公鸡的活动时间同步，注意保持情绪安宁，减缓秋风肃杀对人体的不良影响，收敛自己的情绪与气机，使人体在秋天的气机转为平和。"冬三月，此谓闭藏，水冰地坼，无扰乎阳，早卧晚起，必待日光，使志若伏若匿，若有私意，若已有得，去寒就温，无泄皮肤"。冬天的3个月是自然界万物气机闭藏的时候，这时的水会因寒冷变成冰，大地也会变得干裂，天地阳气不足因而日短夜长。这时人们应该早睡晚起，最好等到太阳出来再起床，要将自己的神志潜藏起来，要躲避寒冷，寻求温暖的环境，但不要将皮肤热出汗来。"从阴阳则生，逆之则死。从之则治，逆之则乱"。顺从阴阳四时的规律人就会生机旺盛，违背这个规律人就会走向疾病与死亡。阴阳的规律是天地的基本规律，顺从天地自然的变化世间的事物就会平安顺利，违背这个规律就会产生灾害。

当然，我们也应记住"物极必反""阴极生阳，阳极生阴""寒极生热，热极生寒"的自然之理。问题的关键就是要守中，处事不可极端，不可过激。就像人们说"人逢喜事精神爽"，但老年人既不可大悲，亦不可大喜。清代小说《说岳全传》最后有一个场景叫作"笑死牛皋，气死兀术"，提示人在情绪上不可过极。《三国志·华佗传》曰："人体欲得劳动，但不当使极尔。"提示身体活动也不可过极。

阴阳学说是古人的世界观，也是古人的方法论，它来源于古人对世间事物的总结与归纳。时间过去2000多年了，我们依然可以看到，即使是西医学理论也符合阴阳学说的基本认识。比如人体的反馈调节机制。人体有兴奋机体活动功能的交感神经就有抑制机体活动功能的副交感神经，有升高血钙的甲状旁腺素就有降低血钙的降钙素。按阴阳学说的理论，以兴奋为阳，以抑制为阴，则可以认为交感神经为阳，副交感神经为阴；甲状旁腺素为阳，降钙素为阴。而它们之间的关系就是以阳制阴，以阴制阳，阴阳互根互用互制的。诸如此类，不可枚举。当然，这也不奇怪，两分法本来就是最基础的哲学认识方法。阴阳学说则源于古人对世界、对人体的基本观察与认识。因此，临床中类似于阴阳学说的思想方法也是非常重要的医学认知模式。

我经常听到这样一种论调：阴阳是中国人所特有的思维模式，外国人听不懂，也学不了。我从科学的角度设定了这样一个场景：地球形成之初，空中充满了灰尘。这些灰尘不停地碰撞，黏附聚集，形成一块巨大的岩体。这块岩体进一步增大，形状类似于球体。它有了自转，也有了自己的引力。于是，一个星球出现了。最后，因为压力巨大，它的内部开始产生巨大的热量，火山喷发开始了。火山喷发出的火焰凝聚，熔岩肆虐，最后形成玄武岩。你看，从太空中的灰尘生成星球，这是从无到有。星球初生，只是一块大石头。石头大到一个极点，就会形成火山；火山喷发，又会生成石头。石头是阴，它的内部藏了火的种子。火是阳，燃烧之后的余烬复归于石。火是无形的，山是有形的。山石下落，火势上腾。火是能量，山是物质。山石与火的关系，不正是阴阳关系的另一种表达吗？将这个思维过程凝练成一句话就是山是宇宙中熄灭的火焰，火是熔岩中沸腾的山。但是，这句话不是我说的，这句话是瑞典学者林西莉在《汉字王国》中所说的。所以，仅从思维能力来说，我们东方与西方并无本质上的差别。当然，如果你能够理解质量和能量是等价的，它们是同一物质的两种形式，能量是获释的质量，质量是等待获释的能量，那么你对阴阳的认识也就进入了另一个层次。

第三节　五行学说的概念

很少有人不知道金木水火土五行。只要说起五行学说就会有人说：五行学说不就是说世界是由金、木、水、火、土这5种物质的组成的嘛。与此相类似，古印度的哲学认为世界是由地、水、火、风四大元素组成的。当然，我们可以这么理解，古人认为物质世界就是由金、水、木、火、土这几种物质组成的。但是，你会不会认为时间也是由这5种物质组成呢？在标准的定义之中，时间也有五行的属性。是不是有点意外呢？所以，五行学说还真不是一句话能说得清楚的。

一、认识五行学说

中国古人生活在阴阳的世界，同时他们也生活于五行的世界，所以五行的概念对中国古人是无可无不可的，因为这本来就是自然存在的事呀。时间进行到了现代，要想理解清楚这个概念则需要条分缕析地认真分析了。

1. 五行是古人对世界的指代

毋庸置疑的是说到五行，首先是指金、木、水、火、土这5种具体的物质。或者说整个五行学说就是以古人通过对这5种物质的认识为基础建立起来的。但随着认识加深，古人将此5种物质的特质抽取出来借以观察身边的世界，形成对世界的总体认识。

《灵枢·阴阳系日月》中讨论五脏之"肝"的属性时提到："此天地之阴阳也，非四时五行之以次行也。"一年四时也可以用五行的规定进行分类，即春为木之气，夏为火之气，长夏为土之气，秋为金之气，冬为水之气。按四季流转，春、夏、长夏、秋、冬依次排列，周而复始，故称为"以次行也"。按五行分类则木生火，火生土，土生金，金生水，水再生木，流转不休。所以五行是可以指代时间的。

在中国古人的认识中，五行不仅可以指代不同的物质，指代时间，还可以指代方位。东方属木，南方属火，西方属金，北方属水，中位属土。怎样理解？假设一个人正位站立，即面南背北站立，这时他的左手为东，是早上太阳初升的方向，是阳气初升之地，故为木气；他的右手为西，是傍晚太阳落山的方向，也是阳气降敛之地；正面为南，是正午太阳迎面所照的方向，也是阳气充盛之地；背后为北，是太阳较少照到的地方，也是阳气归藏之地。他所站立的位置就是中土，大地之所在，为人位。人为世界之主，万物之灵。

找到了太阳这个参照物就可以做进一步引申。如一年四季之中，夏季白天时间长，夜间时间短；冬季白天时间短，夜间时间长；春天白天越来越长；秋天白天越来越短。这样，五方与四季就以太阳为核心互通，东方属木，类比于春；南方属火，类比于夏；西方属金，类比于秋；北方属水，类比于冬；中间属土，类比于长夏。古人通过太阳建立了五行、五方、四季相通的学说，从而使得时间与空间可以相通。所以说五行学说内部达到了时间与空间的统一。而太阳作为媒介使古人具有了重视阳气的经验。

按照课本的说法，五行是中国古人认识世界的一种哲学思维。古人认为宇宙间的一切事物都是由木、火、土、金、水5种基本物质所构成的，自然界各种事物和现象的发展变化都是这5种物质不断运动和相互作用的结果。看上去好像这是很合理的。所以，很多老师讲课告诉我们：古人看到了山林着火就有了对火的认识，看到树林就有了对木的认识，看到河流就有了对水的认识，看见大地就有了对土的认识，冶炼金属就有了对金的认识。

五行固然可以指代世间万物，更重要的则是指代我们所处的世界本身。《西游记》中孙悟空"跳出三界外，不在五行中"。按《华严经》的说法，三界指众生所居之欲界、色界、无色界。跳出三界外是说其已经不受情绪与认识论的困扰；不在五行中则是说他已经超出物质世界对生命的束缚。

2. 论五行学说与五元素之说

我们中国人有句熟语——"买东西"。那为什么不说"买南北"呢？原来，五行之中"东西"指木与金，指代有形可用的具体物质；"南北"则是水与火。在古人看来，首先水火是自然之物，无须买卖；其次，二者一个是液体，一个是能量，所以不能用来随便指代其他的物体。从这个角度看，我们可以说五行组成了这个世界，但不能说五行组成了世界上的所有物质。

但是课本上为什么说世界上的一切事物都是由木、火、土、金、水5种基本物质所构成的？这种认识来源于余云岫提出的五元素观点。而余氏的认识则是对西方古典元素学说的附会。《灵素商兑》曰："至于五行之说，尤属不根。其在印度、欧西，则分为四行：曰地、曰水、曰风、曰火。中夏则别为五行：曰金、曰木、曰水、曰火、曰土。"余氏将五行学说与欧印之"四行"类比，更进一步提出"古人以为天地万物皆五行相薄而成，是五行者，五原质也"。这段话则明确提出五行学说即是中国式的五元素学说。但是，印度"四行"说的是物质世界的构成，而不包括时间与空间的统一。古代希腊的"元素学说"则来源于明确的哲学思辨，认为元素是宇宙中最本初的力量。西方哲学之父泰勒斯说"万物起源于水"，赫拉克里特说"万物起源于火"，毕达哥拉斯说"万物起源于数字"，德谟克里特提出原子论。都是说元素是世界本初的力量，也是最本初的物质。但中国的五行学说从来没有获得这样的地位。如董仲舒《春秋繁露》云："天地之气，合而为一，分为阴阳，判为四时，列为五行。"在这里，天地的本源是气，五行只是气在不同的运化状态下的外显。

正因为五行不是世界本初的力量，所以五行不可以从五元素的角度来理解。五行这个概念是在古人对世界认识的变化之中一步步转变、深化得到的。五行理论是古人认识世界、理解世界的工具，所以五行学说也带有"即物离物"的特点。五行即可以指具体的事物，也可以从哲学角度理解为"构成事物的基本元素"。《国语·郑语》曰："以土与金、木、水、火杂，以成百物。"将土与金、木、水、火4种物质混杂即可以制成人们所使用的各种器物。这句话既是对客观事实的表达，即古人用泥土与其他事物混合制成各种器物，如黏土被火烧制成各种容器，黏土与木相合制造房屋等；也可以理解为大地对世间万物的承载与孕化。

五行与五元素学说具有完全不同的内涵。关于这一点余云岫自己也已经认识到了。《灵素商兑》曰："原夫古人所以创为四行、五行之说者，不过分别万汇，使以类相从，而挈其纲也。"即使余云岫自己也认为五行学说最初只是一种分类概念，使得古人更容易理解与使用大自然的各种馈赠。

3. 五行各自特征

关于五行的特性古人早有明训。《尚书·洪范》曰"水曰润下，火曰炎上，木曰曲直，金曰从革，土爱稼穑。"

第一个是木，木曰曲直。凡是具有屈伸、升发特质的事物都统归为木。屈伸既有事物自己的屈伸能力；也有外显的屈伸，即事物会长高、长长的特质。那么我们如何理解木又曲又直的特点呢？一方面，古人要用木来制作各种器物，因为木具有良好的可塑性的特点，这就是木"曲"的一面；

另一方面古人又要利用木的支撑作用支撑桌子、房屋，这就是木"直"的一面。

第二个是火，火曰炎上。在我们的认识之中，火只是一种能量释放的表达。但换个角度来看，因为它可以被感知，所以也可以被认为是物质性的。吉卜林的小说《丛林之书》给予火一个不错的物质性的名字——"红色的元宝花"。火可以给人带来温暖，所以凡是温热的、升腾的、明亮的物质都属火。不过我们要提出的是火曰炎上来源于直观的认识，人类躯体对温度的感受才是对"火"最直接的认知。

第三个是土，土爱稼穑。对土的认识是从农业活动中引申出来的，即"土"对万物有承载与孕育作用。对一个人来说，他的躯体就是土。人死后也化归于土，所以说"尘归尘、土归土"。人的具体的形态属于土，能够培育人体具体形态的力量也都属于土。

第四个是金，金曰从革。从是顺从的意思，革则是变化的力量。从时间上讲，火热的夏天转为清肃的秋天就是自然界最大的变革。这样金也就有了收敛、肃杀的含义。

第五个是水，水曰润下。水的特点是润泽。从大地缺水就会干枯就可以知道水的特点。水还有下行的特征。俗话说"人往高处走，水往低处流"，作为液体的水向下的力量是无处不在的。

建立了基本的概念，古人就会以此为基础确立更系统的五行属性。木有生长、升发、调达、舒畅的特性，火有温热、升腾、明亮的特性，土有生化、承载、受纳的特性，金有收敛、肃杀、下降、清洁的特性，水有寒凉、滋润、下行的特性。

当有了五行的特性，人们就会反推，用已经确定下来的五行的特点对世界进行分类。于是，五方五色的理论依次而立。以五色论，红色是火，代表着向上的活力；黑色是水，代表着内敛的沉静；绿色是木，代表春天欣欣向荣的生机；白色是金，是最容易产生变化的颜色，代表着变革；黄色是大地的颜色，是土，也是最原始最本初的能量。以五方而论，东方是太阳初升之地，属木；南方是太阳最盛之地，属火；西方是太阳落下，变革出现之地，属金；北方是黑夜降临阳气收敛之地，属水；中央是观察者所在的地方，故为土。

4. 用五行学说看待世界

前边已经讲到五行是整个世界的指代，也提到五行是一个分类概念。那么，古人是怎样使用五行的观点来观察世界、理解世界、分析世界呢？

古人首先建立了比类相从的方法。而这种认识在中医学中进一步引申成为"取类比象"，即按五行之象的不同特点将自然中无尽的物质分为5类，将能够归于一类的物质比类相从。利用这种方法，古人建立了中医的五行五脏系统观。如：古人为认脾是主管人体吸收消化的器官，将脾比附于土；心是人体血液运输的动力，血是红色的，将心比附于火；肝是能量产生与代谢的器官，将肝比附于木；肾是调整水液代谢的器官，将肾比附于水。肺心同位，心气向上，类火；肺主呼吸，吸纳清气，且带有潜纳的特征，所以将肺比附于金。同样道理，一年四季，春风一起化生万物，故风属木；夏天炎热，使人得到夏暑为火的认识；湿气厚重，让人知道湿气属于土，其为长夏；秋燥干裂，让人得到燥属金的认识；寒主收引，让人有了寒属于水的认识。

世界是由静态物质与动态物质共同组成的，但根本是动态的。能量在具体事物之中的变迁就成为古人判定物质五行属性的又一种方法，即以物质本身的能量属性进行分类。凡是以初生、向上为特点的事物都属于木，凡是以充沛宏大为特点的事物都属于火，凡是以下降收敛为特点的事物都属于金，凡是以潜藏、固敛、沉潜为特点的事物都属于水。所以，春生、夏长、秋收、冬藏，分属于木、火、金、水。东、南、西、北、中五方也可以依太阳的阳气变化状态分属于木、火、金、水、土五行，从而有了五行五方。

通过物质的特征与能量变化，古人以五行为纲领将万事万物进行了五行分类。在不同的五行分类内部，不同的事物或因其物质特性相似，或因其能量特征相关，从而具有相通的特性，于是这些大相径庭的事物之间就可以依五行关系进行比附。如肝与青色比附，脾与黄色比附，心与红色比附，肺与白色比附，肾与黑色比附等。这样，五行就演变成了5个大系统。系统与系统之间有对立统一的特征。系统内部则可通过类比、附从、借代、指示建立关系。我们可以说肝木是初升之气，也可以说初生之气为肝；肾水是沉敛之气，沉敛之气为肾等。五声呼笑歌哭呻可以与五音角徵宫商羽类比，当然五音也就可以依附于五脏，通过肝心脾肺肾来表达。

综上所述，五行与阴阳类似，也有"及物性"与"可比性"的特点。这个特点为古人认识事物、分析问题、解决问题提供了更多的可能性。

5. 五行分类的原则从何而来

作为一种对自然界的认识，五行在中国古人的认识中已经存在了非常久远的时间。现在认为，最早的关于五行的提法出于《尚书·大禹谟》，是表彰大禹王功绩的内容。原文曰："德惟善政，政在养民，水、火、木、金、土、谷，惟修；正德、利用、厚生，惟和。"蔡沈在注释中指出："六府，即金、木、水、火、土、谷也。六者，财用之所自出。"史传在舜禹时期，六府之事都有专人管理。如大禹即出身"水正"之官，伯益则为"火正"之官。直到周幽王撤销谷府之后，"六府"变为"五材"。《左传·襄公二十七年》曰："天生五材，民并用之，废一不可。"杜预注："金、木、水、火、土也。"但五材又不仅为此，《周礼·考工记序》曰："或审曲面势，以饬五材，以辨民器。"郑玄注："此五材，金、木、皮、玉、土。"《礼记·曲礼上》曰："行，前朱鸟（雀）而后玄武，左青龙而右白虎，招摇在上。"这段文字说明至迟在周朝五方就已经与五行结合，且这种结合源于古人对天象的观察。正如《尚书·正义》说："言五者，各有材干也。谓之行者，若在天，则为五气流注；在地，世所行用也。"这样，我们知道，现在的五行概念有不同的源头。五行既来源于古人对周边事物的分类汇总，也来源于古人对天象方位的认识。所以，古人对金、木、水、火、土五行的认识有一个逐渐形成、汇聚、成形的过程。

站在今天的高度，当我们重新审视五行学说，就会发现它的产生包含着那么多的妥协与疑问。

例如金从何而来？金又何以主白色？五行之中，木、火、土、水皆是自然固有之物，金不是。金指金属，是人们产生原始工具之后，对自然之物进行冶炼、提纯所形成的。其余四行的特性是人对自然的感知，而金的属性则是人类所赋予的。金为什么是白色的？出土文物表明，我国商代虽已是高度发达的青铜时代，但那时的青铜器多为青铜饮具、储存器具，至先周才有大量的青铜武器和车马器等。古代的金属很少有白色的。先有青铜时代，后有黑铁时代，这两种最主要的金属都不是白色的。事实上，古人想要得到白色都很难。在大禹时代，人们能得到的只有少量的青铜器，那个管"金"的府官想必会很无聊。但反过来想，如果这个官员除了管理金属也管工具呢？那他就太忙了。《白虎通义·情性》提到："肺象金，色白也，鼻之为候何？鼻出入气，高而有窍，山亦有金石累积，亦有孔穴，出云布雨，以润天下，雨则云消，鼻能出纳气也。"这段话告诉我们一些信息，就是在《白虎通义》作者的脑中金石是合一的。人类度过了漫长的新石器时代，那时的人们已经可以用石头制作精致的工具，完成非常困难的工作。中国古人具有浓厚的"玉石"情结，而玉石才是古人最容易得到的白色。想象一下"巨石文明"，古人利用巨大的石块制作各种巨大的纪念物，可以从远古一直传到今天。石制工具才是人类改造世界的开始，是变革的开始。所以，金曰从革是指变革的力量，也是人类的力量开始走上世界舞台的标志。金属则是对石头（矿产）的进一步提纯与细化，"金"与"石"是等价的。五行之中用金不用石则是因为金属的特性更为突出。土生金是因为挖掘土壤才能够获得各种矿石。金生水则源于洞穴可以冒出水气。水生木自然是因为有了水才能够产生众多的植物。木生火是因为木材可以燃烧。燃烧的灰烬复归于土，所以火能生土。这是从纯物质的角度理解五行关系的示例。

从直观的角度来理解五行五色体系。火是红色的，木是绿色的，很直观。土是黄色的是因为五行学说是以黄河流域为核心形成的。金是白色的可以从玉石的角度来理解。让人难以理解的是水为什么是黑色的。以今人的角度看，金属可以是黑色的，树林可以是黑色的，大地也可以是黑色的，唯有水不应该是黑色的。即使从现代看，黑水都是污水，自然的水都是清亮的。对于没有见过环境污染的古人来说黑水是很难见到的。

对水的重视，从世界范围看，古代先民们都是一致的。有意思的是在这些不同的民族的理论之中，水都是黑色的。弗雷泽在《金枝》一书中对这个问题做了解释。弗雷泽认为对于处在农业社会的古人来说，河水、海水都不重要。因为古代农业生产能力低下，农民种地都是靠天吃饭的，只有风调雨顺才意味着来年的丰收。所以，只有雨水才是最重要的水源。而只要下雨就会天黑，雨越大，天越黑。所以水的主色就是黑色。从这个角度看，若是能用世界性的眼光来分析与认识五行，就更容易理解。

五行学说一方面来源于人体的直观体验，即五行本身有属于形的特质，是对具体物质形态的分析与归类；另一方面五行又有超脱于具体形质的，属于规律性的方法论内容，它的分类又源于人们对于事物规律的认识。理论上讲，当我们利用五行学说认识事物时，要求不论从事物形态的角度，还是从事物的内在特质，都能将事物的五行属性说清。这时才能说我们真正理解了事物五行属性的内涵，才有可能从五行属性的角度对事物做进一步说明。

6. 五行的生克原理

按照一般的理论，当人们说起五行时，其实更主要的是借用五行生克制化的关系。五行相生是指金生水，水生木，木生火，火生土，土生金。五行相克是指木克土，土克水，水克火，火克金，金克木。

在五行学说建立过程中，先有六府的观念，再建立五行的观点。我们知道五行最初只是一个对事物进行分类的模式。为什么要分类？是要利用它去处理不同的问题。在现实中，处理不同问题的时候，每一类的工具都会表现出自己额外的优势。这种额外的优势显现时五行相克观点就自然而然地形成了。这也符合我们对五行的认知，先有相克，后有相生。

《吕氏春秋》里引用的邹衍的学说，就是以五行相克关系展开的。《吕氏春秋·应同》曰："凡帝王之将兴也，天必先祥乎下民。黄帝之时，天先见大螾大蝼。黄帝曰：'土气胜。'土气胜，故其色尚黄，其事则土。及禹之时，天先见草木秋冬不杀。禹曰：'木气胜。'木气胜，故其色尚青，其事则木。及汤之时，天先见金刃生于水。汤曰：'金气胜。'金气胜，故其色尚白，其事则金。及文王之时，天先见火，赤鸟衔丹书集于周社。文王曰：'火气胜。'火气胜，故其色尚赤，其事则火。代火者必将水，天且先见水气胜。水气胜，故其色尚黑，其事则水。"黄帝的时候土气胜；大禹的时候木气胜，木克土，故夏禹能替代黄帝治理天下；然后到汤，金气胜，金克木，故商汤能替代夏禹治理天下；到周朝火气胜，火克金，故周能替代商汤治理天下；到了秦始皇当政时水气胜，水克火，秦为水德，故秦朝替代周朝。王朝交替就是按照这样的相克模式来进行的。

王莽篡汉后为了证明其政权的合法性，采用了五行相生说，并修改了汉朝以前诸朝代的德性。汉光武帝则正式承认了这种说法，从此确立汉朝正朔为火德。东汉及以后的史书如《汉书》《三国志》等皆采纳了这种说法。因此汉朝有时也被称为"炎汉"。五行生克规律在古人的眼中是十分严肃的，但以五行生克论王朝更替则未免有些儿戏。

如果将五行之生克放在中医学体系之中，则又是另一种景象。以五行配五脏而论，肝主疏泄，肝属木，气机畅达，则血脉通利；心主血脉，心属火，火能温化万物；脾主运化，脾属土，土爱稼穑，养一身气机；肺主气，肺属金，金生水，能下行以济滋肾阴；肾属水，水生木，肾气可以滋养肝水。这些就是五行相生的情况。五行相克呢？金克木，肺气清肃可以调节肝气过亢；木克土，肝气条达可以疏导脾气的郁滞；土克水，水性泛溢，脾土可以制约肾水泛滥；水克火，肾水滋润可以制约心火之亢盛；火克金，火性温暖，可以温化肺中肃杀之气。可见不论五行之生克，关键之处都在于维持五行大系统的稳定性。

还有另一种情况，若五行脾土壅滞，则木克土，即会引五行之肝木来克脾土，土气条畅，则壅滞何在？又有土郁而化火，火能克金，金气弱，子盗母气，则土气亦平。所以，五行生克之本意即在于形象地表达一种自稳定系统的概念。

7. 阴阳与五行

我们将阴阳与五行放在一起就会发现一件很有意思的事。我们可以将一年分为阴阳，春夏为阳，秋冬为阴；也可以将一年分为五行，春、夏、长夏、秋、冬分属木、火、土、金、水。在这个分类体系中，阴阳与五行对事物变迁的认识是统一的，是对同一类事物在共同认知模式下的不同方式的归类。同理，我们既可以用阴阳关系将一日分为数个不同的节段，也可以用五行的方式将一日分为不同的节段。古人对方位的表达亦是如此。可以用阴阳的模式将方位进行分类，以前为阳、后为阴，上为阳、下为阴；也可以用五行的方式进行方位分类，前、后、左、右、中分别属于火、水、木、金、土。同理，我们可以用阴阳来划分事物，也可以用五行来划分事物。所以，从使用区间上看，阴阳与五行是等效的。那么它们的异同点是什么？这时我们就要引入另一个概念来说明。这就是"气"。

《礼记》云："人受阴阳两气而生，此身莫阴阳。鬼神只是阴阳两气之屈伸往来者。自二气言之，神为阳之精，鬼为阴之灵……自一气言之，气之方伸而来者属阳，为神，气之已屈而往者属阴，为鬼……其实二气只是一气而已。"这段话是说阴阳的，认为人的生命活动不过就是阴阳二气的交流变化。而所谓的阴阳二气本质上仍是一气。阴阳只是气机运行的不同状态而已。以气之伸、气之往为阳气，以气之屈、气之来为阴气。这是阴阳的"气一元论"。阴气和阳气只是气的运动方式不同而已。气既不可能永远居于阳的状态，也不可能永远居于阴的状态，它处在不断运动状态中。

《春秋繁露》说："天地之气，合而为一，分为阴阳，判为四时，列为五行。"这里将前述阴阳一气的观点进一步深化了。混元一气先一分为二，就可以分为阴阳；将混元一气进一步分类就会出现四时这样的概念；将混元一气再做更细致的划分，就可以得到五行。所以五行也是"气"在不同运化状态下的外显。但相对来说阴阳概念更接近于世界观与认识论的层面，五行则更接近于方法论的层面，更接近于具体的事物。

我们以一年四季示例。冬天属水，春天属木，夏天属火，秋天属金，还有中央为长夏。也可以分春夏为阳，秋冬为阴。所谓一年的变化不过就是寒去热来，日长日短。一年之中寒热、日夜的变化是连续的。所以，气一元论、阴阳理论、五行理论的核心都是一致的，只是对气化运动划分规则不同而已。气一元论才是中国传统认识中万事万物的本来面目。阴阳所表达的是事物运动的趋势性。五行表达的则是具体规则之下事物的特性。

二、对五行学说的重新认识

五行是古人对客观世界的分类，五行的分类有着确定的内在规则。当我们面对具体的五行分类时要明白：具体五行分类的结论一旦确定就有着相当的稳定性。也就是说，五行系统划分不仅是内在属性的划分，也要与同属性的其他事物相比类；事物的五行属性只有能与同系统的事物类比相配才能被确定。而且五行分类的属性一旦确定不可随意更改。建立了这个基本的认知模式，事物之间才能通过五行相关相互比附，进而才能建立关于五行生克之下的推理关系。如风、火、湿、燥、寒五气，分属木、火、土、金、水。从季节与物质特性上划分，春风一动化生万物，故风属木；夏天炎热，使人产生夏为火的认识；长夏之时湿气厚重，让人知道暑湿属于土；秋燥干裂，让人得到燥属金的认识；寒主收引，让人有了寒属于水的认识。但从另一个角度看，湿气通于水，湿气本身就是水气，则湿应属水，冬属于水，所以湿似乎可以合于冬。寒气也是变化的力量，从夏至秋而入冬，易火热为凛寒，就是变化的力量。而且，冬天气候干燥，以冬为水似乎说不过去了。所以不列寒为水气，列寒为金燥之气，倒也能说得通。这样，燥就成为土，是燥土。于是乎风、暑、燥、湿、寒五气与分属木、火、土、水、金从天生五气自身的特点讲似乎也可以说得过去。但是，这种五气排列配对与季节的五行排序不能兼容，而且这种分类方法以有形之"水"为线索，属于形之下之术，故不成立。所以五行五气只能是风、火、湿、燥、寒分属木、火、土、金、水，以应春、夏、长夏、秋、冬。

1. 五行的物理性特征

既然五行更近于具体的事物，那么我们又如何从物理的层面理解五行呢？其实这个问题也来源于余云岫的《灵素商兑》。他认为五行、四行并无质的差别。前人们对所谓的三行、四行、五行、六行都已经做过了相关的尝试，而且这些尝试都在中医学体系中留下了印记。三行者，三才是也。古人说天有三才，日、月、星；地有三才，水、土、风；人有三才，精、气、神。这就是中医的"精气神"理论。四行者，四象是也，周易有一分为二，二分为四之论，这个四就是"太阳、少阳、太阴、少阴"四象。《类经附翼》中提出："太少阴阳，为天四象；太少刚柔，为地四体；耳目口鼻以应天，血气骨肉以应地。"《伤寒论》中的六经辨证可以说是六行认知的体现。不过，医师在实践中用得最多的还是五行。为什么是五行呢？五行到底有什么样的特殊性？

迪士尼的电影《唐老鸭的数学世界》里面就专门讲了"五"的概念。如果把五边形沿着各个连线的交点切开。这时形成的线段、边、斜线、对角线之间的比例全部是0.618，完全符合"黄金分割"。所以，五行是很美的一个命题，自然界中有很多和"五"相关的数字。很多东西的分类是"五"，自然界的很多生物的分形是"五"。如：梅花5瓣，梨花5瓣，人的手指是5个，人的躯体是五端。在毕达哥拉斯看来，5是婚姻的数字，也是和谐平衡的数字。所以，五行这种结构是自带美感的。如果将五行用图形来表现，那么它就是个五边形。外部的连线两端是相生的关系，内部连线两端则是相克的关系。

五行还具有自我重复的稳定性结构。标准的五行生克图就是带有内部连线的五边形。这时我们会发现外部是五边形，内部的连线又形成新的倒置小五边形。如果将小五边形的内角相连，又会形成更小的五边形。我们可以将这个过程不断重复，以至于小到无限。同理，我们也可以将这个五边形的边以延长线的方式不断扩展至无限。所以，五行的特点是可以自我重复且无限可分的。按照这个规律，我们既可以用五行的观点研究小小的细胞，也可以用它来认识研究世间万物。

古人发现五行学说具有非常广泛的解释性，能够有效地解释与说明面对世界时所出现的各种问题。这样，五行就成了解释事物变化的模型。这时，古人就会刻意制造出"五"这个数字。如五行源于五材。五材则是将六府减去一个"谷"而形成的。用五行对应一年四季呢？也是麻烦。因为，四季只有"四"没有"五"，只能以四季应木、火、金、水。这时就得硬加上土以应五行。结果后世用了两种方法来说明土的形成。一种是在夏秋之间加一个长夏土位；一种是用土寄四旁的方法，在四季之中分别加入四个时间段，以应中央土。所以，五行理论所具有的广泛的解释性是古人在反复利用相关概念时一点点增益形成的，它本身就是实践的产物，更是试错法的产物。

2. 五行的系统原则

古人建立五行系统不仅仅是为了将世间的事物进行简单的分类，更是为了利用五行的思想理解世界，解决问题。所以，在古人的脑海中，五行学说是以简化的世界模型的面目出现的。这时就得为五行模型建立一个运行规则。这个规则就是五行的生克关系。

五行的生克关系至迟在西汉初年就已经确立了。《淮南子·天文训》里提到五行的相生关系是"水生木，木生火，火生土，土生金，金生水"。《淮南子·坠形训》里提到五行的相克关系是"木胜土，土胜水，水胜火，火胜金，金胜木"，即后世所说的"木克土，土克水，水克火，火克金，金克木"。董仲舒《春秋繁露》则提到五行者"比相生而间相胜也"。意思是五行相互挨着的是相生的关系，五行之间相互间隔的是相克的关系。我们将五行相生相克的关系连接起来，就成了五行生克图。这也就是古人眼中世界上万事万物运行变化的总规则。

五行的自平衡系统：图5-3-1是一张标准的五行生克制化图。我们可以看到这张图是有意识的在外边使用弧线来画的，体现的就是外圆内方的特点，意味着五行可以作为一个整体承受外界的压力。

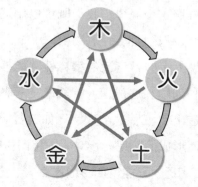

图5-3-1 五行生克图

　　我们可以设想，如果有一个额外的压力作用于木上，木生火，火就承担一点压力；火生土，土再承担一点压力；土生水，水又承担一点压力；最后是水生木，这个压力转回来。作用于木之上的压力就会被整个五行体系所吸收，所承担。同样道理，如果有一个额外的损伤作用于木之上，木生火，木气不足则火气不足，接下来土气也弱一点，金气也弱一点，水气也弱一点，木气也弱一点，最后这个额外的损伤也被整个系统消减了。这就像一池水，从某一个点加一些水进去，水面泛起一圈圈涟漪，然后新加入的水被这一池水所容纳。如果从某一个点抽出一部分水，结果还是在水面泛起一圈圈的涟漪，具体到这个点所失去的水又会被这一池水所承受。所以五行是一个系统，这个系统是一个类似于圆的结构，对外界环境的变化具有最大的承受力。

　　五行不仅有生，还有克。这样问题就稍微复杂些。同样以木气旺进行假设推理：木气旺，则木克土，土气不足。土气弱，制水无力，则水气旺。水气旺，水能克火，则火不足。火不足，制金无力，金气旺。金旺则克木。木气受制，则木气平，于是外界对木的影响被消解。

　　如果既要考虑相生的问题又要考虑克的问题，那么情况就会更复杂。我们按箭头方进行推衍，以木气旺为始动因素进行分析，会得出以下结论。

　　木的四行结构：①木生火，则火旺。火旺克金，则金弱。金弱生水，则水弱水弱，则生木无力，木气平。②木生火，则火旺。火旺生土，则土旺。土旺克水，则水弱。水弱，则生木无力，故木平。③木生火，则火旺。火旺生土，则土旺。土旺生金，则金旺。金旺克木，则木气平。④木克土，则土弱。土弱生金无力，则金弱。金弱生水无力。水弱则生木无力，则木平。所以，木的四行结构导致初始力量的反制。初始是木气旺，结果则是木气平。

　　木的三行结构：①木生火，则火旺。火旺克金，则金弱。金本克木，金弱克木无力，则木愈旺。②木旺克土，则土弱。土弱则生金无力，金弱。金弱则克木无力，木愈旺。③木旺克土，则土弱。土弱则克水无力，则水旺。水旺行木，则木愈旺。

现在我们得出结论：以五行相生立论，某一行过亢则层层转递，五行皆亢；以五行相克立论，某一行过亢则经过层层制约，最后所亢者平，五行重归于平衡。若生克互用则依据所影响的范围或有四行或有三行。若为四行，则所亢者平；若为三行，则所亢者愈亢。到底会出现哪一种可能完全是随机的，因为五行之气是均平的，所以在受压情况下，任何一种可能性都是可以出现的。但在具体实践之中却不是这样，因为现实之中很难出现五行均平这种情况。以中医观点为例，每个人的五行都有偏亢，也有不足。所以《黄帝内经》有五行人之说。金型人即金气偏旺，木型人即木气偏旺，以此类推。这些不同类型的人倾向特定的五行生克模式，同样的压力下就会出现不同的结果。

《博物志》有这样一个故事："三人冒雾晨行。一人饮酒，一人饮食，一人空腹。空腹者死，饱食者病，饮酒者健。"有三个人冒着早晨的霜雾结伴赶路。结果一个人死掉了，一个人生病了，一个人却没事。原来三人的早餐不同。一个人空腹没吃饭，结果死了。一个仅吃了早饭，结果病了。一个人吃了饭还喝了酒，结果他没任何问题。表面上，这是说酒有克服寒邪瘴气的作用，本质上却反映了身体五脏旺衰不平的问题。饮酒者土气旺，进食者土气平，空腹者土气弱，受到同样的外邪损伤，五脏的反应不一样，结局也不一样。

从图5-3-1还能看出平衡比强大更重要。平衡的五行关系可以使整个系统作为一个完整的单位对外，故可有效地缓解外部环境对五行体系的影响。所以虽然很多老年人精神体力都不如年轻人好，但只要注意保持脏腑之气的平衡就有可能得到比年轻人更高的生活质量。五行之气完全平衡是难以达到的，但是越多的均衡会带来越多的稳定。对人体来说，能够调动起越多的组织器官的功能，就会有越强的自我平衡能力。例如感冒可以出现头痛、发热、咽痛、怕冷、乏力，临床上感冒症状多往往预后较好。有些人平素感冒没有太多症状，反倒是虚过头了，最难处理。

这张图还提示我们慢性病存在的原因。理论上如果外来邪气够强就可以直接破坏系统的整体稳定性，直至整个系统崩解。这就是急性病致人死亡的道理。如果外来的破坏力不够强，这种破坏力就会被整个系统所消解。这就是临床上有自愈性疾病的道理。就像一个鸡蛋，或者以稳定的姿态承受外界的压力，或者在外力作用下直接破碎。但是在临床上患者还有种状态，就是慢性病状态。不死，又活不旺。就像是软壳蛋，有一个地方受外界的压力凹陷了，但整体的稳定性却依然能够维持。这就是五行之中出现了三行生克运转的情况。而这种情况的出现肯定是因为患者先有脏腑之气的不均衡，然后在外界破坏力的作用下形成三行之内的小循环。这个小循环自己就可以通过生克关系运转起来。它依托于大的五行循环，又将外来的破坏性始动因素保留下来。我用电脑软件的术语将这个现象命名为五行体系之内的"死循环"现象。中医治疗慢性病不过就是解决这个"死循环"。要形成一个死循环，至少要有3条边与3个角。当我们处理问题时，从3条边或3个角上的任意一个点入手，就可以破开这个死循环。所以中医有一个很有意思的现象，就是"门派"现象。就像人们所诟病的那样，同一个患者，10个中医可能开出10个不同的处方，10个处方都可以治好患者。因为，在五行体系内部，死循环本身是可以有多个切入点的，所以在处理具体问题时只需要打开一个切入点就可以了。所以中医是允许不同门派存在的。不同的门派在处理问题时习惯选用不同类型的特定的切入点。也正因如此，即使不同门派对某一类疾病的认识理论不同，但从临床疗效上看却有可能是等价的。

3. 五行的关系原则

前边的内容中我借用了一个电脑软件的术语——"死循环"。此处又要借用两个电脑技术的术语——"输入"与"输出"。在认识论中有一种理论叫作黑箱理论。将一个不透明的箱子放在面前，在不打开箱子的前提下，如何判断箱子内部的结构与情况是什么？那就是给这个箱子输入一个信号，看它能输出一个什么样的信号。将这个工作反复进行就能大致搞清楚箱子内部的情况如何。

我们认识世界时也可以利用这个技巧。我们假设有一个人生活在这个世界之上，他不是孤零零地生活，必然要与外界环境发生关系。他要吃饭，要排泄，要工作挣钱，当然也会在生活之中不停地花钱。这时，看看他与身边世界的交流情况就会发现，所有的交流只有两大类事件：一类事件是外部世界对他的影响，另一事件则是他对外部世界的影响。如图5-3-2。

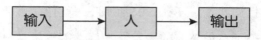

图5-3-2　力量输入、输出示意图

我们将这张图进一步细化，将影响这个人的事物再分为两类，一类是对他有帮助作用的，一类是对他起伤害作用的；将这个人对外界的影响也分为两类，一类是他对外界的破坏，一类是他对外界的帮助。于是得到图5-3-3。

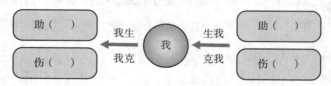

图5-3-3　人与环境相互影响示意图

将图中的"我"替换为五行之木。则得到图5-3-4。

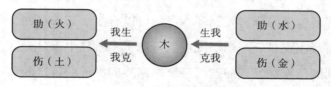

图5-3-4　木对火、土、金、水四行的影响示意图

将木分别用其余四行依次替换，然后再组成一个完整的新图，就会重新得到五行生克关系图（图5-3-5）。

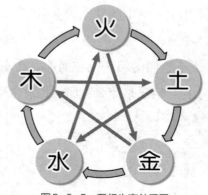

图5-3-5　五行生克关系图

读懂了这几张图，我们就能明白：将任何一个独立的单位置于这个世界，它只面对着4种关系，这就是生我、克我、我生、我克。如果将这种关系按最小数量集结为一个完整的单位，并将之表现为图形，就是五行生克图。这就是五行的关系学说。根据世界的最简化原则，五行只可能是五行，既不可能是四行，也不可能是六行。

我们已经讲到了五行的关系和结构。我们运用五行的时候实际上用的是五行之间的关系。我把它称为五行的关系原则或者关系学说。还是回到之前的问题——为什么是五行？因为只有五行才能体现具体事物与大系统之间的关系，也只有五行才能表达稳定系统内部的平衡关系。

从图5-3-5的角度来回答前边提的那个问题——怎样理解五行之"五"？我们首先要理解"一"。什么是"一"？就是一个人、一件事、一个问题。任何人、事、问题都不可能是独立存在的，它必然要依赖于外界事物的存在而存在。即使小如一个原子，它也会不停地与周围的其他原子碰撞。即使大如地球，它也会受太阳与月亮的影响。一个事物与外界之间的关系也不过是两类——影响我的与我影响的，这就是"三"的体系。将"三"的体系进一步分化，就是"生我、克我、我克、我生"这4种关系，并可形成五行关系图。从这里我们也可以认识到五行是最简单的自平衡系统。换个说法，五行学说所要表达的不过是一个最简单的系统模型。《素问·阴阳离合论》曰："数之可十，推之可百，数之可千，推之可万，万之大不可胜数，然其要一也。"这个"一"就是最简单、最直接的宇宙模型。这个模型是包罗万象的，也是千变万化的。

曾经有一段时间，中医学者们被"心主神明"还是"脑主神明"所困扰。在《素问·五运行大论》之中则有"夫阴阳者，数之可十，推之可百，数之可千，推之可万，天地阴阳者，不以数推，以象之谓也"。同样说的是阴阳可分，但此处之立意与《素问·阴阳离合论》略有不同。前文强调的是"其要一也"的"一"，强调的是对世界本源的认识。而此处强调的则是"不以数推，以象之谓也"，更强调五行与事物的本体表象之间的关系。当我们研究一个事物时，不仅要研究具体事物本身，更要找出这个事物所指代的一系列的事物。从此出发就可以看到心主神明源于火的光明。心属火，火主明，故心主神明。脑主神明则是人体器官功能的具体体现。李时珍《本草纲目》指出"脑为元神之府"。《素问·脉要精微论》曰："脑为精明之府。"都指出了脑在认识世界时的重要作用。结合前文对"数"与"象"认识可以知道，"心主神明"是基于象的认识，心是人体功能单位中火的代名词；"脑主神明"则是基于数的认识，是人体具体器官脑的功能。所以"脑主神明"是对"心主神明"的进一步细分。《太素·厥头痛》中杨上善注曰："头为心神所聚。"所以，我们只有理解了阴阳五行的这些基本特性，才能清晰有效地面对临床中的各种问题。

第四节　用五行学说整合中医理论

既然五行学说更接近于方法论对世界的认识，中国古代的医家自然会将其引入医学领域，解决医学临床中所见到的问题。

一、五行学说与中医基本理论

古代医家最大的困惑是什么？无非是基本的身体形态的客观变化，如基于生理、病理、解剖的之上的客观实在与基于医患直观体验的临床观察，如症状、体征之间的巨大落差。对西医来说这很简单。只需要借助仪器对生理、病理、解剖内容不断深化，再加上广泛的试验研究，就可以跨越基础理论与临床实践之间的巨大深渊。对古人来说跨过这个深渊谈何容易。所以古人只能是借助理论的力量，加之临床实践中的试错，才有可能跨过这个深渊。这也是阴阳五行学说进入医学领域的意义。要想达到这个目标，先要从五行学说的角度对基本的医学概念进行定义。

1. 用五行学说说明人体的生理结构与功能

《素问·金匮真言论》云："东风生于春，病在肝，俞在颈项；南风生于夏，病在心，俞在胸胁；西风生于秋，病在肺，俞在肩背；北风生于冬，病在肾，俞在腰股；中央为土，病在脾，俞在脊。"意思是春天的时候刮东风，肝属木，所以肝之病多在春天发生，肝的脏气与颈项的腧穴相关联；夏天的时候刮南风，心属火，所以心之病多发生于夏天，心的脏气与胸胁的腧穴相关联；秋天的时候刮西风，肺属金，所以肺之病多发生在秋天，肺的脏气与肩背的腧穴相关联；冬天的时候刮北风，肾属水，所以肾之病多发生在冬天，肾的脏气与腰股的腧穴相关联；长夏这个季节和中央的方位都属于土，脾属土，所以这个时间的疾病多属于脾病，脾的脏气与脊背的腧穴相关联。

《素问·金匮真言论》又说："东方青色，入通于肝，开窍于目，藏精于肝……南方赤色，入通于心，开窍于耳，藏精于心……中央黄色，入通于脾，开窍于口，藏精于脾……西方白色，入通于肺，开窍于鼻，藏精于肺……北方黑色，入通于肾，开窍于二阴，藏精于肾。"意思是东方属木主青色，它的气机与人体的肝气是相通，肝之气开窍于目，人体内与东方之气——木相关的精华皆内藏于肝。南方属火主赤色，它的气机与人体的心气相通，心之气开窍于耳，人体内与南方之气——火相关的精华皆内藏与心。中央属土主黄色，它的气机与人体的脾气相通，脾之气开窍于口，人体内与中央之气——土相关的精华皆内藏于脾。西方属金主白色，它的气机与人体之肺气相通，肺之气开窍于鼻，人体之内与西方之气——金相关的精华皆内藏于肺。北方属水主黑色，它的气机与人体的肾气是相通的，肾之气开窍于前后二阴，人体内与北方之气——水相关的精华皆内藏于肾。后人则将文中相关内容重新归纳整理，最后形成表5-4-1。

表5-4-1　五脏的生理功能与相互关系表

自然界							五行	人体						
五音	五味	五色	五化	五气	五方	季节		五脏	五腑	五官	形体	五志	五声	变动
角	酸	青	生	风	东	春	木	肝	胆	目	筋	怒	呼	握
徵	苦	赤	长	暑	南	夏	火	心	小肠	舌	脉	喜	笑	忧
宫	甘	黄	化	湿	中	长夏	土	脾	胃	口	肉	思	歌	哕
商	辛	白	收	燥	西	秋	金	肺	大肠	鼻	皮	悲	哭	咳
羽	咸	黑	藏	寒	北	冬	水	肾	膀胱	耳	骨	恐	呻	栗

这张表就是常用的以五行的观点来说明五脏的生理功能与相互关系的表。五脏归属于五行，肝主疏泄属木，心主温煦属火，脾主运化属土，肺主肃降属金，肾主润泽属水。五行的相生关系说明五脏之间相互帮助。金生水，肺之精津下行以滋肾精，肺气肃降以助肾纳气；水生木，肾藏精以滋养肝血，肾阴助肝阴防肝阳上亢；木生火，肝气升发条达，可以助心气旺盛；火生土，心气旺盛有助于脾气的运化作用；土生金，脾气的运化作用可以助肺气通达周身。五行相克说明五脏之间的制约关系。金克木，肺气清肃可以抑制肝阳的上亢；木克土，肝气条达可疏泄脾气之壅滞；土克水，脾气厚重可以制约肾水之泛滥；水克火，肾气清凉固敛可以收敛心火之亢热；火克金，心气温热可以温化肺气之清肃。

2. 用五行归类的方法归纳药物的功效

既然我们可以用五行学说认识人体，认识世界，当然也可以用五行学说认识药物。缪希雍《神农本草经疏》曰："水曰润下，润下作咸；火曰炎上，炎上作苦；木曰曲直，曲直作酸；金曰从革，从革作辛；土爰稼穑，稼穑作甘。本乎天者亲上，本乎地者亲下，气味多少各从其类也。凡言酸者，得木之气；言辛者，得金之气；言咸者，得水之气；言苦者，得火之气；言甘者，得土之气。"这句话的意思有两层。一层是各种药材具有不同的气味，我们可以根据它们的气味来判断它们的五行属性，并进而判断其临床价值。如味酸者入肝，味辛者入肺，味咸者入肾，味苦者入心，味甜者入脾。第二层意思则是物类相感，同气相求。属于整体上层的部分的药物与人体上部的组织器官相配比，往往用于治疗上部的疾病。属于整体下层部分的药物与人体下部的组织器官相配比，往往用于治疗人体下部的疾病。事实上，任何生物都是五行兼行的，而其所含五行之气又是多寡不同的。我们可以通过植物五行之气的偏重，对植物药性做出判断。

《素问·脏气法时论》中指出："五谷为养，五果为助，五畜为益，五菜为充，气味合而服之，以补精益气。"我们可以认为这段文字说的是人体在正常状态下的饮食调护，是"常法"。在正常状态下，人的饮食应该以五谷为主，五味杂陈。世界上的生物不其数，五谷、五果、五畜、五菜皆属于气味平和、偏性不重之物。进入医学体系，问题就复杂多了。因为，医学讲的是异常情况下人应该如何对待身体的变化，是"变法"。人在疾病状态下，身体的状态出现了偏颇，这时就要用药物进行针对性纠偏处理。药物的偏性比较强烈是在中药之中，就会出现各种奇怪的植物，各种不同的性味。如有黄连之苦，姜、桂之辣，芍药、山楂之酸，龙眼、蜂蜜之甘，熟地、五味子之咸。医生用植物的偏性去应对人体的偏性。这就是中医治病的道理。

于是有人说：那中药的毒性呢？最近几年，最为大家重视的就是马兜铃属的植物，它们不仅可引起肾衰，也能引起严重的肝损害。那么我们应该如何看待这个问题？其实，对这个问题的回答早就有了。神农尝百草，日遇七十毒，最后被一棵断肠草毒死了。所以，有毒药物的问题一直存在，重要的是我们应该从哪个角度去理解它。到底是因为某种药的五行偏性过强致人死亡，还是这种药独特的药性作用致人死亡？显然，神农的故事已经给了我们答案。毒死神农的药叫"断肠草"。从字面上看，是药物对肠道所特有的腐蚀作用杀死了神农。从这个角度看，我们调配药物时使用的是五味调和的方法；药物起具体治疗作用内在原因又似乎是药物独特的药理作用。

现知最早的中药专著是《神农本草经》。这部专著首先将药物分为上、中、下三品，其分类依据就是药物的毒性。将无毒且可以久服，有调理作用的药物归于上品；将有小毒的，有补益作用又能治疗疾病的药物归于中品；将有大毒，只能用于治疗疾病的药物归于下品。附子、大黄等药性明显，毒性也明显的药物皆归于下品。《神农本草经》中认为菖蒲的作用是"治风寒湿痹，咳逆上气""补五脏、通九窍""轻身、延年"等，它的表述皆是药理作用，而非物类相感。所以，在传统中医的认知模式中，真正指导中医药学实践的还是药理作用。

有这样一种说法：中医可以用一些简单的方法去分析判断药物作用。如腰痛用根、通络用藤，茎叶发散、子实补肾。这个看上去很好的总结恰恰不是属于"真"的判断。类似的说法还有"诸花皆升，旋覆独降。诸子皆降，苍耳独升"。意思是植物的花多半是升散的，诸花之中只有旋覆花是沉降的；植物的种子多半是沉降的，只有苍耳子是升发的。但显然这句话是有偏颇的。丁香花有温中降逆的作用，菊花也有平肝潜阳的作用。牛蒡子可以清咽利喉，蔓荆子清利头目，也是子类药药性升散的例子。

"药性赋"中既有五行物类相感理论的体现，也有药理作用的体现。如"犀角解乎心热，羚羊清乎肺肝"，这句明显是利用五行学说来解释药物的作用。也有从药物的临床疗效、药理来解释药物作用的内容，如"海藻散瘿破气"。我们现在知道，这是由于海藻含碘，可以治疗地方性甲状腺肿的缘故。类似的还有"牡蛎涩精而虚汗收"，意思是牡蛎有止汗的作用。现在我们当然知道牡蛎的止汗作用来源于它所含有的碳酸钙。所以中医临床上所使用的药性本质上还是药物的药理作用，而非五行生克。那么，五行生克在药理中起的作用是什么呢？原来，中药本身是原始复合药，即一味药中可能含有多种不同的药理成分，从而表现为多种不同的作用，所以中药的药效往往多变而复杂。五行生克在这里所起的作用就是对药物的作用进行分类与归纳，以方便临床医生对原始中药作用记忆与使用。所以李时珍著《本草纲目》时对于药物的具体药理作用要问之于野老、渔父、猎户、樵夫才能得出结论；至于药物五行生克方面的探讨则坐在家中书房之内也可以慢慢悟道了。所以，我们一定要明白，古人只是用阴阳五行学说来解释、归纳药物的药理作用，而不是将药理作用依附于五行学说。

3. 用五行学说阐述临床病理

五行学说也用于指导与解释临床事件。《灵枢·经脉》中有关足阳明脉的论述："病至则恶人与火，闻木声则惕然而惊"。足阳明脉是胃脉，胃脉是属土的，而且是阳土，其病以热为主。所以足阳明病患者是畏惧火的，因为火能生土，见火则足阳明经的热气会更加严重。同时，因为木克土，所以足阳明病的患者还有一个特点，就是比较害怕属于木的声音。临床上类似的情况也很常见，土壅气郁的患者胆小，缺少活力，尤其是害怕去人多的地方。

古书中还有一些内容，可以完全按照五行的原则进行推论。《诸病源候论·虚劳喜梦候》曰："邪从外集内，未有定舍，反淫于脏……肝气盛则梦怒；肺气盛则梦恐惧，哭泣飞扬；心气盛则梦喜笑恐畏；脾气盛则梦歌乐，体重身不举；肾气盛则梦腰脊两解不属。"这一部分讲邪气从外入内，在体内流转，困于五脏。邪在哪一个脏腑，就会引起相关脏气的症状。肝之情志为怒，邪入肝则梦中发怒。肺于五志主悲、五音主哭，邪入肺梦则见恐惧而悲哭。心于五志主喜、五声为笑，邪入于心则梦见欢喜与发笑。脾于五志主思、五音主歌，邪入于脾则见梦中唱歌，又脾于五气主湿，故表现为身体困重不适。肾于五志主恐、五声主呻，其气通于腰脊，故邪入于肾则腰两侧酸困不适。这部分内容是五脏之气偏盛所出现的症状。怎么治疗？"至而泻之立已"，根据梦中的提示对应地使用泻法就行了。

如果五脏偏虚会出现什么情况呢？"厥气客于心，则梦见山岳燂火；客于肺，则梦飞扬，见金铁之器奇物；客于肝，则梦见山林树木；客于脾，则梦见丘陵大泽，坏屋风雨；客于肾，则梦见临深，没于水中"。所以，虚气至于心就会梦到山火。虚气至于肺就会梦到金属铁器。虚气至于肝就会梦到山林树木。虚气至于脾就会梦到丘陵沼泽。虚气至于肾就会梦到出没于深渊湖水之中，水气重。治疗的方法就是"至而补之立已"，梦到哪种梦境，做相应的补益就可以了。值得我们注意的是，梦的解释与分析是最难确定的，也是最主观的。古人也早就知道了"日有所思，夜有所梦"的道理。所以，这段文字的出现恰恰证明五行学说进入医学更多的只是解释性的随文附义，而非真正的客观现象。

事实上，临床症状与疾病现象是纷繁多变的。所以我个人认为，针对古人的类似于五行理论的推理与表达，如果有一部分合于五行理论的表达，一部分不合于五行理论的表达，那么与这些认识相关的推理是正确的、有效的；但如果这些认识与表达完全严格地遵循五行理论，那么相关的认识与表达是无效的。

二、用五行学说指导医学实践

中医建立各种理论都是出于实用性的原则，所以自然也会使用五行理论解释临床实践之中从诊断到治疗的方方面面。

1. 灵活的生克乘侮与诊断

一个老练的中医师一定知道疾病的特点是随季节变化而变化的。仅仅一个咳嗽应当可以表现出四季的不同。冬天咳嗽多属于寒，春天咳嗽多兼风邪，夏天咳嗽多属于热，夏末咳嗽多兼湿，秋天咳嗽多兼燥邪。这种变化是明确与四季、五行相关的。但是我要重点提出的是这种五行与临床的关系只是对临床现象分析的结果，而非出现这些相关变化的内在理由。出现咳嗽与四季五行明确相关的原因，实际上是"四季分明"这种情况的存在。在中原地区，即黄河流域与长江中上游地区，这个规律是存在的，但到了长江下游及珠江流域这个规律就不存在了。在珠江流域，春季是一年之中湿气最重的时候，俗称"回南天，龙舟水"。故广东患者咳嗽春天多挟湿气。这就不符合前述四季五行的规律了。不过，五行学说与季节的变化不合拍并不是五行学说失效，反倒说明五行学说是表现疾病与外界环境相关的学说。四季五行学说只是对疾病外在环境的总体性的概括。对疾病真正有影响的，还是自然界的寒、暑、燥、湿、风。

我曾经治过一个心脏瓣膜手术后的女患者。患者术后出现严重咳嗽，久治不愈。患者本身是护士，遍寻专家而不效。长期靠服用甘草合剂来维持生活质量。她也知道这是没办法的办法。因为甘草合剂中有罂粟壳，用这个药纯粹是利用它的中枢性镇咳作用。我是在无意中见到她的，诊断她的证型是木火刑金，只开了郁金30g、全瓜蒌30g，共3剂，就解决了她的问题。当年，这个病例曾经给我极大的鼓励。因为，这个病是古代不存在的病，使用古老的中医理论如此轻易快速地治疗了此病证明中医学即使在现代也不落伍。但如果仔细看这个木火刑金这个概念却又有些奇怪。这个概念的意思是肝木之气太旺损伤到了肺金的功能。因为过旺的肝气可以产生肝火，所以又叫木火刑金。其本质还是木旺伤金。当然关于这个证候的诊断古已有之，但这种情况就是将金克木的结构给反过来了，属于生克乘侮之"侮"。显然，古人在临床之中对五行学说的使用是非常灵活的。

当我们讲述五行生克作用时，所有的推理都是按箭头方向所指运转的。但是也有逆着箭头方向运转的例子。事实上，五行生克图只是一个示意图，也是一个常态图。这张图只是对各种关系的罗列，但面对现实世界之时，面对异常情况时，这里面的箭头都是可以反着来看的。

从相生的关系来看，金生水，水生木，这是正向相生。意思是金能促进水的充沛，水能促进木的生长。所以我们说金为水之母，水为金之子；水为木之母，木为水之子。同样道理，木为火之母，火为木之子；火为土之母，土为火之子；土为金之母，金为土之子。从母出发作用于子的关系是促进关系，叫作母能令子实；而从子出发作用于母却反之，即子会消耗母的能量，叫作子能盗母气，或子能令母虚。

从相克的关系来看，金克木、木克土、土克水、水克火、火克金，这是正向的相克关系，前提是五行之气均衡。在五行之气不均衡的时候，有两个可能：一个可能是相克之中的前者过亢，即金克木之中的金气过亢，此时金对木的制约叫作相乘，也可以叫作金乘木，余则依次类推叫木乘土、土乘水、水乘火、火乘金。可如果相克关系的后者能量过强，前者不但不能制约后者，反倒为后者所制约。如金克木关系之中，木气太旺反制金，则为木侮金，同样还有土侮木、水侮土、火侮水、金侮火这些情况。木火刑金就是木侮金在医学上的表达，类似的还有土壅木郁、水湿困脾、火毒伤阴。这些都是相克的箭头逆向运转的情况。

2. 用五行学说指导疾病治疗

当我们用五行学说的理论指代人体的各种脏器，并将人体的各种器官分别归类后，自然就会用五行关系指代人体内部的病理特点，并依此建立治疗体系。值得注意的是，中医学本身只是利用五行学说为中医学的临床实践提供帮助，它并不受五行运行标准规律的限制。所以，中医学理论中对五行关系的利用更为灵活。所以前文所述之"子盗母气"与"反侮"这样相对异常的五行关系，在中医的临床实践中是经常出现的。

下面将根据五行生克图分析五行学说所建立的治疗原则分别描述如下。

相生关系："培土生金"法即指肺气虚时采用补土生金的办法来补益肺气。实际上，临床很少见到单纯的肺虚脾不虚的情况。所以培土生金法多用于肺脾两虚。"金水相生"法则为金生水之法。临床上，此法固然用于补益肾阴，更主要的是用于肺肾阴虚，故是养阴之大法。"滋水涵木"为水生木，即利用补肾的方法来补益肝阴，既可以用于肝肾阴虚，也可以用于肝阳上亢。"益火补土"法理论上是用温心阳以补脾土的方法来补益脾气。但在后世命门学说兴起之后，此法变成了温肾阳以温补脾阳之法。将这些内容进行分析可以看到：①培土生金是以"气"为核心建立的概念，金水相生、滋水涵木则是以"阴虚"为核心建立的概念。②肾气被分为阴阳两部分。肾阴的部分与肺、肝建立起金水相生、滋水涵木的关系，而肾阳则与脾阳建立起益火补土的关系。③表面上看，滋水涵木是母能生子，是补肾以补肝的意思，临床上却主要是用于肝阳上亢，即肝气过旺的情况。此处的"涵"是涵养、收纳的意思。所以，滋水涵木往往指的是对肝气的收敛与制约，反倒含有克制的意思在内。从发展流程上看，肾气分阴阳是《难经》之后的事情，脾气分阴阳、肝气分阴阳出现得就更晚了。所以，中医学的五行脏腑关系有一个不断发展变化的过程。

相克关系："抑木扶土"法主要指疏肝健脾之法。临床上，脾虚则肝木克制太过，或肝气太旺横逆克土都有可能。此是针对木克土的正向克制，克制太过则为疾病。治疗时一方面补脾，一方面制肝，双管齐下，方得显效。"培土制水"法则指利用健脾燥湿或健脾利湿的方法治疗水饮之邪。从表象上看是用以土克水之法，本质则是脾虚不运而水饮不化，故补脾气则水湿代谢复常。"佐金平木"法，字面上的意思是用扶助肺金的方法制约肝木，取金克木之意。但事实上它却是"木火刑金"的对应治疗。即肝气太盛，肝火上炎，伤及肺阴，故当滋肺阴、平肝火，形成佐金平木的结构。实际上，佐金平木与培土制水都建立在相侮关系之上。土制水，当土气过弱水反侮土，故当用培土制水之法。金克木，木气太旺，导致木反侮金，故形成佐金平木之法。严格地说，这3种情况都不是对五行相克关系的典型应用，而这恰恰是中医理论对五行关系使用的常态。

从前边内容可以看到，中医学对五行关系的应用不是简单地机械照搬。中医学使用五行知识的前提首先是这个关系在临床使用中的可行性，而临床中的知识只能源于临床。前人只是从五行理论中寻找其言之成理又在临床中有明确指导价值的内容进行套用。中医学对五行学说的应用，并不是标准的五行模式的推衍与应用，而是要在临床中进行二次创新处理，重新解释，重新验证。所以，从中医的角度学五行，一定要学会将纯理论性质的概念与临床中的理论知识分清。如果做不到这点，或者过分依赖理论推衍，或者过分依赖临床经验，都必然会给临床实践带来困惑。

3. 指导针灸治疗

我们知道针灸治疗的历史非常久远，《黄帝内经》的治疗体系本身就是重针灸而轻药物的。《灵枢·本输》曰："肺出于少商，少商者，手大指端内侧也，为井木；溜于鱼际，鱼际者，手鱼也，为荥；注于太渊，太渊鱼后一寸陷者中也，为输；行于经渠，经渠，寸口中也，动而不居为经；入于尺泽，尺泽，肘中之动脉也，为合。手太阴经也。"即肺经的脉气出于少商穴，称之为井木之穴；脉气由此流向鱼际穴，称之为荥穴；脉气由此注入太渊穴，称之为输穴；脉气由此通过经渠穴，称之为经穴；脉气由此入归于尺泽穴，称之为合穴。集此而论，手太阴肺经有井穴少商、荥穴鱼际、输穴太渊、经穴经渠、合穴尺泽。五穴分属木、火、土、金、水，分别对应于肝、心、脾、肺、肾。这就是手太阴肺经所属的五输穴。

相应的还有"膀胱出于至阴，至阴者，足小趾之端也，为井金；溜于通谷，通谷，本节之前外侧也，为荥；注于束骨，束骨，本节之后陷者中也，为输；过于京骨，京骨，足外侧大骨之下，为原；行于昆仑，昆仑，在外踝之后，跟骨之上，为经；入于委中，委中，腘中央，为合，委而取之。足太阳也。"膀胱的脉气出于至阴穴，至阴为井穴；脉气流于通谷穴，通谷为荥穴；脉气注入束骨穴，束骨为输穴；脉气通过京骨穴，京骨为原穴；脉气行于昆仑穴，昆仑为经穴；脉气归于委中穴，委中为合穴。集此而论，则足太阳膀胱经有井穴至阴、荥穴通谷、输穴束骨、原穴京骨、经穴昆仑、合穴委中。六穴分属金、水、木、木、火、土，其中原穴寄于输属木。此五输穴也依托五行学说，内合于肺、肾、肝、心、脾五脏。

人体的12条经脉皆有类似的规律，从而形成"子午流注针法"的核心理论，传于后世，用于临床。

表5-4-2 五输穴与五行对应一览表

	穴性	井	荥	输（原）	经	合
五行	脏（阴）	木（乙）	火（丁）	土（己）	金（辛）	水（癸）
	腑（阳）	金（庚）	水（午）	木（甲）	火（丙）	土（戊）

注：原图见于《时间医学与针灸万年历》

日本有一个针灸家，叫作本间祥白，著《经络治疗讲话》。书中说他临床选穴的时候先根据脉诊定出五脏六腑的强弱盛衰，然后根据生克原理在相关经络上取穴治疗。这也是五行生克原理在针灸临床上的实践应用。

4. 指导情志疾病的治疗

《素问·阴阳应象大论》中有一个明确的五行情志类比——"人有五脏化五气，以生喜、怒、悲、忧、恐"。又提到"怒伤肝，悲胜怒""喜伤心，恐胜喜""思伤脾，怒胜思""忧伤肺，喜胜忧""恐伤肾，思胜恐"。将这段文字总结一下：一是五志即情志的变化，根本在于脏腑之气的强弱盛衰；二是五情志之间的变化归附于五行系统，本身也有自我调理功能。所以华佗治疗某郡守才会使用怒胜思的办法。我们也可以用疏肝理气的方法来处理情志不畅引起的各种临床症状。中医以五行学说为通道打通了情绪治疗与药物治疗之间的隔阂，给中医临床提供了更多的可能性。

5. 五行辨疑

进入临床就可以发现，五行理论与医学现实之间的差异并不少见。所以，作为临床医生，当时时明辨，或取五行，或取现象，或者兼而取之。总须言之有物，用之有效。兹举脉诊之论明辨之。

在前文我们讲五行脏腑概念，肝属木，心属火，脾属土，肺属金，肾属水；木居东，火居南，土居中，金居西，水居北。将这些内容推之于人身、脉理又会得到什么结论呢？徐灵胎著《洄溪脉学》曰："试南面而立，以设两手之部位，心属火居寸，亦在南也，肾属水居尺，亦在北也，肝属木居左，亦在东也，肺属金居右，亦在西也，脾属土居关，亦在中也"。"心属火居寸，亦在南矣，肾属水居尺，亦在北也"是将五行之理入于脉理。原文的意思是：假设人位于正位，即面南背北之位。双手平伸，则左东属木为肝，前南属火为心，中土为脾，右西属金为肺，后北属水为肾。以此定脉法，即心在寸，肾在尺，肝居关，人之左手脉为水生木，木生火；肺在寸，脾在关，人之右手脉为土生金，右尺为相火。这就是常说的"左手心肝肾，右手肺脾门"的脉诊定位方法。但回到人身的具体结构，肺在人体左右皆有，以右为多；脾则仅在人体的左侧。所以，很多人认为这是脉法与解剖出现了偏差。其实不是脉法与解剖出现了偏差，而是五行之气的方位与解剖出现了偏差。按五行之气左侧属东，主生发之气，肝主升发之气，故左侧为肝气之所主。脉法是顺从于五行之气归类的，故脉法之中肝左而脾右，不与解剖同。所以，我将这种依托于五行之气的脉法叫"气韵脉法"。

那么，有没有不依托五行之气而依托脏腑解剖定位形成的脉法呢？当然有。《素问·脉要精微论》曰："尺内两傍则季胁也，尺外以候肾，尺里以候腹中。附上，左外以候肝，内以候膈；右外以候胃，内以候脾。"这段文字表面上也是肝在左侧，脾在右侧。但很贴心地将肝脾周围的组织关系解说了出来。即肝在外，膈在内；胃在外，脾在内。这些内容显然只有解剖学知识才能解释。所以，很难说是原来就是如此，还是后世的人将《内经》中的文字给改了。而我将这种依托人体解剖定位形成的诊脉方法叫作"全息脉法"。

当我们学习中医脉诊方法之时须明了：课本中所述的脉诊脏腑定位方法正是典型的以五行五气运行为基础的脏腑定位模式。清·李延昰《脉学汇辨》亦曰："心属火居寸，亦在南也；肾属水居尺，亦在北也；肝属木居左，亦在东也；肺属金居右，亦在西也；脾属土居中，亦在中也。"我们既要理解五行学说在中医理论体系中的重要性，也要理解五行理论不是中医学认识的全部。医学作为一种实证科学，进入临床医学之后，对解剖因素的观察与临床现象的归纳，才是医学实践的坚实的内在基础。

固然世界观与方法论是不可分割的，但五行学说更偏于方法论方面。它更多的是古人解决问题时使用的工具。在五行与中医这部分，会看到五行的使用有不少勉强与不完美的地方。而这些不完美、不完善的地方才正是它有价值的地方。这正说明五行学说是古人认识现实问题的强力工具，是古人对现实世界的解释，而不是现实世界本身。五行学说引出的矛盾更说明阴阳五行学说这些理论本质上都是解释性的理论，是立足于临床实践对具体现象的归纳。它们的存在是为了更好地组织、汇总前人在临床中总结出的点滴知识，并通过以五行关系为逻辑的推论体系将其中有效合理的部分固化并反馈于临床；而不是为了创造知识去生搬硬套。随意将这些推衍与创新试用于临床，则往往适得其反。那么，让我们想象一个五行的世界应该是什么样子的。是不是拿起斧头去砍木头，放火烧山种粮食？当然不是！五行学说是一个以关系为核心的学说，也是以平衡为核心的学说。所以，五行的世界应该是一个和谐的世界，只有五行的和谐才能带来身心的和谐。

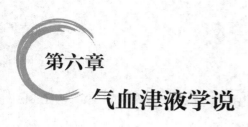

第六章

气血津液学说

　　讲到气血津液学说，读者就会发现，所有的教材对这一部分的讲解都是按照气、血、津液的顺序进行的，有时候甚至会加神或者是精。但是，按我的观点，照这样的顺序实际上是没法讲的。因为我们面对气的概念的时候，绝对躲不开两个命题：一个是气的多形性，一个是气的多效性。

　　气的多形性就是气能够以各种各样的面目出现。我们可以按脏腑分五脏六腑之气，按部位分宗气、脉气，按气血分营气、卫气。气可以化生津液，可以化生血。这就是气的多形性概念。如果我们回到临床，你会发现这是一个非常重要的问题，气的很多概念都很难一下子理清楚逻辑关系。在临床气一会儿有用，一会儿没用；一会儿在，一会儿又不在；一会儿跑过来，一会儿又跑过去。这是气的第一个特点。

　　气的多效性是气的功效有很多。它可以和血混在一起，又可以和津液混在一起；它既可以主动，又可以主静。一般说，气盛有余人会躁动不安。可是，没有气你也会躁动不安。为什么气虚的人会躁动不安呢？因为气能够主静。那么到了临床怎么用？首先我们要认识和理解气的内涵与外延，然后才能在临床上中应用它。

　　所以我们只能先讲血，再讲津液，再讲气，这样才能把气、血、津液的概念与相互关系讲明白。

第一节　血

任何一个现代人对血的概念都不陌生。血是人体内血管中流动的红色的液体，可以输送氧气与各种营养物质。但是在中医学体系中血的概念与用途却没有那么简单。

一、认识中医之血

从直观的角度看，每一个人身体之中都有"血"，人受伤就会出血。从西医学角度讲血的概念也非常简单。血是悬浊液，里面有血浆、血细胞等。血的作用也很简单，就是在人体之中输送营养与氧气。当然，这些都是基于现代科学方法与现代科学仪器所得到的结论，基于古人的认识能力与研究手段，类似的结论是没有办法得到的。古人认识问题只能立足于观察与推理。例如古人看到人出血过多会丧失意识，会死，很容易得出血主神明的认识。所以，如何从推论中得到有益医学的认识，还真是个难题。

1. 从古人的角度理解血

当我们开始研究什么是血的时候，先在心里想象血的样子：血运行于脉中，是红色的液体，有点黏稠；流出体外干燥以后可以结成一块块的凝血块。那么按一般中医书籍的概念，血是循行于脉内的，富有营养的红色液体，是构成人体与维持人体生命活动的基本物质之一。这个概念无疑是准确而得当的。但这是不是古人想象的"血"呢？按照这个概念，血就是营养，所以血是很重要的而且不可以丢失。但恰恰相反的是不管古代西方还是古代东方，都有一个治疗手段——放血。而且这个放血的量可以是很大的。如果可以这样大量放血，那么在古人的心目中血就不单纯是营养那么简单。

古人应该很早就注意到血对生命的重要意义。在战场上、祭祀中可以看到，随着血液渐渐流出，人的生命力也一点一点地流失。最终，血流干，生命尽。所以古人知道血液与一个人的生命是密切相关的。《说文解字》

说:"祭所荐牲血也。"说明了血与祭祀的直接关系。这种观点在世界各地的先人之间都存在。

古人还发现,当人失血时,生命力消失、体力流失的同时,也伴有意识的丧失。所以一个合理的解释就是血液之间存在着人的神识。当人生病,身体发热,血脉偾张,这就是外邪进入人的血液。治疗的方法就是放血。显然此时放血的确有降低体温,缓解患者躁狂状态的作用。于是,放血就从开始的祭祀的仪式转换成了一种非常重要的治疗方式。《灵枢·玉版》曰:"夫针之与五兵,其孰小乎?"将医疗用的针砭器具与战士战斗的兵器相比拟,指出放血针砭与祭祀祛邪之间的关联。"温病学派"兴起之后,古人对疾病的变化由浅入深提出了卫、气、营、血4个层次。其中,热入营血的重要标志就是患者出现了意识障碍。这无疑也是从血能藏神引出的。

医巫分家后,医家们则从血中含有生命力进一步引申出血中含有大量的营养物质。《灵枢·决气》曰:"中焦受气取汁,变化而赤,是谓血。"此处明确了几个问题:①血的本源是饮食中所包含的生命物质;②这种生命物质是一种精微物质,它与食物中的汁液一起被人吸收才成为血;③真正的血需要经过一次额外的转变,变成赤色。《难经·二十二难》曰:"气主呴之,血主濡之。"明确指出气的作用是温暖,血的作用是濡养,为后世建立血是营养的理念奠定了认识论的基础。从这里我们看出,古人对血的观察最重视血的两个特性:①血是流体;②血是红色的。至于其他的内容,只好在临床观察与实践中去明确或证实了。

2. 血的生成与作用

在前文中,我们理解了血的基本内涵:血是红色的液体,血能藏神,血的本源是气,血来源于中焦的水谷精微。这样就能大致理解从古人的角度出发血是怎样产生的了。

首先血来源于心。为什么?因为心藏神。《素问·阴阳应象大论》曰:"南方生热,热生火,火生苦,苦生心,心生血,血生脾,心主舌。"从段文字可以看出,血来源于心,其色红属于火。火能生土,脾属土,故血生于脾。其次,血应该来源于肺。因为从直观上可以看到"肺主一身之气"。

古文中明确提出了这个观点，《灵枢·营卫生会》曰："中焦亦并胃中，出上焦之后，此所受气者，泌糟粕，蒸津液，化其精微，上注于肺脉乃化而为血，以奉生身，莫贵于此。"这段文字看出，血是营养物质，奉养周身，是中焦所吸收的水谷精微在肺中形成的。《灵枢·决气》曰："中焦受气取汁，变化而赤，是谓血。"这两段文字的内容相近，都以描述血的来源为主，提出血生于中焦的观点。《营卫生会》则强调了中焦是胃中，上焦是肺脉。首先说明了胃在血液生成方面的作用超过了脾，更说明古人对胃的重视超过脾。

从当代中医的角度看，《黄帝内经》的"血源于中焦"与我们现在所说的"脾生血"是不同的概念。《素问·阴阳应象大论》本就有"血生脾"之说，它源于五行学说理论，与脾生血的概念是完全相反的。中焦有胃、脾，还有肠，《内经》在此处所指却是胃。所以，我们并不能从《灵枢》的内容推论出脾生血。《难经·四十二难》有脾"主裹血，温五脏"的说法。《赤水玄珠》有"心主血，肝藏血，亦皆统摄于脾"的说法。在此之后，古人从"脾统血"进一步引申出"脾生血"说法。如清·武之望《济阴纲目·论心脾为经血主统》中说："血生于脾，故云脾统血。"此处显然是将脾统血与脾生血的先后顺序搞反了。所以，当代中医所说的补脾养血、补脾生血，已经是相关理论经过反复引申、推衍，在明以后才固化的概念了。

这里我们还要说说血与精的关系。孔子说："食不厌精。"这个"精"指上好的细米，引申为物质中最纯粹、最精练的部分。《诸病源候论·虚劳精血出候》曰："肾藏精，精者，血之所成也。虚劳则生七伤六极，气血俱损，肾家偏虚，不能藏精，故精血俱出也。"此处提出3个观点：①精是血中精练出来的成分。②肾是精所存贮的地方。③精血俱出更提示精源于血。所以，这可以理解为心生血，血化精，精藏于肾。清·张璐则另有发挥，《张氏医通》曰："精不泄，归精于肝而化清血。"认为血又与肝气有关。这只是张氏的一家之言。民间有"一滴精十滴血"的说法，意指"精"是血中精华凝结而成的。《素问·金匮真言论》就有"夫精者，生之本也"的描述。也因此而有"人有三宝精、气、神"的观点。《黄帝内经》提出肾藏精，肾主骨生髓，并没有"肾生血"的提法。只有《灵枢·本神》提到"肝藏血，血舍魂"，明确提出血是魂魄所居之处。

二、血的运化

中医认识之中，血的概念来源于远古的祭祀，然后在医学观察中一步步成形。所以，在中医理念之中，血不仅仅是营养的提供者，还会直接介入众多生理、病理改变。

1. 血的分化

血是在血管之中运行的液体，离开血管就瘀结不散，离开了人体就会凝成血块。所以，正常状态的血一定是在血管之中不停运动的。血要运动就一定要有动力存在。这个动力在中医学的体系之中只能是气。王冰注《素问·五脏生成》曰"气行乃血流"，明确提出气的运行推动血的流动。清·高世栻《医学真传》在《难经》"气主呴之，血主濡之"的基础之上进一步提出"人之一身，皆气血之所循行，气非血不和，血非气不运"的观点。所以，中医的很多观点与理论都有一个从初始理论概念逐步进化与蜕变的过程。

曾经有一个学生问我这样一个问题：周老师，黄芪是不是活血化瘀的药？我的第一个反应是他怎么会提出这么一个问题？然后才回答他：黄芪当然不是活血化瘀药，它是补气药。但黄芪这个药比较特别，它不仅有补气作用，还有领气与提气的作用。领气作用和理气作用有点像，意思是黄芪是可以带着气跑的。如果将我们体内的血液再次分类，分为有形的细胞成分与无形的体液成分，那么有形的细胞成分为血中之血，无形的体液则为血中之气。黄芪领气的作用对应于血液中的体液成分，即血中之气。所以黄芪有可能对血液的运行状态有一定的调节能力，特别是对血液的黏稠度有调节作用。但即使这样黄芪也是补气药而不是活血化瘀药。结果，那个学生很开心，说：是这样，我一直为这件事情迷惑。原来他跟过一个老医生。那个医生经常给患者做血液流变学检查。如果看到患者的血黏稠度高就对患者说："你的血黏稠度高，有些瘀血，我给你开点活血化瘀药吧。"

开的药就是黄芪。所以患者血液黏稠度的改变属于血中之气的变化。这种变化在中医理论中属于气虚、气滞的范畴，治疗方法就是调气。这也是气为血帅的道理。

2. 血与五脏

《素问·脉要精微论》中提到"脉为血府"，脉是血液运行的通道，血依赖于脉的约束而通达周身。古代医家往往血脉联用，视为一体。清·沈金鳌《杂病源流犀烛·诸血源流》讲道："血生于脾，统于心，藏于肝，宣布于肺，根于肾，灌溉于一身，以入于脉。"指出血液的化生、运行与五脏都有关系，但血的运行则依靠脉的转输。今人将此整理为心主血脉、肺朝百脉、肝主疏泄、脾主统血、肾为血根。以下分别论述。

心主血脉：古人很早就已经知道心与血的关系。《素问·五脏生成》曰："诸血者，皆属于心。"《素问·痿论》曰："心主身之血脉。"现代的中医学是这样表达这个概念的：心主血脉就是人体通过心气的鼓动作用把血液压向全身。从形态上讲，心脏本身是个空腔，里边充满了血液，心脏通过反复收缩将血液输送至全身各处。从五行脏腑的角度讲，心为血之本脏，心属火，是主红色的；血也是火，本身就是红色的。心主血脉，血能藏神，又言"心者君主之官"。将中医的这几个论点连接起来，心主血脉这个观点自然显现，而且可以自圆其说用于临床了。从西医学的角度讲，心主血脉的意思就是心脏是人体内的发动机，泵出血液，供应营养。有意思的是，即使西方古代医学也知道心脏的作用就推动血液运行，输送血液。

肺朝百脉：《素问·经脉别论》曰："脉气流经，经气归于肺，肺朝百脉，输精于皮毛。"这里的"朝"是"朝会、朝拜"的意思。文中解释是"经气归于肺"。类似的解释有张志聪注曰："百脉之经气，总归于大经，经气归于肺，是以百脉之气，皆朝会于肺也。"意思是人体经脉之中的经气会聚于肺中。张景岳则注曰："经脉流通，必由于气，气主于肺，故为百脉之朝会。"意思是肺主一身之气，气为血帅，肺朝百脉。这与张志聪的意思相同，但立意却不同了。张志聪更强调有形的脉聚于肺中，而张景岳则强调无形的气聚于肺中。从医学实践看，肺朝百脉也只是一种理论表述。从西医的角度看，肺是人体小循环的核心，富含二氧化碳的静脉血液从右心室泵出，依次进入肺动脉、肺毛细血管、肺静脉，回到心脏，进入左心房、左心室。此时，富含二氧化碳的静脉血变成富含氧气的动脉血，从左心室流向全身。所以，从肺循环的角度，我们可以强调有形之脉；从气体交换的角度，则强调无形之气。曾经有一位室间隔缺损的患者住院治疗，患者表现为胸闷、气促、口唇青紫等一系列缺氧的症状。住院部以破格救心汤为主方进行治疗，结果患者的缺氧症状更加严重。破格救心汤的主要功效是强心，通过增强心肌收缩力增加患者心脏的每搏输出量。但是患者是室间隔缺损，心肌收缩力增加只会加重心室内血液从左向右的分流，并不能有效地增加周围循环血量，所以这个办法是不能减轻患者症状的。后来患者的主管医师找到了我。我教这个医生用大剂量的细辛来处理这个问题。细辛在中药里属于温肺化饮药，用于此处是为了通过松弛支气管平滑肌改变肺泡表面张力，从而降低肺循环压力，增加肺中的有效血氧交换率，从而减轻患者的缺氧状态。后来的疗效证明我的方法是正确的。这个患者是典型的气滞血瘀之象，按常规治疗当用益气养血活血之法，我却用了温肺化饮的治疗方法，其出处即是肺朝百脉。

　　肝主疏泄：中医认为肝的很重要的功能之一就是管理身体之内血的分配。从传统的观点看，肝的功能是负责血的储存与分配。在《灵枢·本神》中有"肝藏血，血舍魂"的论述。《素问·调经论》则曰："心藏神，肺藏气，肝藏血，脾藏肉，肾藏志。"这里的气、血、神、肉、志是等地位的概念，提示"肝藏血"是个近于形而上的很高级的概念。《素问·五脏生成》曰："故人卧血归于肝。"唐·王冰注曰："肝藏血，心行之，人动则血运于诸经，人静则血归于肝脏。"此处的血就是有着具体功能与形态的物质。有意思的是古代西方的传统医学也有肝藏血、肝生血的观点。

　　古代西方医学也发现血与肝之间有重要关系，而且他们还发现肝中排出的血液是流入心脏的，于是从肝藏血进一步发展为肝生血。所以，西方古代医学认为血液的运行是这样的：血从肝脏里生成，生成之后从肝脏流动到心脏，再通过心脏鼓动布敷周身。这个观点是符合古人对血液运行的直观观察的。问题是在这个模型之中血的流动是单向的，没有回心血，所以肝产生多少血心就送出去多少血。17世纪，英国哈维通过数学证明这个观点是错误的。哈维估算心脏每次跳动的排血量大约是57g，心脏每分钟跳动72次，所以可以得到心脏每小时排出血量为约为240kg，远远超过了一个正常人的体重。如此多的血量对肝脏来说是个不可能完成的任务，所以，血液循环理论成为唯一的选择。反之，中医理论则因早就形成的十二经络的循环理论避开了这个陷阱，而肝藏血的作用就类比成了湖泊之于河流的调节作用。因此，在十二经络循环体系中，心主血脉的地位降低了，肝与脾的调控作用则地位升高了。最后发展出十二经脉六阴六阳，阴主阳从，而且血脉经络之中五脏的地位趋于平等。"人动则血运于诸经，人静则血归于肝脏"符合一般人的直观体验。对普通人来说，白天基础体温上升，外周血管扩张，血液充斥于四肢。人的活动增加，心跳加速，手掌变红了，脸色也变红润了。到了晚上基础体温下降，周围血管收缩，血液回归于内脏，富集于消化系统，四肢的血液灌注量下降，手掌没有那么红活了，面色也没有那么好了。所以，血液在躯体四肢与内脏之间配额的转换从外面观察就是这样的。你会发现这个理论能很有效地解释我们临床的观察。现代则有研究表明：与平卧相比，直立体位时肝脏血流量减少40%，运动时肝脏血流量则可减少80%~85%。

从西医学的角度讲肝脏是人体最大的消化器官，它的功能就是给血液提供营养物质。进入肝脏的血液有3/4经门静脉传输。这些血液中充满着营养成分，它们要经过肝脏再次过滤与解毒后才能真正进入血液循环，达于周身。肝脏中还有肝糖原等能量物质，能随时补充身体所需。

脾主统血：如前所述，脾统血这个概念有着漫长的演化时间。真正建立这个概念要到明以后了。但从脾统血的角度讲，最典型的归脾汤却来自宋代《济生方》，它的特点就是补脾生血，用于心脾两虚之证。现代药理学则认为本方具有改善骨髓微循环，增加骨髓造血组织活性，促进多能干细胞的多能增殖分化和幼稚中性粒细胞发育成熟，延长中性粒细胞寿命等作用。所以脾统血的概念在现代临床也是合理且有用的。从西医学的角度看，脾的作用主要是滤血，可以清除血液中衰老的血细胞、抗原等。脾统血还有一个解释就是，脾气对血液有收摄与固护的作用。脾气充足可以固摄血液在经脉之中流行，防止血液逸出脉外。《难经·四十二难》曰脾"主裹血，温五脏"，这个"裹"就用了包裹的本义。按西医学的观点，血小板在骨髓中产生，在脾脏中清除。如果患者的脾功能出现问题就会出现血小板功能异常，进而出现凝血障碍。常见的脾功能亢进伴有凝血障碍，患者会出现自发性出血。我曾经治疗过一个患者，她的问题是单纯血小板含量高。正常人血小板的指标是 10 万~30 万 $/mm^2$。我接诊时，患者的血小板计数已经达 160 万 $/mm^2$。理论上患者随时有血管性凝血的可能。之前的医生皆从肝肾入手，以活血化瘀立论，效果并不佳。患者的血小板总数以月为时间单位缓慢上升。通过对患者诊查，我认为患者应该是脾虚湿困。老化的血小板是在脾脏中清除的，该患者脾功能受损，进而老化的血小板清除量下降，导致血小板在血液中逐渐累积，造成血小板总数升高。这也可以解释为什么患者血小板升高已经很长时间了却没有出现血管内凝血。因为她的大部分血小板其实已经失去活性了。经过我的治疗，患者的血小板总数首先是稳定下来，然后再以月为时间单位一点点地下降。所以，脾统血这个概念在现代的西医临床中也有其存在价值。

肾为血根：肾藏精，精为血之精华聚练而成。从现代中医的认识角度来说，对于肾为血根多半会从"肾为先天之本，脾为后天之本"立论。肾气足，脾气旺，方有化血之源。临床中常见小儿食欲不振、消化不良、面色无华，中医断为血虚，屡用健脾和胃、消食化积之法而无效。用温肾助阳之法，不但食欲得复，小儿身高体重也得以增加。可知温肾即是健脾，肾气得温气血化生方得源泉。明·李中梓《病机沙篆》中提到"血之源头在于肾"。清·杨时泰《本草述钩元》曰："肾水之阴即营血之母。"提出肾水即为血之源头。从西医学的角度讲，一方面肾上腺分泌的激素可以直接调控血液的运行状态，另一方面肾脏分泌的促红细胞生成素本身就有着调节血液形成的作用。临床上，肾衰竭会引起贫血，此时，温补肾阳是有用的。

3. 血的功能

按照标准的概念，血的第一个功能就是濡养功能。这个概念来源于《难经·二十二难》"血主濡之"。从西医学角度出发，我们知道血的作用是给全身的组织器官提供营养。血是运行周身的，无处不在。有意思的是，针刺治疗时出血却不是必然的。有时，给患者针刺治疗后，针孔出血了，我就给患者解释：理论上人体内所有的地方都有血，所以出针后局部出点血没问题，这是血的濡养功能的表现。不过，作为一个医生也应该知道，血并不是"无处不在"的。例如关节腔里是没有血的，脑髓与脊髓内里也没有血，有的是关节液、脑脊液这些属于津液的内容。《素问·五脏生成》曰："诸血者，皆属于心；诸气者，皆属于肺……故人卧血归于肝，肝受血而能视，足受血而能步，掌受血而能握，指受血而能摄。"所以，仅从濡养这个角度看血和津液并无本质的区别。

在中医学中，血还有一个很重要的功能就是藏神。在前文也谈到了血与神的关系。《素问·八正神明论》曰："血气者，人之神，不可不谨养。"提出养气血就是养神，养神很大一部分也就是养血。血是神最重要的载体。临床中我们可以看到一个人面带红光，声音响亮，气血旺盛，神气充足。但是，如果一个人面色㿠白，气息低微，有了这些血气不旺的情况，此人的神气自然也就不旺盛了。《灵枢·营卫生会》则说得更为明确："营卫者，精气也；血者，神气也。"更加着重提出血与神的关系。这些内容我们都可以用直接观察的方法从临床中得到。

中医认为精神情绪的改变也源于血的状态的改变。如《灵枢·平人绝谷》曰："血脉和利，精神乃居。"对人来说精神所居住的地方就是血脉。同样道理，血脉和利是精神情绪稳定平和的前提。《素问·调经论》则从另一个角度来阐述这个问题，曰："血有余则怒，不足则恐。"指出血的有余或不足都会引起人情绪的变化。所以王清任在《医林改错》中创制活血理气、解郁化痰的癫狂梦醒汤，作为治疗精神疾病的专病专方。

三、血的调控

《素问·调经论》曰："岐伯曰：血有余则怒，不足则恐。血气未并，五脏安定，孙络外溢，则络有留血。帝曰：补泻奈何？岐伯曰：血有余，则泻其盛经出其血；不足，则视其虚经内针其脉，久留而视，脉大，疾出其针，无令血泄。"岐伯说：如果身体里的血有余，患者就会容易发怒；如果血不足，患者就会时时惊恐。如果此时患者的血气未曾错乱，五脏的气机安和，多余的血就会从孙络向外溢出，体表的浮络中会看到瘀血。黄帝问道：具体补泻的操作是什么呢？岐伯回答：如果血有余就可以看到那些血络是瘀曲粗大的，此时直接在这个血络上放血就行了。如果血不足，就找那个不足的血脉，在其上施针，直接将针刺到脉上，久久留针，等到这个脉力度变大时快速出针，同时压住针孔，不让血液流出。这里，岐伯给了我们两种调控血液的方法，一个是放血，一个是刺脉。

现实中，作为医生我们经常面对的问题就是患者到底是血有余还是血不足。岐伯所说的方法真的可以补血吗？在我们这个时代，由于医学的发展，外科医生已经可以进行各种复杂的手术了。当然手术中要用大量的血液，这些血液从哪里来？这些血液来源于健康成年人献血。所以对正常人来说血是有余的。那么，对于有病的人来说呢？至少从古人的观察可以知道，发热时患者血脉偾张，这就是血有余的证明了。在人体患病的局部，疼痛关节周围也可以看到大量扩张的瘀络。这是局部血有余的证明。反过来，对于前述"纳针脉中，无令出血"的刺激方法，要找到偏虚的脉络就不容易了，而且这种方法并不能真正补血，但是可以通过对血管的刺激调控血液在人体组织内的分布。所以，放血可以成为重要的调控人体血液的方法。具体问题则是在哪放，怎样放，放多少。放血有以下几作用。

1. 刺激作用

我在医院时，曾经有位上级领导来看病。他的问题很简单，就是咽喉炎，说话时费力不舒服。一见面就不停地强调他有要事，没时间做治疗。于是我给他耳尖放血，他立刻觉得咽部舒服了，说话也轻松了一点。那么，在耳尖能放多少血呢？也就是一两滴而已。作为临床医生可以很容易发现那些发热的患者多半耳朵潮红。此时，耳尖放血就有很好的退热作用。这种放血表面上是放血，本质则是对特定穴位的刺激。还有一件有意思的事情。大概在30年前，小孩发烧到医院去测血常规一般都是从耳尖采血。理论上应该根据采血之后的化验结果来判断病情，制定治疗方案。如前所述，很多情况下小儿在耳尖采过血体温也就下降了。

《黄帝内经》中还提到一些放血法，后世则向其他的刺激方式转化。如《素问·刺腰痛》曰："足太阳脉令人腰痛，引项脊尻背如重状，刺其郄中。太阳正经出血，春无见血。"意思是足太阳膀胱经出现病变可以引起腰痛。这种腰痛可以引起同侧的颈项、背腰、骶同时出现拘急疼痛。治疗的方法是在其同侧腘窝处放血，取穴则在足太阳膀胱经之上，其中春天治疗时不需要放血。还有一段"解脉令人腰痛如引带，常如折腰状，善恐。刺解脉，在郄中结络如黍米，刺之血射以黑，见赤血而已"。意思是当解脉出现病变时腰痛严重，就像是有东西从里边牵拉着痛，常常令人直不起腰，人也会变得非常容易恐惧。这时可以在患者的腘窝部看到像黍米一样，成串结聚的络脉。这些络脉就是解脉。治疗的方法就是在这里放血。血会喷射而出，一直放到黑色的瘀血变成红色才能停止。这两段文字都透出一个共同的内容，就是"腰痛在腘窝放血"。这就是中医谚语"腰背委中求"的来源。但现代针灸临床很少有人用委中放血的方法治疗腰痛。大家都改针刺了，不但效果好，还有可持续性。于是，在后世医家手中"委中放血"变成了"委中刺穴"。对于放血这个发展方向，《灵枢·九针十二原》早就已经说明："余哀其不给，而属有疾病。余欲勿使被毒药，无用砭石。欲以微针通其经脉，调其血气，营其逆顺出入之会"。黄帝的意思是我怜悯那些平民们终日劳苦，不能做到生活自给自足，还要受病痛的折磨。我希望不要使用有毒的药物，也不要用放血的砭石来给他们治病。我希望仅仅使用微针针刺就可以通达患者的经脉，调和血气的平衡，滋润那些人体气血出入的通道。也就是说，黄帝已经指出了放血的最终转归，就是升级成为微针刺穴，将放血转化为纯粹的刺激。而这个目标也已经在后世医家的手中实现。

2. 疏通经络与减张

《灵枢》中有大量的篇幅讲放血。那么放血的时机是什么？在什么地方放血？这个问题《内经》中有明示，就是"放瘀络"。在患者疼痛的局部寻找发黑、瘀曲的络脉，刺之出血，则患者的症状就会得到明显减轻。按传统的说法，这种方法就是疏通经络。从西医学的角度看，这种方案的本质即"减张"，减轻局部组织的内在压力。

我曾经历过这样一个病例：患者是一对老年夫妻，双方皆在我这里看病针刺。但因为门诊患者多，他们每次都是最后来，赶在医院中午吃饭时间来针灸。丈夫是中风后半身不遂，妻子是膝关节骨性关节炎。妻子说她以前由另外一个医生诊治，那个医生只给她在膝关节放血，能止痛。后来找我治疗，说那个医生不给她医了。我看她的膝关节肿得白白胖胖，像个水晶馒头。而且不见一点血丝。原来，那个医生的治疗就是在膝关节周围找瘀络。找到瘀络后就放血。放血后，患者的局部症状是可以暂时减轻的。不久后，疼痛再发，就再找瘀络，再放血。现在的情况是膝关节变成"白馒头"了，一个瘀络也找不到，只好停止治疗了。患者膝关节的皮肤白白胖胖，是明显的皮下水肿，这种情况就是放血造成的。

从这个病历我们可以思考一下：什么是瘀络？瘀络的本质是肌肤表浅小静脉的扩张。当局部组织的内在压力升高，这些小血管就会变得瘀曲扩张。第一种情况是本来看不见的细小血管变粗变大，可以看得见了，成为瘀络。《素问·刺腰痛》曰："飞阳之脉，令人腰痛，痛上怫怫然，甚则悲以恐；刺飞阳之脉，在内踝上五寸，少阴之前，与阴维之会。"《针灸大成》曰："足太阳之别络，名曰飞扬。去踝七寸，别走少阴。"在不同的文献之中，"飞阳"可以代替"飞扬"出现。如《类经·十五别络病刺》曰："足太阳之别，名曰飞阳，去踝七寸，别走少阴。"从文献的角度也许我们无法说清"飞阳之脉"与"飞扬穴"有什么关系，但可以确认的是这个地方平时是看不到什么异常的，在患者出现腰痛时才会出现瘀络。此时在此处放血就会有明显的止痛效果。第二种情况就是此处本身就有浅表可见的静脉（络脉）。当人生病之后，由于局部组织内部的压力升高，这些静脉就变得更为粗大明显。如前文之"解脉，在郄中结络如黍米"。而"刺之血射"，恰恰说明血脉内部的压力极大。值得注意的是此处的解脉是静脉而非动脉。

现在我们可以理解之前那个患者到底经历了什么。她的问题是膝关节肿胀疼痛。局部组织的肿胀意味着此处内在的组织间隙压力升高，进而引起静脉回流不畅，静脉内的压力升高，所以此处的小静脉凸显，成为瘀络。当局部放血后，随着瘀血的放出，局部血管与组织内部的压力减少，患者的疼痛症状就缓解了。问题是疾病并没有得到解决。于是，局部组织继续肿胀，压力再次升高。于是，瘀络再次生成，然后再次通过放血减少局部的压力，这种情况就会反复出现。这时，会出现一个新问题，就是每次放的瘀络都不一样。原来人体的血管是有弹性的，将这些瘀曲变大的小血管刺破后，它们理论上会变回之前的大小。但问题是放血采用的是粗大的刺血针或砭石，这是一种破坏性手段。血管所受的伤害超过它们的承受力。于是，这些小血管轻则变得更细小、更硬，重则直接闭锁。所以，每次小静脉瘀曲且放血后新产生的瘀络都是新的小血管。最后，当所有浅表的小静脉都被破坏，局部的体液通过静脉体系的回流通道被全面破坏，体液回流只能在组织间隙中进行。这时患者的膝关节就变成了白白胖胖的"水晶包"。

我还碰到过一位因为长期高尿酸血症及反复的痛风发作引发痛风肾，出现肾功能损害的患者。近次发病，患者因疼痛难忍大量口服止痛药，引起胃出血。胃出血后进一步加重痛风症状，于是住院。住院时，医生对足部患处进行刺血疗法。刺血后，患处局部的红肿热痛症状有所减轻。随后，疼痛再次加重。再次刺血的效果就下降了，很快刺血的效果就消失了。在这种情况下，刺血一方面可以降低局部组织张力；另一方面通过局部的组织刺激，使身体对疼痛产生耐受性。所以，患者的疼痛症状会减轻，但问题是，随后患者局部疼痛再次增加。事实上，我自己也经常采用在发病局部刺络放血的方法来治疗痛风发作的急性疼痛。明白了放血疗法内在的道理就可以知道，这些方法都只是倾向临时的症状控制，对疾病本身的治疗则需要对疾病有更深的认识。

3. 对铁的管理

从西医学的角度看，血液色红的原因就在于血液之中的铁。与铁相关的首先是血红蛋白，它与人体内氧气的吸收密切相关；其次就是铁直接参与了细胞的新陈代谢。那么，中医的很多治疗则有意无意地借助了身体对铁的管理，而其中的媒介则是血。

在自然界之中，铁并不是最多的元素。但对生物来说，它可就太重要了。当然，对细菌来说它也很重要。在人体内，铁最多的地方就是血液。细菌的生长也需要大量的铁元素。身体里边的铁越少，人体细胞与铁的结合就越紧密，体内的细菌就更难以有效地得到铁元素。反之，身体里边的铁越多，体内的细菌就越容易得到铁，从而得以大量繁殖。所以，厌食，特别是厌食肉类，似乎是感染性疾病患者的共同特征。当然，顺应自然之道的中医很早就关注到这个现象。中医一直都认为红肉是"发物"。中医认为，过量进食红肉可以使已经受到控制的感染性疾病复发，并将这种现象命名为"食复"。《红楼梦》也提到："这贾宅中的秘法：无论上下，只略有些伤风咳嗽，总以净饿为主，次则服药调养。"像这种清淡饮食，甚至以净饿为主的方法，正是控制体内铁元素含量的方法。

从中医临床技法看，要想降低体内铁的含量，最有效、最直接的办法当然就是放血。放血排出血红蛋白的同时还可以排出大量的铁元素。细菌在人体的繁殖速度是"倍增"式的快速生长。这样它们对铁的需要就大大超过人体的正常细胞。适度缺铁会限制细菌的生长速度，为人体免疫系统调动起来赢得时间。有意思的是，不论是古代东方还是古代的西方，都曾将放血作为对付感染的有效手段。问题在于，此时放血并不讲求放血的位置与技巧。从铁管理的角度看，此时放血的重点就是放血量要大，要在能够维持生命状态的条件下，尽可能地多放血。结果因放血而死成为很常见的现象。人们所熟知的美国开国总统华盛顿就是感染后反复放血而死的。对于放血，中医前辈2000年前就已经给出了评述。《灵枢·玉版》曰针"能杀生人，不能起死者"。意即针刺放血的危险性极大，用之不当，可以伤人致死；却未必真的有起死回生，救助患者的功效。

当然，在医学发达的今天，这个问题已经从两个方面解决了。一个方面是抗生素的应用，直接杀灭细菌，抑制它们的繁殖。抗生素本身则有杀菌与抑菌的区别。另一个方面则是快速调动人体的免疫应答，用的还是放血。不过这种放血就不拼放血量了，而是讲究放血的部位，如十宣放血、井穴放血都有很好的消炎退热作用，出血只有几滴，这可就安全多了。

第二节 津液

当我们想到"津液"这个名词时会想到什么？天气太热流出的汗，想到美食口中流出的唾液，心情不好流出的眼泪，或者是小便排出的尿液。如果有一点基本的医学知识，还能想到关节腔内的关节液、组织间的组织液、脊髓内的脊液。所以，所谓的津液就是排除了血液之后体内所有水液的总称。这些水液最主要的功能还是运输功能。一方面，给人体的组织细胞送去营养与氧气，当然也包括各种起调控作用的激素；另一方面，将细胞产生的各种垃圾送出。

一、认识津液

我们已经知道津液是个很大的概念，也知道津液往往有独立的空间，如关节腔等。可以想象到不同区间津液内所含的除了水之外的其他物质是不同的。因为所含物质的不同，不同区间的津液就会有不同的特性，而且也应当得到了不同的名称。

1. 津液的概念

按照课本基本概念，津液是指机体一切正常水液的总称。包括各脏腑、形体、官窍的内在液体及正常的分泌物。我们也要明确津液与血的区别。从外观上看，它们最重要的区别就是血是红色的。同时，正常情况下，血液只应该出现于血管之内，血液一旦离开血管就叫瘀血，属于病理情况。而津液因为包含有组织间隙的组织液，就真的是无所不在了。从古人的角度看，血的红色还指向"心"，指向"神"。所以，从西医角度讲，血与津液的区别是是否有红细胞，以及它们所在位置。组织间的水液进入了血管就成为血的一部分，而血液渗出血管的成分就转为津液。但从古人的角度讲，津液本身是不带有神识的。所以，津液也是纯粹的、物质性的体液。

如前所述，所谓津液只是一个统一的称呼，细分起来津是津，液是液。

具体来讲，津和液也是按它们的成分不同、位置不同来区分的。

一般认为津就是相对来说质地清稀的、流动度大的体液，既可以布散于体表，也可以充斥于皮肤、肌肉、孔窍之间，主要起滋润作用；液则是相对黏稠的，流动性较小的，灌注于骨节、脏腑之中的体液。也许有人会说，如果它们之间的区别仅仅是流动度的话，给液加点水是不是就变成了津？显然不是这样。首先津与液的位置不同。津是没有固定区间的体液，液是有固定区间的体液。津则可以到处游走，通达周身。液只能在骨髓腔、关节腔这些体腔内存在。其次液的质地是稠厚的，具有明显的保护支撑作用。如液在器官的空腔之中保护具体的器官；或在关节腔里对关节起润滑与支撑作用；在骨髓里，则是对骨髓保护、荣养、储纳；在颅内则是保护与荣养大脑。从西医学角度出发，我们知道脑是很脆弱的，它就像豆腐一样软嫩。所以，人体就以"液"为基础建立了一套减震体系。脑髓腔内的脑脊液、关节内的关节液都属于人体自然的减震和保护体制，这些都是液的作用。津的特点则是流动性大、穿透性强，充斥每一个细胞周围，给全身组织细胞提供营养，并带走垃圾。

《灵枢·决气》已经讲得很清楚：何谓津？岐伯曰："腠理发泄，汗出溱溱，是谓津。"意思是那些内入腠理，外发为汗的液体即是津。何谓液？岐伯曰："谷入气满，淖泽注于骨，骨属屈伸，泄泽补益脑髓，皮肤润泽，是谓液。"意思是那些含有大量的营养物质，内入骨髓，渗于关节，充于脑髓，外则营养皮肤的液体就是液。

从临床角度出发可以看到，津多存在于体表、肌肤的空隙，主要作用是滋润细胞，带走垃圾。像这样一些功能都属于肺主皮毛、脾主肌肉这两个体系，所以津病多责之于脾、肺。而液多存在于骨节、脑髓，按"肾主骨生髓，脑为髓海"的观点，与液相关的病就责之于肾了。举临床的例子，患者以膝关节骨性关节炎就诊。这时，我们可以摸一摸、揉一揉患处关节，再让他活动一下。如果关节局部肿得不厉害，但关节屈伸不利、关节摩擦音明显，那么这个患者的病位可以定位于关节腔内部。这个病就属于"液"病，治疗就得从肝、肾入手。如果患者的关节活动尚可，但局部肿胀明显，甚至于伴有怕冷，这就属于"津"病了，治疗就得从肺与脾下手。所以基本概念清晰，临床才能行之有据，疗效明确。

当然，我们也应该明白，津与液之间没有不可跨越的鸿沟，两者之间是互为补充的。理论上，人体所有膜都可以被体液穿透，组织中的津渗入关节内就变成了液，关节腔的液外透于组织就变成了津。也因为关节腔、脑髓腔往往是封闭的，这样津液之间的相互转化就成为人体生理变化中非常重要的命题。而津液相互往来、相互转化的目的，就是传递营养与代谢产物。这也是人体新陈代谢过程中的重要组成部分。

2. 津液的生成与运化

关于津液的生成，《素问·经脉别论》曰："饮入于胃，游溢精气，上输于脾。脾气散精，上归于肺；通调水道，下输膀胱。水精四布，五经并行。"饮食中的水液进入胃，胃吸收其中的精微物质。这些物质在胃气的作用下进入脾脏。在脾脏的作用之下向上运行，是土生金之意。归化于肺，再从肺进入人体水液调控的大系统。水液生成布化的剩余物质向下运行，通过膀胱，出于体外。这些水中的精微物质通过水道达于周身的每一个细节，并借助于五脏的功能，川流不息。此文讲到，津液在胃中生成，敷布则以肺、脾、膀胱为主，借五脏之功，而通达于周身。这部分内容基本上是从五行脏腑的角度来阐述津液的产生与敷布。

关于津液的生成与运化，古人也经常从三焦的角度来表达与描述。《四圣心源》卷一有"《灵枢·营卫生会》：上焦如雾，中焦如沤，下焦如渎。气水变化于中焦，沤者，气水方化而未盛也。既其已化，则气腾而上，盛于胸膈，故如雾露。水流而下，盛于膀胱，故如川渎。川渎之决，由于三焦"。这段文字讲的是气水变化。有意思的是"雾""沤""渎"这3个字都与水有很大关系。气与水的关系就是在上焦像雾气一样，充盛不已；在中焦就像池塘一样，变化不已；在下焦就像河流一样，川流不息。文中认为，气水蒸腾，气多水少，入上焦。气水混杂在中焦。气少水多，通下焦。气水相因则达于三焦。《四圣心源》卷一有"《素问·灵兰秘典论》：三焦者，决渎之官，水道出焉。盖三焦之火秘，则上温脾胃而水道通；三焦之火泄，则下陷膀胱而水窍闭。"这段话就说得更明确了。三焦就是人体津液储存与运化的地方。而津液运化的动力就是三焦内的温热之气。如果三焦中的这种温热之气内藏而不泄，则阳气充沛，津液的运化正常，水道通达。如果三焦之中的温热之气外泄而不足，就会出现水饮闭阻，不能外达。

3. 津液之病

当三焦之气水不化，水饮停聚，会出现什么情况呢？"上焦如雾"，若雾气凝聚不散则聚而生水。水留于肺外，积于胁下，则为悬饮；若水留于心外，积于包络，则为包络之饮。水在上焦，溢于脉外，则积于头面孔窍。积于目内，则视物不明；积于耳内，则耳目眩晕，头重如裹；积于颅内，则头痛神昏，思虑不能。"中焦如枢"，若中焦气机不能运化。则脾胃之气为之困阻，枢机不利则为留饮，发为鼓胀、腹水、四肢肿胀，身体倦怠。"下焦如渎"，下元不温，水道不通，则二便为之难下，腰困腹胀，下肢肿满，甚则外阴肿胀。所以，我们所说的津液，只是水液在身体内正常时的样子。而一旦转入疾病状态，则津液结聚，不得运化，就叫"饮""湿""水肿"等。碰到这种情况该怎么办呢？《素问·汤液醪醴论》曰"开鬼门，洁净府"。自后世王冰释"开鬼门，洁净府"为"启玄府，泻膀胱"以来，人们通常认为这里说的就是发汗、利尿两个治水之法。从临床上看，它包含了通肺窍之鼻，通毛孔之汗，及通小便之利，是宣肺、发汗、利小便3个方面。《伤寒论》曰"衄家不可发汗"。意思说发热患者如果出现鼻衄不可以利用发汗的方法来退热，说明这3种方法具有内在的关联度。所以，这3个方面只是通达津液的3条途径，具体内涵不过气化而已。后人又有"提壶揭盖"临床的技巧，亦与此相关。

《金匮要略》之中有关于痰饮的论述："其人素盛今瘦，水走肠间，沥沥有声，谓之痰饮；饮后水流在胁下，咳唾引痛，谓之悬饮；饮水流行，归于四肢，当汗出而不汗出，身体疼痛重，谓之溢饮；咳逆倚息，短气不得卧，其形如肿，谓之支饮。"意思是水液积聚于肠间，叫痰饮；水停于胁下，叫悬饮；水液泛滥于四肢，叫溢饮；水气上逆，引起咳嗽、气短，叫支饮。这些问题都是津液在体内的疾病状态下的表现。

那么，当一个医生具体面对患者时，到底应该"开鬼门"，还是"洁净府"呢？应该因势利导。《素问·阴阳应象大论》曰："其高者，因而越之；其下者，引而竭之；中满者，泻之于内。"当饮邪在人体的位置偏高时，应顺应它的特点，让其从口鼻而出。当饮邪位于身体的下部时，就应当使用利尿的方法，让其从下焦膀胱而出。病在中焦，脾胃不运，脘腹胀满时，就应该用通下的方法来治疗。回到阴阳学说的概念里，这就是典型的同气相求的治疗方案。不过我在临床实际操作时使用的则是另一种方法。即不管患者病邪所在，只是谨调正气。这时，患者或吐或泻，全由身体自主控制。在临床中，也看到急性胃肠炎患者在针刺留针期间突发恶心、呕吐。当患者吐完之后，症状立刻就会减轻很多。在岭南行医，门诊经常见到慢性咳嗽患者。用药之后，患者或者有痰或便溏或小便多，此等皆为排邪反应。若能如此，则病可速愈。有意思的是，这种反应并非我刻意为之，而只是药物适当调整之下患者身体的自主反应。也正因为这种同气相求的事件只是身体的自然反应，所以对这些事件只能做大概的判断，而无法准确预测。而且发生之后也无须特殊处理，只是自然而来，又自然而去。

还有就是"肾为胃之关"的问题。《素问·水热穴论》曰："肾者，胃之关也，关门不利，故聚水而从其类也。上下溢于皮肤，故为浮肿。浮肿者，聚水而生病也。"从《素问·经脉别论》"饮入于胃"可知胃为水之入口，从"肾为胃之关"可知肾为水之出口。一出一入，完成水液在体内的流通。若肾有问题，则水只能入而不能出，则泛溢周身。也因有同气相求的原因，多余的水聚在一起，溢于皮下形成浮肿。从西医学的角度讲，肾脏是排水排毒之脏，肾功能下降一方面可以引起水肿，另一方面大量代谢产物堆积体内就会引起食欲下降。治疗则应当双管齐下，从肾气与胃气同时下手治疗。中医常说肾司开合，即肾气既管大便，也管小便。小便不通，就走大便了。所以当肾衰竭之时，通大便也是一个很有效的治疗方法。中医常用大黄灌肠治疗肾衰，确有疗效。不过需要注意的是《素问·灵兰秘典论》已经提到三焦宜温，故大黄灌肠之法只可用于救急，而不可用作持续的治疗。

二、津液的作用

津液在身体内四处流动，自然表现出极大的活力。对身体的正常状态起着非常重要的作用，主要表现为以下几个方面。

1. 濡养

津液的作用首先是濡养。津液的特点是浸润周身，无处不在。它的作用就是给全身的组织与细胞提供营养。前文讲到过血的营养作用，血只能在血脉之内，血中的营养要穿过血管壁的阻碍进入组织间隙营养细胞，还是得靠津液进行中转。

津液还有充养血脉的作用。正常情况下，血只存在于血脉之内，津液则于脉管内外之间来回移动和穿行。血脉之中，真正跑不出来的是血中红色的物质。血本身是由血中红色的物质和非红色的物质组合在一起的。我们将血液放进一支试管里静置，血液红色和非红色的部分会分层。所以津液也有充养血脉的作用。

这里有一个很有意思的问题：我们为什么说津液的作用是濡养而不是营养？因为"濡"的本义就是湿润有水的意思。津液本身的基础就是水，它除了给组织提供氧气及各种能量、精微物质外，还提供它本身，也就是"水"。所以，我们才会说津液对组织细胞有濡养作用。

2. 支撑固护

前文已经提到，津液也有支撑作用。如脊柱上每一个脊椎间隙都充满了液体，我们的每一个关节中都充满着关节液。这些关节液与整个骨骼一起构成人体的支撑系统。少年时人体内的水分比例偏大，津液充足，人行走时挺胸抬头；等到了老年，人体内的水分比例下降，津液不足，人体的形态就是弯腰驼背，步履蹒跚。我们也熟知，心脏包裹于心包液中，大脑则泡在脑脊液中。所以，津液的支撑与固护作用是很重要的。

3. 调节体温

中医很早就知道津液有调节人体体温的作用。《素问·生气通天论》曰："体若燔炭，汗出而散。"意思是若患者体温极高，不可近身，就应当用发汗的方法治疗，一旦得汗，体温即降。《伤寒论》明确指出太阳病，头痛发热，无汗而喘者，当用麻黄汤治疗。麻黄汤即是典型的发汗之剂。中医中还有一个"气虚自汗"的理论，意思是，气虚卫不固表会导致自汗。不过这种患者由于汗出过多，往往出现恶风、怕冷症状。这也属于津液对体温的调节作用的内容。

我去美国讲学期间与一个医生谈到运动出汗的好处。她提到自己很喜欢做熏蒸。熏蒸后，出一身大汗，内外舒畅。我问她是不是每次熏蒸后特别累，一连几天老想睡觉。她很奇怪，问我怎么知道。我告诉她《伤寒论》早有明言，"少阴之为病，脉微细，但欲寐是也"。类似这样的事情也提示了津液与体温的密切关系。

4. 排出废物

津液还有一个非常重要的作用，就是排出废物。新陈代谢是人体重要的生命活动。所谓的"新"就是将各种营养物质带给组织细胞，以支撑组织细胞完成正常的生理活动。所谓"陈"则是将组织细胞正常生命过程中所产生的各种垃圾废物带走。营养是津液带来的，垃圾废物也要靠津液带走。组织内的废物以津液为媒介，通过小静脉与淋巴这两个途径进入血管，经血液送达消化系统与泌尿系统，最后排出体外。所以古籍中多处谈到大小便与水肿之间的关系。形成水肿的水并不是普通的水，而是带有大量代谢垃圾的废水。在中医体系之中，见到这种情况我们就会说患者是湿气重，要用排湿之法治疗。临床用药多用茯苓、泽泻、车前子、赤小豆等。我在临床中发现，当给患者用补气药后患者也时常会出现小便量多、大便溏稀的现象。这也是正气充沛，体内垃圾排出的征象。当然还有一种情况就是津液不足。此时体内的垃圾不能有效排出，就会淤积发热，患者就会出现口干、咽燥，甚至体温升高，这就是常说的炎性反应。当然，出现这些情况时处理方式并不是清热消炎，控制炎症反应，而是增加津液，一方面是要求患者多饮水，一方面用养阴生津之品固护阴津，药用沙参、麦冬、石斛、玉竹之属。

正常情况下，水约占成年人身体重量的70%，婴儿体内含水量可达

80%。水在人体血液中所占比例为83%，在肌肉中占76%，在心脏、肺脏中占80%，在肾脏中占83%，在肝脏中占68%，在脑中占75%。即使看来很结实的骨头也有20%以上的水。前文中讲到，这些水液除了血液的部分都属于津液。所以，津液对维持人体的生命活动具有重大意义。从具体功能来划分：身体之中起支撑和固护作用的主要是"液"；起调节体温作用的主要是"津"；参与新陈代谢，为组织细胞提供营养，排出垃圾则是"津"与"液"。

第三节　气

当我们开始认识与理解气这个概念的时候会发现：古人说"气"时常常没有明确的指向。一会儿指天气，一会儿指地气；可以说五脏之气，也可以说六腑之气；可以说水气，也可以说火气；可以说东方之气，也可以说西方之气。几乎任何事物都可以用"气"来表达。

从哲学上讲，我们可以说"气"是万物的本源，也是事物运动的内在原动力。可是，走向临床，当一个年轻的、没有太多临床经验的中医面对患者、面对疾病，需要使用"气"这个万金油来解释问题时，可能就会不知所措了。因为气没有具体的所指。所以，作为一个中医应该理解，在中医学体系之中气有两个特征：多形性和多效性。

气的多形性是指气可以以各种各样的面目出现。所以按脏腑分，有五脏六腑之气；按身体部位分，有宗气、脉气；按气血分，有营气、卫气；按营养物质分，则有五谷之气。气的多效性是指气具有各不相同又相互对立的功能。如气主一身之运动，是无形的，但气也可以化生出有形的津液，化生出有形的血液。从临床上讲，气盛之人会躁动不安，气虚之人也会躁扰不安，因此气既主动又主静。《左传·昭公元年》云："天有六气……六气曰阴、阳、风、雨、晦、明也。"我们可以看到这"六气"根本就不是一类事物，理论上也是不能类比的。但它们都是气，是天气的具体演化。从具体疾病上说，免疫系统疾病可以补气理气，心血管疾病可以补气理气，肾脏疾病也可以补气理气，似乎各个组织器官的疾病都可以补气理气。这就是气的多效性。

所以，作为临床医生，搞清楚气的概念非常重要。只有这样，我们才能找到临床实践的立足点。并用"气"这个线头串起众多的临床证据，找到治疗的要点。

一、气的概念

气的概念不是中医所特有的。古代的西方医学、印度医学中都有类似的概念，用以解释人体中不同组织的功能与能量的转化。气这个概念是古代的医学家们从哲学中借来的概念。

1. 气的本义

当我们讲气的本义时当然讲的不是医学的概念，气的本义是一个中国古代的哲学概念。气无所不在。《说文解字》说："气，云气也。"这个气就是自然界中可见的具体事物，是空气中的水蒸气，气聚则为云，云散则为气，所以气本身就在可见又不可见之间。《礼记·月令》指出："天气下降，地气上腾。"天在上，天气的特点是下降的；地在下，地气的特点是上升的。天地之间依赖于气的上下交通孕育出世间万物。草原上的湿气经阳光一晒蒸发到天上。这些水湿之气在天空汇聚冷凝之后变成雨水，又下降滋润大地。关于这一点，《黄帝内经》说得更明白。《素问·阴阳应象大论》曰："地气上为云，天气下为雨，雨出地气，云出天气。"此处文字为互文：前半句讲云出于地气，雨出于天气；后半句说雨形成地气，云形成天气。说明天气与地气具有内在的统一性。气本身既是天地运化的过程，也是天气运转的结果。所以，气既有可见的云与雨，也有不可见的气机运动。气既可以是无形的空气之气，也可以是有形的水蒸气之气。所以，气这个概念，从一开始就已经有了有形与无形的双重属性。

汉·郑玄注《礼记正义》曰："气谓嘘吸出入者。"意思是气就是人们呼吸吐纳所产生的气体。显然，这种气本身是无形的。但在寒冷的冬天可以看见口中哈出的热气，而且人们可以通过口鼻感受到气的运动。《道德

215

经》说："天地之间，其犹橐籥乎！"橐籥指的是古代的风箱。天地自然的道理，就像是风箱一样，出入往来。这里就出现了"风"的概念，风就是气的往来运动。这种气的变化就像人的呼吸一样，或出或入，往来不息。那么，这种以风为代表的气的往来是可以看见的吗？可见又不可见。眼睛看不见，身体可以感受到。《六祖坛经》云："时有风吹幡动。一僧曰风动，一僧曰幡动，议论不已。惠能进曰：非风动，非幡动，仁者心动。"我们看不见风动，但看见幡动就知道风动。所以，气固然不能直接看到，但可以间接看到。那么，气就是风吗？老子用了一个"犹"字，即气只是像风一样。如果说呼吸之气就是风本身，是空气的运动，那么天地自然之气指的就不是空气的运动，而是"运动"本身。

2. 中医之气

当古人将口鼻之间的"气"引申到身体内部，五脏六腑、组织器官也就有了气。这个气就是出入运动本身。那么，我们将这个"运动"再次引申就变成了人体的活力，变成了生命力。因为气本身就具有有形与无形双重状态，所以气既可以指代人体组织器官的运动，也可以指代激发这种运动的能量物质。

很多中医书都提到"阳化气，阴成形"的观点，认为这个观点出自《素问·阴阳应象大论》。但原文其实是这样说的："水为阴，火为阳。阳为气，阴为味。味归形，形归气；气归精，精归化"。这段话本义是说阴阳的。所以先说水火之阴阳，再论气味之阴阳，再述气味的来源。当说到"味归形，形归气"，感觉就不一样了，这里"气"与"味"通过"形"得到统一。"气归精，精归化"说明气也可以生成于具体的精微物质。而明代张景岳解释"阳化气，阴成形"，认为"阳动而散，故化气；阴静而凝，故成形"。显然，这是以阴阳为媒介将气与形对立起来了。在《阴阳应象大论》中还讲到"形不足者，温之以气；精不足者，补之以味"。这段话讲人与食物、药物之间的相互关系。"形不足者，温之以气"，是说当人的形体不够充盛的时候可以用一些香气偏重的食物来强盛身体的形态。这句话本身就是用统一的观点看形与气，而非从对立的观点看形与气。"精不足者，补之以味"是指当人的体质不好时，体力下降，就要吃口味厚重有营养的物质。当然原文也说了，"辛甘发散为阳，酸苦涌泄为阴"，即那些味道发甜、带辣的食物偏于阳性，而味道偏酸、带苦的食物偏于阴性。有意思的是，大多数偏于辛辣的食物的气味都可以用鼻子嗅到，这也是发散的特征，而苦味则不能通过鼻子闻到，只能用舌头尝出。这样，以口鼻又可以分出阴阳。但食物本身是一体的，于是气与味又成为一体。既然气、味是一体的，则形、气也可一体了。所以，食物本是一体，进入人体之后则通过发挥不同的作用而趋向于气或者趋向于形。

理解了上述内容就可以理解气为什么会有那么多的形态，为什么有那么多的功能。《中医基础理论》说气就是人体内活力很强，运动不息的精微物质，是构成人体的基本物质之一。气运行不息，能带动体内新陈代谢，维护生命过程。气的运动停止就意味着生命的停止。对于一个人来说，死亡就是生命的停止。活着还是死亡，从物质本身讲并无不同，区别仅在于物质运动本身。所以《管子·枢言》写道："有气则生，无气则死，生者以其气。"在这里，气就是生命本身。《庄子集解·知北游》则曰："人之生，气之聚也，聚则为生，散则为死。"在这里，气并不存在动或静的问题，而是聚与散的问题，气的本质即等同于运动。人体小到精微物质的运动转化，大到脏腑之间的相互交流，都是气。气就是人体的生命力，它是人体组织细胞运动变化本身。

中医既有热气、寒气、清气、浊气这些没有具体形态而以人体脏腑功能划分出来的气，也有"水谷之气""水气"这样具体有形的气。当然，有形之气必然是很小的精微，类似于西医学所说的各种营养物质。

二、气的来源与分类

气有各种不同的形态，气又是人体与外界之间物质与能量的交流与运动，又因为人与外界的交流有不同的途径与不同的方式，所以气也必然有不同的来源，我将此称为气的多源性。在学习中医理论时，须将其一一辨明。气的多源性所对应的正是气的概念的多形性。

1. 先天之气与后天之气

中医有一个重要的观点，即"肾为先天之本，脾为后天之本"。这里的重点是将人的生命分为先天与后天。那么，先天是什么？后天又是什么？

《灵枢·决气》曰："两神相搏，合而成形，常先身生，是谓精。"这个"精"是在身体成形之前的事了。《灵枢·经脉》曰："人始生，先成精。"指出对人来说，有一个先于生命存在的形式。《灵枢·岁露论》说："人与天地相参也，与日月相应也。"老子《道德经》曰："有物混成，先天地生。"所以古人将人体气血构成的这一刹那定为先天。在这个时间点所拥有一切的精微物质与其所预示的运动形式都称为先天之气。《医述》中引《冯氏锦囊》"盖肾为先天祖气，脾为后天生气，而生气必宗于祖气也"之说。此处引用道家"祖气"概念，统指先天之气。道教认为物因气而化生，称物之来源为"祖气"。所以人从父母而来，从父母那里得到的形质就是祖气。从西医学的角度看，祖气就是人从父母那里得到的遗传物质，它决定了一个人的美丑、性格，也决定了先天性疾病的有无。祖气从父母处先天得来，藏于肾气之中；也从肾气之中分化出来，传递给子孙后代。

《医门法律》说："父母构精时，一点真阳，先身而生，藏于两肾之中，而一身之元气由之而生，故谓生气之源。"祖气明确，则这个人是否容易患糖尿病或者高血压，这个人天生的气质是文静柔弱的还是刚强暴烈的，都可以明确了。黄元御则在《四圣心源》提出："阴阳肇基，爰有祖气。祖气者，人身之太极也。祖气初凝，美恶攸分；清浊纯杂，是不一致，厚薄完缺，亦非同伦。"意思是人身体的产生是源于父母阴阳的交媾，在此之时就有了祖气。这个祖气就像天地初生时的太极一样，也是人体阴阳相互融合的太极之气。在此一瞬间，人的美丑就已经决定了，气质的清浊也决定了，身体的强弱、器官的形态也决定了。所以，祖气不同的人性格、体质和疾病谱都是不一样的。

既然古人有了先天的概念，就必然有后天的概念。《周易·乾》曰："先天而天弗违，后天而奉天时。"意思是先天之气已定，这是不能更改的，而后天之气则应顺应自然之理。中医先天是指人体受胎之时的胎元，后天则指胎成之后各种营养之物的滋养。胎成之后，先天已定，则需后天营养来滋补。由后天的营养精微所带来的形质就是后天之气。

《医宗必读》提出"肾为先天之本""脾为后天之本"。先天之本指的是肾气，也指人体生长发育之机。《素问·上古天真论》曰"女子七岁，肾气盛，齿更发长""丈夫八岁，肾气实，发长齿更"，女子七七，男子八八，此是人体发育之机，也是性器官开始成熟的时期。先天之本源于祖气，成于后天，既是自己的发育之机又是子女之祖气。后天之本则直指为脾。《医宗金鉴》曰："脾何以为后天之本？盖婴儿既生，一日不再食则饥，七日不食则肠胃涸绝而死。经云：安谷则昌，绝谷乃亡。犹兵家之粮道也。饷道一绝，万众立散；胃气一败，百药难施。"意思是脾为后天之本是因脾给人体提供营养。脾所提供的这些营养也就是后天之气。

2. 天气、谷气与生气

《素问·阴阳应象大论》里提到"天气通于肺"，自天上而来的能量物质直通于肺。这个"天气"既然与具体的脏腑的功能相关，则其非属于自然规律性的天气；而是拥有具体形态的能量物质。《灵枢·刺节真邪》说："真气者，所受于天，与谷气并而充身也。"此处之真气与谷气并列，可见此处的真气指的是真正由口鼻所吸入的呼吸之气。对古人来说，这种气可感可知，而又无形，故名真气，其意义与"天气"相同。所以，这里又提出了"天气"与"谷气"的问题。

顾名思义，天气就是从天上来的"气"。《素问·六节藏象论》曰："天食人以五气，地食人以五味。五气入鼻，藏于心肺，上使五色修明，音色能彰。"五气即五行五方之气，从天而至者可曰"天气"。而天气的出入要通过有形的器官——鼻来完成。可见其本质仍属于看不见但可以感受到的有形之气。洪仁玕《自传》曰："鼻之呼吸，刻不能不与天气相通。"也说明天气由口鼻而入，通过肺的吸收运化达于周身。结合西医学，我们知道确有这样一个"气"，就是氧气。将这种天气解释为氧气就很通顺。从我们中医的角度，它的定位在上焦，所属脏腑为肺。肺吸收这种气，最终的目标是送达全身。所以《素问·六节藏象论》说："肺者，气之本。"就是说肺是气之本源，是真气的出发点。对这些问题的理解，仍须从"天气"的角度出发，治疗则不离于肺气。

"谷"是粮食之统称，因此谷气顺理成章地解释为从粮食中所提取出来的精微物质，也就是各种营养物质。《素问·阴阳应象大论》曰："谷气通于脾。"意思是水谷之中的营养物质是靠脾的运转而吸收的。王冰注："谷气虚，脾受纳故。"意为脾主受纳，主要作用是对谷气的吸收与利用。《素问·六节藏象论》曰"地食人以五味""草生五味，五味之美，不可胜极""五味入口，藏于肠胃，味有所藏，以养五气"。这里有几点，一是五味来源于植物；二是五味是有形之物，它进入人体的途径是口；三是来源于植物的食物经过胃肠的消化，用来补充营养人体内在的五行之气。这个五行之气可以进一步引申成为五脏之气。《素问·经脉别论》曰："饮入于胃，游溢精气，上输于脾，脾气散精，上归于肺。"水气与谷气虽然是两种物质，但其二者相互依赖，在人体之中行走途径一致，所主脏腑一样，都是以脾胃为本源，布散周身，故古人往往"水""谷"同称，因而命名为水谷之气。

从前文我们可以看到，水谷之气首先充养脾胃，而后才会营养周身。那么，如果谷气不足，哪个脏腑先受其害？当然是脾胃先受其害。长期节食可引起厌食症，也是脾虚运化不能的表现。暴饮暴食，脾胃运化不足，则为积食、积滞。近几十年，中国人生活水平高了，吃得好了，体重大了，得高血压、糖尿病、高脂血症的人也多了。所以肥胖成大问题，于是减肥就成了大生意。我曾经治疗过一位患者，患者体形肥胖，初诊是要求治疗腰腿痛的。针了一次就说跟别的医生约好了，要去减肥。过了一段时间，回来了，说是去"辟谷"，减了十几斤肉，只是添了肩膀痛的毛病，想让我用针灸帮他一起治。我摸了摸他的肩膀就"敬谢不敏"，这个病没法治了。患者的肩关节出现了自发性脱臼。患者减掉的十几斤肉主要是肌肉，脂肪只占一小部分，上肢的肌肉的变得薄弱了，仅仅是上肢的重量就能将肩关节拉得脱臼。针刺治疗全靠调动患者自身的修复与调理能力，现在患者身上肌肉太少了，针刺治疗确实无从发力。我告诉患者回家正常饮食，多做适应性锻炼，等肌肉恢复了才有继续治疗的可能。

"辟谷"简单点说就是连续几天不吃饭。当人从食物中吸收的能量超过身体需求，就会将多余的能量以脂肪的形式储存起来。一般人认为不吃饭就会消耗这些储备的能量，就会瘦，所以通过不吃饭减肥是可以的。从医生的角度看，人体能量的储备有两类：一类是直接储备，一类是间接储备。脂肪是间接储备，这种储备效率较高，即单位重量下脂肪储备的能量更多，但调用复杂，从脂肪转化为能量需要较多的手续。糖原是直接储备。储存于肝脏的叫肝糖原，储存于肌肉的叫肌糖原。"辟谷"不吃饭首先消耗的是肌肉，然后才是脂肪。对具体患者来说，肌肉消减的速度比脂肪消减的速度要快，所以那位患者出现了自发性脱臼。《素问·太阴阳明论》曰："四肢皆禀气于胃，而不得至经，必因于脾，乃得禀也。今脾病不能为胃行其津液，四肢不得禀水谷气，气日以衰，脉道不利，筋骨肌肉，皆无气以生，故不用焉。"意思是四肢需要接受胃中水谷精气的供养，但是胃中的精气不能直接到达四肢的经脉，必须依赖脾气的传输才能营养四肢。如今脾有病不能为胃输送水谷津液，四肢失去水谷之气的营养，经络的气机日渐衰减，经脉也不能畅通，筋骨肌肉都得不到滋养，因此四肢便丧失正常的功能。这段话是对上述病例的完美解释。

《灵枢·营卫生会》提到"人受气于谷，谷入于胃，以传于肺；五脏六腑，皆以受气；其清者为营，浊者为卫，营在脉中，卫在脉外；营周不休，五十而复大会，阴阳相贯，如环无端。"意思是人身的精气主要依靠五谷精气的滋养。当五谷入胃后，经过消化吸收，它的精微部分就会从胃再传给肺，五脏六腑随之接受滋养。这些营养物质再次分为清浊两部分。其中清的部分称为营气，浊的部分称为卫气。营气流行在血脉之内，卫气流行于血脉之外。营卫之气随血脉周流全身，永不停歇。营气在身体内外循行五十周之后就会再次汇聚。这些营养物质在身体内外相互贯通运行不已，就如同在圆环中运动一样，无头无尾，没有终结。将这一段文字结合"天气通于肺"就可以得到这样的结论：谷气与天气皆汇于肺，二者在肺中混合后再分清浊，清者为营气，浊者为卫气，以上焦肺气为动力，以经脉为通道，达于周身。

《内经·痹论》云："荣者，水谷之精气也，和调于五脏，洒陈于六腑，乃能入于脉也。"又说："卫气者，水谷之悍气也，其气慓疾滑利，不能入于脉也，故循皮肤之中，分肉之间，熏于肓膜，散于胸腹。"可见营卫之气同源而异出，其分化的关键即在于肺。消化道的静脉血吸收大量的营养物质依旧是静脉血，上归于心，经右心室到达肺；身体中的静脉血在肺内吸收氧气才能变化成充满氧气与各种营养物质的动脉血；最后在肺中形成的动脉血才真正以提供周身营养的姿态出现，再次通过心脏达于周身。所以天气与谷气异源而同出，合于一体，才能成为人体生命的本源——"生气"。《难经·八难》则提出了更进一步的观点，曰："寸口脉平而死者，生气独绝于内也。"意思是那些寸口脉未见明显异常，而患者已经渐至死亡的，是因为患者体内的生气已经耗散掉了。清·高士宗《黄帝素问直解》言"生阳之气，本于阴精，互相资益，以明阴阳之气，皆为生气"。意思是人体无形的、属于阳之气的来源是有形的、本于阴精的精微物质。明白阳气与阴精相互转化、互为因果的道理就可以明白人体的阴阳之气都源于生命之本的生气，属于生气在不同情况之下的不同表现形式。于是，生气就最终被引申为"人体的生命活动"本身。

3. 气的生成及其与三焦的关系

古人研究身体外部的气靠的是对呼吸之气的理解，靠观察呼吸之时胸廓运动的变化。那么，古人如何研究身体内部的气的运行与变化呢？有一个现成的办法，就是研究人身气机的鼓动。通俗点说就是哪里有跳动哪里就有气。从古人对气的定义即知：气的特征就是"动"，而且是自主地动。从西医学角度看，能够满足这个特征是动脉。所以，动脉就是气机鼓动的外在表现形式。这个观点最直接的证据来源于西方。西方医圣盖伦认为人体会跳的脉管叫气管，不会跳的是血管。现在已经知道了，盖伦说的气管就是动脉，血管就是静脉。同样的，2000多年后，王清任也明确地将人体的动脉指认为气管。从这个角度出发，中、西方古人在认识论上的差别似乎不大。人体气息跳动最强烈的地方有3处。一处是心前区，或曰剑突后，或曰胸骨后，或曰胃气之所在，是上焦。一处是剑突下，即古人所谓的"心"。《金匮要略·胸痹心痛短气病脉证治》提出"九种心痛"的说法。对9种心痛的解释，《备急千金要方》《张氏医通》《医学心悟》等典籍各不相同，但相同的是都有大量的消化道症状。可见这个"心"指的就是剑突下胃脘之地，民间也有"心口"之俗称，是中焦。一处是下腹肚脐以下之处，气海穴之所在，按之跳动不休，即西医学所谓腹主动脉之地，是下焦。以上3处与气之生成相合，上焦与肺相合，中焦与脾胃相合，下焦与肾相合。

上焦与肺相合正是前文"天气"之所在，于理于法都说得通。但如果说我们理解到所谓的天气还源于对氧气的认识，那么天气是不是仅仅指氧气？这当然不是了。人们通过口鼻呼吸，利用肺所吸入的固然是氧气；但同时也会利用同样的机制呼出二氧化碳。这里的呼与吸同样重要。所以天气从实的方面上讲是能够帮助人激发能量的氧气，从虚的方面讲则是人与自然之间的能量交换。"人与天地相参"，所以人与自然界天气的相互感应都属于"天气"的内容。临床上，常见到不少患者对天气的变化特别敏感。如变天之前即感觉胸闷气短，呼吸困难。还有人一遇天气变化即周身酸疼。在这些时间里，大气含氧量未必会有很大差别，这时的问题主要是大气压的问题。同样道理，有些人从平原到高原就会出现胸闷气短、呼吸困难这些症状。这就是高原反应。从西医学的角度看，高原反应源于空气中氧气含量低与气压低的双重损害。所以《素问·五脏生成》曰："诸气者，皆属于肺。"

中焦则当与脾胃相合，意即上文水谷之气所在。《黄帝内经》中已经有了"谷气通于脾""谷入于胃，以传与肺""饮入于胃，游溢精气，上输于脾"。从前文也知道，唐以前医籍之"心""心下"皆指胃脘。可见中焦脾胃即人体吸收水谷之气的地方，而水谷之气最终也须与上焦天气一起，营养周身。《灵枢·五味》曰："故谷不入，半日则气衰，一日则气少矣。"说明水谷之气充沛与否与人体正常的气机关系密切。

那么下焦当与谁相合？下焦当于肾合。前文已经指出：肾主先天之气。但是，肾也主从先天之气进一步演化出来的原气。《难经·六十六难》中明确提到了原气的具体所指，即"脐下肾间动气者，人之生命也，十二经之根本也，故名曰原"。意思是人体脐下跳动之地是人体气机的本原。《难经·三十六难》则明确指出："脏各有一耳，肾独有两者，何也？然，肾两者，非皆肾也，其左者为肾，右者为命门。命门者，诸神精之所舍，原气之所系也"。意即命门是肾的一部分，原气则出之于肾。故原气就当于肾相合，是人体气机运化的本原。

《难经·三十一难》说："三焦者，水谷之道路，气之所终始也。"三焦既是水谷之气运行的通道，又是人体气机运化的起始与终结。从理论上说，气机运化的终点是明确的，即《素问·上古天真论》所说"肾者主水，受五脏六腑之精而藏之"。意思是五脏六腑之气的精华经过再次提纯，凝聚精练之气藏于肾中，再次成为人体生生不息的原动力。那么，从来源上则有上焦的肺气、中焦的脾胃之气以及再提纯而来的肾间动气。所以，在讲津液的时候提到"上焦如雾，中焦如沤，下焦如渎"这句话，从气机运化的角度来解释也是可以讲得通的。

从前文总结可知：如果将"气"看为具体的有形之物，则它的来源可以具有明确的指向，并不是一个很虚化的完全无形的概念。关于气的实际来源，前人已经总结为"肾为生气之根，脾胃为生气之源，肺为生气之主"。明·汪绮石《理虚元鉴》则提出："治虚有三本，肺脾肾是也。肺为五脏之主，脾为百骸之母，肾性命之根。"意思是肺、脾、肾三脏是人体气机的本源。抓住这3个要点也就抓住了治疗虚证的关键了。

4. 有形之气与无形之气

《难经·八难》说："气者，人之根本也。"气是生命的根本。明·张景岳《类经·摄生类》说："人之有生，全赖此气。"人的生命本身都是气的活动。从这两句话可知，所谓的"气"所言者大。明·王肯堂《证治准绳·杂病》说："一气中而有阴阳，寒热、升降、动静备于其间。"意思是气可以一分为二而化为阴阳之异。人体寒热的变化，气血升降的运转，肢体动静的转换，都是气的运动而已。清·石寿棠《医原·阴阳互根论》中说得就更明白："若是阴阳互根，本是一气，特因升降而为二耳。"所谓的阴阳互根互用，本身就是气，只是因为气的升降运动方式不同而分出阴阳二气。如果气机下降，向宁静、抑制等方向作用，就表达为阴气的表象；如果气机上升，向推动、激发等方向作用，就表达为阳气的表象。显然，这时所说的气决非"有形之气"，而是无形之气。这时的气也就是"人的生命活动"本身。

从上文我们可以知道，当古文中出现谷气、天气、水谷之气时，所说的气往往是具体有形的精微物质。而当古文之中出现人身之本的"气"，或曰一身之气、人身真气时，所指即无形之气。当然，因为古人特有的思维方式，有形之气与无形之气在古人的行文之中往往是不分的。这样的区分反而是我们后人读书之时所不得不小心区分的内容。

当我们走向临床，使用气这个概念时就会发现，有形之气与无形之气还是有分别的。比如我们说小麦补气养心，这里的气就是有形之气；说牛肉温补脾气，说的也是有形之气。这里的气就是能够补充人体营养的精微物质。如果进食过多，身体难以运化，则多出现中焦郁热的现象，俗称食积发热。这种发热与脾胃主水谷之气，脾胃属于中焦有关。如果我们说人参补气，黄芪补气，就又是另一种景象。这里的气就是无形之气。这种补气并不给人带来直接的营养，而是加速气血运转。气血运行加速自会产热，所以也会有能量过盛的感觉，但这只是感觉而已，身体之内的营养状态并无太大变化。如果进食过多，郁而化热，上为口疮，下为痔疮，与谷肉饮食之脘腹胀满的积完全不同。所以我们可以说气既是功能之气，也是营养之气。功能之气即是无形之气，营养之气即是有形之气。

西方医圣盖伦通过解剖发现两套管道系统：一套叫气管，搏动不休；一套叫血管，跳动无力。人死后，气管里边是空的，只有空气，血管则充满了血液。现在我们知道，盖伦所说的气管是人的动脉，血管就是静脉。当然，盖伦发明的通过"血管"放血治疗外伤后动脉损伤的办法肯定治死了很多人。有意思的是，清代王清任也发现了这个问题。《医林改错·气血合脉说》明确提到"气府存气，血府存血""气管行气，气行则动；血管盛血，静而不动。头面四肢按之跳动者，皆是气管，并非血管"。意思是气管行气的，气管会随气着气运动而不停地跳动；血管里边行的是血，血管是不会跳动的。在人体的头面四肢等处跳动不已的脉管都是气管，而不是血管。王氏还进一步提出心中无血论。《医林改错·心无血说》曰："心乃是出入气之道路，其中无血。"可见王清任的认识基础与理论构建与盖伦差不多，可一上临床区别就大了。王氏也建立了外伤的治疗模型。他认为"斗殴破伤，流血过多"应该"即用黄芪半斤、党参四两，大补其气"，这正是赵献可《医贯·血症论》立"盖有形之血，不能速生；无形之气，当所急固"之意。赵氏原文中用的处方是独参汤。当然，赵献可也说明白了，这个气是"无形之气"。王清任还按照气管、血管模型创制了"补阳还五汤"，此方是用黄芪配合活血通络之品。在当代中医手上，补阳还五汤依然是治疗脑血管病的非常有用的方剂。盖伦和王清任发现了共同的解剖现象，建立了相似的生理、病理模型，最后则各自确立了一套不同的临床治疗体系。从西医学的角度看，两个人的共同出发点实际上都是错的，但结果是一个害人于顷刻，一个救人于危难。问题在哪里？问题就在于有形之气与无形之气的区别。"气管"之中的气的概念就是空气的"气"。以形质看，类于无形；以功能论，则是有形的。在盖伦时期，医学初明，将此"气管"内的气与空气之气相通，建立的人体结构功能模型是以有形之气入于"气管"，正是伤人之利器。王清任在此种"气管"内看到的也是空气之气。但由于前人早已经建立了各种复杂的气的概念，所以王氏思想中的气已经是无形之气了。所以，错中有错，反倒为后人建立了新的、行之有效的临床治疗方案。

三、气的运动

我们知道了气是什么，应该可以想到"气"的特点是运达周身，而且气还得带着血与津液一起行走。所以，气的运动方式就变得很重要。那么，气有什么样的运动方式呢？因为人是独立的生命体，所以气的运动方式无非就是升降出入而已。《素问·六微旨大论》曰："出入废则神机化灭，升降息则气立孤危。故非出入，则无以生长壮老已；非升降，则无以生长化收藏。是以升降出入，无器不有。"意思是物体的内部有一种生生不息的气机，叫"神机"。物体外在的形态，依赖于气化的作用而存在，其外在的形态叫"气立"。如果气机出入转运的功能消失了，那么"神机"所代表的生生不息的势态也就不存在了。如果气机升降运动的作用停止了，则"气立"所代表的形态也就变得孤立而危在旦夕。因此，没有气机的出入变化，也就不会有生命的产生、成长、壮实、衰老与灭亡；没有了气机的升降运动，也就不会有生命的产生、成长、变化、收敛与潜藏。所以，气机升降出入的变化，没有一种生物体是不具备的。我们将气的升、降、出、入分开理解，即气的升与降是一对矛盾，指气在身体之内的运转变化；气的出与入是一对矛盾，指的是气在身体内外之间的交流。

1. 气的升降

《素问·六微旨大论》曰："帝曰：其升降何如？岐伯曰：气之升降，天地之更用也。帝曰：愿闻其用何如。岐伯曰：升已而降，降者谓天；降已而升，升者谓地。天气下降，气流于地，地气上升，气腾于天，故高下相召，升降相因，而变作矣。"黄帝说：我想听听气机的上升与下降是怎么相互作用的。岐伯说：气的升降是天气与地气交替作用的结果。地气可以上升，但升发达到极点时就会下降，此时气机的下降是天气的作用。天气可以下降，但下降到极点就要上升，此时上升则是地气作用的结果。当天气下降之时，其气就会下潜而归属于地气；当地气上升之时，其气机就蒸腾而归属于天气。正是由于天气和地气的相互招引，上升和下降也就会互为因果，这样才会给生命带来勃勃生机。读懂这段文字就会理解，所谓气机的上升、下降，本来只是气的上下运转。它从下向上运动时就叫地气，它从上向下运动时就叫天气。所谓天气与地气，只是气在不同位置的变化而已，气的本质却没有变化。

当然，如果气的升降出现了问题，患者就会出现各种症状。我在临床经常见到患者针刺之后呃逆频频的现象。拔针之后患者的呃逆就会自动停止。这样的患者即气机升降失常而又以气机不降为主。针刺之后，停滞的气机开始运转，此时上下分消，气向下转即为矢气，气机向上伸展即见呃逆。所以，这些边针刺边呃逆的患者，打几个嗝，气顺了，人也就舒服了。

西医认为老年人的哮喘分为真性哮喘与假性哮喘，而且认为临床上以假性哮喘常见。假性哮喘是指当患者有食道反流现象时，胃内容物反流到咽喉及气管，通过神经反射引起各种呼吸道症状，进而出现的哮喘。这个问题中医前人早已经明了。黄元御《四圣心源》曰："咳嗽者，肺胃之病也……胃土上逆，肺无降路，雾气堙塞，故痰涎淫生，呼吸壅碍，则咳嗽发作。"黄氏认为咳嗽往往是由于胃气上逆，肺气无法下降，浊痰中阻引起的，明确提出肺胃不降引起咳嗽的观点。这就是气机升降失常引起的疾病，治疗之法则是和降肺胃，使气机下降，则咳嗽得愈。

我曾经治疗过一个小儿疝气的患者。孩子家长明确告诉我孩子的发病原因是感冒之后持续咳嗽。这样我就明白了这个孩子生病的内在机制，嘱家长给孩子吃补中益气丸。孩子的病很快就好了。从中医角度看，这就是一例气机升发无力的案例。补中益气汤源出于李杲《脾胃论》，主治脾胃气虚之发热以及气虚下陷之脱肛、子宫下垂、久泻、久痢等，正是升提人体内部气机之主方。用于此处，恰中病机，因而得效。

《内经》中关于气机升降失常还提出了一个观点，《素问·阴阳应象大论》曰："清气在下，则生飧泄，浊气在上，则生䐜胀。"意思是如果人体的清气居于下焦而不能上升，就会发生泄泻之病；如果人体的浊气居于上焦而不能下降，就会发生胸部胀满之病。这显然是对临床现象的观察。这段话提出了清气与浊气的位置问题，但出发角度是临床观察所形成的病理判断的结论。如果人的小腹清冷，自然会有时时溏泄之忧。如果人的口气重浊，自然会有脘腹胀满之患。

按一般理解，心主火位居上位，肾主水位居下位。火性炎上，水性润下，火愈上而水愈下则人体阴阳气血就会出现不能沟通的问题，最后就会导致阴阳离决。针对这个问题，明·韩懋《韩氏医通》创制清上温下法，处方则是交泰丸。方由黄连、肉桂二药组成。用黄连以清降心火，用肉桂温升肾阳，用于主治心肾不交之心悸怔忡、失眠等症。黄元御则将这个命题进一步引申，在《四圣心源·劳伤解》提出："火降则水不下寒，水升则火不上热。平人下温而上清者，以中气之善动也。"这段话提出了两个观点：一是心火之气应该是向下运行的，肾水之气则应该是向上的，这样水火交通才有生机；二是因为心火是向下的，所以居阴的下焦之地变成了温热之处，而因为肾水是上升的，所以居阳的上焦之地变成了清凉之处。所以一个正常人的特点就是"上清下温"，即手凉头凉，腹温足温。可见，《内经》从临床现象的角度观察，将它以病理的形式表达出来。经过一代代的演化，黄元御则从理论角度将这个观察引申成为正常人的体质标准。而其内在规律仍不出于气的升降问题。

2. 气的出入

当我们讨论出入的问题，就一定有内与外的问题，也一定有一个关于"门户"的问题。

如果讨论内与外的问题，其核心则是身体内部的气与身体外部的气如何交流。考虑到气既有"有形之气"的形态，又有"无形之气"的内涵，则这个内与外就是身体内的物质、能量与身体外的物质、能量之间的交换。像前文所说的，呼吸所带来的天气，饮食所带来的水谷之气，都属于这个范畴。还有就是能量交换本身。众所周知，人是恒温动物，与植物、两栖类动物不同的是人的体温是恒定的。这就决定了人需要不停地消耗能量。当外界温度低于人体温度时，身体会因为温度差而丢失热量。此时的身体就需要不停地消耗能量，制造热量，维持体温。同样道理，当外界体温高于人体温度时，身体就要想办法将生命活动中产生的额外的热量排出。这也需要消耗大量的能量，打开各种传热通道。所以无论出与入，必然带来能量的消耗，以求达到身体能量出入状态的平衡。所以天冷，气的消耗增加了，这时人会烤火加衣，这是气的出入问题；天热了，人会喝冷饮，也属于气的出入问题。

如果我们考虑到"门户"的问题，则就是在讲"窍"的问题了。清·周学海《读医随笔》引王冰注《素问》曰："凡窍横者，皆有出入去来之气；窍竖者，皆有阴阳升降之气往复于中。"意思是，凡是横着的孔窍，从其中通过的气机就以出入去来的形式来表现；凡是竖着的孔窍，从其中通过的气机就以升降的形式往来。还说："如壁窗户牖，两面伺之，皆承来气冲击于人，是则出入气也。"意思是房屋的门窗就是气出入的地方。王冰也谈到，气的出入是互为因果，相辅相成的，如"空瓶小口，顿溉不入，为气不出而不能入也"。我们认为口、鼻、二阴是孔窍，有气的出入；毛孔也属于孔窍，也涉及气的出入。周氏又言："刘河间曰：皮肤之汗孔者，谓泄汗之孔窍也。一名气门，谓泄气之门户也。"这段话明确提出汗孔也就是气门。所以天冷则汗少，小便多；天热则汗多，小便少，也不过是气的出入问题。

元·朱丹溪《格致余论》中谈到"肥人湿多，瘦人火多"。一般来说，人如果吃的多，营养过剩，就会变胖，而一旦变胖就会内生痰湿。急躁多动的人相对偏瘦一些。从西医学看，所谓胖人，不过就是人体对能量的摄入大于消耗；所谓瘦人，不过就是人体的能量的消耗大于摄入。所以，也可以将因果关系反过来讲述，痰湿之人，阴重之人，体形多胖；火重之人，阳热之人，体形多瘦。像这种能量的消耗与积累也属于气的出入问题。

四、气的不同形态

气有多形性，也就是气有多样的形式。关于气的形态，前面已经提到很多了。作为具体的概念，气既具有有形的内涵，也具有无形的内涵。气既是人体内的物质和能量与外界的物质和能量的交换，气也是人体内物质与能量之间的转换，气更是永恒的运动。从外观上看，气包含了组织功能、精微物质、能量转化的概念。人体组织功能的展现必然伴随着能量的释放，所以能量的释放与功能是一体的。能量固然是无形的，但它要靠有形的精微物质储存与释放。能量本身与精微物质可以互相转换，所以气的概念最终达到统一，即气是物质与能量的统一。但当我们讨论具体问题时，人体内的气则会因其功能及具体位置不同表现出不同的状态，并因此则获得不同的名称。

1. 元气与宗气

元气又称为原气，这个概念来源于中国传统哲学概念，意思是世间万物的初始。《论衡》曰"元气未分，浑沌为一""万物之生，皆禀元气"。元气尚未变得分明之时，就是浑沌。世间万物的出生都源于元气的作用。《白虎通义·天地》曰"天地者，元气之所生，万物之祖也"，意思是元气是万物所化生的初始，也是世间万物化生的种子。将这个概念引入医学，则必然与人体的生殖功能相关联。所以《难经·三十六难》曰："肾两者，非皆肾也。其左者为肾，右者为命门。命门者，诸精神之所舍，原气之所系也。男子以藏精，女子以系胞。"命门者，生命出入之门是也，讲生命的传递，是生殖的功能。"男子藏精、女子系胞"，也是在讲生殖的功能。而文中说命门是"原气之所系"，说明命门与原气是两件事，原气另有所在。原气所在何处？

在中医中，元气也是生命能量的根本。所以《难经·八难》曰："所谓生气之原者，谓十二经之根本也，谓肾间动气也。"《难经·六十六难》曰："脐下肾间动气者，人之生命也，十二经之根本也，故名曰原。"这段文字说出两个观点：一是元气是十二经的根本，一是元气即肾间动气。

那么作为医者如何判断人体元气的状态？《难经·十四难》曰："所以然者，人之有尺，譬如树之有根，枝叶虽枯槁，根本将自生。脉有根本，人有元气，故知不死。"这里提出元气是人身之根本，虽然身有重病，只要元气不散，仍有可能恢复。元气在脉象的表现就是双手的尺脉。《难经·八难》曰："人之根本也，根绝则茎叶枯矣。寸口脉平而死者，生气独绝于内也。"此论与《难经·十四难》相互承接，意思是如果人的寸口脉问题不大，这时的人也没有什么明显的症状；而一旦没有了元气，患者就会死亡。尺脉这个定位也指出元气所在的位置在下腹。

前文中已经讲到，气的特征就是运动。那么，这个运动如果出现在一个点上会是什么样子呢？出现在一个点上的运动自然只有一个可能性，就是"跳动"，所以叫作"动气"。那么，在人的下腹有没有动气呢？在人的下腹部有一个不停跳动的"气"，就是腹主动脉。腹主动脉跳动不止，给肾脏及肾上腺直接供血。所以，从位置、功能、形态都可以明确：所谓的肾间动气就是腹主动脉的体表特征。腹主动脉重要吗？腹主动脉当然重要。腹主动脉是人体的大动脉，直接延续于发自左心室的主动脉、胸主动脉。它的任何一点病变都会对人的健康状态带来重大影响。但元气的概念显然没有那么简单。腹主动脉的供血区包括胃、肝、脾、肠、肾及肾上腺。这些重要脏器的病变都可以反馈性地引起腹主动脉状态的变化。以古人有限的诊查手段来说，对腹主动脉诊查可以对患者疾病的预后做出有效判断。所以才会有肾间动气是"人之生命也，十二经之根本"这样的表达。

与元气相对应的是宗气，它的特点也与人的整体的生命状态密切相关。所以清·周学海《读医随笔·气血精神论》说："宗气者，动气也。凡呼吸、语言、声音，以及肢体运动、筋力强弱者，宗气之功用也。"说明宗气的特点是跳动不休，人的呼吸、语言、声音功能与人的肢体运动都是宗气的作用。宗气的位置则在胸中，《灵枢·邪客》说："宗气积于胸中，出于喉咙，以贯心脉，而行呼吸焉。"首先说明宗气的位置在胸中；其次说明宗气的运行方向是上出咽喉，横出心肺；最后说明宗气的作用是调节呼吸与血脉运行。

《素问·平人气象论》谈到宗气的具体定义："胃之大络，名曰虚里，贯膈络肺，出于左乳下，其动应衣，脉宗气也"。这句话的意思是胃气旁边有一个大的分支叫作虚里，这个地方的特点是空虚，它的气息向下行走可以通过膈肌，向外行走则会通达于肺中，它的核心部位在左乳之下，它跳动可以振动衣服，这里就是诊查宗气的地方。这句话有一个小问题，下句之中提到"乳之下，其动应衣，宗气泄也"意思是如果能够隔着衣服摸到宗气的跳动就是宗气外泄的不好现象了。此段与前文相悖。所以第一个"其动应衣"与第二个"其动应衣"应该有不同的解释。第一个其动应衣的"衣"应解释为"于"，古体"衣"是"于"的通假字。则第一段话句读为"胃之大络，名曰虚里，贯膈络肺，出于左乳下。其动应于脉，宗气也"。意思是宗气的跳动与脉搏的跳动是同步的，故宗气达于血脉。如此一来，宗气所指就很明显了。宗气所指就是心脏的跳动。宗气达于咽喉，是说主动脉的体表投影方向；宗气达于肺，则是肺循环的方向。

有意思的是对"其动应衣，宗气泄也"的解释。这句话的意思是如果心跳过度有力，隔着衣服都可以摸到心脏的跳动，就是宗气外泄的表现。其实，这是一个只有医生才知道的事实。当心功能下降时，心脏的跳动并不一定是无力的，反倒有可能越来越有力。《素问·玉机真脏论》曰："真心脉至，坚而搏，如循薏苡子累累然。"这是一个关于心衰的脉象，它的形容是如薏苡仁，而薏苡仁是很硬的。所以，心衰的脉也是很有力的。心跳的力度隔着衣服都能摸到就是心功能下降的初始改变，所以叫作"宗气泄"也。

《灵枢·刺节真邪》有这样一段论述："宗气留于海，其下者，注于气街，其上者，走于息道。故厥在于足，宗气不下，脉中之血，凝而留止。"这个海显然说的就是"气海"，但此处的气海并不是后世《针灸甲乙经》所说的脐下的气海穴，而是膻中穴。《灵枢·海论》说"膻中者，为气之海"，又说"气海有余者，气满胸中，悗息面赤；气海不足，则气少不足以言"。前文的解释就清楚了，宗气从心脏发出向上到达咽喉附近，这是颈总动脉的位置；向下到达大腿根部的气街；再下行可以到达足底。这样就给宗气带来了一个不同的解释，即宗气是因心脏搏动所带来的动脉的跳动。当然，这与前述的定义是可以兼容的。

宗气是心脏的跳动，元气是腹主动脉的跳动，此二者就趋向于统一。所不同的是，宗气的主要作用是温暖调动四肢百骸，元气则起到反映肝、脾、肠、肾、肾上腺等功能状态的作用。

2. 营气与卫气

作为临床医生，每天用得最多的还是营气与卫气的概念。因为我每天都会与感冒、咳嗽这些典型的外感病打交道，而治疗外感病就少不了要研究营卫，因为营卫的问题就是人体防御力的问题。这个问题来源于汉代张仲景，他在《伤寒论·辨脉法》指出："寸口脉浮而紧，浮则为风，紧则为寒。风则伤卫，寒则伤荣。荣卫俱病，骨节烦疼。"金代成无己进一步认为"卫为阳，荣为阴，风为阳，寒为阴。同气相求，故风伤卫，寒伤营，风寒俱中伤营卫"。"荣"与"营"异名而同义，两段文字的意思是风邪会伤及人的卫气，寒邪则会损伤人的营气。可见营卫主要讲的是人体抵御外邪的作用。

"营"字的本义是指军队驻扎的地方，"卫"的本义是保护与防卫，所以营卫本身就是军营与护卫。将其引入医学术语，当然也有着防御外邪的意思，但具体含义则更为广泛。

《素问·痹论》曰："营者，水谷之精气也。和调于五脏，洒陈于六腑，乃能入于脉也。故循脉上下，贯五脏，络六腑也。"营气的本源是水谷所化生出来的精气。它可以使五脏的状态平和自然，同时均匀地分布于六腑之内。因为有着这样的作用，它才可以进入脉里，依托血脉而上下游走。也只有这样才可以贯通五脏，达于六腑。本篇中又说："卫者，水谷之悍气也，其气慓疾滑利，不能入于脉也，故循皮肤之中，分肉之间，熏于肓膜，散于胸腹。"卫气的本源是水谷所化生出来的剽悍之气，它特点是流动迅速而润滑流利，难以被脉所约束，所以不能进入脉中。它只能循行于皮肤的腠理之中，游行于肌肉纹理之间，熏蒸于人体肓膜之间，敷布于胸腔与腹腔之内。从这两段话，我们可以看到营卫有共同来源，都出于水谷之气。所以《灵枢·营卫生会》才会说"营卫者，精气也"。营气与卫气的本质也是人体的精气，只不过营气柔静，故需要以脉为通道入五脏六腑；而卫气剽悍，它不受脉的约束，通达于皮肉肓膜。

《灵枢·营卫生会》曰："人受气于谷，谷入于胃，以传于肺，五脏六腑皆以受气。其清者为营，浊者为卫。营在脉中，卫在脉外。"这段话的意思与前边差不多，也强调营卫来源于水谷之气。但进一步提出营卫的区别是清浊不同，脉里脉外不同。理论上，血脉走到哪里营气就到哪里。所以五脏六腑有血脉营气就入五脏六腑。四肢肌肤也有血脉，则四肢肌肉也应该有营气。所以《灵枢·邪客》又曰："营气者，泌其津液，注之于脉，化以为血，以荣四末。"意思是营气随脉行走，也是通于四肢的。所以，脉里与脉外营卫是相互跟随、相互照应的。《灵枢·卫气》曰："六腑者，所以受水谷而行化物者也。其气内干五脏，而外络肢节。其浮气之不循经者为卫气。其精气之行于经者为营气。"认为消化道吸收水谷之中的营养，化为水谷之气。而水谷之气内入五脏，外联肢节，行于脉内者为营气，行于脉外者为卫气。所以，入五脏、络肢节是营卫的共同作用。

如果营气行于脉内，则营气与血液的关系如何？《灵枢·邪客》曰："营气者，泌其津液，注之于脉，化以为血。"意思是营气进入血脉之中就转化为血。所以，营气包含了属于血的内容。

卫气的作用是什么呢？《灵枢·本脏》说："卫气者，所以温分肉，充皮肤，肥腠理，司开阖者也。"这里看到卫气有3个作用，一是温暖皮肤与肌肉，二是充斥皮肤与腠理，三是管理表皮之气的开阖。

黄元御则将这个问题说得更明白，《伤寒悬解·太阳本病》曰："在外之阳，谓之卫气。卫者，卫外而为固也。卫气之内，则为营血。营者，营运而不息也……卫气为阳，营血为阴。"意思是营卫是相互依赖的关系。卫气的作用是防御外邪，营气的作用是输送营养，给卫气提供支持。如果将卫气比喻为前线的军队士兵，营气就是后方的后勤支持体系。而这一套体系依托于血管，在躯体之内，又达躯体之外，既负责防御身体外部的危险，又负责管理身体内部的秩序。

综上所述，营卫是以水谷之气为起源，依血脉通道而建立起来的概念。它和体温调节有非常大的相关性。所以当我们说营卫功能时，首先考虑的就是体温与热量的问题。人是恒温动物，正是营卫之气的作用才能保证人体的正常温度。其次是营养问题，营卫之气相跟相随，才能给组织器官提供充分的营养。再次则是防御问题，就是人体免疫系统的功能与状态。

按照《伤寒论》所讲的，风伤卫，当以调和为主，方用桂枝汤；寒伤营，当以发散为主，方用麻黄汤。处理问题的关键则在于发散与收敛之间的比例。我一个外地的学生曾问过我关于面瘫的问题。那次我去她的医院讲课，专门讲了针灸对面瘫的治疗。后来她给我打电话说学习后治疗面瘫的疗效好了很多，但有两例疗效不明显，问我有没有口服的治疗方法。这两位患者共同的特点是怕冷明显。我给她出了一个不是处方的处方：生姜鸡蛋汤。要多放生姜，汤要有辣味才好。先喝两天调理，再做针刺治疗。几天后学生回复我说其中一个效果好，另一个则效果不好。效果不好的这位患者除了怕风冷还有多汗的情况。我就教她还给这位患者用生姜鸡蛋汤，但是汤中要加醋，一点点加，加到汤的辣味减轻但没有酸味为止。这位患者服汤也很快好转了。这就是模仿张仲景的调和营卫的思路。单纯的生姜鸡蛋汤重用生姜，模仿的是麻黄汤，重用生姜以温散为主，用鸡蛋则为固护中气。生姜鸡蛋汤加陈醋则模仿的是桂枝汤，加醋是为了利用醋酸敛的作用，正是桂枝汤中白芍的功用。这个事例也提示：营气和卫气同出而异名，同出于水谷之气，但气势与趋向性不一样，所以表现出具体的差别。但是，在临床实践中它们的区别并不像理论上的差别那么大。掌握了它们的特性，在治疗中就可以轻松地实现营气与卫气概念在理论之间的转换。当然，这也会大大提高医生的临床疗效。

3. 脏腑之气

既然气是周贯全身，通于五脏的，当气进入不同的脏腑时就会因脏腑功能的不同特质而表达出不同的特性，这就是脏腑之气。即气的众多功能要通过脏腑之气的形式来表达。脏腑的功能本身就是调控身体，这种功能既有可能是兴奋的也有可能是抑制的。这样我们也就能将气的功能分出阴阳。当脏腑之气的功能表达为兴奋和温煦作用时，就叫阳气；当脏腑功能表达为抑制和凉润作用时，就叫阴气。所以五脏之气各分阴阳。

心气分阴阳：心阳有温煦心脉、推动和加强心脏搏动的作用，心阴有凉润心脉、减缓心脏搏动、使血脉舒缓的作用。阳气自然是温暖与外散的，阴气的是寒凉与内敛的。所以心阳温通，心阴凉润。心气的作用是调控脉搏。自然，心阳是鼓动心脏搏动的，心阴则是抑制心脏搏动的。但要注意的是心脏搏动的力度与心脏搏动的速度（即心率）是不同的概念。

我还只是个小医生时处理过一位早搏的患者。患者为中年男性，多发室性早搏住院治疗。当时上级医师休假，我是主管医师。根据辨证的结论，我认为患者以气虚为主，当以补气为原则，处方中用了较多的党参和黄芪。结果，患者的精神体力明显增加，早搏也越来越少了。上级医生回来后指导病案，觉得效果不错，就让我再加上玄参、黄连。结果两天之后之前的效果全没了，患者病情回到住院前的水平。上级医师为什么要加玄参、黄连呢？那是因为西医学的药理试验证明玄参、黄连具有降低心率、控制心律失常的作用。但针对这个患者的临床效果与实验室的结论是相反的。事实上，补气之后，患者心跳有力了，心率自然就下降了，早搏也就被控制了。所以，温补心阳反倒可以控制心率，而清心之品却可能引起心动过速。所以中医的临床治疗一定要从临床出发，从中医的基本认识规律出发，才能取得稳定的疗效。

肺气分阴阳：肺阳有温煦和升发的作用，肺阴有凉润和肃降的作用，这也是一般规律。肺是与天气沟通的器官，所以它一方面强调宣发，引人体之气与天气沟通；一方面则强调肃降，引天气从上到下，环周诸身。所以，对肺气的处置，就是要在宣发与肃降之间取得平衡。而这种平衡是一种随季节、地域而变化的动态的平衡。

肝气分阴阳：肝阳主温煦、生发，肝阴主凉润、柔和。肝气应春天，是人体生气之始。它最重要的作用之一就是升发作用。所以我们常常说肝的特点是体阴用阳。肝欲温散，而又常有温散太过之虞，故又须凉润以和之。

脾气分阴阳：脾阳能温煦、推动水谷运化；脾阴有凉润、抑制作用，可以防止水谷运化的作用过亢。脾的作用是吸收水谷，温暖肌肉，所以脾气本身就应是温通的，如果失于通达就会郁而化火。此时来看就需清凉之气以清润脾气。若能使脾气通达，瘀滞一开，自然火就退了。临床上常见典型的糖尿病患者，多饮多食多尿，形体消瘦，这便是运化太过，降敛不及。故具有明确降糖作用的中药，如黄精、玉竹、沙参、石斛等，都是润养脾阴之剂。

我曾经给一个同事的先生看病。患者急性腹痛，住院检查，诊断为急性阑尾炎。检查后我发现患者是寒证，辨证是寒郁化火，与想象中阑尾炎的情况不一样。我跟同事说这个病得用理中汤。我开了理中汤加大黄、枳实。患者病情比较轻，当天晚上就请假和同事一起回家了。第二天上班时两口子一起回病房，同事说前一天晚上是她亲自给先生熬的中药。服药后，上半夜倒是平安无事，下半夜患者就开始不停地上厕所。等到上午查完房，也就10点多钟，患者基本上就没事了。这个病例提示脾气以运化为主，欲动而不欲滞。而那个处方也不是随便所为，其组方来源于《备急千金要方》之温脾汤。在这个处方之中，脾阳的温煦作用与脾气推动作用达到统一，正是清退脾气郁滞化热的良方。

肾气分阴阳：肾阳的作用是温煦、促进和推动人体的生长发育、生殖，加速水液代谢；肾阴的作用是凉润、宁静和抑制人体的生长发育、生殖，减缓水液代谢速度。肾气的作用是调节人体的免疫功能、生长发育和水液代谢。凡事过犹不及，肾气的功能尤其重要的是在于维护人体的阴阳平衡。肾阳不足、肾阴太过，则免疫功能低下，人容易生病；肾阴不足、肾阳过亢，则免疫力过亢，人会容易得免疫力紊乱所导致的疾病。肾气也与人的生长发育密切相关。经曰"阳化气，阴成形"。肾阳太过，肾阴不足，患者往往急躁易怒，儿童则往往长不高。肾阴太过，肾阳不足，患者往往形体肥胖，手足不温，若是儿童也长不高。凡此种种皆应该根据辨证论治的结果进行针对性的治疗，而不可凭想象随便处方用药。

《素问·脏气法时论》有论云"肝欲散，急食辛以散之""心欲软，急食咸以软之""脾欲缓，急食甘以缓之""肺欲收，急食酸以收之""肾欲坚，急食苦以坚之"。这5句话提出5个命题：①肝的特点是喜发散，应该食用气味辛辣的药物来疏散肝气。②心的特点是喜柔软，应该食用气味偏咸的药物来使它柔软。③脾的特点是喜舒缓，应该食用甜味的药物来使脾舒缓。④肺的特点是喜收敛，应该食用酸味的药物来使它收敛。⑤肾的特点是喜坚固，应该食用苦味道的药物来使它坚固。

肝属木，位居东方，象于春天，其性为初升之气，以升发为主，则以辛散的药味为补。心属火，位居南方，象于夏天，其性为阳气之极，物极而反，则取咸性而气回。从直观上讲，血色红，属火，其味咸。脾气之所生为水谷之气，位居中土，象于长夏，主化生万物，故其性缓，其味甘。肺居西方，性属金，象秋气之肃杀，为肃降、内敛之气，故以酸涩之味为补，以顺其性。肾居北方，性属水，象冬气之固藏，为阳气潜伏之地，其位最下，对其余四脏起支撑作用，故常得苦味，以起固护之意。从此出发，可见五脏之气与五行、五方、五气并无二致。五脏不过一气而已，只是位置高下不同，运转趋势不一才有五行之属、五脏之别。

五、气的功能

当我们讲气的功能时要明白：固然气具有很多的功能，但更重要的是气可以具有很多相互对立的功能。所以，气的真正功能是促使众多相互对立的功能达到平衡，从而保持身体的生命活力。所谓气分阴阳也只是为了表述方便。气有以下几方面作用。

1. 兴奋与抑制作用

气可以调动与激发组织器官的功能，当然反过来也可以抑制组织器官的功能，从而使组织器官适应外界环境的变化，维持自身稳定。当士兵准备战斗时，自然就会心跳加速，呼吸粗重，这就是气的兴奋作用的表现。而当人独处一室，平心静气时，自然心跳减缓，呼吸匀长，这就是气抑制作用的表现。当然，正常情况下人的心跳、呼吸等都在一个恒定的区间波动，这种身体功能的稳定性也靠气的功能来维持的。

2. 温煦与凉润作用

气所具有的温煦与凉润功能是气可以维持体温、调节热量的基本前提。凉者使之温，是温煦；热者使之凉，是凉润。我们知道人是恒温动物，正常新陈代谢会产生大量的热量，同时也会将多余的热量释放出去。在异常情况下身体就要进行适度的调整，这也属于气的功能。

当人体感受外邪时需要调高体温，从而增加对外邪的抵抗力，这也属于气的温煦作用。久病体虚，人体需要减缓自己的新陈代谢，节约能量，这时就需要降低体温，这也属于气的凉润作用。

气的调节作用失常会给身体带来灾祸。例如小儿外感后体温调节失常，持续高热，引发惊厥乃至死亡，这就是温暖过度带来的灾祸。有些人反复生病之后导致机体长期维持在低代谢状态，结果身冷无力，动则气短，这就是温暖不足引起的疾病。

气的温煦与凉润作用不仅仅表现于全身变化，也可以表现为局部问题。

像人体单独的手冷足冷、手汗足汗，五脏各自的寒热变化，皆属于此类。

3. 防御作用

气的防御作用指气可以抵御外邪，维持身体稳定。《素问·刺法论》说："正气存内，邪不可干。"身体的正气充沛就不会被外邪所干扰。《素问·评热病论》则说："邪之所凑，其气必虚。"邪气所干扰的地方往往是正气不足的地方。

中医儿科有"变蒸"的概念，意思是小孩子身体免疫力成熟之前会规律性地出现发热、嗜睡、食欲下降的现象。数日之间，无须治疗，其病自愈。这种情况不见于成人。这是因为人体内有一个关于病毒的数据库。小儿初生，这个数据库尚未完备，故病毒反复感染而时时发热，这正是"邪之所凑，其气必虚"。等孩子长大，"病毒数据库"建好了，这种情况也就没了，也就是"正气存内，邪不可干"。也有一些孩子，外感之后，治疗不当，或为寒凉中药，或为西药抗生素反复伤及，结果反倒体质下降，变得体弱多病，不停感冒。这就是因为孩子的"病毒数据库"总是建立不完善。此时的治疗就不能只盯着患者的临床症状做文章，而须时时以调护正气为主，使患者的病情达到根本性的好转。

4. 固摄作用

气的固摄作用就是气对人体的各种体液具有固护与收敛的作用。临床上最典型的就是气虚自汗的诊断与治疗。自汗意指人在清醒之时动辄汗出的情况。其病因往往是气虚卫表不固，治疗自然应当以补气为主。临床上常用之方为玉屏风散。本方由黄芪、防风、白术组成。黄芪、白术补气，防风透达，引气达于肌表，故有良效。

第四节　气血津液的关系

我们首先需要明了气、血、津液这几个概念，然后才可以去探索它们之间的关联度。

一、气血津液的相互关系

气、血、津液具有不同的概念，来源各异，位置不同，而作用相互关联。它们之间互相补充、相互依存，构成人体整体的调控与支持体系。

1. 血与津液的关系

血与津液皆来源于脾胃与水谷饮食之中精华物质的吸收，即皆来源于水谷之气。血行脉中，无处不至；津液则行于周身，无所不达。既然津液运达周身，自然也可入于脉中。从本质上说，津液者，水之异名也，其含有大量的营养物质，故名津液。血的作用也是运送人体的营养物质。故水液之行达周身者名为津液，水液之循行于脉管之内者则为血液。血的真正特点则在于其色为红。故明·赵献可《医贯·血症论》曰："子但知血之为血，而不知血之为水也。人身涕、唾、津、液、痰、汗、便、溺，皆水也。独血之水，随火而行，故其色独红。"提出血与津液的本质都是水，因血含火性，故其色为红，仅此之异。我们通过西医学知识已经知道，血的红色源于血红蛋白，血红蛋白的作用是输送氧气，以其为火也说得过去。血、津液之间并无本质不同，都是给人体的组织提供各种营养，移出新陈代谢所产生的代谢废物。

利用西医学的知识重新回顾津液和血的关系就更有意思了。我们知道血源于营气，本身分为有形成分和无形成分。而具体的有形的血液成分又分为有颜色的组分和没有颜色的组分。离体的血液抗凝静置后会分成红色的有色部分和淡黄的半透明部分。按阴阳概念的延伸，血液也可以进一步拆分。那么，淡黄的半透明部分就属于津液的范畴，是血中之气；而红色的部分则属于血的范畴，是血中之血。我们可以得到这样的结论：血中的有形成分穿过脉管的阻隔，渗透出脉外，就变成了津液；而组织间的津液一旦穿过脉管的阻隔进入血管，就会成为血的组分。血与津液之间的关系是互根互用的。

血与津液的作用都是运输营养，通行水谷之气，区别就在于它们的颜色与所在位置不同。血色为红是因为有血红蛋白，所以携带氧的能力比津液携带氧的能力更强。但因为血只能在脉管之内运行，所以具体的组织细胞要想得到氧气与营养物质还是要通过津液的传递、转输作用。组织细胞是不可以直接从血液得到氧的，组织细胞得到氧只能从组织液得到。现在问题出来了，既然血与津液的作用差不多，而且最后组织细胞想要得到能量还是得依赖于津液的作用，那么人体为什么一定要分化出血液循环这个机制？原来是血对营养成分的转运和输送，特别是对氧气的传输更有效率。但对输送营养与各种物质这件事情本身，血与津液之间没有本质上的差异，所以血与津液之间的本质并无太多不同，但其所具有的不同内容物，如氧气、糖、蛋白质以及各种功能细胞的比例却不相同，而且血与津液之中的功能细胞的活性也不相同，这些差异则源于不同组织器官在完成相关功能时的不同需要。

2. 气与血的关系

气与血的关系分为气对血的作用和血对气的作用。

气对血的作用：首先，气能生血。前文提到，《灵枢·邪客》曰："营气者，泌其津液，注之于脉，化以为血。"所以营气可以直接化生血。我们还知道，营气的范畴要比血的范畴大。所以气足则血旺，气弱则血亏。所以，当医生看到一个人面色红润，一定会说这个人"血气"很好，而不会单纯说"血好"或"气好"。在前文中提到，气有精微物质的一面，这种形式的气就可以直接化生为血。其次，气能行血。前文提到，宗气的作用是鼓动心脏引发动脉的跳动，推动血液的运行；元气也推动脉的跳动与血的运行。心气的作用、肾气的作用，也是鼓动血液的运行。心气为推动血液运行的原动力，脾气主气血之化生，肝气条达也有改善血液运行状态的作用。再次，则是气对血液的统摄作用。如营气行于脉内，卫气行于脉外，卫气对于血脉有收敛与固护作用。前文提到，元气暴脱，患者休克，即见血液内的水分漏于脉外。当元气恢复时，组织间的水液就会回到脉管之内，成为血的一部分。

血对气的作用：首先，血是气的载体。像我们所熟知的水谷之气以血液为载体，从血脉之内运行全身。气本身也有精微物质的形式，正是血液将这种属于精微物质的气快速地运送到全身各地。其次，血能养气。气的温煦、鼓动都要消耗大量的能量，而这些能够产生能量的物质也要依靠血来快速转运。

清·高世栻《医学真传》总结道："人之一身，皆气血之所循行，气非血不和，血非气不运。"人的身体本身就是气与血运行的空间。气失去了血的濡润与滋养则不能舒畅与条达，血失去了气的鼓动作用就无从运行。后世则将气血的这种关系引申为"气为血之帅，血为气之母"。

3. 气与津液的关系

关于气对津液的作用一般都会谈到气能生津，气还能行津。前文已经在很多地方谈到，津的生成来源于脾胃之气对水饮之液的吸收。而津液的输布则依赖肺、脾、肾之气的转运与输布。气对津液还有固敛作用。临床上常见的气虚多汗即体现了气对津液的固敛作用。

从津对气的作用看，津也可以化生为气。津中含有大量的营养物质，是气的各种功能作用所能产生的前提。而行于脉外的气则依附于津液的布散流行周身。

清·唐容川《血证论》将此总结为"气生于水，即能化水；水化于气，亦能病气；气之所至，水亦无不至焉"。意思是气是从水中生成的，所以也可以转化成为水，水可以转化为气，身体内的水出现了异常也可以使气的状态出现异常，气能够到达的地方水也可以到达。

我将这句话理解为气和津液之间有共鸣、共振的关系。气正常运行就能带来津液的正常运行；反之如果津液运行出现问题，也可以从气化的角度来理解，并进行相应的处理。一般来说，水不足即应补水，水有余即应利水。水不足则口干咽燥，水有余则口淡、身重。但有一些人明明是湿气重着，也会口干、咽燥，俗称为"口干不欲饮"或"饮不解渴"。这便是气不化水。此时立法用药未必一定要清利湿邪，更不可养阴生津。气机一运则诸症立消。所以唐容川还进一步提出"气与水本属一家""病气即病水""治气即是治水"的观点。

4. 气、血、津液的相关关系

将前边的内容总结一下：气、血、津液之间首先有互根互用的关系。

气能生血，血能生气；气能生津，津能生气；津血同源，气津一家。其次，气、血、津液有相互依存的运动模式。气对血有推动作用，气对津液也有推动作用，血与津液则为气的鼓动作用提供原料。再次，气对血与津液有对等的固护作用。前文提到，气可固血，气可摄津。同样道理，血与津液对气也有收敛的作用。如临床上常见的气随血亡、血脱气散，即此理。吴鞠通《温病条辨》曰"留得一分正气，便有一分生理"，即指津液对人体正气的固护作用。

前文提到了血与津液之间的区别是组分不同、位置不同。那么，气与它们的区别又是什么？在我看来，气与血、津液的区别即在于"生死之间"。按《内经》所言，"八尺之士"活着的时候气、血、津液各安其位，人死之后，血还在血管之中，津液也还是在各体腔与组织间隙之中，所以也是各安其位。但是"气"没了，血与津液的流动性就没有了，血与津液的营养还在，但濡养功能却没有了。所以说气才是生命的本源。正是气的作用才使得血与津液可以活化，变得充满活力。一个人四肢浮肿就是水从血液中跑到组织间隙去了，这就是津的变化。早上起床，关节胀满、屈伸不利，那是水跑到关节间隙去了，是液的变化。血脉内的血少了，血压会低；血脉内的血多了，血压会高。这些变化都是气之病。

为了帮助大家进一步理解这些概念，我画了几个模式图。

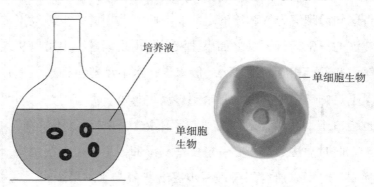

图6-4-1　原始的单细胞生物

培养皿里充满了培养液。培养液里有一些细胞，它们是单细胞生物。这个培养皿就像是一个远古的大海模型。几十亿年以前的大海充满着各种养分，我将它叫作"汤"。初生的生命只是一些单细胞的生物，这些单细胞的生命在汤中自在地生存。生命的存在需要消耗能量，这时就有了气的运动。生命活动所需要的营养物质则直接从汤中吸收。汤同时也就像是人体内的津液，细胞就在津液的海洋之中化生，进而成长，直到死亡。

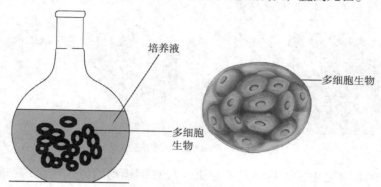

图6-4-2 原始的多细胞生物

图6-4-2生命变得复杂了。当然，世界也总是从简单变得越来越复杂。生命之间存在着竞争，为了取得竞争的优势，单细胞的生物变成多细胞生物，现在细胞变成一团了。这个多细胞的生物，它外侧的细胞可以简单直接地从汤中得到营养，而内侧的细胞则只能通过细胞之间的缝隙来得到营养。

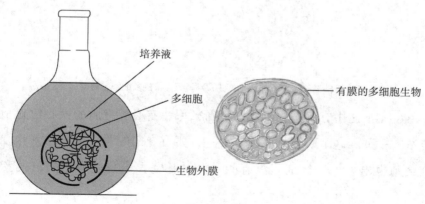

图6-4-3 有膜的多细胞生物

图6-4-3之中，这个生物开始有了外膜。这使得它的自身稳定性进一步增加。膜本身有入口与出口，这是为了与外界环境进行物质与能量的交

流。当然，膜内的细胞浸润在组织液内。营养与废物的交流则靠组织间隙内的组织液来回转运。

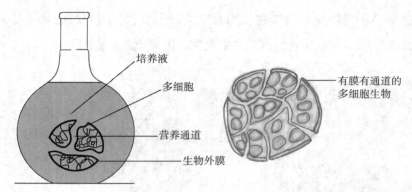

图6-4-4　有膜有通道的多细胞生物

图6-4-4之中，生物体越来越大。以布朗运动的方式在组织细胞内传递营养与废物已经不能满足细胞的需要了。现在，为了给每一个细胞都提供充分的营养，需要给内部的细胞建立运输营养的专用通道。于是，四通八达的，名为脉的通道建立了。这时脉内运行的还是津液，它们可以无障碍地穿过脉的壁。

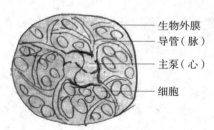

图6-4-5　具有主泵（心脏）及导管（脉）的多细胞生物

图6-4-5之中，为了提高脉的运行效率，有必要在脉的核心建立一个中转站——泵。这个泵就是心脏。另外，要有专门的物质来传递营养。于是红细胞也出现了。红细胞没有能力穿过脉壁，于是脉内的津液就变成了血。

现在津液也有了，血也有了。气在哪里？最初的那个单细胞生物的生存与运动就是气的表达。后来，津液在组织细胞间隙的运动需要靠细胞的运动来辅助，这也是气的作用。当脉管形成，津液在脉管内的出入也是气的作用。当开始有了心脏这个泵，泵运动所产生的动能也是气的表达。再后来，有了血。血脉形态的维持，脉管内的血与脉外的津液之间的物质交换也取决于气的功能状态。当然，最终每一个细胞的功能活动都是气的表达。所以，气也是一切生命活动的原动力。

很早以前，我曾经遇到过这样一个患者。患者是老年男性，败血症，多重细菌感染。治疗过程中突然出现休克。患者血容量快速丢失，血压急剧下降。此时需要快速增加血容量，大量渗透液通过静脉输液迅速地往患者身体里边灌，当然同时也会从静脉输入各种升压药物。我们知道，正常成年人身体内的血容量也就是4000多毫升。那么，这么多液体灌到血管内，都跑哪儿去了？这些液体都穿过血管壁，跑到组织间隙里去了。就是说，这些液体全部都变成津了，气的对血的固摄作用丧失了。如果再有汗出溱溱、冷汗连连，那就是体液从汗孔跑了出来，这就是气对津液的固护作用丧失了。这时还得要用肾上腺素、糖皮质激素等维持患者状态。折腾了大半天，血压稳定了，这就算是将患者的生命留住了。此时患者全身已经肿得一塌糊涂。这时怎么办？西医，就只能用利尿剂了。中医则当用大剂量的参附注射液来处理，这就是取"气化水"之意，先将组织间隙内的水运到血管内，再通过肾将这些水以小便的形式排出体外。

二、再论气的本质

在本章内容的前边，我曾经提到气具有多形性的特点。我还讲到，气有有形之气，又有无形之气。气既可以是精微物质，又代表着能量的释放。气只是生命活动中物质与能量的转化。从气这个概念出发，它来源于古人用哲学概念解释现实所带出一种推论的必然结果。从中医实践中看，对气的认识又是来源于临床上处处都要用到的客观现实。

我们可以看到现代的学者有着各种关于气的讨论。有人说气是微小的颗粒，它有特殊的营养能力。还有人说气是熵，代表人体的耗散结构的平衡。有人说气就是ATP，是人体内的能量物质。这些都是从西医学及生物化学角度对气概念的研讨，都是一些非常好的想法。但临床医师显然需要不同的见解。

我曾经会诊过一例持续发热的患者。患者是一个老年男性，起初西医学的诊断不明。当时我按标准的辨证论治思维，认为患者是血虚发热，用的是归脾汤加当归补血汤。主管医生没有用我的思路，也没有用这个方。后来患者因病情太重过世了。我参加会诊后不久，患者诊断明确是钩虫感染。就是说，会诊时患者是钩虫病引起严重失血，进而出现持续发热。问题在于患者血象的变化并不明显。也就是说，钩虫将患者的血液大量吸走，但是患者并没有出现明显的贫血象。后来主管医生找到我，问我为什么患者只是发热但我却可以想到用归脾汤加当归补血汤。我告诉他说：我只是按照中医固有的理法方药处理问题，当时并没有多想。然后又说：有形之血不可速生，无形之气宜当急固。还是前边那个问题：为什么大量失血之后患者的血象变化不明显？我们先想一下正常情况下失血会出现什么变化。大量失血首先出现的是血容量下降，此时人体的组织间液会快速进入血管内。结果血容量维持住了，但红细胞等有形物质被稀释了。这时我们抽出一点血就会发现红细胞、血红蛋白比例下降，这就是贫血了。可是，如果患者大量失血但组织液不能快速有效地进入血管内补充血容量，此时红细胞及血红蛋白的比例没有变化，自然仅凭查血常规看不到患者有明显的贫血征象。针对这个患者而言，组织液在血管内外的转运变得特别重要。从中医观点看，组织液属于津，所以这也是一个津与血相互转化的问题，其中起关键作用的就是气。正是气化有力才有了津血转化的顺畅。这也是"有形之血不可速生，无形之气宜当急固"的道理。其实临床上这种情况并不少见，外伤失血、妇女崩漏失血都会见到类似的情况。老年性的足肿、多食盐引起的高血压、更年期特发性水肿都是类似的问题。

我们可以从另外一个角度考虑气。我们总在说人体的组织细胞，那么人体一共有几种组织？人体只有四大组织：上皮组织、神经组织、肌肉组织、结缔组织。上皮组织的特点是细胞间结合紧密、细胞间质少，凡是具有膜的特征的组织都属于上皮组织。神经组织的细胞有神经元、树突、轴突，有明确的传导电活动的特点。肌肉组织的细胞多是梭状的，有一到数个细胞核，它的特点是有比较强的收缩性。那么，什么是结缔组织？除了皮肤、神经、肌肉之外所有的组织都属于结缔组织。结缔组织包括各种组织的间质、骨骼，还有血液。所以，当我们考虑气的时候，把这些有形的具体结构都去掉，细胞、肌肉、血、津、液都去掉，还能剩下什么？剩下的东西就是气。气是无形的，所有这些有形的东西都归气管。有气则生，无气则死。

当我们面对五脏六腑时，有心气、肺气、脾气、肝气、肾气等。当我们面对身体营养的吸收与转运，有营气、卫气等。当我们面对生命自身的稳定性，有元气等。所以，临床的治疗无非就是理气、补气、升气、降气。那么，什么是气？在我看来，气就是人体生命中新陈代谢的全过程。包括能量的吸收与转运、能量的使用与释放，最后是代谢终产物的排出。所谓心气的鼓动作用、肝气的升发作用，无非就是能量的产生与使用。所以我们会发现：气是一个非常有用的概念，它可以贯穿于我们医疗行为的全过程。

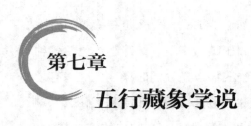

第七章

五行藏象学说

　　关于藏象学说，想必大家都已经接触到了很多相关的知识。一般来说，关于这个学说，无非是心属火、肝属木、肺属金、脾属土、肾属水之类。讲的人多了，听的次数多了，大家就会觉得这是一个自然而然的事情。心色红属于火，肝色青故属木，似乎是不用思考的事情。但恰恰相反，现代已经是科学昌明的时代，仅这么随口一说显然不能服众。有一种极端的说法：《黄帝内经》是外星人给中国人的礼物。当然，这也只是无稽之谈，但是此类奇谈怪论的追捧者却也不少。比较客观的说法应该是中医的各种学说来源于古人的反复实践，所以也可以说中医学的理论是中国古人拿命换来的。作为一种在临床之上反复使用的理论，脏腑辨证体系无疑具有非常重要的地位，我们可以用五行藏象学说解释大多数的临床现象，甚至可以说五行藏象理论在中医的临床治疗体系中占有核心的地位。

　　当我们真正面对脏腑学说之时，又会发现：所谓脏腑的很多功能与定位是似是而非的。如"肾司二便"，肾与小便的关系从西医学的角度看已经很明了，但肾管大便似乎就说不通了。另外，古人有没有发现肾与输尿管的关系？我想针对这个问题的回答应该是否定的。那么，如果没有发现肾与输尿管的关系，"肾司二便"的提法是不是就有点"无厘头"了。现在可以看到，肾司二便这个论断只能是来源于阴阳五行学说，尤其是五行学说对中医理论的渗透。古人对五脏功能的认识也大多如此。所以，中医的脏腑概念不能离开对阴阳五行的认识而独立存在。正因如此，我将本章的题目定为"五行藏象学说"。

第一节 五行藏象学说概论

《素问·阴阳类论》中，黄帝问雷公哪个脏腑最尊贵。雷公答说：我认为肝是最尊贵的。黄帝却回答：你所说的最尊贵的脏腑却是最低下的脏腑。但是，到底哪个脏腑最尊贵黄帝却没说清楚。

我们可以试着用当代中医的认识来回答一下这个问题。按雷公的回答肝最重要，因为肝代表着人的生发之气、生生之气，正因为肝是初生之气，是万物的根本，所以它才是最重要的。那么，我们依次再进行类似的推论，给出其他的回答。心是最尊贵的！因为心主神明，心主一身之血，心是君主之官。脾最尊贵！脾为后天之本，生发之源，脾属土，从五行学说来看只有土寄四旁，脾气主四时之气。肾最尊贵！肾为先天之本，肾承先天之精，后天的一切生理功能都要靠肾来支撑。肺最尊贵！肺主一身之气。人体气机的输布，水液的运化都靠上焦肺气。所以，心、肝、脾、肺、肾五脏都很重要。仅仅是这些吗？当然不是，胃也很重要。在春秋时期，古人也有胃主神明的观点。常言道"人是铁，饭为钢，一顿不吃心发慌"。一日不吃饭尚且心慌，两三天不吃饭就六神无主了。似乎在饥荒年代胃主神明才是真理。但是现实呢？

我给学生讲课会提到肝、心、脾、肺、肾五脏是中医的核心理论。但是，从西医学角度看又会出现什么问题呢？肝是很重要的，西医学已经可以实现肝移植了。当肝脏发生严重的损害时，可以用别人的肝来代替。肺是很重要的，西医学已经可以实现肺移植了。当肺脏出现严重损害时，可以用别人的肺来代替。心也是很重要的，西医学已经可以实现心移植了。当心脏发生了严重损害时，可以用别人的心脏来代替。肾也是很重要的，西医学可以实现肾移植了。当肾脏发生了严重损害时，可以用别人的肾脏来代替。也许有人会说：那别人的器官也是活着的呀，也有心气、肝气、肺气、肾气。随着西医学进一步发展，已经有了人造心，受损的心脏可以用机器心来代替。也已经有人工肾了，肾脏问题严重了，可以做透析治疗，这就是机器肾。机器心、机器肾还有心气与肾气吗？最糟糕的是后天之本——脾。在西医学体系之中，当脾脏出现严重损害时可以直接切除，不要了。也许有人会说：切除了脾人会不会很虚呀？当然，没了脾人会很虚，会很容易生病，但那也好过留一个有病的脾放在身体里边，过得半死不活。按中医的说法，五脏主五志，神、魂、魄、意、志。换了某一脏，这个人会不会就已经与原来的人不一样了呢？显然，换了也就换了，那个人还是那个人。因为中医所说的五脏与西医学所说的心、肝、脾、肺、肾是不一样的。那么，中医的五脏观是什么？它是怎样形成的？如何理解五脏及其所对应的五脏功能体系？如何来认识中医的五脏观点是科学的还是不科学的？五脏与五行的关系到底是什么？我们能不能脱离五行学说来讨论五脏学说？当然，最后这个问题的答案是不能。

要想解决中医脏腑理论的观点是否具有科学性这一问题，只能从这个理论的起源讲起，而且一定要将下面这3个问题讲明白。第一个问题：五行脏腑学说是怎样产生的？第二个问题：五行脏腑学说是怎样变成现在这个样子的？第三个问题：五脏学说与阴阳五行学说的关系是什么？对于第一个问题我的回答是五脏学说来源于原始的推理与归纳，是古人从具体脏器的形态出发，结合一些临床观察，以推理与归纳为手段，通过反复试验建立的。当然，推理与归纳本身缺乏足够的科学性，因为对于同一种脏器可能推论出不同的结论。那么，哪个是对的？古人解决这个问题的方法是利用这些简单概念先推论出一些具体的结论，建立不同的疾病模型；然后以这些疾病模型指导临床治疗，判断疾病预后；最后选出那个临床使用最稳定、效果最好的模型，将它初步定型后再继续用临床实践的方法对这个模型做进一步深化。这一整个流程就是试错法的经典流程。这一系列研究的目标则是建立统一的疾病治疗模型，并以此为出发点，推理建立人体的生理病理模型，再回归于临床实践。这个理论途径显然是科学的。我们所说的五行藏象学说就是这一系列理论推理、临床实践的最终结果。而阴阳五行学说就是古人用以进行推理，建立人体生理病理模型的工具。所以说，我们说中医五脏学说的理论是科学的是因为有试错法这个前提存在。要想证明试错法的存在，就要找到在我们现在所使用的五脏模型之前的状态，找到那个不同观点相互纷争的中间态。所以，只有找到现代中医脏腑学说成型之前的状态，才可以证明试错法存在的存在。只有找到试错法存在的证明，才能认定古人认知判断的有效性与五行藏象学说的科学性。而在寻找这个证据的过程中，第二、第三个问题自然可以得到回答。

一、认识五行藏象学说

我经常说的一句话就是立足传统，面向未来。中医的五行五脏系统与西医学对五脏功能的认识是有区别的。那么，站在西医学认识脏腑的角度，我们又该如何面对古老的五行藏象学说？

1. 理解中医的五行藏象学说

先看一下大多数中医理论书籍对"藏象学说"的表述。藏象学说就是研究藏象概念，脏腑形态结构与生理病理，脏腑之间以及脏腑与形体、官窍、精、气、血、津、液、神、外界环境之间相互关系的学说，是中医学理论体系的核心。如果仅仅是要建立一个概念，这个定义其实还是很完备的。它涉及藏象的概念；藏象内各组织之间的关系，如不同脏腑之间的关系；藏象内部组织与外部组织之间的关系，如脏腑与气血津液、形体肢窍的关系；还有藏象学说在中医学的地位。我的问题是我们应如何相信这些知识？这几个脏器真的那么重要吗？

对于第一个问题的回答隐含着另一个问题，即你为什么会选择直接相信西医学对脏腑功能的定义与说明？很简单嘛，因为西医学所得出的任何一个结论，其前提都是大量的研究与验证。对于这个问题，我的观点是人体脏器的功能是不能通过直观观察来得到的。1000多年前波斯阿维森维已经提到类似糖尿病的疾病，包括食欲异常、尿有甜味、性功能异常等。显然，仅凭这些内容我们可以得到糖尿病这个诊断，却无法知道糖尿病到底是什么病，以及血糖与胰的功能有何关系。直到18世纪德国医学家默林和明考斯基为了考察胰腺功能从狗身上摘除了胰腺，才得以同时确定糖尿病的病因与胰腺的功能。但医生们试图用口服胰腺提取物或新鲜胰腺的方法治疗糖尿病时却失败了。直到加拿大医生班亭通过结扎狗的胰腺的方法使胰腺萎缩，进而成功提取胰岛素，世人才真正确定胰岛的功能及其与糖尿病的关系。胰腺的功能由两部分组成：一部分是胰腺的本体分泌起消化作用的胰液，通过胰导管释放入消化道；另一部分即胰岛分泌的胰岛素直接进入血液调节血糖。显然，这么复杂的研究历程是任何古人都无法完成的。

当然，我们也可以说中医对脏器功能的认识中也有着大量的试验过程。当然，这看上去很理想，但是人们如何能够证明这个观点？如果我已经知道了胰腺分泌的胰液是用来消化食物的，那你让我如何能够相信脾可以主消化这样的观点？

正如前边提到，中医脏腑功能的提法与西医不同。西医先发现某个脏器，或者某种组织结构，根据其理化性质来判断它的作用。根据这个判断设计一些专属的试验，最后通过试验验证结论。所以它的结论看上去很可靠。中医的情况恰恰相反。中医的解剖本身就很粗略，又成长在科学未昌明之时，难以从组织的理化性质推论其功能。要想得到某脏器的功能，只能利用实体的客观需求与组织之间的相互关系来建立判断。所谓需求，即在建立人体组织功能时，某处需要有一个执行某功能的脏器，恰好这里就有一个脏器，那么这个脏器就是管理这种功能的脏器。所谓关系就是既然我们不知道某脏器的功能是什么，那么就去观察它与周围相关组织器官的关系，通过建立关联就可以推知之前那个器官的功能如何。所以，为什么脾主消化？因为从食物的运行方向看，中焦的位置需要一个吸收营养的脏器，而事实上这里也恰巧有这么一个脏器，于是此脏器在理论上就应该具有消化吸收功能。当然这个方法是不严肃的，而且也带有明显的随机性。事实上也是如此。中焦的这个管消化的脏器既可以是胃，也可以是脾。到底是谁在管消化吸收，在西汉以前始终都没有定论。直到东汉末年这个争论才有了结果，即胃主受纳，脾主吸收。而这个结论则是通过反复的临床实践确立的，这个反复的实践过程正是反馈法与试错法的精髓。所以，我们看到这样一个怪异的结论：完全与消化功能无关系的脾替代了胰与小肠消化吸收食物的功能。而这样一个理论在临床上的效果却是异常稳定的。唐·孙思邈《备急千金要方·消渴》所常用的人参、茯苓、麦门冬、生地黄、黄连等药物，药理学研究证明其有明确的降血糖作用。正如大家所认识的那样，"药到病除"才是医学的实践价值。所以，中医理论中的知识固然也源于实践，用于实践，但我们中医在临床实践时却不能像西医那样做直观的理解。因之，从一个医学学习者的角度，要想理解中医学的理论必然要有一个思辨的过程。而对理论的最终确认，却依然要靠临床实践。

那么，这几个脏器真的有那么重要吗？那就要看你从什么角度来考虑这个问题了。藏象学说以五脏为中心，所谓的五脏就是心、肝、脾、肺、肾这五脏，整个阴阳五行藏象体系都以此五脏为中心展开。从西医学的角度看，这几个器官固然很重要，但其功能单一。但从中医角度，这些脏器只是对人体特定功能的指代，如心主血、心行血的功能，脾主消化与吸收的功能等，这显然是不可替代的。

第二个问题的回答也不简单。人的生活仅靠这几个脏器够用吗？如果仅仅从心、肝、脾、肺、肾这几个器官本身来讲，显然是不够用的。举一个最简单的例子。人体的下丘脑-垂体-肾上腺-性腺轴是人体正常的内分泌调控体系，作为神经系统与内分泌系统的中介而存在。人体的很多生命活动，包括生老病死，都离不开下丘脑-垂体-肾上腺-性腺轴所发挥的作用。显然，在中医学体系中找不到与之相对应的组织器官。

从另一个角度看，人体是一个自稳定系统。肺与脾代表了人体与外界物质的沟通。肝是人体的生化工厂，肾代表着身体内部诸器官的稳定，心通过血脉将全身的组织器官联结成一个整体。有这5个脏器的功能，人体就能够以一个独立系统的形态存在，完成新陈代谢，完成与外界的物质交换，保持自身的稳定性。所以，有这5个器官就够了。问题的关键是，在这时，每个器官都不仅仅表达自己，而是代表着一系列的功能单位。这时，五行学说出现了。以五脏学说为代表的生命自稳定性的模型正是以系统的五行学说为模板建立的。所以五行学说中的五脏已经不再是具体的器官本身。曾经有学生问我应该怎样讲解五行脏腑概念。我告诉她只需抓住五行的本质特征即可。肝属木，木曰曲直，凡是与变化有关的事情都与肝有关。以气机的转换与运化而论就是肝气主升发，以人的情绪变化而论就是肝主怒。心属火，火曰炎上，凡是与升发向上相关的事情都与心气相关。肺属金，金曰从革，肺气主降敛，凡是与变革、压抑、收敛相关的事情都属于肺。脾属土，土爰稼穑，凡是与营养支持有关的事皆归于脾。肾属水，水曰润下，人体五脏中位于最下方，故凡与滋润、下行、支撑相关的功能与事物就与肾相关。

　　所以，当我们认识到中医的五行五脏不是一个具体的器官，而是以五脏为代表的人体自稳定系统，就可以理解这样一个事实：下丘脑-垂体-肾上腺-性腺轴这个调控系统本身是中医古人无法发现的，但它所属的功能已经存在于五行藏象体系之中了。这里所牵涉的仍然不过是人体内在气机的调控，而且还与人的生长发育有关。其具体内容不过就是气的升发与气的稳固，以心肾为核心兼及肝气的升发与脾气的滋养。我临床就见过这样的病例。患者以月经不调为主诉就诊，具体诊断是垂体瘤。我按中医的传统认识以治疗月经不调的思路给她治疗。治疗了1年多，患者诸症缓解，状态不错，怀孕了。当然，患者的垂体瘤还在。从西医学角度看这近乎不可能。可这就成为一种现实。

　　与五脏相对应的就是六腑体系。这6个器官是胆、胃、大肠、小肠、膀胱、三焦，以阴阳学说为载体与五脏学说构成整体，脏在内属阴，腑在外属阳，阴阳相属，互为表里。五脏为阴，六腑为阳。肝属木，与胆相表里；心属火，与小肠相表里；肺属金，与大肠相表里；脾属土，与胃相表里；肾属水，与膀胱相表里；三焦与心包络相表里，寄存于心。从西医学的角度可以看到，胆、胃、大小肠都是消化系统的一部分，膀胱则是泌尿系统的一部分，三焦是说不清的器官。这六者似乎很难构成具有一致性的系统。但从古人的角度看，此六者的确是一家子，它们都是传递与处理水饮与谷物的器官。前文已经讲过三焦与饮的关系，而胆、胃、大小肠都是消化道的一部分，膀胱则用于贮存与排出尿液。在古人看来，它们的功能具有同一性。《难经·三十五难》曰："小肠谓赤肠，大肠谓白肠，胆者谓青肠，胃者谓黄肠，膀胱者谓黑肠。"此五腑皆曰"肠"，它们的共同作用就是消化水谷。

五行藏象体系构建完成的标志是《素问·五脏别论》成篇。文中指出："所谓五脏者，藏精气而不泄也，故满而不能实；六腑者，传化物而不藏，故实而不能满也。"指出五脏的特点是自身是充满的，不能被外来的物质所充溢；六腑的特点是本身是空虚的，它用于传递外来的物质，从而可能被外来的物质所充满。可以说，这也是利用脏器形态判断它的功能的最初尝试。五脏之中肝、脾、肾本身就是实体器官，当然满而不能实；而心与肺，一为血所充满，一为气所充满，无论其盈亏都处在被气血充满的状态。六腑皆是空腔器官，主要用来传递各种有形的物质，当有水谷进入之时它们就被充满，而当水谷等物质传递出时就又会回到空腔状态，所以叫作"实而不能满"。

正如前文所述，为了圆满地解释人的生理功能，解释解剖所获得的一手材料，仅用这点哲学方法论的内容显然是不够的。这点知识甚至无法包罗古人已经发现的组织器官的内容。所以又有了奇恒之腑的说法。《素问·五脏别论》曰："脑、髓、骨、脉、胆、女子胞，此六者，地气之所生也。皆藏于阴而象于地，故藏而不泻，名曰奇恒之腑。"提出奇恒之腑是收藏精气的地方，特点是只收藏不外溢。当然，既然是腑就应该是中空的。从形态上讲，脑为大脑，髓指脊髓，是符合奇恒之腑的规定的；骨因骨髓腔中空也勉强符合这个规定。脉的特点是中空充满了血液；所以《素问·脉要精微论》中有"脉为血府"的观点。如果脉也以一个脏腑的形态出现，脉一层层聚集起来，最后聚集到心脏，心脏里边也充满了血液。所以，或者说脉与心脏为同质的器官，或者说心脏与脉互为表里。总之很难说脉是孤（奇）脏。而且脉内的血液是流动走窜的，所以说它的特点是藏而不泻的始终似是而非。胆已经属于六腑了，这回又属于奇恒之腑了，确是怪怪的。古人可以发现胆囊与消化道是直接相连的，所以将之归为六腑。但从古人的角度看，胆是贮存精汁的，有入口，无出口。古人不知道胆总管既是胆汁入胆囊的路也是胆汁出胆囊的路，以为胆囊的作用就是贮存精汁。女子胞则更有意思，首先，女子胞是空腔，这符合腑的定义；其次，顾名思义只有女人才有，男人是没有的。

从脏腑表里的关系看，"奇恒之腑"的命名，"奇"可读为"jī"，做"单一的""唯一的"解释，"恒"则做"恒定的""稳定的"解释，意思是这些器官没有脏器来对应。显然，胆本身就与肝脏相对应，互为表里。脑、髓、骨最后都归属于肾。所以有论曰"脑为髓海""肾主骨生髓"。类似内容也多见于《内经》。如《灵枢·海论》曰"脑为髓之海"；《素问·五脏生成》曰"诸髓者，皆属于脑"；《素问·宣明五气》曰"肾主骨"；《素问·痿论》曰"肾主身之骨髓"。脉则有所不同。脉是中空的，充满血液，与心脏相连。从形态上讲，脉自成一腑，故《素问·脉要精微论》曰："夫脉者，血之府也。"因为血的关系，脉也就从属于心了。女子胞倒真的是归于"奇"了。男人没有女子胞这个器官，这是"奇"过头了。而且这也不能叫作"恒"。后来的医家也看不惯了，于是明清医家给男人添了个"精室"与女子胞对应。不过，精室似乎不能指认为空腔器官。为了理论上的统一性，也就顾不上这等小问题了。由于主管生殖，女子胞与精室就都归属于肾了。

看到了这些问题就会发现，从中医脏腑概念的来源看，它本身就是很勉强的。它首先来源于当时有限的解剖学内容，其次来源对现实、对临床观察解释的需要，最后则是反复临床实践的试错与归纳。只有当这3条内容同时存在，才能使中医的脏腑理论形成我们所看到的样子。而也正因为第3条内容的存在，才使得这个理论可以经得起实践检验。也正因为这样，中医的脏腑观念看上去理论严密，细究之漏洞多多，临床使用却又行之有效，具有极高的可重复性。

事实上，在原始的体系之中，五脏六腑并不是一个确定的概念，而是在不停变化的。所以《素问·五脏别论》开篇即明言："余闻方士或以脑髓为脏，或以肠胃为脏，或以为腑，敢问更相反，皆自谓是。"在《内经》之前，有以脑髓为脏的观点，也有以肠胃为脏的观点，现在的五脏六腑的观点并不是一次形成的。早在春秋时期，还有以"六腑"为阴，"五脏"为阳的说法。当然，现在看来这个观点倒是有点"离经叛道"了。但它也挺好理解的。以六腑的位置来说，胆在肝的内侧面，胃在人体的正中间，肠也在人体的正中间，且大小肠居下位，心、肺居身体之上位，肾在腹部的后上方，膀胱在腹部的前下方。按照阴阳概念，以外为阳，以内为阴；以上为阳，以下为阴。从这个角度讲，"六腑为阴五脏为阳"的概念也是成立的。《中藏经》中有"胆冷则无眠"的说法。《备急千金要方》云："大病后虚烦不得眠，此胆寒故也。"也是以胆腑为阴。可见，以腑为阴这个概念的余絮一直因袭至唐朝。所以，我们显然是从功能角度，而不是从定位角度来界定五脏六腑的阴阳属性。六腑是与外界沟通的途径，为阳；五脏维持身体自身的稳定性，不与外界环境直接相连，为阴。从这个角度再来看《素问·五脏别论》所说的"藏而不泻""泻而不藏"，就不只是对脏腑概念的定义了，而更像是对脏腑内部共同点的总结与归纳。也正因为这句话为后世医家广泛接受，所以脏腑概念才在后世医家的认识中一点点地演化成现在所看到的样子。

　　明白了什么是脏腑。那么，下一个问题就是我们为什么称其为藏象学说，而不叫脏腑学说。这个"象"就牵涉到中医研究的方法，即"凭外以知内"。

　　《系辞传》曰："象者，像也。"《说文解字》曰："像者，似也。似者，像也"。象就是身体内部的器官在身体外部的反映。这种反映往往表达为内脏器官在体表的投影，故称为象。《难经·十三难》说得明确："五脏有五色，皆见于面，亦当与寸口、尺内相应。"意思是心、肝、脾、肺、肾五脏都依其五行属性而在面部表现出不同的颜色，即心赤、肝青、脾黄、肺白、肾黑。而这些颜色的表现则与寸口脉象的变化、尺肤感觉的变化相互呼应。当然如果不同的体表诊察方法得到的结果不能相互对应的话，人就是生病了。

　　象也指代因五脏变化所表现出的身体外部可见的生理病理现象。《素问·脏气法时论》曰"肝病者，两胁下痛引少腹，令人善怒"。意思为肝气表现在两胁，所以当肝有病时则出现两胁下痛，从情绪上则表现为容易发怒。"心病者，胸中痛，胁支满"。意思是心气表现在胸中，所以当心有病时会出现胸中痛、胁肋不适的情况。"脾病者，身重，善肌肉痿，足不收行"。意思是脾气表现在于肌肉，当脾有病时会出现身体疲惫、肌肉萎缩、行走不利的情况。"肺病者，喘咳逆气，肩背痛，汗出"。意思是肺气表现在胸背，当肺有疾病就出现咳嗽、喘促、气短，肩背部疼痛，大量出汗的情况。"肾病者，腹大胫肿，喘咳身重"。意思是肾气表现在下腹及下肢，当肾有疾病时就会出现腹部膨大肿胀，双下肢小腿肿胀，咳嗽伴有身体困重的情况。《灵枢·本脏》提出"视其外应，以知其内脏，则知所病矣"，指出通过观察身体外在的变化就可以知道身体内部脏腑的状态，这样就可以判断疾病的状态了。

2. 重识五行五脏

前边谈到，中国古人很早就已经可以通过解剖的方法找到包括五脏六腑在内的各种具体的脏器，但是界定这些脏器的功能，以及在临床实践中使用这些概念显然还是很难的。当然，古人可以通过直接观察来判断某些脏腑的功能，如呼吸本身就是风与气的变化，观察到呼吸与肺的运动同步就可以用风与气来指代肺的功能状态。从饮食入口可以知道胃肠主吸收，膀胱主排泄水液，而直肠就是排出食物残渣的。还可以利用取类比象的观点，借用自然界的现象说明脏腑的变化。

古代医书对脏腑功能的描述非常直接，古人总想用一套现成的理论来统一人体的脏腑功能，但结果总是不能充分地解决问题。如《淮南子》曰："胆为云，肺为气，肝为风，肾为雨，脾为雷，以与天地相参也，而心为之主。"这里肝、心、脾、肺、肾都出现了，但又多出了一个"胆"，而此处之胆与其余四脏肝、肺、肾、脾具有共同的地位；心的地位则又高了一级。这就让人搞不清到底是五脏为主还是六脏为主。在《素问·阴阳应象大论》出现了这样一段文字："天气通于肺，地气通于嗌，风气通于肝，雷气通于心，谷气通于脾，雨气通于肾"。可以看到这段文字的内容与前段文字表现出高度的相关性，如肺主气，肝主风，肾为雨。与上段文字将心独立出来不同，此段文字给心找到了位置，就是心主雷，这样脾的置就没有了。于是又给脾找了一个新的位置，即脾通于谷。这样，其余四脏所主皆是自然天气的变化，而谷气就与自然现象关系不大了。这段文字还将胆给搞没了，代之而出现的是"地气通于嗌"，不过这么一改就解决了前文中脏腑不相统一的问题。从自然现象看，两段文字都是想通过自然现象类比的方法建立人体脏腑的功能与关系模型。所依据的是古人对天地、风云、雷雨的观察。从医学思维逻辑上讲，《淮南子》的内容很生涩，《素问·阴阳应象大论》的内容就流畅多了。而作为一种世界观，这种模式必然渗透入古人其他的工作及理论认识模式。如古方八阵即有"天地风云，龙虎鸟蛇"的定位法。

如果以五行五方的世界观建立五脏功能模型，大概可以用这种模式来思考。五脏之中，肾居最下。自然之中，天气下降，雨水汇于江河，所以就有了肾司二便的观点。肾主一身元气，则可以通过自然界水的蒸腾汽化的现象引申出来。但是其他脏腑的功能如何得到？人无法通过直观的观察来表述相关内脏的生理病理功能。所以，想要得到脏腑的功能，只能利用阴阳五行、取类比象这些方法。问题在于利用这些方法建立的五行概念必然是开放的，即具体脏腑的功能并不是确定的，而有多种可能。先建立这些内容，但这些内容合适不合适只能到临床上去试试了。这种先建立概念，然后在临床上试验的方法，就是试错法。

问题在于现在的中医学理论皆是后人反复整理注释过的内容。凡是不符合经典理论的内容都被削减删改了。所以反而在非医学书籍中才能看到这些不规范的内容。

表7-1-1 《管子》《吕氏春秋》《淮南子》中五行五方的内容

	《管子》				《吕氏春秋》		《淮南子》			
	方	味	脏	体	味	脏	味	脏1	体	脏2
木	东	酸	肝	骨	酸	脾	酸	肝	筋	脾
火	南	苦	脾	气	苦	肺	苦	心	血脉	肺
土	中	甘	心	皮	甘	心	甘	胃	肉	心
金	西	辛	肾	爪	辛	肝	辛	肺	皮革	肝
水	北	咸	肺	血	咸	肾	咸	肾	骨干	肾

　　"五脏六腑"这个名词出于《吕氏春秋·达郁》，所以这个名词的出现是很久以前的事了。但那时的内容，显然与现代不同。从表7-1-1中可以看出五行的方向属性与五行五味的配比差别不大，区别就在于五体五脏与五行的搭配。可见五行观点进入医学领域是一个渐进的过程。《管子》与《吕氏春秋》都是汉以前的著作，所以它们的内容与后世相比差异也就更为明显。

　　《管子》属于春秋时期齐国的作品。它的五脏五体的属性为肝属木，脾属火，心属土，肾属金，肺属水；木应骨，火应气，土应皮，金应爪，水应血。且不论五脏之属，此五体便极有意思。木应骨，木曰曲直。骨头是坚硬的，这没有问题，但木又有支撑作用，中国式建筑主要是土木式建筑，房屋的木梁就相当于人体的骨骼，起着支撑与支柱作用，所以骨属于肝，应于木，是很有道理的事。这样也可以知道，后世所言"肾主骨生髓"只能是来源于肾生髓因而主骨。同样，水应血也来源于古人的直观观察。此即"血是水"之意，与后世血红而属火不同。土应皮，当以皮的柔软色黄来解释。金应爪，当以爪甲的坚硬色白来解释。所以，以五体而论，《管子》的说法挺有道理的。

　　《吕氏春秋》属于战国时期的作品。按其五行五脏属性排列，肺属火、脾属木、心属土、肝属金、肾属水。虽与后世的五行五脏配属不同，但已经表现出自身特点，从理论体系上看则能够自圆其说。以五行五方而论，火曰炎上，肺位于五脏之最上方，故肺属火；水曰润下，肾位于五脏之最下方，故肾属水；心位于五脏之正中，则心属于土；人面向南，正面位而立；左象木，为阳气之升，有脾在左以应之；右象金，为阳气之降，肝虽左右皆有，以右侧为主，则以应金。故以五方而论，此种五脏五行配位颇为合理。

　　《淮南子》是西汉初淮南王刘安韬晦之时所作。其内容博杂，兼取百家，给后人留下了两套五行五脏分类模式。首先从五体看已经与后世相合，出现了筋，其性应于木，合于木曰曲直之论；血脉合于火；出现了肉，合于土，以生万物；皮革归属于金；骨干则应于水，其性合于冬气之收藏。

显然，这些内容与直观感受的距离越来越远了，更像是对临床实践的经验总结。从五脏看，肺属火、脾属木、心属土、肝属金、肾属水，与《吕氏春秋》的内容相同，表现出传承关系。另一套五脏配属关系肝主木，火主心，胃属土，肺属金，肾属水，似乎与现今中医的五脏五行划分具有明显的相关性；然胃代替脾则成了一个问题。

在同一时代的《史记·扁鹊仓公列传》中提到："所以知奴病者，脾气周乘五脏，伤部而交。故伤脾之色也，望之杀然黄，察之如死青之兹。"扁鹊通过望面色来判断病情。因为脾土之气为黄色，其位置则为中土之位。正常人的黄色均匀，通于四方，但患者的面部中央属于脾的区域出现黄色不均的情况，所以患者的病情严重。可以知道，此处隐含的内容就是脾属土，其色为黄。下一段话则是"所以至春死病者，胃气黄，黄者土气也，土不胜木，故至春死"。患者为什么会在春天病死呢？这是因为胃气的颜色是黄色，黄是土气的表现。木能克土，春天是木气最旺的时候，所以患者就会在春天死亡。这句话里不再提脾，而是提胃了。此段文字将胃气上升到了与脾气相同的地位。同一段话，前半段以脾为中土之主脏，后半段以胃为中土之主脏。以胃为脏则与略早的《吕氏春秋》的内容相合。

那么除《管子》《吕氏春秋》《淮南子》之外，是否还有更多的脏腑理论形式与五行配合方法呢？结论是肯定的。历史上也存在九脏、六脏六腑或十二脏之说。这都说明在我们中医理论的形成期，所有的脏腑概念都不是天然存在的。总的归纳思路是先将这些组织器官通过解剖的方法找出来，然后通过形态或取类比象的方法给这些组织一些定义、一点功能。最后通过实践反证其功能是否有效。所以说中医脏腑概念都是在漫长的历史演变中通过不同的认知理念建立临床模型，最后用"试错法"一点点验证出来的。

西汉即没，经过王莽篡位，东汉确立。在东汉章帝年间发生了一件经学史上的大事。皇帝召集天下学者至洛阳白虎观讨论各种学术的异同，建立规范，并由班固着笔撰著《白虎通义》，通行天下。我们现在所看到的五脏五行的关系，正是在此时确定下来。

东汉有名的经学家许慎在《五经异义》指出："今文《尚书》欧阳说肝木也、心火也、脾土也、肺金也、肾水也。古《尚书》说脾木也、肺火也、心土也、肝金也、肾水也。"如果将胃换成脾，则今文《尚书》与古文《尚书》之分恰恰对应着《淮南子》的两种五脏五行配类方式。王莽之时尊古而轻今，这个时期杨雄的《太玄经》与此后的《白虎通义》表现出明显的差别。这之间的差别一方面是五脏与五行配对的差别，一方面是五脏与五窍配对的差别。

表7-1-2 《太玄经》《白虎通义》中五脏与五行的配对

	《太玄经》		《白虎通义》	
	脏	窍	脏	窍
木	脾	鼻	肝	目
火	肺	目	心	耳
土	心	后阴	脾	鼻
金	肝	口	肺	口
水	肾	前阴、耳	肾	双窍

杨雄在《太玄经》所述之五行配比关系为脾属木、肺属火、心属土、肝属金、肾属水。如果以现代人的眼光看"真科学"，以五行五方定位来说，这个五行配属方式正是解剖方向的定位方式。其定位就是人面南背北站立，上南、下北、左东、右西。所以左侧为脾，右侧为肝，上方为肺，下方为肾，中间为心。这种配比的来源则是祭祀。《礼记·注疏》曰："许慎按《月令》春祭脾，夏祭肺，季夏祭心，秋祭肝，冬祭肾，与《古尚书》同。"春天的时候用动物的脾来祭祀，夏天的时候用动物的肺来祭祀，季夏之时用动物的心来祭祀，秋天的时候用动物的肝来祭祀，冬天时候用动物的肾来祭祀。同样道理，郑玄指出的这个次序也就是用动物祭祀时动物脏腑位置。宋·孔颖达《五经正义》说得更为明白："所以春位当脾者，牲立南首，肺祭在前，而当夏也；肾最在后，而当冬也。从冬稍前而当春，从肾稍前而当脾，故春位当脾。从肺稍却而当心，故中央主心。从心稍却而当肝，故秋位主肝。此据牲之五脏所在，而当春夏秋冬之位耳。"即动物头

南足北俯伏，则脾在左，肺在上，肝在右，心居中，肾在下。仍是祭祀之义，其脏腑五行配位与《古尚书》同。当然对远古人类而言，祭祀的动物是猪、羊、人并无本质上的区别。古人的解剖知识也因此而建立。

《白虎通义》中所建立的五行五脏配比关系与现代中医的五脏关系完全相同。显然这个结论也有着漫长的演化期。但最终的决定性因素只能是临床的有效性。正如郑玄在《礼记·注疏》中所述："今医病之法，以肝为木，心为火，脾为土，肺为金，肾为水，则有瘳也；若反其术，不死为剧。"在医师这个五行五脏系统的传承之中，以肝为木、心为火、脾为土、肺为金、肾为水建立的五行关系为依据治疗疾病就会有效。若不按这个规则来治疗疾病，就算是患者不死，他的病情也会加重。提示正是医生的临床经验决定了五脏五行最后的配位关系。

当然，我们也应该看到，即便到了东汉中期，人体孔窍与五行的配位关系仍没有完全定型。在《太玄经》中，仅肾开窍于前阴及耳与现代中医相同。其余四脏与四窍的配比皆与现代中医不同。在《白虎通义》中，肝开窍与目、肾开窍于二阴，与现代中医认识相同，其余三脏皆不同。而且，二阴与五脏五窍的关系还没有理顺。此时还有五行与九窍的配比的问题，与现代的肝开窍于目、心开窍于舌、脾开窍于口、肺开窍于鼻、肾开窍于耳和二阴的模式仍有很大差别。说明人体脏腑五行关系的配位也有一个先主要后次要、从特殊到一般，层层深化的过程。

二、五脏五行定位关系的确立

现代中医所确立五行五脏的关系，肝木、心火、肺金、脾土、肾水，大家已经耳熟能详，用之顺手。我的问题是这些五行五脏相配的理由是什么？探究一下可以加深对中医理论形成与实践出真知的印象。

1. 建立五行五脏从属关系

古人是以什么样的思维模式建立五行五脏从属关系的呢？显然，它的思路必然是多向的，而且难以统一。就让我们从古人的著作之中一探根源。

心之所属：心有两种属性，在古文《尚书》中心属于土，而在今文

《尚书》中心属于火。

五脏之中，心位于五脏的最中央。按五行五方之位，中央属土。所以心属土。

心又为什么属于火呢?《白虎通义》说得很明白："心，火之精也……故心象火，色赤而锐也……故心下锐也"。意思是心是火之精华，因为火是红色的，向上则收敛成尖，心也是红色的，也是向上收敛成尖。所以心与火相比类，其性属于火。又《素问·痿论》曰："心主身之血脉。"《素问·五脏生成》曰："诸血者，皆属于心。"可见心的功能与血和血脉密切相连。血色赤属火，则心也属于火。

关于心的重要性，古人很早就明确了。《荀子》曰："心者，形之君也，而神明之主也。"心是形体的君主，也是主管神明的主要器官。最有意思的是，按五行学说，土位为尊。西汉时期，汉武帝以秦为水德，汉为土德，此时心属五方之中，属于土，故心即君主之官。等到东汉章帝之后，皇家改为推尊火德，此时心又跑到火位了。所以虽然古人还有"胃主神明"这个说法，但君主之官最后还是属于心的。

肺之所属：肺有两种属性，在古文《尚书》中肺属火，而在今文《尚书》中肺属金。

五脏之中，肺位于最上。按祭祀之法，祭品按头南足北俯伏摆放，则肺位于南方。南方属火，故肺配属火。

肺又为什么属于金?《白虎通义》说"肺者，金之精"，其义似乎不明。所幸，后人对此做了进一步说明。清·程钟龄著《医学心悟》指出："肺体属金，譬若钟然，钟非叩不鸣。"提出肺属金与肺主声密切相关。《郑玄·仪礼记注疏》曰："肺者，气之主也，周人尚焉。"指出很早以前古人就已经注意到肺与呼吸吐气之间的关系，而言语声音的基础就是气之出入。在人体五脏之中，肺与声音的关系最大；五行之中，金与声音的关系最大。则肺与五行之金相通，肺属于金，就自在其意了。

脾之所属：脾有两种属性，在古文《尚书》中脾属于木，而在今文《尚书》中脾属于土。

　　五脏之中，脾位于五脏的左侧。按祭祀之法，祭品按头南足北俯伏摆放，则脾位于东方。东方属木，故脾配属木。

　　脾为什么又属土了？《白虎通义》的解释是"脾者，土之精也"。显然这不是一个有力的解释。不过《白虎通义》也说"胃者谷之委也，故脾禀气也"。意思是胃是五谷储存的地方，所以主生万物。脾与胃接近，脾之气来源于胃之气，所以脾也主生万物。《淮南子》以胃为脏，认为"胃为中央，色尚黄"。意即胃才是人体最中央的脏器，其性属土，其色黄。脾通过一连串的转化承接了胃的地位，也就属土了。类似的内容也见于同时期的其他著作。《素问·太阴阳明论》曰："四肢皆禀气于胃，而不得至经，必因于脾，乃得禀也……脾与胃以膜相连耳，而能为之行津液。"四肢的活动功能都来源于胃中水谷之气的营养，但是胃中的水谷之气不能直接连通经络，达于四肢，所以一定要依靠脾气的媒介作用才能将胃中的水谷津液送达肢体。脾能为胃行津液的原因是脾与胃通过膜直接相连。可见，脾的功能是依托于胃的吸收功能展开的。同时，该篇中又做了进一步解释："脾脏者，常著胃，土之精也。"意思是脾依靠胃气的表达而成为土之精。所以与现代中医认为胃以其居腑而从属于脾脏不同，古代的脾是从属于胃的。脾属土，来源于脾胃脏腑位置与功能的转换。

　　肝之所属：肝有两种属性，在古文《尚书》中肝属于金，而在今文《尚书》中肝属于木。

　　五脏之中，肝位于五脏的右侧。按祭祀之法，祭品按头南足北俯伏摆放，则肝位于西方。西方属金，故肝配属金。

　　肝又为什么属木了呢？《白虎通义》解释："肝象木，色青而有枝叶"。也就是说肝配木是因为它的形态及颜色。肝是分泌胆汁的器官，胆汁是黄绿色的，新鲜的肝用水一泡水就被胆汁染绿了。所以说肝色青；青是木之色，肝就属木了。还有就是肝的形态像树叶一样，开成几瓣，这也是肝属木的依据。

　　肾之所属：在古人的观点中，肾主水。一方面是肾在祭祀之时位于北而主水，另一方面也与肾的功能，即肾司小便有关。《太玄经》提出肾属水主前阴，心属土主后阴。很明显即以前阴尿道利水、后阴肛门为谷道进行分类。《白虎通义》则进行了另一种推理："北方水，故肾色黑，水阴，故肾双窍"。肾属北方，属水而色黑。因为水性属阴，二为阴数，所以前阴、后阴，这两个窍都归肾主管了。

如果仅从字面上看，我们会觉得古文《尚书》所配的五脏五行关系清晰明了，而我们现在所用的五脏五行搭配显得勉强而生硬。现行的五行五脏配位关系，表面上表现出一致性，从逻辑关系看则是混乱的。所以它们能够被后世所接受，只能是源于其内在的有效性。即《文献通考》引郑玄语云："今医病之法，以肝为木、心为火、脾为土、肺为金、肾为水，则有瘳也。若反其术，不死为剧"。也正是由于这个理由的确立，五行五脏配位系统才有了自己的生命。

民国时期的陈士谔著《士谔医话》，里面有这样的一段话："所以金、木、水、火、土是脏气之代名词，而五行生克是脏气消长之代名词，言皆有据，事尽可征，绝无一词半语是玄说，是虚话。肺为什么属于金？我告知你，金在五行叫作从革。从革是以肃降为义的，讲到肺的脏气，原是以降下为治节，称肺为金，无非表示肺气肃降罢了，绝无别种神秘意义。肝为什么属于木？我告知你，木在五行叫作曲直，曲直是以升泄为义的，直升叫作直，横泄叫作曲，讲到肝的脏气，原是以升泄为用，称肝为木，无非表示肝气升泄罢了，绝无别种神秘意义。心为什么属于火？我告知你，火在五行叫作炎上，炎上就是动的意义，讲到心的脏气，原是以动为用的，称心为火，无非表示心气主动罢了，此外绝无神秘意义。肾为什么属于水？我告知你，水在五行叫作润下，润下就是静的意义，讲到肾的脏气，原是以静为主的，称肾为水，无非表示肾气主静罢了，此外绝无神秘意义。脾为什么属于土？我告知你，土在五行叫作稼穑，稼穑就是和的意义，怎么叫作和？悼一句文，和者和也，就是不升不降，不动不静，也可说亦升亦降，亦动亦静。我这一句话未免有点子矛盾，既然不升不降，如何说亦升亦降；既然不动不静，如何说亦动亦静。其实真是不升不降，不动不静，那不成了个死体么，所以亦升亦降，亦动亦静几句补充的话是不能少的。

闲文少叙，言归正传，讲到脾的脏气，原是以和为主的，称脾为土无非表示脾气主和罢了，此外绝无什么神秘。"

很久以前我读陆士谔这段话时觉得特别有道理，但是经历多了才慢慢嚼出点不一样的味了。现代中医的套话也是这么讲的：肺为什么属于金呢？因为肺气的特点是肃降。肝为什么属于木呢？因为肝气的特点是要舒展。心为什么属于火呢？因为心气的特点是温暖与发散的。肾为什么属于水呢？因为肾气的特点是滋润与趋下的。脾为什么属于土呢？因为脾气的特点是化生万物、平和自在的。这个内容本来就是回文。即：肺因为属金才有了肃降的特质，肝因为属木才有了舒展的特点，心因为属火才有了温热光明的特质，脾因为属土才有了长养万物的特点；肾因为属水才有了滋润百骸的功能。只有当我们明白了五脏五行如何产生，才能明白这段话的本质是回文，就是将因果主从颠倒过来讲。也正因为有这个回文的存在，我们知道从这个时间开始五行藏象的模式有了自己的生命。

当然类似的内容也见于《黄帝内经》。如《素问·六节藏象论》曰："心者，生之本神之变也……为阳中之太阳，通于夏气。肺者，气之本，魄之处也……为阳中之太阴，通于秋气。肾者，主蛰，封藏之本，精之处也……为阴中之少阴，通于冬气。肝者，罢极之本，魂之居也……此为阳中之少阳，通于春气。"这段内容本质上与《士谔医话》中的内容相同，都是回文。在这个时候，五行五脏学说就有了自己的生命，可以用来解释临床现象了。

曾经有学生在跟诊时忽然提了一个问题：周老师，你最近香附用得比以前少了。是不是因为现在湿气没那么重了，所以你的香附就用得少了？香附性苦温而质燥，故学生有些疑问。我回答：肝木性喜条达而怕郁滞。现在已经仲秋，金气正旺。金克木，木气少郁滞而多通达。香附是血中气药，所以用于疏肝理气解郁。因为季节原因，肝气郁结的患者少了，自然用香附的机会也就少了。这就是用五行五脏的观点解释临床现象的事例。那么，什么时候用香附的机会最多呢？当然是肝气最容易郁滞的季节了。春季是木气最旺盛的时间，木气太盛反而容易出现郁结，此时用香附的机会多。从西医学的角度讲，春天也是抑郁症的高发期，即使正常人也容易出现情绪低落的情况。而到了秋天人们则情绪畅达。所以古人形容春天是"春雨绵绵"，形容秋天则是"秋高气爽"。类似的问题还有为什么长夏时节腹泻的患者比较多？长夏湿气本旺，湿性重着，易于下行，若湿气困于下腹则发为腹泻。秋天之时为什么咳嗽的患者比较多？秋季肺气本旺，肃降太过。怎么治疗呢？长夏腹泻用痛泻要方，取风能胜湿之意，又合于木能克土。秋季咳嗽用小建中汤，取火能克金之意。在人们还未发现细菌与病毒的时代，这已经是最有效、最直接的治疗了。所以"简单的就是美的"，这也是五脏五行理论历久而弥新的原因。

看到这里也就能够理解：所谓的中医脏腑体系，最初也只是源于简单的解剖知识，此后则在临床实践之中一步步深入，最后则形成五脏的"功能意向"模式。为什么不直接说五脏功能呢？那是因为在这个体系中，五脏的功能并不是它的直接功能，而是依五行关系以五脏的实际功能为基础移植了五行的特性，故只能叫作"功能意向"模式。在这个前提下，当我们提到五脏时，说的就不再是具体的脏腑，而是以五脏为特征的人体器官的功能分类体系。当然，外科手术对类似的体系是无能为力的。重要的是这种方案是开放的，可以建立不同的五行五脏配对关系。最后则是临床实践对其可靠性进行验证。这就是古人在医疗实践中采用试错法的过程。

2. 五行五脏理论的延伸

作为一个系统，五行五脏相关关系一旦确立就须依此建立起其他相关的人体组织器官与核心器官之间的关系。当然，从理论上讲，这些内容应该在五行脏腑理论体系形成之后出现。所以即使是《黄帝内经》中这一方面的内容也难以做到前后一致。《素问》的《宣明五气》《金匮真言论》和《阴阳应象大论》就已经出现相互矛盾的内容了。尤其是在《宣明五气》中还出现了五味与五走不统一的问题。原文说："五味所禁，辛走气，气病无多食辛；咸走血，血病无多食咸；苦走骨，骨病无多食苦；甘走肉，肉病无多食甘；酸走筋，筋病无多食酸。"根据五脏所主，出现了肺走辛主气，心走咸主血，肾走苦主骨，脾走甘主肉，肝走酸主筋。气是一种能量物质，不是组织器官。所以肺走辛主气与其他四脏的逻辑不统一。后世将之定为肺合皮毛就没有问题了。

《金匮真言论》与《阴阳应象大论》中肝开窍于目、脾开窍于口、肺开窍于鼻，与后世一致。只是耳到底是属于心还是属于肾呢？我们知道，后世多了一个舌，心开窍于舌，这样肾开窍于耳就讲顺了。只是这一回讲五官，不要前后二阴。可是，舌真的可以作为窍来对待吗？窍是孔穴，舌怎么看都不是孔穴。《白虎通义》中对五窍的分类与《金匮真言论》相同，认为"耳能辨内外、别音语，火照有似于礼"，认为心的特点在于明辨是非，这个特点与耳辨五音相似，因此心开窍于耳。"水阴，故肾双，窍为之何？窍能泻水，亦能流濡"，下阴主水，故肾开窍于二阴。又专门提出二为阴数，水为阴，故肾之窍为二。显然，五窍与五行的关系在《白虎通义》成书之后还需要有进一步的发展。

我们仅从心之窍来切入这个问题。《素问·解精微论》说："心者，五脏之专精也，目者，其窍也。"说得很明确，心是五脏之气，精神意志的统帅，所以心开窍于目。《灵枢·大惑论》也说："目者，心之使也。"这也是认为心开窍于目。《素问·气交变大论》曰："岁金不及，炎火乃行……民病口疮，甚者心痛。"心火与口疮也有关系。这是心开窍于口吗？《难经·四十难》说："心主嗅，故令鼻知香嗅。"那么心开窍于鼻吗？当然不是了。

为什么要费这么多翻故纸堆的工夫呢？因为知道了这些知识的来源才能真正让中医的知识活起来，打破理论与临床的束缚。比如说耳鸣应该怎么治疗？书中分声如蝉鸣还是声如雷鸣。具体治疗方法不过是滋补肾水与清泻肝胆两类。为什么用滋补肾水法呢？那是因为肾开窍于耳呀。为什么用清泻肝胆法呢？那是因为少阳经行走于耳呀。所以耳鸣调高，其声如蝉，属肾，当用滋补肾水法；如果耳鸣音调低，其声隆隆，属肝胆，当用清泻肝胆之法。可是，让我说，这个声如雷鸣，其声隆隆的耳鸣，倒有一多半属于心，是心火之象。为什么？这不过是个解剖学的问题。如果耳鸣患者自诉耳鸣隆隆，你就先问他咽喉痛不痛。咽喉痛那就用黄连解毒片，或者用黄连上清丸，想开中药那就是导赤散。总之，清心火就对了。为什么？因为，耳内负责听力的鼓室是个半封闭的腔，它只有一个开口，就是通向咽喉的咽鼓管。如果咽喉发炎，咽鼓管一堵，患者就会出现耳鸣隆隆的感觉。治疗的法则就是清心泻火，咽喉的炎症一消耳鸣就消退了。从这个事例我们可以发现心开窍于耳还是心开窍于舌真的是一个可以讨论的问题。考虑到问题的关键是在咽喉，所以还得说心开窍于舌。那么，舌与咽喉又有什么关系？那只能是咽归舌管嘛。下一个问题是，舌又算是什么窍呢？

舌真正的特点是什么？舌真正的特点是灵动。舌为心之窍，是从心思灵动来的。舌是五窍之中最灵活的部分，它的真正作用是对意识的表达。语言就是人类意识的表达。在五窍之中，舌与语言的关系最大。人们能通过舌进行发声，来表达意识。所以舌主五声才是对心开窍于舌的最佳表述。古人将说服别人用"鼓动三寸不烂之舌"来体现，就是这个道理。用舌来表达个人心中的意思，这是心主神明的表现。发音是喉舌共同作用的结果。这也是前文之中最后还是说心开窍于舌的原因。说耳鸣从心走，真正的病位还是喉。病在喉，喉舌共同组成了人的发声系统。心开窍于舌的"舌"只是喉舌的简称。所以我们对五窍之中心窍的表达应该是这样的：心开窍于舌，心和则舌能出五声。

回顾五脏五窍概念的形成与发展可以看到：中医的认知理念更多的是一种对临床现象的回顾与推衍。利用回顾推衍的方法一步步地建立与完善每一个概念。如果将这些结果再次拿到临床进行验证，其有效性就会非常高。我们还可以看到，所谓的五窍和五脏、五行的关系一开始也不是线性的，其中穿插着非常复杂的关联与配伍。例如：人体七窍到底是只算头面七窍还是要将前后二阴一起算上？当然，其中牵涉各种不同的观点与思维角度的博弈。每一个理论的建立都有着大量的分类、归纳、试错的过程。我们现在所看到的，现代版的五行、五脏、五窍、五体的分配，是一个在很长的历史时期中，经过了长期反复推理与归纳、验证的结果。显然，五行五窍的观点并非天然生就，也并非天生就正确。

回到起点，我们确认五行脏腑分类的依据是什么？《黄帝内经》说得很明确："五脏者，传精气而不泻，六腑者，传化物而不藏。"这是中医建立脏腑理论的重要的基石，正是利用这个原则，古人才能够将脾与胃的从属关系进行置换。明·张景岳在《景岳全书》之中对这个原则进行了进一步重申："五脏藏精气，六腑传化物。精气之清，藏而不泻。"但是，回归到对现实的观察，是这样吗？

从肝来讲，《素问·五脏生成》曰："人卧则血归肝。目受血而能视，足受血而能步，掌受血而能握，指受血而能摄。"意思是当人睡着时血液就会归藏于肝；当人醒来之后血液就进入肢体器官，起营养作用。王冰的解释是"肝藏血，心行之。人动则血运于诸经，人静则血归于肝脏。"意思是肝藏血，心行血，人活动时血液会在心气的鼓动作用之下循经络而周布于全身，人安静时血液会复归于肝脏贮存起来。现在问题出来了：肝不是属于脏吗？是藏精气不泻的。你看，肝也是要泻的。按脏腑概念，肝主情志，肝也是要有疏泄的。肝气要泻，肝也要藏，有藏有泻才能成为一个完整的功能状态。

心又是什么状态呢？《素问·评热病论》讲："月事不来，胞脉闭，胞脉者，属心而络于胞中。今气上迫肺，心气不得下通，故月事不来也。"这句话的意思是月经来不来与心气是否下达胞中有相当重要的关系。心气要下降心血才能通于胞宫，然后妇女才能有月经。心气不降，心血不通，胞宫失养，月经也就没有了。所以，心气也不能只收不出，只藏不泻。

那么脾呢？《素问·经脉别论》曰："饮入于胃，游溢精气，上输于脾，脾气散精，上归于肺。"在这里脾是附属于胃的，脾需要为胃行津液。脾的一个重要作用就是将把胃中吸收的津液转运疏散。通过脾将胃中吸收来的津液输送到肺。同时，脾本身也有把水谷精微送达全身的作用，所以脾也并非只藏不泻。脾气的输散起码有两个方向：一个是向上走归于肺，一个是向四外走通达四肢。当我们说脾主运化时，脾气输散津液的作用就成为非常重要的内容。

那么肺呢？《素问·经脉别论》曰："肺朝百脉，输精于皮毛。"肺朝百脉中，"朝"也可以解释为"潮"，即肺的呼吸运动鼓动着人体百脉之中的气血传递与运行，就像大海的潮水涨落一样，往来激荡。从这个角度来看，肺气也有输布人体气血津液的作用。《灵枢·营气》曰："谷入于胃，乃传于肺，流溢于中，布散于外。"这段话说得更为明白，就是肺对气血津液的转运和传递像水塔的原理一样，肺在五脏最高的位置，把人体的谷气和营气向四周布散。

肾气的问题《素问·上古天真论》中也说得明白："肾者主水，受五脏六腑之精而藏之。肾气满，乃能泻。"也就是说肾气是主收藏的，但是收藏的最终目的还是为了泻。所以说"肾气满，乃能泻"。我在临床中经常见到一些这样的孩子：小脸白白的，说话声细细的，不想吃饭，手脚无力还不长个子。一看就知道是肾虚的孩子。这就是肾气不足，不能疏通之象。那么肾气疏通向哪个方向走呢？肾位于五脏最低位置，肾气发散向上走，就是向脾土的方向走。这就是用肾阳是去暖脾土。脾土一暖，水谷得化，人想吃饭了，才能精神起来。这也是为什么很多小孩子吃了无数健脾消食的中药却依旧不想吃饭，不能长高长壮的原因。这时只有真正把肾气补足了，肾气满溢，肾阳温暖中焦、上焦，才能真正解决问题。所以肾气也需要疏散，只不过它是先藏而后泻，也不可以只藏不泻。所以我们讲五脏主藏时，还要想到五脏也有泻的一方面。五脏有藏有泻才能实践它本身的功能。如果只藏不泻，五脏就会成为一潭死水，而五行脏腑概念也就不能成立了。

3. 脏与腑的相关关系

从前边的内容可以知道，五脏五腑五行的配属关系很早就成为中医古人讨论研究重要内容。古人总是先建立核心概念，再建立从属关系。所以六腑的五行属性就是以五脏的五行属性为基础建立起来的。它们能够相互关联的依据无非就是位置接近、功能相关这几点。

西汉早期，甚至于对脾胃谁为脏、谁为腑、谁为主、谁为从的结论还没定下来。在《素问·太阴阳明论》有这么一句话："四肢皆禀气于胃，而不得至经，必因于脾，乃得禀也"。按这个说法，不是脾主四肢，而是胃主四肢了。脾只不过是从属于胃，为胃的功能充当辅助罢了。当然《内经》也提到，从结构上讲脾和胃是脂膜相连，相互挨着的，所以它们的功能才能相互关联。这也是后世所谓"脾胃是一家"的来源。至于肝与胆的关系，《难经》也讲得很明白：胆呈囊型，附于肝之短叶间。《东医宝鉴》也讲"肝之余气，溢入于胆，聚而成精"。就是说肝和胆是一家是因为它们挨得很近。而肾和膀胱之所以为一家也是因为肾和膀胱均居人体的下部，都主津液方面的疾病。接着问题就来了，心为什么和小肠配属？肺为什么与大肠相配属？膈以上只有心和肺，没有相应的腑。那么如果心肺寻找相配属的腑，只能找没人配属的肠相配，也就只剩下大肠或者小肠了。为什么心与小肠相合呢？因为一方面小肠化物，另一方面小肠的血液循环非常丰富，这导致了小肠的颜色偏红，所以很自然的心也就与小肠配在一起了。那么剩下的就只能是肺和大肠相配了。肺和大肠配属在一起则还有肺与魄门相关联的原因。所谓魄门就是肛门。即使从西医学的角度也能看到肺与肛门之间的关系。从临床医学的角度看，说肺与大肠相表里，不如说肺与降结肠相表里。临床上，经常可以看到肺气不足的人同时伴有脏器下垂的问题，最典型的则是脱肛。当然，也还有子宫下垂。临床治疗则应当用大补元气的升提之方，如补中益气汤及升陷汤等。而从另一个角度看，大肠正常情况下偏白，理论上也是符合肺金为白色的观点。

　　学生们还有一个关于膀胱的问题向我求教。按一般的理解，胆、胃、大小肠皆是消化系统的一部分。膀胱则属于泌尿系统，它又如何与其余四腑划归一类呢？这就是被西医学的知识干扰了思维。其实从西医学上来讲，除了位置挨着外，脾与胃功能上并没有什么关联，所以五脏五腑的功能相关根本就是理论上的一种模拟。在中医消化吸收理论之中，饮食入胃，胃先吸收一次水谷精微。小肠则是泌别清浊，将食物中的营养再吸收一次。然后小肠尽头的阑门将水与食物残渣分开。水向前走，流入膀胱，略停顿后排出体外；废渣则再次下行走入大肠。所以一个完整的消化吸收的过程是包括膀胱的。在《难经》中还有一个"五肠"的概念，即将胆、胃、大肠、小肠、膀胱共称为五肠，以胆为青肠，胃为黄肠，大肠为白肠，小肠为红肠，膀胱为黑肠。从五肠理论出发我们就可以知道，胃、大肠、小肠、胆、膀胱，在古人眼里是一个完整的通路；是营养物质进入人体消化吸收后变为残渣与废物排出体外的完整通道。这样我们就会明白五腑就是身体与外部世界进行物质交流的场所。所以，五腑叫作"府"，也就是一个个房子，一个个单独的空间。外界的饮食进入人体，在这些房子中不停地储存与转运，就像是从一个车间走向另外一个车间，从一道工序走向另外一道工序。当营养都被吸收，最后出去的只有废物了。还有一个问题，六腑是怎么回事？我们都知道了六腑就是胆、胃、大肠、小肠、膀胱、三焦。关于三焦的定义一直都有争论，但它与心包经相表里是没有问题的。《白虎通义》就直接将三焦给了心。心有两腑，这是因为心是身体的主宰。以五官相属来说，眼是为了心而观五色，口是为了心而发五声，耳是为了心而听五音，鼻是为了心而辨五味。从六腑而论，三焦即为人的躯干体腔，其余五腑皆位于其中，共归于六腑，从而供养心主。

这样我们就能看到，六腑管理的是人体与外界之间的物质与能量的交换，而五脏则管理人体内部各个组织与器官的物质与能量分配。所以六腑是属阳的，五脏则是属阴的。五脏六腑以气血为媒介，共同完成人体物质与能量的吸收、传递、分配，共同支撑起人体的基本生命状态，并且可以有效地解释与处理各种生命现象与疾病过程，从而成为中医学关于人体生命现象的核心认知理念。

学习至此，五行藏象学说的概念就算是建立起来了。现代中医所说的五行脏腑关系并不是天然存在的，也不是一时一地因为某个圣人的思考而突然形成的。五行藏象的观点经历了几百年，甚至上千年的发展过程。我们现在所使用的五行藏象理论只是古人在临床上反复实践与归纳的结果。五行藏象理论并不是简单的类比与推理，它的建立也可能源于形态相像，也可能源于功能类比，也可能源于结构相似。简而言之，它可能来源于任何一种可能。所以，这一切理由其实都不重要，最终起决定作用的只能是依此建立的理论推理在临床实践中的有效性与稳定性。当然，这期间也必然付出了大量的时间与生命。这也是试错法这种认知模式所必然付出的代价。五行藏象学一旦形成，就有了自己的生命。它可以用来解释临床上遇到的大量问题，也能在临床实践中自我完善、自我发展。用五行藏象解释疾病现象、处理临床问题是非常简洁清晰的，具有简单之美。在五行藏象理论之中，五行学说和脏腑理论是不可分割的。正如我之前提到的，在古代的科学水平之下，脏腑功能是不可能清晰提出的。我们现在所讲的脏腑功能状态，是从五行学说出发在实践中通过推理和反证反复推论得出来的。这些内容与西医学对相关脏腑功能的描述只可相互类比而不可画等号，更不能相互替代。但诡异的是，西医学中那些越新鲜、越超前的内容其与中医对相关问题的描述就越接近。我想这正是因为中医的相关论述包含着太多临床观察。所以在临床实践中，当西医学的观点和中医学的观点出现明显差异时以谁为准？按我的观点应以中医为准。因为中医理念的源泉在于直接的临床观察。

曾经有一位医师问我：为什么脏腑概念的形成是那么的不严谨，但到了临床之上它却又是那么的有效？正因为脏腑概念的形成是不严谨的，所以它给临床实践带来了更多的可能性。当然，这些可能性作为实践的可选项既可以是对的也可以是错的。最终谁来决定对错呢？只有临床实践。古人将那些已经在实践中证明的可靠结论细节化，并将之定型，再以理论的形式表达出来就形成了我们现在所见到的脏腑理论体系。所以，你才会有中医脏腑理论来源本身并不严谨，但用之临床却可靠而稳定的感觉。

正像我反复提到的，仅仅依靠脏腑的形态来确定脏腑功能是不可能的。对脏腑功能的确定只能依靠假设加上反复地实践验证。这样对脏腑功能的描述与判定就不可能只是某脏腑的具体的直接功能；而应该还有该脏腑与其他脏腑之间的相互关系，以及该脏腑所主导的生理功能与病理改变。

在很久以前，我曾经在自己的微博上写下这样一段话："辨证之难，难在概念难清，仅脏腑五行即有结构单位、功能单位、系统概念三层。如肝以结构论在中焦，为解毒助消化之所在；以功能论在下焦，有升清宣达之功能；以系统论则上达耳目，下至阴器，三焦已不能收矣。"

经过几千年的发展，中医所面对的五行藏象理论已经是一个完整的理论体系。当我们具体认识每一个脏腑概念时需要知道：从理论上讲，每个脏腑的名词里至少应该有三层意思。第一层意思是解剖功能概念，亦是结构功能概念，即五脏六腑都应该有具体明确的结构特征，我们对其功能的认识则与其结构特点具有关联性。比如心，当我们说心主血脉时，这个功能建立于古人对心脏的形态结构有明确的认识，而且结构方面的特征不可变易，即只能解释不能创造。在这个层面上，解剖就是我们认识相关脏腑功能的立足点和出发点。第二层是功能概念。有了解剖概念之后，古人可以依此推论出一种脏腑的功能。当然这种推论可能对也可能错。但这些功能不完全立足于解剖，需要增加一些额外的条件，同时需要通过临床上的反证来确定该功能的设定是否正确。例如心主神明来源于心有七窍，其具体思维模式则建立于人体交通要道的四通八达。还有一部分相关的功能定义是从第一层解剖功能内容演化出的新功能。虽然这些功能已经与解剖结构关系不大了，但仍然是用之有效的。例如心能生血源于对心主血脉的进一步推论。第三层是大系统概念之下的脏器功能。显然，这部分功能概念是没有办法用解剖结构来解释与推论的。它只能通过类比与临床实践来得到。而且它所涉及的是与该器官功能有关的各种相关因素，而不仅仅是这个器官本身。这时的某脏腑所代表的已经是数个器官共同的集合，这时的脏腑功能已经是一个系统概念了。所以我将之称为某系。如肺主降气来源于肺合于秋，秋气主肃杀，秋天咳嗽多见，而且很多患者的咳嗽来源于肺气不降，故肺主降气的功能得以成立。当然，用比拟类推的模式，出错的机会很多，所以最终起决定作用的还是临床实践。比如说五行理论之中红主火，红入心，那么我们可以推出这样一个设定：因为西瓜是红色的，所以西瓜是温性的，且西瓜是补心之品。这个推论正确吗？当然是错误的。西瓜是凉性的，有清热的功能，也不可能是温补心阳之品，这来源于生活中的反复实践。也许有人会抬杠说：西瓜是绿皮红心，所以它不热。那么，红色的火龙果皮、瓤皆是红色的，它仍然是凉性的。

当我们学五行藏象理论的时候，一定要建立这样的基本观念，即脏腑功能不是简单的认识，它是在脏腑基本形态的认识之上通过反复假设、推理形成的内容。而临床有效并不代表推理途径本身的成立，实证才是唯一有效的解释。对推理本身，我们可以持有怀疑态度，一切以临床实践结论为准。所以说，这种认识论的核心其实是试错法。

第二节　心与心系

正像前文所述，古人对脏腑的认识首先来源于具体的解剖实践。但随着时间的演化，这个解剖的本义则会出现变迁。当古人用他们特有的方法来研究脏腑功能时，得到的却是以此脏腑所主导的一组器官的生理功能与病理变化。这时，该脏腑所指代的就是一个系统了。所以，此节命名为心与心系。

一、心

1. 结构之心

作为具体的身体器官，心脏的特点是"心位于胸中，心包卫护于外"，这是古人对心最早的描述。按《难经·四十二难》的说法则是"心重十二两，中有七孔三毛，盛精汁三合，主藏神"。总结一下就是心脏位于上焦胸部的正中央，它外侧还有心包膜。正常人心的重量是十二两。如果将心脏打开，可见连系于血管的

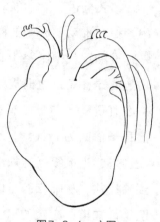

图7-2-1　心图

孔窍，计有七处，故称七孔；又有心内的瓣膜，可见的有三处，故称三毛。离体的心脏之中尚有精华汁液，计有三合。心是神明居住的地方。明·张景岳《类经图翼》则进一步说："心居肺管之下，膈膜之上……心象尖圆，形如莲蕊……心外有赤黄裹脂，是为心包络。"显然类似情况只有亲眼见过才能写出来。《管子·内业》曰："凡心之型，自充自盈……灵气在心，一来一逝。"形容的是心脏收缩弛张的样子。说明古人可以看到的活体状态下的心跳。至于精汁三合，当然说的是心脏内存有未凝固的血液，如果解剖的是活体，这个观察当然没有问题。所以《素问·五脏生成》又说"诸血者，皆属于心"；《素问·痿论》云"心主身之血脉"。提出心主血与心主脉的说

法，显然属于从解剖现象推出的直观理论。

即使是今天，当我们在书写"心"字的时候，就像是在画一个关于心脏形态的简笔画，3个点类似3条血管，里面是心的结构。甲骨文心字的写法就更像是一个草图了。所以古人对心脏结构的认识是确定的。但是我们却不能从古人提出心主血脉就得出"古人知道血液循环"这样的结论。因为仅凭心脏的结构不足以推论出血液循环理论。但从活体解剖出发却可以得到"跳动的心脏是人体原动力"的结论。可以说，古人也正是从心跳本身得到了宗气的概念。

2. 功能之心

当我们讲心脏功能时总会遇见这样一句话：心脏的搏动主要依赖心气的调控和推动，心阳能激发心脏的搏动，心阴能抑制心脏的搏动。这句话是标准的现代中医关于心脏功能的论述，是今人从西医学角度对中医心脏功能的诠释。像之前提到的那个病例，患者诊断为早搏。理论上说这个病是心脏跳动向前赶了半拍。按照对心脏功能的描述，应该属于阴虚阳亢。但我却诊断为心气虚，用温阳的党参、黄芪治疗后患者病情有明显好转。反过来，当上级医师加用养阴清热的玄参、黄连之后，患者的情况反倒回到治疗前。从临床医学的角度看，心气不足最严重的状态就是心衰了，但医生都知道，心衰的患者心跳是加速的，甚至可以更加有力。所以从临床角度讲，心阳激发心脏搏动，心阴抑制心脏搏动是不成立的。

关于心脏功能还有一句话，就是"心气可以推动与调控脉管，维持脉道通利"。正如"心"字的形态，3个点代表着心脏所联通的几条大血管，是血液运行的通道。《素问·六节藏象论》曰："心者……其充在血脉。"《素问·痿论》曰："心主身之血脉。"所以说心脏有推动与调控脉管的作用。《素问·脉要精微论》曰："脉为血之府。"说明脉是血液运行的通道。《难经》说心脏内"盛精汁三合"，这个精汁也是血。所以说古人可以很容易地通过解剖实践发现心主血脉。但"心主血脉"是不是指"推动与调控脉管"就难说了。从中医临床上讲，脉管大就是洪脉，脉管小就是细脉，脉管松弛为弱脉，脉管紧张为紧脉。洪脉与心气盛大有关系，细脉就是气血两虚，弱脉是脾气虚，弦脉是肝气之所主。这些内容皆不是简单的心气所主。所以所谓的"心气推动与调控心脏的搏动和脉管的收缩，使脉道通利"，也是从西医学的角度出发对中医理论的重构。那么，我们应该怎样理解"心主血脉"这句话？我们可以将其理解为心主脉与心主血两个内容。

从心主脉来看，首先是心与脉直接相联。春秋时期的《晏子春秋》就已经提出"心有四支，故心得佚焉"。现代解剖学发现，如果从心包膜外面观察心脏，恰恰能看到4条显露出的大血管。"故心得佚焉"则说明心有这4条支脉的辅佐就可以轻松地调节人体的状态。故"心主血脉"说的是心脏具体调配人体气血分配比例的能力。所以我们只能说心气推动和调控血液在脉道中运行，流注全身，发挥营养和滋润作用。

心主血主要讲的是心主生血。《灵枢·营卫生会》曰："中焦亦并胃中，出上焦之后，此所受气者，泌糟粕，蒸津液，化其精微，上注于肺脉，乃化而为血。"按照这个说法，血是从肺中化生的，而不是从心内化生的。所以，从直观角度来看，说肺生血也不会差得离谱。而说心生血，显然能从离体的心脏内积存有血液来解释。但显然这不能成为心生血的理由。清·张志聪《侣山堂类辨》提出："血乃中焦之汁，流溢于中以为精，奉心化赤而为血。"提出血源出中焦的水谷精华，进入上焦，在心的作用下变化赤色，形成血液。这里的逻辑内涵是结论引导式的。因为心主血，所以中焦的水谷精华见到心就变成了血。这里的概念演化就像"鸡生蛋还是蛋生鸡"的问题一样分不清。进一步分析，这还是五行理论的推衍。心属火，火色红，血色红，血属火，则血属心，故中焦来的水谷精华奉心化赤而为血。所以，利用这个理论并不能真正解决临床中的问题。进入临床，需要将心与脾等量视之才能解决血的生成问题。这也就是归脾汤在临床中的应用基础。

3. 系统之心

将心的概念系统化，我们首先遇到的就是心主神明的问题。一般来说，心主神明是指心具有统帅全身脏腑、经络、形体、官窍的生理活动和主司人的精神意识、思维活动的功能。显然，这些内容是对循环系统最重要的脏器——心脏功能的泛化。《素问·灵兰秘典论》明确指出："心者君主之官，神明出焉……所以任物者谓之心。"当然，这个概念也可以通过观察来得到。例如人遇到重大情绪打击时会出现心口痛，有人将此解释为情绪紧张时可出现心尖搏动无力，心脏瓣膜下垂无力，关闭不全而出现心痛。情绪因素是诱发心绞痛的重要原因，所以心主神明这个说法是说得过去的。但是古人考虑问题的角度不是这样的。古人认为心主神明的原因是"心有七窍"。现在说某个人聪明还会说他"心眼多"。心有"七孔三毛"的说法来源已久。明《普济方》卷一指出："心行于光，上智人心有七孔三毛，中智人心有五孔二毛，下智人心有三孔一毛，愚人心有一孔。"说明心眼多才是心主神明的主要来源。从解剖上看，这七孔分别是主动脉口、肺动脉口、上腔静脉口、下腔静脉口、冠状窦口和两个肺静脉口。可见，心有七孔本是一个解剖现象，后来却被一点一点地神化起来，形成了心眼多人就聪明的观点。《开辟演义》中有"上圣人之心，十二孔九毛；中圣人之心，九孔七毛；下圣人之心，七孔三毛"的文字。类似的观点在战国时代的《列子》一书中就已经出现了，在那个时期，完整的脏腑观念还未形成。心主神明还有一个源头，就是"脉为血府"，即脉内是存血的，心能主脉；心内也存有血液，血是藏神的，所以心主神明。我们在《气血津液学说》一章中已经讲到，血能藏神是世界众多民族医学的共识。

所以，解释"心主神明"至少应有两条途径，一个是心有七孔，心眼多；一个是心主血脉，血藏神。那么，遇到疾病该如何处理？从心眼多的角度出发，就是要开心窍；从血藏神的角度出发，就得通血脉。将此二者合到一起，就是活血化瘀。清代名医王清任的"血府逐瘀汤"就是最著名的活血化瘀之方。本方主症就有"默默不语，情绪急躁，喜怒无常，哭闹不休"等情志变化。可见，"心主神明"这个概念在临床治疗中是成立的。

心在体合脉则源出另一种组织分类方法。古人将人体的组织从浅入深分为皮、肉、脉、筋、骨5个层面，称为五体，分别归属五行脏腑管理。此处的脉就是血管，是心脏所附着的脉的延伸，且脉内行血，所以心主血脉是五体所属的衍化自然过程。

《素问·五脏生成》说："心之合脉也，其荣色也。"心其华在面，可印证于临床实践。很多患者初诊时往往面色无华，这时先调心系。心气一充，心血充足，很快患者的面色就好转了。所以，有的患者开玩笑，说我是搞中医美容的。我则正色回答：我只治病，不搞美容。虽然我不搞美容，美容之效已经在其中，这就是调心的功效。从西医学角度看，所谓的面色问题，不过就是微循环的问题。微循环好了，面色就好了。微循环的问题既是血脉充盈度的问题，也是气血分配的问题。这些问题都归心管。所以，从心其华在面可以引申出所有与微循环相关的问题都归心管。所以，人的手指端不红活，头发无光泽，口唇发紫，都归心管。

《灵枢·五阅五使》说："舌者，心之官也。"对此处的发挥《灵枢·脉度》提到"心气通于舌，心和则能知五味矣"。显然舌知五味应该是脾的功能。《备急千金要方》指出："舌者心之官，故心气通于舌。"从内容上看，将此两句话颠倒着说也没有什么问题。这也是回文式的解释。《灵枢·忧恚无言》言："舌者，音声之机也。"以舌与言语的关系来展开，才更符合"心主神明"的特点。故我将此总结为"心和则舌能发五音"。临床上治疗中风后言语障碍的常用方是菖蒲郁金汤，以开通心窍立法。所以，在中医体系中，临床治疗与理论体系是需要相互支撑的。

心在志为喜。喜则气和志达，营卫通利，这是情绪之喜的特点。喜则气缓，所以养心最重要的方法就是舒缓气机。

心在液为汗。按五脏化液来分析，心化生汗液。按照五行学说，心属火，位在南方，主夏令。人出汗都是热出来的。夏天给人最大的印象就是汗多。所以，心在液为汗是很容易推导出来的。另一方面，又因为心主血，所以就可以得到心血化汗的推论。当然《灵枢·营卫生会》已经说了："夺血者无汗，夺汗者无血"。

学习了中医关于心的理论就要明白，每一个概念都可以推导出不同的临床治疗方法，但是从不同概念所推导出来的方法其临床可信度是不同的。心的结构概念、功能概念、系统概念进入临床分别构成一级证据、二级证据、三级证据，其可信度与可靠程度依次下降。在具体使用中，医师所关注的却不是相关理论的可靠程度，而是相关理论的使用条件。也就是说，随着该理论可信度下降，其在临床使用的局限性依次增加，使用该理论时的相关条件则愈加严格。只有这样才能保证临床治疗的有效性。

二、小肠

小肠为六腑之一，《难经》命其为赤肠，与心脏相表里。

1. 小肠的结构

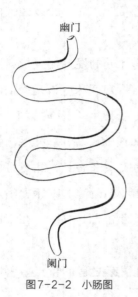

图7-2-2 小肠图

小肠位于腹中，上端通过幽门与胃相接，下端通过阑门与大肠相连，为中空的管状器官。古人对它的描述如下：《难经·四十二难》曰："小肠大二寸半，径八分，分之少半，长三丈二尺，受谷二斗四升，水六升三合，合之大半。"《史记·扁鹊仓公列传》曰："小肠重二斤十四两，长三丈二尺，广二寸半，径八分，分之少半，回积十六曲，盛谷二斗四升，水六升三合，合之大半。"这两部著作成书年代并不一致，所述内容非常相近，组词用句却不相同。说明当时解剖方面已经有了通行的母本。在这些古书之中，古人对小肠的描述有长短、粗细、重量等内容，所以小肠的概念肯定是以解剖学的认识为前提建立的。古人对小肠形态的表述很详尽，画了图，但没写小肠的颜色。当然，现在我们知道，五肠之中颜色最红的就是小肠。小肠色红固然是因为肠壁薄，更主要的原因还是跟微循环相关。前文提到过，跟微循环关系比较密切的组织往往都会归之于心。因其色红，也因其微循环丰富，小肠自然就与心相为表里。

2. 小肠之功能

从解剖结论看，小肠的功能很简单，就是受盛化物。食物进入胃，在胃经过第一次混合与吸收，然后进入第二个阶段，在小肠进一步混合、分解、吸收。受是接受、受纳的意思，化物是转化的意思。受盛是接受从胃传来的食物把它进行继续转化。转化的目的就是要将食物分离成营养和糟粕两部分。营养吸收了，糟粕朝下推。这就是小肠受盛化物的含义。

　　小肠还有一个功能叫泌别清浊。泌别清浊其实是把小肠和膀胱的功能联系在一起。饮食进入人体，从口中一路向下行，朝肛门的方向运动。在此过程中，肠腑一边吸收营养，一边将食物的残渣向下推送。中医认识之中，小肠不仅吸收营养，还负责吸收水分。同时，将吸收进来的额外的水分送到膀胱，排出体外。所以泌别清浊即指小肠将饮食精微吸收后将剩下的残渣推到大肠或膀胱。所以，如果小肠功能受损，泌别清浊功能下降，水分吸收不及，则大便水分太多，就会形成腹泻、便溏；小肠中水分吸收太多，就会形成便秘。所以小肠之病多是腹胀、便溏、便秘之类。临床治疗慢性腹泻，有一个很有效的方法，叫作"利小便以实大便"，指出大便与小便相互关联。而其内在机制就是小肠通过泌别清浊的功能将泌尿系统的功能与消化道的功能相关联。当然，从西医学的角度看，中医所认为的小肠吸收水分的作用恰恰是大肠的作用。

三、心与小肠的关系

1. 心与小肠互为表里

　　从结构上讲，心与小肠距离极远，心在胸腔，小肠在腹腔，所以它们之间的关联度只能依靠功能形态与经络学说来处理。

　　前文中提到小肠色红，微循环丰富，从而建立其与心脏的关联度。从脏腑观念上讲，心属阴为脏，小肠属阳为腑，故二者互为表里。从经络学说看，手少阴心经属心络小肠，以心为根本，其运行通路联通于小肠并与手太阳小肠经相关联。手太阳小肠经属小肠络心，以小肠为根本，其运行通路联通于心并与手少阴心经相关联。心与肠通过经络关系，相互联系，互为表里。

2. 心与小肠在功能上相互关联

　　从功能上讲，小肠的血液循环特别丰富，这就需要心的调控。

心主火有温煦作用，心火可以推动小肠中气血的运行，心脏有问题也会引起小肠功能的变化。按古人的观点，小便的变化往往是小肠病变所致，口舌生疮则是心经有热的征象。心热与小肠热可以互相传导。《诸病源候论》曰："若心家有热，结于小肠，故小便血也。"《备急千金要方》则曰："口中生疮，名曰小肠实热也。"《医宗金鉴》曰："心与小肠为表里也。然所见口糜舌疮、小便赤黄、茎中作痛、热淋不利等症，皆心移热于小肠之症。"指出临床上常见的口舌生疮同时伴有小便不适的情况就是心与小肠并病，符合心与小肠相表里的理论。

我曾经治过一个慢性腹泻的患者。患者中年男性，经常腹泻，多处就医而不效。问诊之后，初步考虑是心火下移小肠。我问他嘴烂不烂。患者表示，常年有口腔溃疡。于是，我立刻确定患者就是心火下移小肠之证。剩下的治疗就简单了，用导赤散。导赤散是治疗心火下移小肠，小便不利的方剂。患者又有大便溏的情况，遂改生地为黄连。1周即显效。

四、心包络与三焦

在中医的脏腑理论中，心外有包络，名为心包络，而三焦与包络相表里，故它们皆归类于心系。

1. 心包络

心包络又称心包，就是裹护在心脏外边的包膜，当古人通过解剖认识了心脏，也就同时认识了心包。张景岳《类经图翼》曰："外有赤黄裹脂，是为心包络。"

按西医学的说法，心包膜包裹在心脏的外面，主要作用就是保护心脏。而中医也知道这个道理。不过中医给了心包更多的责任。中医认为心包不仅仅从结构上保护心脏；而且在功能上也可以分担一部分心脏对全身管理方面的作用。在《内经》中心包也称作"膻中"。如《灵枢·胀论》曰："膻中者，心主之宫城也。"《素问·灵兰秘典论》曰："膻中者，臣使之官，喜乐出焉。"意思是心包是心脏的使臣，心所发出的喜乐等情绪的变化要依靠心包来传达。

在疾病状态下，心包还负责替心抵挡与承担外来的邪气。如《灵枢·邪客》曰："诸邪之在于心者，皆在于心之包络。"这个观点在后世得到进一步发挥。温病学派认为当温邪伤人出现情绪与神志改变时，就是热入心包了。清·李潆《身经通考》曰："心包络病，笑不休，手心热，心中大热。"西医学而言，古人所说的"心包病"往往与脑的功能损害相关，属于心主神明的延伸。在实践之中，这个概念也能有效地指导临床治疗方案。

2.　三焦

所谓"三焦"是上焦、中焦、下焦的总称。但具体讲何为上焦、中焦、下焦，文献之中多有争论。如果从现代认识回溯古人的观点，则三焦的概念有二：其一为功能概念，其二为单纯的部位概念。

从临床上看，所谓的三焦是古人建立的一个生理病理的结构模型。所以它既有有形的一面，也有纯功能的无形的一面。

从生理功能上讲，三焦是对人体水液、气机运化的总结。如《素问·灵兰秘典》曰："三焦者，决渎之官，水道出焉。"认为三焦是行水的脏腑。《灵枢·营卫生会》曰："余闻上焦如雾，中焦如沤，下焦如渎。"又曰："上焦出于胃上口……热饮食下胃；中焦亦并胃中……泌糟粕，蒸津液，化其精微，上注于肺脉，乃化而为血；下焦者……注于膀胱，而渗入焉"。这段文字是关于三焦的非常重要的文字。但它与《素问·经脉别论》"饮入于胃，游溢精气，上输于脾。脾气散精，上归于肺，通调水道，下输膀胱"义同而文殊。可见，三焦虽然牵涉到了具体的组织结构，但却是由数个现成的组织器官组合起来的。所以，三焦更多的是功能概念。《内经》的观点到了《难经》里得到进一步发挥。《难经·三十一难》曰："三焦者，水谷之道路，气之所终始也。上焦者，在心下，下膈，在胃上口，主内而不出……中焦者，在胃中脘，不上不下，主腐熟水谷……下焦者，当膀胱上口，上分别清浊，主出而不内，以传导也。"在这里，三焦的功能还是那些功能，但出现了新的特有结构："胃上口""胃中脘""膀胱上口"。

古人也将三焦定为专门的结构概念。如《东医宝鉴·三焦腑》提出："头至心为上焦，心至脐为中焦，脐至足为下焦。"现代中医一般认为三焦是以腹膜为界将整个胸腹腔分为上、中、下3个部分。上焦为胸部，包括心、肺两脏；中焦为上腹部，包括脾、胃、肝、胆；下焦为下腹部，包括肾、膀胱、小肠、大肠。

临床使用三焦时，功能概念与结构概念是混用的。当我们讲六腑之一的三焦时，它往往指功能概念；当以上、中、下三焦分论时，又往往在说结构概念。所以，在临床上尤其需要具体问题具体分析。

从经络学说讲，心包与三焦各有所属经络。心包为手厥阴心包经，三焦为手少阳三焦经。心包属阴，三焦属阳，两者互为表里。

五、反思

余云岫《灵素商兑》曰："心者，有房有室，能张弛以输血液……是心居动静两脉之中间，而为血液流动灌输之枢机。按：心脏的功能纯是机械水泵的功能而已，而心主神明等论，不攻自破矣。"

从那时到现在，西医学经过100多年的发展，与余氏的认识已经大有区别。30年前，国外学者发现心脏内膜可以分泌一种强大的激素，命其为心钠素。20年前，学者们对心钠素的研究进入高潮。现代认为，心钠素参与心脏、垂体、肾上腺的功能调控，具有利尿、排钠、扩张血管、降低血压等作用，是参与机体水、盐代谢调节的重要活性物质。显然，在西医的眼中，心脏已经不仅仅是一个泵了。

大脑对人体的重要性自然不容忽视，但是大脑不在腹腔，所以也就没有办法归于五脏六腑之中的任何一个。中医最后则将脑归之于奇恒之腑。大脑当然是主思维的，那么它在生理上的特点又是什么呢？一个特点是脑对营养与氧气的消耗特别大；另一个特点是脑缺少能量与物质的储备，所以它对营养的需求是一刻都不能停的。一个成人的脑，每分钟约需要50~60ml氧气、75~100mg葡萄糖的能量供给。每分钟约有800~1200ml血液流经过脑才能维持正常生理活动所需的能量。所以，心脏的功能状态与脑的功能状态密切相关。一旦心脏功能出现问题，心脏对人体血液分布管理的能力下降，大脑得到的营养与供氧下降，人就会立刻出现与意识思维相关问题。有意思的是，心气不足的患者即使心功能正常，也很可能出现以精神或情绪异常为特征的神经衰弱症状；心血不足则会出现头昏目眩、失眠健忘等症状。这样，我们就能知道，心主神明是临床实践的自然结论，而不是从理论上提出的特例。

临床医学中有一个有趣的疾病，叫作心脑血管疾病。心脑血管疾病是心血管和脑血管疾病的统称，具有高患病率、高致残率和高死亡率的特点。这种病的表现既有心血管疾病的特点又有脑血管疾病的特点。其本质就是心脏与血管的损害同步引起的心与脑的损害，提示心脏对脑在生理上起支撑作用，病理上则密切相关。

西医学认为心脏是复杂的信息编码、处理中心，跟身体其他主要器官相比，心脏有更加发达的与大脑相联系的信息交流系统。通过每一次心跳，心脏不仅仅输送血液，而且向大脑和整个身体传送复杂的激素、压力和电磁信息。作为身体交互系统的一个关键节点，心脏的地位尤为重要，是联系身体、情感和精神的信息交流网络的重要入口。这样的认识恰恰与传统中医提出的心主血脉、心主神明的观点耦合。当然，如果在这个层面上讲心，则一定是大系统的概念。

第三节　肺与肺系

一、肺

1. 结构之肺

古人对肺的结构了解显然也来源于解剖观察。肺的结构为分瓣的状态，形如倒置的莲花。《难经·四十二难》曰："肺重三斤三两，六叶两耳，凡八叶，主藏魄。"对肺的形态描述大致合理。但说肺有八叶，应该是古人没数清楚；或者说肺一离体就皱缩了，所以数不

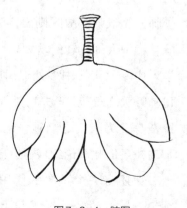

图7-3-1　肺图

对。现在认为肺分左右，左二右三，共有5叶。

因为五脏六腑之中肺的位置最高，所以肺又称华盖。《素问·病能论》说："肺为脏之盖也。"说明肺像一个大伞一样罩着其下的各个脏腑。位置高就是肺的第一个特点。因为肺为华盖，所以它功能首先是布散。气、血、津液等精微物质都是从脾先上输到肺，再由肺布散至周身。

第二个特点就是肺本身需要直接接触外界的环境。五脏之中与外界接触最密切的就是肺。因为如此，最容易受伤的脏器也是肺，所以说肺是娇脏。肺是通过呼吸功能与外界接触的，《素问·阴阳应象大论》说"天气通于肺"。呼吸之时肺会忽大忽小，即气入则膨，气出则泄。

2. 功能之肺

讲"肺主气，司呼吸"是没有问题的。《医宗必读·改正内景脏腑图》说："肺者生气之原……吸之则满，呼之则虚……司清浊之运化。"《素问·五脏生成》说："诸气者，皆属于肺。"一般来说这句话有肺主呼吸之气和肺主一身之气两个层次。主呼吸之气可以通过直观观察认识到。先秦·庄周《庄子·刻意》云："吹呴呼吸，吐故纳新。"肺主一身之气则只能源于对临床现象的观察与推理。《素问·六节藏象论》说："肺者，气之本。""本"是事物的根源，意指气是人体生命的原动力。所以，此句话也引申为"肺主一身之气"。一般认为肺与宗气的生成有关，宗气属后天之气，由肺吸入的自然界清气与脾胃运化水谷之精所化生的谷气相结合而生成。《灵枢·五味》曰："其大气之抟而不行者，积于胸中，命曰气海，出于肺，循喉咽，故呼则出，吸则入。"说明了肺与胸中大气之间的关系。肺既是胸中大气运转的动力，也是胸中大气的出入通道。清·张锡纯在其《医学衷中参西录》中多处提出胸中大气的问题。如"大气者，充满胸中，以司肺呼吸之气也""夫均是气也，至胸中之气，独名为大气者，诚以其能撑持全身，为诸气之纲领，包举肺外，司呼吸之枢机，故郑而重之曰大气"。张锡纯还依此理论组成了升陷汤，成为临床之上行之有效的一张处方。

肺还有一个重要的作用，即肺朝百脉。这个论点出于《素问·经脉别论》脉气流经，经气归于肺，肺朝百脉，输精于皮毛。唐·王冰注曰：

"言脉气流运，乃为大经，经气归宗，上朝于肺，肺为华盖，位复居高，治节由之，故受百脉之朝会也。由此故肺朝百脉，然乃布化精气，输于皮毛矣。"意思是说肺朝百脉也有两层意思。一层意思是人体的经脉从小到大一层层累积，成为大经，归于肺。另一层意思是因为肺的位置高所以人体的营养物质先到达肺，从肺循环进入体循环后，再从大血管到小血管，层层分配到周身。显然，这既是一个解剖学问题又是一个生理学的问题。肺属于人体的小循环，是人体内二氧化碳与氧气交换之所在。进入肺的是静脉血，出肺的是动脉血。从消化道吸收的营养物质随血液循环先入肝以解毒，再入右心房、右心室，还得到肺里转一圈，回到左心房、左心室，然后才能送达全身。所以从这个角度讲，"肺朝百脉"也过得去。

建立了肺朝百脉的概念就会认识到肺气也有推动血液运行的功能。打开肺脏，无非就是气管、血管和它们之间的隔膜。所以，古人在很早就认识到肺的呼吸运动和血液的运行相关。古人认为肺通过呼吸运动调节全身气机，从而促进血液运行。故《素问·平人气象论》说："人一呼脉再动，一吸脉亦再动，呼吸定息，脉五动。"这是讲呼吸与脉搏跳动之间的关系。《难经·一难》说："人一呼脉行三寸，一吸脉行三寸。"则是说明呼吸与血液运行之间的关系。西医学认为，人的呼吸频率与心跳频率之间有一个常数，正常人每分钟心跳60~80次，呼吸16~20次，它们之间有个比例。古人将这个数值算出来，就是每呼1次气心跳2次，每吸1次气心跳2次，在呼吸之间心脏再跳1次，即正常成年人呼吸与心跳的比例大致为1∶5。这个比例不是固定的，如《颅囟经》载："凡孩子三岁以下……呼之脉来三至，吸之脉来三至，呼吸定息一至，此为无患矣。"小儿三岁以下，呼吸心跳比为1∶7。如果呼吸心跳比值与正常值相差太大，那也是不健康的表现。

古人还可以从肺的位置推论出肺的其他功能。如从肺为华盖，引申出肺主宣发肃降与肺通调水道的功能。

宣发肃降是两个词，两个功能。一个指肺主宣发，一个指肺主肃降。肺的宣发作用指气、血、津液的运行到肺已经是极高之处，再向上走就出离胸腹腔。此时，向上即是向外，肺内的气、血、津液从肺向外，层层灌注于四肢百骸，若再向外，则化为汗。肺主肃降也是因为肺的位置最高。气在肺中汇聚，再从上到下，一层层传递，进入每一个脏腑，这就是肺的肃降作用。

肺通调水道的功能也源于肺为华盖，但其专指肺对津液的调控。《素问·经脉别论》曰："饮入于胃，游溢精气，上输于脾，脾气散精，上归于肺，通调水道，下输膀胱，水精四布，五经并行。"就是说肺是人体最高的脏器，就像是水塔一样，自然而然就承担了布散精气、水谷精微的功能。人体的津液从中焦吸收，转运到肺内，再从肺逐级下降，达于人身各处。清·唐容川《血证论·脏腑病机论》曰："小便虽出于膀胱，而实则肺为水之上源。"以水液而言，外达皮肤，发为汗液；内入膀胱，聚为尿液，都与肺的功能有关。

一般而论，麻黄汤为发汗解表之剂。民国初年，有些医家提到麻黄汤不仅可以发汗，也可以利尿。因为临床中可以见到外感病患者所患为麻黄汤证，见畏寒、头疼、无汗、发热，服麻黄汤未见汗出，反而小便大作而痛止、热退、身安。曹颖甫《曹氏伤寒金匮发微合刊》黄汉栋再版前言曰：曹师遇当利小便之症，不用五苓而用麻黄发汗，这种例子在书中是多得不可胜举。《本草求真》明言：麻黄乃肺经专药，故治肺病多用之。理解了肺通调水道即可明了麻黄汤发汗与麻黄汤利尿并不对立，其内在的机制都是麻黄对肺气的调节作用。中医临床上还有一个很有意思的技巧，叫"提壶揭盖"。这个技法是朱丹溪所创，意思是以升为降，利用升提肺气的方法治疗小便不利。其关键也是肺通调水道、宣发肃降的调节作用。

《灵枢·营卫生会》指出："中焦亦并胃中，出上焦之后……此所受气者，泌糟粕，蒸津液，化其精微，上注于肺脉，乃化而为血。"这就是说肺还有生血的作用。如果说古人观察到入肺动脉的血为静脉血，而出肺静脉之血为动脉血，则说肺能化血，肺能生血也不奇怪。

综上所述，肺可以调节一身之气，可以调节人体津液的分布，也管生化血液。肺的这些功能共同组成肺主治节的作用。《素问·灵兰秘典论》曰：

"肺者，相傅之官，治节出焉。"意思是肺在身体的地位就像是朝堂之上的丞相与太傅一样，辅佐着君主，主管与调理人体一身气、血、津液的活动与输布。

正如我在前文讲到的，直接的观察也是很容易出现失误的。对于前人的这些认识，清·王清任表达出不同的意见。《医林改错》曰："先贤论吸气则肺满，呼气则肺虚，此等错误，不必细辨。人气向里吸，则肚腹满大，非肺满大；气向外呼，则肚腹虚小，非肺虚小。"他认为古人说吸气则肺胀大，呼气则肺缩小是错误的。应该是吸气的时候肚子大，呼气的时候肚子小。王清任认为肺在胸而不在腹，故呼吸时肚腹的运动就与肺无关。显然，这又是一个错误的观察带来的错误的理论。王氏甚至认为"出气、入气、吐痰、吐饮、唾津、流涎，与肺毫无干涉"，更是失误。但是王氏的观察是否全错而一无是处呢？这也未必。从西医学的角度看，呼吸实际上有两种：一种是胸式呼吸，即以胸廓的扩大与缩小来调动肺的扩大与缩小；另一种是腹式呼吸，即以膈肌的抬高与下拉来使肺扩大或缩小。显然王清任所说的是腹式呼吸。王氏虽然提出了一个错误的论点，但却也引出了肾主纳气的观点。

3. 系统之肺

肺为最高之脏，皮、肉、筋、骨、脉五体之间以皮为最外，根据阴阳同气相求的原理，肺自然就主皮毛了。肺在五脏之中是唯一与空气相沟通的脏器，皮毛是五体之中唯一与空气相关联的组织，所以也可以建立肺与皮毛相关的概念。从临床上讲，肺可通调水道，汗液为皮毛之所出，也可以反证肺主皮毛的可行性。临床上，宣肺则可出汗，如前述之麻黄汤。若汗出过多，也归之于肺。如治疗自汗的名方玉屏风散，方中药用黄芪、白术、防风，即以补肺调气立论，临床疗效显著。

鼻主通气，肺主呼吸。鼻为呼吸道之一段，故肺开窍于鼻当是实至名归。当然，感冒了会流鼻涕。所以，肺在液为涕也是自然而然的事。

肺在志为忧来源于五行推论，秋风萧瑟，秋气肃杀，故其志常忧。又肺为娇脏，情绪之病最损肺。这些内容甚至于见于小说之中。如《红楼梦》

中林黛玉忧思难遣，肺气先伤，书中有多次她咯血的描写，但她的病到底是支气管扩张、肺结核，还是肺动脉高压，就不得而知了。金曰从革，是变化的力量。所以，临床上很多病的治疗都可以从调肺气入手。

二、大肠

1. 大肠的结构

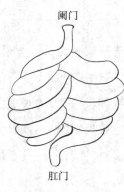

阑门

肛门

图7-3-2　大肠图

大肠位于腹中，上口与小肠相接，下端为肛门。与肺相表里。

《难经·四十二难》曰："大肠重二斤十二两，长二丈一尺，广四寸，径一寸，当脐右回十六曲，盛谷一斗，水七升半……肛门重十二两，大八寸，径二寸大半，长二尺八寸，受谷九升三合、八分合之一。"《史记·扁鹊仓公列传》曰："回肠大四寸，径一寸半，长二丈二尺，受谷一斗，水七升半。广肠大八寸，径二寸半，长二尺八寸，受谷九升三合、八分合之一。"

我们可以看到，大肠属于消化道的最后一段，上接阑门，下为肛门。其形态、长度、大小皆有定数。食物残渣在大肠内略作停留后直接排出体外。西医学将大肠分为结肠与直肠两段。中国古人也将大肠分为两段，分别命名。《难经》将大肠分为大肠与肛门两段，《史记》则将大肠分为回肠与广肠两段。两个典籍中的命名虽异，但具体数据则完全相同，说明两段文字有共同的来源，只是在传抄过程中出现差异。这也说明古人对肠道解剖的认识较此二书成书时期要久远得多。根据这些数据可知，古人对大肠分段的依据主要是肠道形态的变化。有意思的是，古人论胃肠内容物皆曰谷有多少、水有多少，但肛门、广肠则仅言谷之重量、体积，而不言水。显然，这一段肠体中，食物中的水分已经被人体吸收得差不多了。

2. 大肠之功能

前文已述，古人可以根据肠道内容物之变化、水分之多寡，以及肠道位置判断出大肠的功能一是排除食物残渣，即传导糟粕；二是吸收食物中剩余的水分，即吸收津液。在古书中还有大肠主津，小肠主液的说法。从前一章对津与液的辨析可知，古人已经意识到从大肠所吸收的液主要是水分，而小肠中所吸收的液是内涵丰富的营养液。

古人所没有提到的是大肠的颜色与小肠比偏白。从西医学解剖学知识可以知道：大肠肠壁单位面积的血循环量较小肠少，所以大肠偏白，小肠偏红。按五行学说，自然推论出肺与大肠相表里。

三、肺与大肠的关系

1. 肺与大肠互为表里

从结构上讲，肺与大肠距离极远，肺在胸腔，大肠在腹腔，所以它们之间的关联度只能依靠功能形态与经络学说来解释。

因大肠色白，故肺与大肠相关联。从脏腑观念上讲，肺属阴为脏，大肠属阳为腑，故二者互为表里。从经络学说看，手太阴肺经属肺络大肠，以肺为根本，其运行通路联通于大肠并与手阳明大肠经相关联。手阳明大肠经属大肠络肺，以大肠为根本，其运行通路联通于肺并与手太阴肺经相关联。肺与大肠通过经络关系相互联系，互为表里。

2. 肺与大肠在功能上相互关联

肺有肃降功能，这个功能包含了肺调水液，而大肠的作用则是推动糟粕下行，吸收津液，所以肺与大肠从吸收调理水液这个角度看关联度是很大的。

在病理上，肺与大肠的关联度也很大。临床上便秘是个很常见的病。一般认为，便秘就是大便不通。西医学认为便秘就是肠道蠕动不好，处理好大肠的问题就可以了。但临床上看却未必如此。一般来说从肠道角度处理便秘的问题无非就是增加水分，刺激肠道运动。西医可以用纤维素、硫酸镁、果导片等。但碰到慢性便秘用这些药效果就一般，要不就是用药效果不佳；要不就是开始时疗效尚可，随着用药时间延长疗效逐渐下降，用药量越来越多。我见过慢性便秘患者果导片单次用药量达50粒，最后患者肾衰了。像这种情况还得是从中医的辨证论治入手治疗。慢性便秘有两个很重要的分型：气虚便秘与气滞便秘。二者皆与肺气不调有关。老人尤其以气虚便秘多见。治疗老人排便不畅一般的通便中药处方中加上黄芪30g，效果就出来了。这是因为患者肺气虚，肃降不能，故肠道蠕动减慢，补肺气之后，肠道蠕动加速而有力，大便自然就能排出。还有一种病是痤疮。痤疮的中医辨证分型中有肠道湿热的分型，特点是除了皮肤多生痤疮、局部红肿疼痛之外，还有便溏、便秘等消化道症状，或者伴有口气重浊。治疗不可一味清热解毒，宣通肺气，必须加上通肠泄腑的药才能有好的效果。其内在逻辑则是肺主皮毛，肺与大肠相表里。

四、反思

按一般人的想象，肺与大肠相表里实属无稽之谈。但为什么却总是临床有效呢？很多人都有这样的体会，大便不畅首先会出现口气重，甚至于口臭熏人。想必是消化道出了问题。想必那股怪味应当是由肠到胃到口，一点点冒上来的吧。恰恰不对。因为肠胃中有大量的食糜，并且不停地从上向下蠕动，那些气体是很难从下向上穿过肠腔，到达口腔的。那么，那些难闻的气体是从哪冒出来的呢？那些气体是从肺中冒出来的。西医学告诉我们，大肠是一个充满了细菌的空间，正常人粪便中细菌约占粪便干重的1/3。这些细菌大部分情况下对人是有益的，它们可以在肠腔内合成维生素K、B_1、B_2、B_6等，供人类使用。但当人生病时，这些细菌也会给人带来困扰，如条件致病菌的大量繁殖。所谓的条件致病菌就是正常时间是无害的，只是在特定条件下大量繁殖才会对人体造成伤害的细菌。这些细菌在代谢过程中会产生大量臭味气体，这些臭味气体吸收入血，再从肺排出，会造成口臭。问题在于细菌在肠道内产生的有害气体只有1/20是从肛门排出的，剩下的部分都要由肺通过口鼻排出。当然，这些有害气体从肺排出时就会对肺功能造成损害。所以临床上患者咳嗽治不好，将他的肠道问题处理好就可以解决咳嗽的问题。还是之前讲过的，当西医学与中医学的理念出现矛盾时，以中医学的认识为准。因为，中医学的知识来源于临床实践本身。也因为，不久之后，西医学的新发展将会证明中医学的理念是对的。

第四节　脾与脾系

一、脾

1. 结构之脾

对脾的具体描述，古人的观点都差不多，汇总一下得到的结论就会更明确。《难经·四十二难》曰："脾重二斤三两，扁广三寸，长五寸，有散膏半斤；主裹血，温五脏，主藏意。"《素问·太阴阳明论》说："脾与胃以膜相连耳。"《类经图翼》认为脾位于中焦，"形如刀镰，与胃同膜，而附其上之左"。《医贯·内经十二官》曰："其左有脾，与胃同膜而附其上，其色如马肝紫赤，其形如刀镰，闻声则动，动则磨胃，食乃消化。"

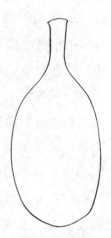

图7-4-1　脾图

关于脾的定位，这几段文字都说得很明确，脾在人体的中焦部位，膈膜之下，胃的后方，身体的左侧。按五行来说，脾属土属中。但按五行方位来说，肝属木属左，与肝相对应的脾也就应该位于身体右侧。所以，任何一本脉诊书都会告诉你"左肝右脾"。但是，脉诊的左肝右脾指的是肝与脾的功能投影，而非具体的形态学的投影。脾的五行方位居中，脉诊定位在右手，脏腑的位置则在身体的左侧。

《难经》说脾是扁圆形的，外观像是马的肝，重量是二斤三两。这个重量也应该是所谓的标准重量，老人与小儿脾的重量显然是不一样的。西医学认为脾位于腹腔的左上方，呈扁椭圆形，暗红色。显然，从解剖的角度看，古人的观察是很清楚的。

值得重视的是《难经》认为脾还另有一块分散组织，称为散膏，重半斤。也就是散膏的重量几乎是脾的五分之一。西医学则另有关于胰的认识。

胰也在胃的左后方，胰的表面有结缔组织被膜，与脾胃紧密相连。可见脾旁边附着的散膏就是胰。这样就可以理解为什么从西医学的角度看脾仅仅是淋巴系统的重要器官，而中医的"脾"却在消化系统占有重要地位。这正是胰所赋予的功能啊！

在古人看来，脾与胃密切相连，重要的是它们拥有共同的"膜"。赵献可《医贯》的观点则更进一步，他认为胃是蠕动的，而胃活动的动能来源于脾，是脾的运动牵动着胃的运动，胃的运动消磨水谷。

2. 功能之脾

关于脾的功能，一般都会说脾主运化。也就是说，在人体生命状态之中，脾所负责的是水谷精微的消化与吸收。但在具体研究时，我们将这个内容分成为两段。一段是饮食进入人体后被粉碎与吸收；另一段则是吸收之后的水谷精微再次转运到肺等其他脏腑。这两部分功能都归脾统辖，从人体的功能来说这却是一个完整而连续的过程。不过，作为一个医生应该明确这两者之间的细微差别。例如，党参与白术都是健脾之药，临床上此二药也往往配对联用。但具体所指则有所不同：白术更偏重食物的消化及吸收，而党参则更偏于水谷精微进入人体之后的转运与输布。清楚了这些内容，在面对具体患者之时，这些药物之间的主次关系，用药量的比例就会有所不同。

关于脾的作用还有一个脾主气之升提的问题。脾脏居于人体的中焦，又处在人体吸收营养的重要位置。为了有效地将水谷精华送到周身，必然要先将这些精华升提入肺。这时的脾就像是水塔中的水泵，可以将营养精微向上泵入水塔的顶部水槽。用《内经》的话就是"饮入于胃，游溢精气，上输于脾，脾气散精，上归于肺"。这里的肺就是水塔，它利用自己的高度，将水精四布于周身。将这个概念进一步引申，就是脾具有升提人体精气的作用。当人体出现内脏下垂之类病症的时候，我们就认为这是人体精气失去升提之力所导致的，这时的治疗方案就是升提脾气。金·李杲《内外伤辨惑论》立补中益气汤，本意用于治疗气虚发热。后人则将之用于治疗各种内脏下垂之症，如子宫下垂及脱肛之类，即取脾气有升提之力。从西医学的角度看，所谓内脏下垂无非就是内脏所系附的平滑肌及韧带无力。从中医理论的角度看，脾主肌肉，如果这些肌肉有力了，问题也就解决了。

脾主统血也是脾的重要的功能。这部分内容可以分为两个部分。首先要提出的是脾与血的生成的关系。《灵枢·决气》曰："何谓血？岐伯曰：中焦受气取汁，变化而赤，是谓血。"这就是说中焦的脾胃参与了血的生成。从饮食中所提取的水谷精微，成为血液生成的基本原料。其次要提出的是脾气对血液的固摄作用。《内经》之中并无脾能统血这个概念。《难经》说脾"主裹血"，显然是从形态角度出发，说脾内有很多血。西医学则认为脾内的确有大量的血液，安静时人体利用脾来贮存血液，当处于运动、失血、缺氧等应激状态时，脾又将血液推送到血液循环系统中。脾统血还可以从"脾主气，气统血"推理而出。明·薛己《薛氏医案》中明确提出"心主血，肝藏血，脾能统摄于血"。显然此处之统血很难有具体的指向。明代武之望则说："大抵血生于脾土，故云脾统血。"此处之脾统血意指脾生血的问题。清·唐容川《血证论》说："经云：脾统血，血之运行上下，全赖乎脾。脾阳虚则不能统血。"唐氏所说的脾统血则意指脾气对血液的运行与推动作用。汉·张仲景《金匮要略》提出用黄土汤治疗"脾虚下血"，认为脾对血液的运行有收束的作用。后世对脾主统血的解释则多从"血溢脉外"立论。脾不统血的症状以便血、崩漏、皮下出血为主。

3. 系统之脾

脾在体合肉，主于四肢。前边讲了在西医学中脾属于淋巴系统，有造血及调节免疫力的作用。在中医五脏系统里边，脾的作用远远超过这些内容。中医很早就有了脾在体合肉的认识。《素问·痿论》曰："脾主身之肌肉。"如果脾失健运，人就会肌肉无力。当然，"人是铁、饭是钢，一顿不吃心发慌"。人们可以从直观体验感受到营养与肌肉之间的关系。自然也就可以顺势建立起脾与肌肉之间的联系。之前提到过的患者辟谷导致肌肉萎缩的情况，我在临床中已经不止一次看到了。

脾开窍于口，其华在唇。古人说脾开窍于口还是指脾与消化功能的关系。口是消化道的最前端，所以说脾开窍于口就很容易理解了。当然，我们也要理解另一个问题：此处的脾开窍于口仅指口与饮食之间的关系。至于口能言的功能则属于心了。所以，我们一般所说的口气、口味、口中不和，都是与脾的功能相关的内容。脾"其华在唇"首先可以想到的是唇本身就是口的一部分，另外也可以看作是对脾主肌肉功能的延伸，我们可以从口唇的颜色来判断脾的功能状态。

脾在志为思，其实就是我们讲的思虑伤脾。中医将人的情绪变化分属于五脏系统，脾主管思虑。可以说，每一个人都有因为过度思虑导致食欲下降的生活经历。所以，从临床角度来讲，思虑伤脾这种情况非常多见，从小孩到老人都可以看到。从健脾益气的角度处理则会有很好的疗效。

脾在液为涎，口涎也是跟消化有关的，我们知道这个涎实际上指的是唾液，唾液是消化液，脾的生理特点其实都是围绕着消化做文章。

二、胃

1. 胃的结构

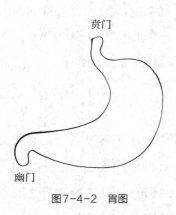

图7-4-2　胃图

《难经·四十二难》曰："胃大一尺五寸，径五寸，长二尺六寸，横屈，受水谷三斗五升，其中常留谷二斗，水一斗五升。"从大小形态的比例来看，古人对胃的确做了很认真的观察，对胃的大小、方向、形态，包括其中的水谷、饮食成分比例都做过直接的观察。但古人的认识也就到这个层次了。西医学所关注胃液的分泌、酸碱度的变化等，显然是古人不可能观察到的。

2. 胃之功能

胃的功能首先是主受纳和腐熟水谷，是指胃气具有接受和容纳饮食水谷并将其初步消化成食糜的作用。古人既然能够发现胃内积聚有大量的食物，就会想到胃与消化之间的关系。在《黄帝内经》之中，胃又有"太仓""水谷之海"之称，说明胃有贮存食物的重要作用。《难经·三十一难》曰："中焦者，在胃中脘，不上不下，主腐熟水谷。"胃在中焦，又位于人身体的中央，所以古人很自然地认为胃就是人体生命活动的核心。形态与位置方面，可以看到胃就是消化道的核心。《灵枢·口问》曰："谷入于胃，胃气上注于肺。"即指胃是营养吸收的核心器官。前文提到"饮入于胃，游溢精气，上输于脾"，也是说胃主管吸收。从西医学的观点出发，胃只是对水谷营养物质进行初步的消化与吸收，人体消化吸收作用的主体则是小肠，所以小肠特别长。但对中医古人来说，一方面胃里边存的内容物多，一方面胃位置居中的这个特点非常重要，所以就将消化的主体给胃了。这样，胃的功能也就包含有消化与吸收的全过程。所以当我们提到胃的消化的作用时，已经包括了胆、胃、大小肠的共同作用。张仲景在《伤寒论》第180条提出："阳明之为病，胃家实是也。"仲圣阳明病所用主方为三承气汤，以通达大便为主，具明显的促进胃肠蠕动的作用。可见，所谓的胃家也就是消化道的全部。因为中医知识的普及，即使老百姓也能明白这个道理。临床上，对患者说脾胃不佳、消化不良，一般患者都能理解与接受。

胃的功能还有主降浊，就是指胃气具有引领人体气机下行的作用。古人通过简单观察发现胃肠道从上向下自然地蠕动。中医将此引申为胃气具有引领人体内的气机自然下行的作用。一般来说，胃失和降即见脘腹胀闷、大便不畅；若胃气不降，反而上逆，则会出现恶心、呕吐、呃逆、嗳气。以"呃逆"这个病来举例。呃逆俗称打嗝，是胃气上逆的经典症状。从西医学的角度看，呃逆固然主要是胃及消化道的问题；但也有可能是心脏的问题，如心肌梗死，此种呃逆被称为心源性的呃逆；或见于脑卒中之后，被称为脑源性的呃逆。当然，治疗之时，因病因不同，用药处方也不同。但就呃逆本身而言，中医的着眼点都在于胃气不降。但在具体治疗之中是用丁香柿蒂汤还是血府逐瘀汤、大承气汤，则应根据具体情况进行分析。

消化道的作用一方面是消化吸收，一方面是排出渣滓，胃又可以代表整个消化道的功能，胃气降浊自然也就能排出人体代谢终产物。所以《素问·水热穴论》说："肾者，胃之关也。关门不利，故聚水而从其类也。"有意思的是，这也恰恰是西医学治疗肾功能损伤的重要方法。不过西医将方法做了改进，改用灌肠的方法，从肛门给药，减少患者痛苦，增加疗效。现在，治疗肾功能损害常常使用肠道透析的方法，其目的便是以肠道代替肾脏排出体内的代谢终产物。从中医的角度看，这样做的目的当然是保持消化道通畅下行的运动趋势，通过脾升胃降协调，共同促进饮食物的消化吸收。

临床上我们常会用保胃气的方法。李东垣在《脾胃论》中指出："元气之充足，皆由脾胃之气无所伤，而后能滋养元气。若胃气之本弱，饮食自倍，则脾胃之气既伤，而元气亦不能充足，而诸病之所由生也。"此处所说的胃气就是人体的饮食消化能力。临床上，经常会见到恶性肿瘤化疗期的患者，食欲下降、恶心呕吐、腹泻腹痛，进而出现周身乏力、手足疲软等症状。这就是伤了胃气。从西医学的角度讲，这是因为化疗药物的毒性导致整个消化道黏膜损伤。针对这种情况用中药保胃气的方法是非常有效的。

临床上，关于胃气还有一句话，叫作"有胃气则生，无胃气死"。显然，消化道很重要，但也没有重要到如此地步。这时的胃气指的就是人体的生机，是人体自在的平和之气。所以，《素问·平人气象论》才会说"平人之常气禀于胃，胃者，平人之常气也。人无胃气曰逆，逆者死"。是说人体有一种自在冲和之气，代表着人的健康状态。这种冲和之气决定着疾病的预后及转归。"所谓无胃气者，但得真脏脉，不得胃气也"的意思是无胃气在脉诊之时只诊得真脏脉，也是病情恶化的表现。《素问·玉机真脏论》说："五脏者皆禀气于胃，胃者五脏之本也。"此处所提到的胃气的重要性显然与全身的生机相关。能够将这么重要的功能赋予胃显然与胃的位置居于全身最中有关系。李杲的《脾胃论》说："胃气者，谷气也，荣气也，运气也，生气也，清气也，卫气也，阳气也。"是将胃气从消化系统的水谷之气出发，层层扩展，最后立足于人体的生生之气。

三、脾与胃的关系

1. 脾与胃互为表里

从脾胃结构上我们可以看到，脾与胃这两个脏器是紧密相连，挨在一起的。脾位于胃的后下方，与胃共用胃脾韧带。

从中医角度讲脾属阴为脏，胃属阳为腑，二者是互为表里的，这种互为表里的标志则是经络学说，足阳明胃经属胃络脾，以胃为根本，其运行通路则联系于脾并与足太阴脾经相互关联。同样道理，足太阴脾经则属脾络胃，以脾为其根本，其运行通路则联系于胃，与足阳明胃经相互关联。所以脾与胃通过经络关系相互联系，互为表里。

2. 脾与胃在功能上相互依存

以脾入脏还是以胃入脏，古人有一个很长的演化期。脾胃关系与其余四对脏腑内部的关系有非常大的不同，即脾胃关系是等位的，我们很难说脾胃之间谁主谁从。《难经正义》曰"脾胃者，仓廪之官，五味出焉"，即已经将二者等同对待。可见，它们通过相互依存的关系共同完成人体的生理功能。

纳运相合：《灵枢·口问》提到"谷入于胃，胃气上注于肺"。显然，在这句话中消化功能与脾无关。但在"饮入于胃，上输于脾，脾气散精，上归于肺"这句话中，脾胃是共同完成饮食的消化功能的。一般认为胃主受纳，即胃的作用是将饮食水谷腐熟消化，将其中的精微物质吸收进人体，为脾发挥功能提供物质前提。脾主运化则是将胃吸收入人体的水谷精微进行分配，转入至其他脏腑进行使用，完成下一步的生命活动。脾胃相互配合，共同完成消化吸收的功能。临床上经常可以看到二者功能不相协调的情况。然而汇总一下，不过只有以下四种排列组合的方式。胃强脾弱，患者表现为善食易饥，极易出现因进食过多引起的积食现象，而且患者很难控制自己的食欲。脾强胃弱，表现为饥不欲食，肚子很饿，但是坐在饭桌前就不想吃饭了。胃弱脾弱，就是不想吃饭，没有食欲，也吃不进去。胃强脾强，即善食而易饮，这种情况多见于糖尿病、甲亢等疾病。

升降相依：前文中讲到脾气主升，又提到了胃气通降。脾胃是一体的，共同完成人体气机升清降浊的功能。简单说就是胃吸收了饮食之中的精微物质，将它们推送给脾，然后胃将剩下的物质向下逐级推入小肠、大肠，最后通过胃气的力量将这些残渣送出体外。而脾则将从胃所得到的精微物质向上推动到肺，进而输布全身。所以脾气的作用叫作升清，胃气的作用叫作降浊，合称为升清降浊。而后世则引申为脾胃主管一身气机之升降，又以脾主升，以胃主降。故黄元御《四圣心源》提出"胃主降浊，脾主升清"，二者共同完成人体气机在身体之内的运动变化。临床上，头晕、目眩、恶心、呕吐与脘腹胀满、清泻无度等症状同时出现时，往往属于脾胃升降失常的情况。

燥湿相济：《素问·至真要大论》说"诸湿肿满，皆属于脾"，说明脾气的异常与身体湿气的聚集有着重要的关系。《素问·厥论》说"脾主为胃行其津液者也"，则说明对燥与湿的调节，脾与胃的功能是同步的。但是古人认为脾胃与水液的喜好是不一致的。简单讲，胃喜湿恶燥，而脾喜燥恶湿。当然，这一点我们也可以通过直观来感受体会。平常吃饭，以干饭加汤总是好的。如果脾胃不好，那就得吃粥才是最舒服的。而如果饮水多了，就会肚子胀。可见受纳之时水多点好，运化之时水少点好。当然，从理论上就不这么讲了。理论上说胃属腑，本属于阳，阴阳相合，故喜偏阴的水液。脾属脏，本属于阴，阴阳相合，故喜偏于阳的燥气。或脾土得水液太多，阴上加阴，则运化就不顺畅了。《临证指南医案》说："太阴湿土得阳始运，阳明燥土得阴自安。"意思是足太阴脾属于阴土，其性为湿，所以要得到偏阳的燥气才能运化得力；足阳明胃属于阳土，其性为燥，所以要得到水液的滋润才能安定下来。清·黄元御在《四圣心源》的表述则是"太阴性湿，阳明性燥，燥湿调停，在乎中气"。足太阴脾本身就是偏于湿的，足阳明胃本身就是偏于燥的。脾的湿与胃的燥相互平衡，这就是中气的作用。明白了这个道理就知道，临床之上，同样是腹中胀满，如果出现便秘的症状就归胃气管，即胃燥大便不利；如果出现了小便不利的情况，就归脾气管，即脾虚湿困。

四、反思

当我想到脾时，首先想到的是它的本义"卑"，低下。这就是土德的特征，因其低下才可以承载万物，因其低下才可以生长万物。从这个角度看，古人一开始就给脾设计了非常重要的功能。

如果考虑到脾在形态上还包含有其外的散膏半斤，就容易理解脾为什么有那么多的作用。前边提到，在那个位置只有一个脏器就是胰，胰是人体最重要的消化器官之一。胰分泌的胰液含有碳酸氢钠、胰蛋白酶、脂肪酶、淀粉酶等，有消化蛋白质、脂肪和糖的作用。正是这些消化液将食物变化成为人体可以吸收的物质。

当我们提到胰，则其中还有血糖调节的问题。胰腺之内有胰岛细胞，胰岛细胞可以分泌胰岛素，调节血糖。胰岛素分泌少了，血糖就会高，患者就会多饮多食，这正是糖尿病人的特点。而津液不足属于阴虚，降糖之品以沙参、玉竹、生地、麦冬等滋润之品为主。同样道理，胰岛素分泌多了，阴盛则相对阳气不足，结果则手足痿软，这正是低血糖的征象。

我们把脾和胰关联在一起。脾主四肢，又主一身之气。脾主四肢是什么？也是能量代谢。胰岛素、血糖、肌肉、肌糖原的使用，能量的利用，都从这个地方体现出来了。然后我们讲脾主一身之气，如果你的血糖跟不上去就没力气了。临床上有一个常见病叫周期性瘫痪。就是人突然之间没有力气了。这就是我们最常见到的脾主一身之气，脾主肌肉在临床上的具体表现。

从西医学的角度讲，脾本是淋巴系统的一部分，它的重要作用是清除血液中衰老的红细胞与血小板，在病态及失血状态下也可以制造各种血细胞。西医学已经证明了血小板的作用是凝血、止血，防止血液溢于脉外，脾则对血小板的调控起重要作用。这恰是对脾气可以固摄血液的直观表述。脾还有一个作用，即在胚胎早期脾就有造血功能，在骨髓造血功能完善后，这个功能逐渐消退。当人体外伤失血，则脾脏又可以出现造血功能。所以，西医学对脾的认识又可以完美地诠释脾主统血的临床意义。

第五节　肝与肝系

一、肝

1. 结构之肝

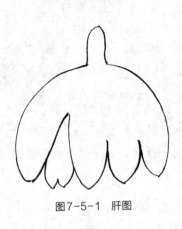

图7-5-1　肝图

关于肝的形态古人也已经看得很分明。《难经·四十二难》言肝"肝重四斤四两，左三叶，右四叶，凡七叶，主藏魂"。肝在膈的下方，腹腔之内。肝的主体在人的右胁，但两胁皆有分布。古人认为肝左边有3叶，右边有4叶，一共7叶，右侧为主。现代也认为肝分布于身体左右两边。当然，不管古人还是今人，都知道在内脏里边肝算是大的，也比较重。

2. 功能之肝

很多中医科普书上会说中医认为的"左肝右脾"这个观点是不成立的。古代中医学就已经知道，从解剖上讲，肝在膈下，而又以人体右侧为主，符合《尚书》与《吕氏春秋》的观点。所谓的左肝右脾，说的是五行概念之下的肝气之所在。左即东方，是人体气机初升、舒展之地，肝气即被比拟为东方初升之气。肝气既然要升发舒展，则肝的功用就应当是主疏泄。当我们说肝主疏泄，主要想表达的就是肝气的舒展。春回大地，万物复苏，最害怕的就是倒春寒。此时天地之阳气将升未升，万物将长未长，一旦寒至则万物凋零。肝气为少阳之气，若被郁遏便为气病。西医学有一个病名叫青春期抑郁症。这个病在青春期发作，表现为性格上的叛逆，身体上的不适，以及情绪低落。其主因即青春期生命旺盛，又受到压抑所致。这个病的发生、发展正符合肝气舒展的机理。

一般医书多将肝脾对应而言。肝属木，脾属土，肝木克脾土。若肝木太旺顺势克脾，则人有腹胀胁痛之忧。消化道疾患之中多见有此。而脾土易滞，肝木克土正可以消减脾气之壅滞。《后汉书·华佗传》载华佗治疗某太守思郁之病，用激怒他的方法治愈疾病，即肝木克脾土，以肝之怒治疗脾之意。情绪的变化也多与肝气不舒有关。从经络的角度讲，肝经绕阴器，故女子月经之病变多与肝气相关。肝经之病则多见肝气之郁。推而广之，与生殖相关的疾病也多与肝气的调节不畅相关。

《灵枢·本神》明确提出"肝藏血"。西医学则认为肝脏血液供应非常丰富，肝脏的血容量相当于人体总量的14%。成人肝每分钟血流量为1500~2000ml，这已经近于正常人体总血容量的一半了。正常人血液在活动时外出进入躯干四肢之内，静息时则内聚于人体内部的消化系统。《素问·五脏生成》则指出"故人卧血归于肝"。在西医学中，肝是最大的消化腺，故人体内血液的这种调节现象倒也符合《内经》之言。不过，中医理论则更进一步，认为肝脏有调节血液分布的功能。

《医学纲目》又说："目受血而能视，足受血而能步，掌受血而能握，指受血而能摄。"意思是肝可以调节人体组织间血液的分配。肝将血液调配到眼睛，眼睛就可以看见外面的事物；肝将血液调配到足部，才使人可以行走；肝将血液调配到手掌，手掌才能握住东西；肝将血液调配到手指，手指才能捏住细小的事物。在中医内科中有"四逆症"的概念，表现为手足四肢末梢厥冷。四逆的形成有两个原因，一个原因是脾肾阳虚；还有一个原因就是肝气郁结，血液不能有效调配于手足四肢末端。这也是肝主藏血在病理状态下的表现。

有意思的是，唐王冰注《黄帝内经·素问》中指出："肝藏血，心行之。"这个观点颇有来历。西医学可以看到，入肝的血液通道有两组，分别为肝固有动脉与门静脉，如此丰富的血供在内脏之中绝无仅有。出肝的血液入肝静脉，可分为左、中、右肝静脉，或独立或融合进入下腔静脉，进而回到心脏。此处的回心血流与心脏的距离最近，很容易形成是心脏为肝脏提供血液运行通道的感觉，而且事实也如此。故有"肝藏血，心行之"之论。在西医学中则有一个与此有点关联的观点。盖伦认为人体的血液在肝脏之中形成，通过心脏输布全身，最后血液在组织间消耗掉。当然，这个认识是错误的。而英国的哈维也正是以此为切入点，打开了西医学的大门。

3. 系统之肝

肝在志为怒，显然也是木主升发的理论在情绪变化中的推衍。怒之作，皆以气郁为前提，先郁而后发，则为怒气。其象春雷阵阵，似惊蛰之气，可以惊醒万物。故肝气怕郁，发则为怒。反过来，郁怒之气易伤肝，这也是同气相求的原理。

《白虎通义》云："目为之候何？目能出泪而不能内物，木亦能出枝叶不能有所内也。"意思是肝开窍于目的理由在于目能出泪，而不能入物，肝木的特点也是能出而不能入，所以肝才开窍于目。从西医学角度而言，眼是五官之中维生素A含量最多的器官，肝则是五脏之中维生素A含量最多的器官，这是一个很有意思的巧合。同样的道理，肝其华在爪，显然也是从"主出而不能入"这个角度出发的。肝在液为泪则是从肝开窍于目引申出来的。

我曾经治疗过一个便秘患者。患者是老年男性，兼有眼底黄斑病变，每次来都要戴墨镜，从中医角度看，这个病属于肝经湿热或肝胆郁火。患者是贵州人，平素在贵阳居住。他回贵阳前要求我开一个长期服用的药方。我表示这个病变化太快，没法开长期服用的处方。他回贵阳后就找当地的中医治，疗效不好。回广州后让我看那个贵阳医生的处方，我就知道是怎么回事了。原来，那个医生认为他是便秘为主，辨证为阳明实火，药用芒硝、芦荟、生大黄、郁李仁之类。我则认为他是热在肝胆，药用决明子、紫苏子、枳实、酒大黄之类。当然用药量也不是太大，而疗效挺好。这里值得一提的是，从通大便的角度看，生大黄的药力远强于酒大黄。按中医理论，生大黄是气分药，归脾胃二经；酒大黄是血分药，归肝经。在这个病例中，酒大黄的疗效好过生大黄，就是借了酒大黄条达肝气的功用。有一次看病期间，老人家一边说着病情，一边很自然地将墨镜摘下。他太太说最近这段时间他经常不自觉地会把自己的眼镜摘下来，忘了戴。这就说明老人家的眼底情况改善了。

肝在体合筋。一般所说的筋多指韧带，但此处之筋则用的是筋的本义，即"力肉"。筋是会意字，从肉，从力，从竹，意即有力的肉，其形似竹而分节。《说文解字》曰："筋，肉之力也"。古人多以筋骨并称。《内经》中说"脾在体合肉"，指的就是成块状、堆累在一起的肌肉；而说"肝在体合筋"则指的是长条形的、附着于关节的肌肉。前文讲过，五行中肝所代表的是人体对外界施加的变化的力量。这也正是筋肉与关节的作用。《医宗必读》曰："膝者，筋之府，屈伸不能，行则偻附，筋将惫矣。"认为膝关节是筋所汇聚的地方，如果膝关节屈伸不能，行走时就要佝偻着身子，攀附手杖，这是筋的功能衰退的表现。继承这个观点，可以认为关节痿软无力的本质则在于肝气之不足。膝关节如此，其余的关节也如此。《素问·五脏生成》曰："诸筋者，皆属于节。"即人体的筋都与关节相附属。筋节的这种结构正是人体对外在世界施加运动变化的基本结构。这些内容都符合肝主人体对外施加压力，改变外界环境的特征。

二、胆

1. 胆的结构

《难经·四十二难》曰："胆在肝之短叶间，重三两三铢，盛精汁三合。"古人已经知道胆的位置是在肝的下方，肝叶之间，偏于身体的右侧；也知道胆附着在肝之上，所以说肝胆相互为表里。我们说以胆为腑，当然是因为胆是空腔的器官，但又为什么说胆是奇恒之腑呢？是因为胆只有一个开口。胃与大小肠皆有上口，有下口，但胆囊只有一个开口。古人认为，胆囊所存之精汁只有进没有出，与腑不同，这种特点与脏有点像，就又将胆归于奇恒之腑了。胆内贮藏的胆汁是一种精纯、清净、味苦而呈黄绿色的精汁。所以《灵枢·本脏》曰胆为"中精之腑"。

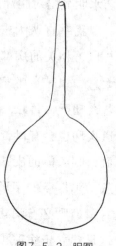

图7-5-2 胆图

2. 胆之功能

关于胆的功能古人有这样一句话："肝之余气，溢入于胆"。有人依此认为古人已经从解剖学上发现胆汁由肝脏分泌于并在胆囊中聚集。但此句原出于宋代《妇人大全良方》，本意是肝的余气才溢为胆汁。这只是基于传统脏腑学说的一个推论，与西医学的客观认识不过是耦合之喜。从传统的《黄帝内经》理论讲，胆囊内存的就是精汁，是人体的精华。它有什么作用？不知道。但因为胆囊位于人体的解剖中心，所以给它一个主"决断"的功能。所以患者出现怯弱、善太息，或谋虑不决等情况，都归之于胆气不足。

《素问·灵兰秘典论》曰："胆者，中正之官，决断出焉。"对于中正之官最简单的解释就是胆的解剖置在人体的正中心。《素问·六节藏象论》进一步提出"凡十一脏，取决于胆也"，这也是胆主决断的意思。王冰注曰："上从心脏，下至于胆，为十一也。然胆者，中正刚断无私偏，故皆取决于胆也。"提出十一脏取决于胆就在于胆的解剖位置。中医理论中，脏腑是可以主情志的，胆是主脏腑决断的，那么胆气在情志上就是主决断的，"胆大"就成为对一个人决断力强的直接表达。《三国演义》之中就有姜维"胆大如鸡子"的描述。早期西方医学也有类似的认识。在《绿野仙踪》中，那个胆小狮最后通过一小瓶绿色的苦药水得到了自己的胆量，绿色的药水明显是对胆汁的模拟。

我一直认为古人真的尝过胆汁所以才知道胆汁是苦的，进而才推论与口苦相关的病都与胆有关系。《灵枢·邪气脏腑病形》云"胆病者，善太息，口苦，呕宿汁"。《伤寒论》也有如是观点，如"少阳之为病，口苦，咽干，目眩"即首列口苦。人情绪不畅即可出现晨起口苦。人有消化道疾病也会有口苦，甚或呕吐黄绿苦水。胆汁是黄绿色的，若胆汁外溢入血，则人体的皮肤就会黄染，就是黄疸。《说文解字》曰"疸，黄病也"。从"疸"字的字形字义可见，古人早就明了胆囊与黄疸内在的关联度。若有黄疸则必有消化不良，所以胆腑的功能也与消化系统密切联系。不过，这是建立于病理状态下的联系，而与一般以生理状态下建立的概念有所不同。中医对于黄疸病的认识是很早的，《伤寒杂病论》就提出黄疸、谷疸、酒疸、女劳疸、黑疸的区别。但显然这些都是症状学上的分类，对于疾病真正的机制性研究还有待进一步深化。

三、肝与胆的关系

1. 肝与胆互为表里

肝胆关系首先就是结构上相互关联。简单点说，肝与胆的位置接近，有系带相连，所以才有肝之余气入胆的说法。从主次看，肝大胆小，肝是实质器官，而胆是空腔器官，所以以肝属阴为脏，胆属阳为腑；肝为主，胆为从。

其次就是足厥阴肝经与足少阳胆经相互关联系。从经络上讲，足厥阴肝经属肝络胆，以肝为根本，其运行通道则联系于胆并与足少阳胆经相互关联。同样道理，足少阳胆经属胆络肝，以胆为其根本，其运行通道则联系于肝并与足厥阴肝经相互关联。故而肝与胆通过经络关系，相互联系，互为表里。

2. 肝与胆在功能上相互依存

古人认为脾胃主消化，但脾胃属土，土易壅滞，故常需木气以疏导之。故《素问·宝命全形论》云"土得木而达"。因此，肝胆也与人体消化功能密切相关。按阴阳属性相合，肝多与脾的功能相关，胆多与胃的功能相关。《灵枢·四时气》曰："邪在胆，逆在胃；胆液泄则口苦，胃气逆则呕苦。"可见胆胃之邪常相互影响。若肝脾不和则有腹胀、胁痛、泄泻等失常之变。故肝胆共同完成疏导土气，辅助消化的作用。

《素问·灵兰秘典论》曰："肝者，将军之官，谋虑出焉。胆者，中正之官，决断出焉。"可见肝胆相互协作，一个主谋略，一个主决断，共同发挥处理问题、控制情绪的作用。有意思的是，此处将谋与断分为两端，分属二官。在几百年后的唐朝，出现了一个名词"房谋杜断"，也是将谋与断分为两途。后世则将此引申为肝胆合用，指为血气之勇。肝胆相互依存构成整体，如"肝胆相照""肝胆之士"。清末谭嗣同《绝命诗》则有"去留肝胆两昆仑"的句子，其取义相同。

肝胆属木，象于旭日初生，故最怕郁结，郁则化火。从理论上讲肝火的特征是目赤、胁痛、易怒。《张氏医通·火》曰："目黄，口苦，坐卧不宁，此胆火所动也。"但临床上这些症状往往是混杂的，所以我们多说肝胆相火，将两者相提并论。一般的肝胆之火多与情志相关。临床之上，还一种由于湿热之邪扰动肝胆形成的病证，叫作肝胆湿热证。

这样我们可以看到，从生理角度讲，以脏为主，以腑为从，故肝可主胆。但从病理上讲，肝胆地位相当，常常并列出现。

四、反思

前文讲了"人卧血归于肝"的问题。古代西方医学也有类似的认识。但从现代角度出发则可以有不同的解释。

对于肝胆与消化的关系，如果不从胆汁的角度出发，能不能从西医学的角度来理解呢？我曾经见过一个病例，患者为中年男性，以慢性腹泻为诊断住院治疗，请我会诊。会诊前我得到了新的资料，经检查患者患有原发性肝癌。会诊时我提出这个患者不能止泻，因为肠道的静脉收集从食物中吸收的营养，汇集于门静脉后进入肝脏。现患者肝内生有巨大肿瘤，必然导致门静脉回流不畅，压力升高。腹泻是门静脉升高进而引起肠道静脉压力升高的结果，但腹泻本身也会相应地阻止门静脉压力进一步升高。所以，腹泻对患者的整体状态是有利的，这个患者不可以单纯止泻。也就是说，我们可以用门静脉的解剖关系来理解肝木与脾土之间的关系。

前文提到肝胆之病往往与情志关系密切，而情绪又与消化功能密切相关。这一点我们也完全可以从直观得到。当一个人受到明显的情感创伤时，往往会出现不欲饮食的症状。西医学认为消化道的运动归自主神经管理，自主神经的特点是不受意识控制但却能被情绪影响。所以肝气的变化也可以影响消化道的功能。

余云岫在《灵素商兑》中指出肝的功能，云："肝者，乃为胆汁、尿酸、糖质之制造所也，又有消灭门脉血液毒力之用。"尤其强调了肝生成胆汁的作用。在《素问·阴阳类论》中，雷公提出了"肝脏最贵"的观点，其出发点即在于肝主甲乙木之生气。张景岳注曰："四时之序，以春为首，五脏之气，惟肝应之，故公意以肝脏为最贵。"西医学则认为肝脏是人体最大的腺体，也是人体最大的生物工厂。它储存与合成多种维生素，参与人体多种激素的分泌与灭活，还负责给人体提供稳定的热源，负责控制人体凝血和抗凝的平衡。肝脏还有着其他器官无法比拟的旺盛的再生和恢复能力。从肝脏对人体重要性来看，中医对肝脏重要性的定义恰恰与西医对肝的重视程度成正比。《灵素商兑》出版于1917年，余氏所依据的西医理论是100年前的医学理论，显然已经远远落后于时代了。

因为肝的特点是主升发，最怕郁结，故肝气之病多以气郁及肝火为主。所以《黄帝内经》中关于肝气之虚仅在《灵枢·天年》提到"五十岁肝气始衰"，这是自然状态下生理性的肝气之衰。所以，一般认为肝气之病多亢，故多以清降为主，后人则有了"肝无补法"的说法。张介宾在《质疑录》中提出："故谓'肝无补法'者，以肝气之不可补，而非谓肝血之不可补也。"直到民国初年，张锡纯在《医学衷中参西录》中才明确提出了"肝气虚弱，不能条达"的理论，指出可因肝气之虚而补益肝气，并且认为补肝气最好的药物是黄芪。

第六节　肾与肾系

一、肾

1. 结构之肾

作为具有明显解剖特征的内脏，肾为古人认识也是很早的。肾在横膈以下，腰的内侧。《素问·脉要精微论》曰："腰者，肾之府。"《难经·四十二难》指出"肾有两枚，重一斤一两，主藏志"。当然我们现在知道肾位于腹腔腰部，脊

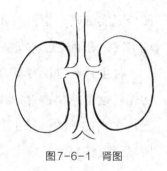

图7-6-1　肾图

柱两旁，左右各一。

对于肾的认识，《难经》又提出了另外一种解释。《难经·三十六难》曰："肾两者，非皆肾也，其左者为肾，右者为命门。"对这个观点，王清任明确提出反对。《医林改错》云："其论肾有两枚，即腰子，两肾为肾，中间动气为命门。既云中间动气为命门，何得又云左肾为肾，右肾为命门。"意思是左肾右命门的说法是错的。但王氏同时肯定肾间动气的说法。换个角度我们可以这样理解：所谓命门的说法，无非就是强调命门为阳气之根。《难经》本身也没有提到左肾与右肾在结构上有什么不同。但在下焦，古人从临床上的确发现了人体阳气所在。从形态上说，阳气之根的外化特征就是腹主动脉，位于脐下，按之跳动不已。从功能上说，肾上腺主管一身新陈代谢。可以说，古人从实践中认识到在下焦应该有一个类似的调控机制，却不知放在哪个器官，就只好将这个功能放在最接近、最有可能的那个器官上，那就是肾。既然肾刚好有两个，那就是左肾右命门了。这种归纳方法与胰腺属于脾是一样的思路。

2. 功能之肾

谈到肾的功能，首先要讲的就是肾藏精的作用。我将其理解为肾主封藏与肾主生殖两个内容。

正像我反复提到的，如果仅仅从对肾脏的粗浅的解剖知识出发，我们实在无法得知肾有什么特殊功能。《素问·六节藏象论》曰："肾者主蛰，封藏之本，精之处也。"意为肾主藏精。王清任《医林改错》说："两肾凹处有气管两根，通卫总管，两旁肾体坚实，内无孔窍，绝不能藏精。"意思是双侧肾脏的中间内侧有凹陷处，有管道与腹主动脉相联通。肾脏的主要部分坚实细密，也没有孔窍，也没法藏精华。所以肾的功能更多的是从推理出发，进而通过临床实践验证得到的。

肾主封藏是说肾具有储存人体最基本的精华的作用，这就是肾藏精的功能。这个精从古人的角度讲应该是无形的。这个作用本身则来源于肾对五行之水的意象。按五行归类，肾属水，水曰润下。五脏之中肾位最下，所以肾五行属水最容易确立，也最没有争议。以四季言，水为冬，冬主封藏，故水主封藏，则肾主封藏。《素问·上古天真论》曰："肾者主水，受五脏六腑之精而藏之。"这个封藏的精就是人体的根本。但如果纯是封藏，肾就补不进去了，所以才有下面的内容。

肾主生殖。这里的肾本身就包括指睾丸。现在也有睾丸为外肾一说。清·黄六鸿《福惠全书·检肉尸》载有"小腹、阴囊、外肾、玉茎"。当古人将睾丸与体内的肾脏共同指代为肾时，肾就有了主生殖的作用。《难经·三十六难》云命门"男子以藏精，女子以系胞"，就将命门与男女生殖器相关联。不过，《难经》又将肾的功能做了区分。认为左边的肾完成的是五脏六腑体系的肾（水脏）的功能；右侧的肾完成的是生殖相关的内容。金·刘完素《素问病机气宜保命集·病机论》提出："左肾属水，男子藏精，女子以系胞；右肾属火，游行三焦，兴衰之道由于此。"以肾中水火之气立论，通过将《难经》中肾气功能与位置的转化才真正完善了肾主藏精的功能。

中医界的前辈们，将肾与生殖之间的关系做了进一步推衍。首先，肾气的消长可以指代人的生殖。中医认为肾中所藏的精可以转化为气，称肾气。肾中精气随年龄的增长而逐渐充盛，从而产生一种被称为"天癸"的物质，具有促使性功能成熟的作用。初生的婴儿是没有生殖能力的，随着身体长大，到了青壮年时期，性功能成熟而体魄也日渐强盛。中年以后，肾中精气渐弱，天癸日渐减少乃至枯竭，身体功能逐渐下降，性功能下降，形体逐渐衰老而步入老年。因此肾中精气的盛衰决定着人体的生长、发育和生殖。《素问·上古天真论》言女子有七七之数，男子有八八之数，皆以肾气盛或实为开始，以肾气衰形体坏极为终，最后指出年老有子为肾气有余。其次，肾中所藏之精还负担传递生命信息的作用。《灵枢·经脉》说："人始生，先成精。"《难经·三十六难》曰："命门者，诸神精之所舍，原气之所系也。"意思是原气是生命的根本，寄存在以命门指代的肾中。

综上所述，当我们说肾主生殖时，有以下几个内涵：首先是生殖功能本身；其次指人的生殖期；再次则是指生命信息的传递。肾主生殖就是对肾主封藏的进一步注释。此时，肾主生殖与肾主收藏共成肾藏精的功能。

关于肾主水人们很容易以为这就是肾有产生尿液的功能。显然，古人不是这么想的。从古人的角度看，肾与小便没有直接关系。就像王清任谈到的，肾只有一条管道联系腹主动脉。以古人的解剖能力很难发现输尿管的存在。所以肾主水只是源于五行的意象，正如《素问·上古天真论》说"肾者主水，受五脏六腑之精而藏之"，这个水是五行属性的水，而不是具体的水液。

中医所说的肾主水液指的是肾气可以管理与调控人体对水液的总的代谢过程。《素问·逆调论》云："肾者水脏，主津液。"显然，这个津液不可能指小便，而是指肾对人体整体的津液的调控。《素问·水热穴论》曰："肾者，至阴也；至阴者，盛水也。肺者，太阴也；少阴者，冬脉也。故其本在肾，其末在肺，皆积水也。"提示在肾调控津液的过程中，还需要肺与之相配合。清·汪昂《医方集解》则将此总结为"肺为水之上源，肾为水之下源"。《水热穴论》还有一段文字："肾者，胃之关也。关门不利，故聚水而从其类也"。我们将此与《素问·经脉别论》"饮入于胃，游溢精气，上输于脾；脾气散精，上归于肺；通调水道，下输膀胱"对比，可知这两段文字相互承接。《经脉别论》的文字落脚于膀胱，提示膀胱与小便的关系是清晰可见的，肾对膀胱有管理与指导作用。可见，虽然肾对人体津液的调控具有主导作用，但也需要其他脏腑功能的配合。

当人体的津液下注于人身下部时，肾对这些津液有提纯与再利用的过程，将津液中的精华再次蒸腾为气，以灌溉周身；将津液中的糟粕转化入膀胱。这就是肾的气化作用。所以才有"肾为水之下源"的说法。也有人将此解释为肾气升清降浊的功能。不过在《内经》时代，气化是属于膀胱的功能。所以《素问·灵兰秘典论》才会说"膀胱者，州都之官，津液藏焉，气化则能出矣"。当然这个功能本身离不开肾气对膀胱之气的管理与调控。

肾还有一个作用，即肾主纳气，是指肾具有摄纳肺所吸入清气的功能。而这个概念在《内经》时代尚未明确。《素问·逆调论》曰："夫不得卧，卧则喘者，是水气之克也，夫水者循津液而流也，肾者水藏主津液，主卧与喘也。"古人首先发现喘与肾气的关系，其媒介则是肾主水的特质。进一步观察才发现呼吸与肾气的关系。至宋·杨士瀛才明确提出了肾主纳气的观点。《仁斋直指方论》指出："肺出气也，肾纳气也，肺为气之主，肾为气之藏。"意思是将人的呼吸分为两个阶段，一个阶段是呼气，一个阶段是吸气。呼归肺管，吸归肾管。杨氏这一观点得到后人的认可。清·何梦瑶《医碥》说："气根于肾，亦归于肾。故曰肾纳气，其息深深。"清·林佩琴《类证治裁》曰："肺为气之主，肾为气之根，肺主出气，肾主纳气，阴阳相交，呼吸乃和。"以此推论：如果是呼气困难，胸闷憋气，则责之于肺；如果是吸气困难，气短难继，则责之于肾。清·叶天士《临证指南医案》论述喘证说"在肺为实，在肾为虚"，等于是从病理的角度进一步重审了这个观点。

肾主纳气这个概念似乎说得很神秘，但王清任已经解释得很明确。肾主纳气的观点来源于古人对腹式呼吸的观察。当然以王清任的观察"两肾凹处有气管两根，通卫总管"，那么肾主纳气的观点就更是言之凿凿了。还是之前提到的一个观点：不管中医理论的概念是如何形成的，只要它在临床上的疗效是稳定的，那么它就是对的。显然，从中医的角度看，肾主纳气这个理论需要更明确的解释。

3. 系统之肾

关于肾系的功能，最常见表述的就是肾主骨生髓。如果分析一下，这个理论却没有那么简单。"肾主骨"这个概念是从哪里来的？如果纯从取类比象看，骨为身体支柱，木为房室支柱，所以骨应该象于木。如果单从颜色看，骨为白色，属金才对。所以肾主骨的概念只能是从水的封藏观念引申出来。《素问·六节藏象论》云："肾者主蛰，封藏之本，精之处也；其华在发，其充在骨。"《素问·阴阳应象大论》云："咸生肾，肾生骨髓……在体为骨。"《素问·逆调论》说得更明确，即"肾不生，则髓不能满"。《素问·平人气象论》曰："肾藏骨髓之气也。"这样逻辑就清楚了，肾生骨髓，骨髓再生骨。所以，我们所说的肾主骨生髓，应该反过来讲，叫作"肾生髓主骨"。骨作为骨髓的受纳之所而存在，所以才有肾主骨的观点。故《素问·平人气象论》说"肾藏骨髓之气也"。

肾与脑的关系则是从"肾生骨髓"推衍出来的。《灵枢·海论》曰："脑为髓之海。"《素问·五脏生成》曰："诸髓者，皆属于脑。"这两段文字近乎互文，一个说骨髓聚集形成脑，一个说脑管理着骨髓。我们知道，在颅腔与脊髓腔内充满着体液，大脑与脊髓被体液所包裹，它们同属于中枢神经系统，主管着人体周身的一切活动，调控着生命的节奏。但是，中医理论则将骨内的骨髓与中枢神经系统混为一谈。如张景岳《类经》注曰："凡骨之有髓，惟脑为最巨，故诸髓皆属于脑，而脑为髓之海。"在张景岳看来，长骨腔内的骨髓与脑没有本质上的区别。

那么，古人知不知道脊髓的存在？当然是知道的。《针灸节要》指出"髓自脑下注于大杼，大杼渗入脊心，下贯尾骶，渗诸骨节"。这是明确的关于脊髓的论述。当然古人也有指髓为骨髓的内容。如《类经·藏象类》曰："髓者，骨之充也。"但是，《内经》中髓的多义并不妨碍古人对大脑功能的理解。《灵枢·海论》曰："髓海有余，则轻劲多力，自过其度；髓海不足，则脑转耳鸣，胫酸眩冒，目无所见，懈怠安卧。"从此段文字我们可以知道，各种与中枢神经系统相关的病，与神经调控相关的病，都归肾管。

我们再看一下奇恒之腑的问题。《素问·五脏别论》曰："脑、髓、骨、脉、胆、女子胞，此六者，地气之所生也，皆藏于阴而象于地，故藏而不泻，名曰奇恒之腑。"此六者之中，除了脉与胆，其余4个皆与肾密切相关。胆与肝相表里，脉与心相通，皆有生有灭，有出有入。其余4个奇恒之腑皆是藏而不泻之地，故它们与肾的关系密切，皆与肾属水主收藏有关。

当我们想读到"肾，其华在发"，肯定会想到发与头脑的关系。的确，发与大脑仅隔着皮肤和颅骨。既然脑归肾管，那么头发也就归肾管了。当然，回到临床上，这也是很有用的观点。我们还有一句话叫"发为血之余"。临床上头发焦枯属于血枯、血燥。若是头发花白，或提前脱发，则责之于肾气之不足。我在临床中常用头皮针治疗中风病，发现患者头发发白往往与大脑的供血不足有相关性，并曾在相关学术会议中发表类似的见解。当然，这也不难理解。因为头皮的血管分布与颅骨内的血管分布本身就有相关性，所以很多脑血管病患者在治疗中都会出现头发转黑的情况。当然，这个头发转黑不是无限的，只能使患者头发黑到符合年龄的状态。想要返老还童，那是不合理的。

前边讲过，肾开窍于耳，是因为耳在五官之中是最内化的器官。当人们在嘈杂的环境之中，或所听声音太小时，要宁心静气地听才能听得更清晰。

讲到肾开窍于二阴，则有两个可能性。一个是肾位于五脏之最下方，而二阴则位居人体独立器官之下游，所以肾开窍于二阴。还有一个则是肾气是收敛的，所谓水曰润下，肾气可以引五脏之气下降，而二阴之气也是下行的，推动人气内部的糟粕下行。前后二阴的功能与肾气下行、水曰润下的作用出现类比，从而得出肾司二便的结论。

说肾在志为恐也与肾气有下行之势有关。《素问·举痛论》曰："恐则气下。"《三因极一病证方论》曰："恐伤肾，其气怯。"以前看自卫反击战的报道，有记者问从战场上下来的功臣是不是一上战场就有气宇轩昂的感觉。战士说，第一次上战场首先是到处找地方小便。这就是恐则气下的具体表现。

肾在液为唾的唾显然不是吃饭之时口中分泌的唾液，是人紧张之时口干咽燥的唾，是因恐惧与紧张所出现的气机的内敛状态。所以，消化食物有关的唾液归脾管，与紧张有关的唾才归肾管。从一般人的角度看，这似乎是一回事，但从西医学角度看则大不相同。消化道的唾液分泌与副交感神经兴奋相关，而因紧张分泌的唾液则与交感神经兴奋相关。有个病叫作干燥综合征。这是一个主要累及外分泌腺体的慢性炎症性自身免疫病。具体的临床表现是口干、眼干、唾液分泌不足。这个病的中医辨证属于肾，而不属于脾。因为本病的发生特征与消化没什么关系。我们平最常遇到的就是紧张引起的口干。情绪一紧张，唾液就没了，口干了，叫不出来声。像此处出现的唾液不足的问题归肾管，也都与情绪相关。

二、膀胱

1. 膀胱的结构

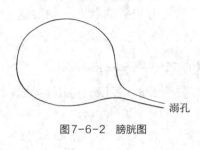

图7-6-2　膀胱图

《难经·四十二难》云："膀胱重九两二铢，纵广九寸，盛溺九升九合"。

膀胱又称为"脬"，位于下腹部，居肾之下，大肠之前。当然，即使是最为粗浅的解剖认识，古人也可以发现膀胱只是一个中空的囊状器官。充满了尿液，膀胱就会胀大；小便排出，膀胱就会缩小。问题在于这些尿液是从哪来的？古人没法通过粗浅的解剖知识来认识与发现输尿管与膀胱的关系。有意思的是，农村杀猪取出的猪尿胞，用一个竹管插在尿道口就可以将它吹胀了。王清任《医林改错》曰："出水道形如鱼网，俗名网油。水液由出水道渗出，沁入膀胱，化而为尿。"王氏认为，小便是从腹内的水道渗透进入膀胱的。所以说，在中国古代，肾司二便的功能只是五行学说的一个推论，而不是基于现实的观察。

2. 膀胱的功能

从西医学的角度讲，膀胱的功能当然是贮存尿液了。在中医看来，膀胱的功能则应该是分泌与贮存尿液。《素问·灵兰秘典论》说"膀胱者，州都之官，津液藏焉，气化则能出矣"。意思是膀胱本身就有气化作用，小便的生成与排出都与膀胱功能相关。元·程杏轩《医述》曰："津之外出者为汗，津之内出者为溺，故汗多不得利小便，恐阴从下脱也；失小便者亦不得发汗，虑其阳从上脱也。小便之与汗，俱为津之所化，同出异名者也。"人体的津液向外周发出即是出汗，从身体中间向下出即为小便。也即汗液与小便本质上是相同的，来源是相同的。

膀胱的功能是储存小便，更重要的则是对小便定时排放。中医古人对于膀胱管理小便排出的功能的认识是很明确的。《素问·宣明五气》曰："膀胱不利为癃，不约为遗溺。"意思是膀胱功能失调不能顺利排出小便，引起的疾病叫作癃病；膀胱功能失常不能有效地固敛与储存小便，引起的疾病叫作遗尿。我们知道，很多老人都有膀胱功能异常。白天该小便的时候尿不出来；到了晚上，该睡觉了，倒是不停地小便，结果睡觉也没睡好。这就牵涉到肾气的功能了。

三、肾与膀胱的关系

1. 肾与膀胱互为表里

从形态与位置来看，五脏六腑之中肾位于五脏之最下位，膀胱位于下腹之中，与肾的位置最接近，所以此二者互为表里。前提是古人没有发现输尿管将肾与膀胱联系到了一起。

从阴阳脏腑的角度讲，肾属阴为脏，膀胱属阳为腑，它们二者是互为表里的。而这种互为表里的标志则是经络学说，足太阳膀胱经属膀胱络肾，膀胱为根本，其运行通路联系于肾并与足少阴肾经相互关联。同样道理，足少阴肾经属肾络膀胱，肾为根本，其运行通路则联系于膀胱并与足太阳膀胱经相互关联。所以肾与膀胱通过经络相互联系，互为表里。

2. 肾与膀胱在功能上相互依赖

中医认为，肾主水液本身就是肾管理小便的功能。故汪昂才有"肺为水之上源，肾为水之下源"的说法。古人还认为肾有升清降浊的作用，即肾能将通过肾的水液分为两部分。一部分是精华，向上蒸腾气化，最后到达于肺，进而输布全身；另一部是分糟粕，下输于膀胱，排除于体外。这已经很像西医学对肾的描述了，但仍与西医学的认识有所不同。西医学认为正是肾本身在分泌尿液。而中医因为没能发现输尿管，最后的结论只能是肾通过给膀胱提供能量的方式来行使分泌小便的功能。针对《素问·灵兰秘典论》所说"膀胱者，州都之官，津液藏焉，气化则能出矣"，清·陈修园《医医偶录》说："肾气足则化，肾气不足则不化。"指出膀胱分泌小便的能力需要靠肾气提供充分的能量。清·唐容川则对这段文字做了逆向的解释，《医经精义》曰："人但知膀胱主溺，而不知水入膀胱，化气上行，则为津液，其所剩余质，乃下出而为溺，经所谓气化则能出者，谓出津液，非出溺也。"认为身体内下行的水液化分成津液与糟粕的场所是膀胱。这个观点也提示我们，古人无法从观察的角度发现肾脏产生尿液这个事实。不过，不管怎样，古人还是认为水液的分化、小便的产生是肾与膀胱共同完成的。

同样道理，膀胱储存与排出小便的功能也与肾的气化功能有莫大关系。一般来说，中医将肾对膀胱这部分功能的管理称为肾司开合。所以肾气不足、开合失度表现在膀胱功能上，既可能有尿频、尿急、尿失禁等固敛不足的症状；也可能出现小便不利，点滴而出等排出困难的症状。

从临床上看，膀胱与肾的关系固然密切。但从脏腑表里的角度讲，病在肾与病在膀胱则有深浅之别。如泌尿系感染，急性期或慢性感染急性发作期多为湿热蕴结膀胱，清热利湿为主。这时，不管症状是小便不禁还是尿频、尿急，效果都极好。同时，在这种情况下，用西药抗生素的效果也挺好。但如果是慢性泌尿系感染迁延期，小便时或不利、尿痛隐隐、排尿无力、时有失禁，这时我们就认为是久病入肾了，前边那些以清利膀胱湿热为主要思路的手段就都不顶用了，反倒是温补肾元才会有比较好的疗效。这也是病情由浅入深，迁延难愈的体现。

四、命门学说

命门学说是一个很有意思的问题。因为这个问题一直在争论，始终没能争出个结果。但是没有人认为它很无聊，前辈们都觉得这个概念很重要，在临床上有很重要的意义。

1. 命门之体

最早提出命门的是《黄帝内经》。《灵枢·根结》曰："太阳根于至阴，结于命门。命门者，目也。"这段文字说得很明确，命门就是人的眼睛。当然，从直观的角度出发，这个命题太正确了。眼睛是人体观察外界变化的基本器官。人，特别是古人，如果没有了视觉就没了基本的生存能力，衣食住行都得靠别人帮助。以眼睛为命门，是从人与环境关联的角度来表达的。

对命门做进一步发挥的是《难经》。《难经》对命门的认识基本有两个。《难经·三十六难》讲肾有两枚，指出"其左者为肾，右者为命门。命门者，诸神精之所舍，原气之所系也；男子以藏精，女子以系胞"。在这里，人体右侧的肾被赋予生殖功能，又是人体精神与生命的根本，所以叫命门。不过，文中指"命门为原气之所系"，则带来矛盾。因为《难经·八难》写道："所谓生气之原者，谓十二经之根本也，谓肾间动气也，此五脏六腑之本。"这一段文字也表述得很清楚，原气在于肾间之动气。类似的内容也见于《难经·六十六难》："脐下肾间动气者，人之生命也，十二经之根本也，故名曰原"。两段文字基本相同，只是行文有一点小小的不同。一个说"脐下之动气"，一个说"肾间之动气"，其余文字则是一样的。可见"动气"是可见的东西，就在肾间、脐下。它真实存在吗？只要你是一个临床医生就能明确知道这就是腹主动脉。医者查体可以在脐下很明显地摸到腹主动脉，当然这个位置也在两肾之间。不过，腹主动脉的跳动活人才有，人死就摸不到了。所以，古人以此为"生命之本"一点也不奇怪。问题在于，一旦将原气与命门联系，命门就出现了两个不同的位置，一个在脐下、肾间，一个在右肾。关键是不论它在什么位置，它对人体的重要性是等同的。

金·刘完素是主张右肾为命门的。他在《素问病机气宜保命集·病机论》提出"左肾属水，男子藏精，女子以系胞；右肾属火，游行三焦，兴衰之道由于此"。表面上继承的《难经·三十六难》的说法，认为命门为右肾，但是将命门指为人体之相火。同时将生殖功能从右肾剥离，赋予左肾，并且认为命门火是人体的生命根本。又在《素问病机气宜保命集·宣明论》指出："《仙经》曰心为君火，肾为相火，是言右肾属火不属水也。"意思是有一部叫作《仙经》的神仙家书籍，认为肾主相火。他也跟随这部书认为肾中有相火，而相火就是右肾之命门。虽然也倡"左肾右命门"之说，其意旨却与《难经·三十六难》相反，而又与《难经·八难》《六十六难》的意思相互承接了。

明·孙一奎《医旨绪余·命门图说》曰："命门乃两肾中间之动气，非水非火，乃造化之枢纽，阴阳之根蒂。"意指命门在两肾之中，是跳动不已的气机，也是生命的本原。明·赵献可《医贯·内经十二官论》也说"命门无形之火，在两肾有形之中"。所以，这些言论将《难经》中的原气与命门同一对待，而将命门与双肾剥离。明·张景岳则将命门归于两肾，在《类经图翼·类经附翼》提出"命门总主乎两肾，而两肾皆属于命门"。

2. 命门之用

不管古人对命门的位置、形态如何辩驳，但对命门重要性的认可则是一致的。

一方面命门是原气的根本，是生命的原动力。如张景岳《景岳全书·传忠录》曰："命门为元气之根，为水火之宅，五脏之阴气非此不能滋，五脏之阳气非此不能发。"明·赵献可《医贯·内经十二官论》曰："命门为十二经之主。肾无此，则无以作强，而技巧不出矣。膀胱无此，则三焦之气不化，而水道不行矣。脾胃无此，则不能蒸腐水谷，而五味不出矣。肝胆无此，则将军无决断，而谋虑不出矣。大小肠无此，则变化不行，而二便闭矣。心无此，则神明昏，而万事不能应矣。正所谓主不明则十二官危也。余有一譬焉，譬之元宵之鳌山走马灯。拜者舞者飞者走者，无一不具，其中间惟是一火耳。火旺则动速，火微则动缓，火熄则寂然不动。"赵献可在这里提出了一个命门模型，认为命门就像是走马灯中心的火烛，有了这个火烛走马灯就是活的，会动，没了这个火烛走马灯也就死寂了。

另一方面命门是以人体消化吸收为代表的生命现象的原动力。如李时珍《本草纲目》云："三焦者，元气之别使；命门者，三焦之本原。盖一原一委也。命门指所居之府而名，为藏精系胞之物。三焦指分治之部而名，为出纳腐熟之司。"

3. 命门实质

从临床脉诊的角度出发，可以认为命门出于右肾，统于三焦。所以《脉经》里有"左肾右命门"之论。与脉诊中讲"左肝右脾"一样，这里的命门也是一个功能单位。从这个角度理解命门就容易了。从中医认知方法来说，命门本身就是一个功能单位。以五行五脏而论，下焦属肾，又属于水，为了完成流畅的生命生理功能架构，下焦必须有属于火的成分才能使人体整体的气机运动流畅而完整。这时就出现了对命门的探索。所以，命门是一个与肾气相关的，以阳气为表现的，主于温煦的概念。中医是属于实证的科学，只能在实践中证明命门的存在，没能从形态上发现命门的实体。所以命门一会儿是肾间动气，一会儿是右肾，一会儿又变成双肾的功能，说不准。从西医学的角度看，我们却可以很容易地确定命门的实体，这个实体就是肾上腺。肾上腺是人体重要的内分泌器官，依附于双肾的上方。它主要分泌3类物质，分别是盐皮质激素、糖皮质激素、性激素，可以调控脏器的功能、人体的基础代谢和性功能，完美地诠释了中医命门的功能。所以，命门学说本身就是对中医实证认识模式的有效注解。

五、反思

从西医角度出发，肾脏不过就是产生尿液、排出尿液的器官。如《灵素商兑》所言"凡身内他部之废物，疏泄之于肾，肾受之而成尿"，即"不得谓之藏矣"。如果考虑到肾系中还包含了古人没有发现的器官、结构，如肾上腺，则上述的想法也就太简单了。对中医角度而言，肾具有非常广泛的生命调节功能。概言之，肾可以调节人体的基本生命代谢，可以调节人体体液的利用与转运，还可以调节人的性功能。回到现代社会，如果我们将肾与肾上腺、生殖器统一论述，则中医中对肾的这些论述，都可以从西医学的角度找到相关证据。

肾主水液首先是肾分泌小便的功能。可以作为对比的是人体汗液的形成。汗的形成源于汗腺中分泌细胞的直接分泌，小便的产生则是肾小球中组织液的漏出。在肾小球内，毛细血管内皮细胞、基膜与肾小囊脏层上皮细胞组成过滤膜，这层过滤膜将流经肾小球的血液进行过滤，形成原尿。原尿中对人体有用的物质在流经肾小管时被重新吸收，流回血液。最后形成的液体叫终尿，被排出体外。终尿仅占原尿体积的1%。所以，肾脏产生尿液本身就包含了肾的升清降浊的功能。不过由于汗液与尿液都源于人体体内的津液，故二者也有相关关系，即尿多则汗少，尿少则汗多。

中医体系中，肾对人体的生命状态具有强大的调节作用。从西医角度看，肾脏本身就有强大的内分泌功能，可以调整人体的水与电解质的平衡、控制血压、维持酸碱平衡。西医学还发现肾脏可以分泌红细胞生成素，直接影响人的造血功能。这也与古人说"血之源头在于肾"的观点耦合。如果从肾上腺的角度出发来看这个问题，则肾上腺分泌的糖皮质激素的功能就是对生命状态的调节功能。简单来说，糖皮质激素具有以下功能：一是调节血液系统，能够刺激骨髓造血，调节血液中不同功能细胞的组分，进而调节人体的免疫力；二是能提高中枢神经系统的兴奋性；三是能促进胃酸和胃蛋白酶分泌，提高食欲，促进消化。

前边提到了肾与生育周期的问题。《素问·上古天真论》说："女子七岁肾气盛，齿更发长。二七而天癸至，任脉通，太冲脉盛，月事以时下，故有子。三七肾气平均，故真牙生而长极。四七筋骨坚，发长极，身体盛壮。五七阳明脉衰，面始焦，发始堕。六七三阳脉衰于上，面皆焦，发始白。七七任脉虚，太冲脉衰少，天癸竭，地道不通，故形坏而无子也……丈夫八岁肾气实，发长齿更。二八肾气盛，天癸至，精气溢泻，阴阳和，故能有子。三八肾气平均，筋骨劲强，故真牙生而长极。四八筋骨隆盛，肌肉满壮。五八肾气衰，发堕齿槁。六八阳气衰竭于上，面焦，发鬓颁白。七八肝气衰，筋不能动，天癸竭，精少，肾脏衰，形体皆极。八八则齿发去……肾者主水，受五脏六腑之精而藏之，故五脏盛乃能泻。"文中牵涉的名词有肾气、齿更、发长、天癸、任脉、太冲脉、真牙、阳明脉、三阳脉、地道、精气溢泻、阴阳和、肝气等，这些内容皆建立于肾气的功能之上。肾气也要收受五脏六腑的精华才能展示出这些内容。总结一下，这些内容无非就是人体第二性征的产生，以及第二性征的退化。生殖功能也受肾之管制，这就是"男子以藏精，女子以系胞"的本义。从肾上腺的功能看，肾上腺也有分泌性激素的作用。肾上腺所分泌的性激素既包括雄性激素，也包括雌性激素。而人体正常生命状态的稳态则取决于这些不同激素之间的平衡。

儿科临床上往往有小儿为"纯阳之体"，宜清不宜补的说法。钱乙《小儿药证直诀》直言："小儿纯阳，无烦益火。"清·徐大椿《医学源流论》

则曰："小儿纯阳之体，最宜清凉。"但临床上我看到的小儿肾虚，甚至是肾阳虚者不在少数。小儿慢性咳嗽、小儿长期的消化不良以及小儿发育不良多有肾气不足之象。然而，给家长解释病情，得到的却常常是哈哈一笑。出现这种情况，就是家长被别人的宣传教"坏"了，一说肾气就想到生殖。其实应该知道，肾主管人体广泛的生命状态。身体的诸多失衡都要通过对肾气的调节来纠正。有一种孩子，一年病十几次，每次都是咳嗽连连，绵绵不绝。往往第一次生的病还没有好，第二次病又来。在治疗这种病患时，我往往会跟家长这样说：相对于别的医生，我这里处理咳嗽症状有可能是比较慢的。如果孩子能够认真吃药，事实上的临床见效速度却会比较快。家长要学会观察患儿的病情变化。这些医嘱都源于对基本理论的认识与推理。正如前文所述，久病入肾。这些孩子反复咳嗽，绵绵不愈，就是肾气受伤的指征。肾气本身就有强大的免疫调控作用。对于这些孩子的治疗，我都是以调护肾气为切入点。虽然也会用调节肺气，止咳化痰之品，但基本不用止咳、镇咳专药。所以，这样的治疗看上去一开始止咳的速度会较慢，但患儿免疫力一旦上升，则整个状态迅速好转。所以，真正治疗也不会慢。当然，这个效果更有可能是睡得好了、吃饭香了、精神了。当然，最后一步还是调肺气，止咳嗽。但这种止咳是不把咳嗽当成目标的止咳，要点还是源于肾气对人体生命状态的调节与免疫调控。当这些孩子反复感冒咳嗽时，致病微生物的感染已经不是发病的主要矛盾。孩子的免疫力低才是问题的主要矛盾。当孩子免疫力提高了，对致病微生物的抵抗力提高了，再次发病的概率就少了，每次发病之间的间隔自然也就延长了。所以，这类孩子真正的痊愈，并不是眼前咳嗽的治愈，而是免疫力的提高，发病间隔的延长，每年发病次数的减少。

第七节　脏腑关系与人的生理病理

当我们讲五行脏腑关系之时，所说的脏腑关系就应该是五行观念指导下的脏腑之间的相互关系。前文已经提到，中医系统里，所谓的某脏并不是解剖意义下的脏腑本身，而是对与其相关联的整个系列的组织器官的整体的指代。而肝、心、脾、肺、肾所表现的只是木、火、土、金、水在人体生命体系内的代言。这样，中医就可以借用五行脏腑关系的形式来指代与表达人体的各种生理功能及病理现象。有意思的是，这种脏腑之间的关系既可以从具体形态的角度打开，也可以从五行关系的角度打开。

一、五行脏腑之间的关系

我上大学时，"十大关系"是五行脏腑学说的重要内容，但现在的教材中的相关内容被弱化了。所谓的"十大关系"就是五行脏腑的相关关系。为什么是"十"呢？因为排列组合。脏腑有5个系列，将其两两配对，所得为10。所以才有了十大关系的说法。具体到配对方式，有两类。一类以生克关系为逻辑展开的。以生的关系展开则是火生土、土生金、金生水、水生木、木生火，以克的关系展开为金克木、木克土、土克水、水克火、火克金，共计10组关系。另一类则是以排列组合的配对原则展开的。以心火为中心，分别配肺金、脾土、肝木、肾水；再以肺金为中心，分配脾土、肝木、肾水；再以脾土为中心配肝木、肾水；最后则是肝木与肾水配合。所得总数亦为10。

古人建立这些内容都是以临床现象为依据的。这样在处理理论问题时则往往是将生理与病理混在一起表述。当然从古人的角度看，这也是很正常的事情。接受了西医学的知识，我们知道生理功能与病理变化之间有强相关性，但生理功能与病理变化本身是组织器官在不同环境、不同状态下的表现。故以下行文将尽量将其分列。

1. 心与肺

生理关系：从脏腑功能上讲，心主血，肺主气。那么心与肺生理关系就可以简化为气血关系。气与血之间是相依相成、相互为用、相互协调的关系。心主血，血液运行、流动都要依靠气的推动作用。肺主气，肺的濡养与润泽则依靠血的滋养。

从脉的角度讲，心主血脉，肺朝百脉。脉将肺与心联系在一起。

从西医学讲，心与肺功能结合，构成人体的小循环，完成氧气与二氧化碳的置换，给人体的新陈代谢带来基本的活力。

病理关系：心与肺功能密切相关，如果心功能下降，血脉不通，那么肺气失于调达，自然气不足息。王清任之血府逐瘀汤正是开通心血之利剂，其所治病症多为胸闷、胸痛、汗多等肺系之症。张锡纯之升陷汤则是升提肺气，大补宗气之要剂，其所治病症多为满闷怔忡或神昏健忘等心系之疾。

从病理角度来讲，心的力量和肺的呼吸肯定是互相影响的。如果肺气不足，那么心气状态也好不到哪去；肺有痰，那么心就会出现痰瘀胶结。心与肺的功能在病理状态下是会互相影响的。

五行关系：心肺的五行关系是火克金。心肺二脏皆居上焦，位于人体五脏的最上部。心属火，位居南方，应于夏季。所谓升极而降，心火下降则得肺金肃降之气。肺气清降，心火上炎。升降之间，温凉易位，则人体方有五行回转之妙。

火能克金，肺为娇脏，故肺最易伤于火，肺伤又易有动血之变。临床所见支气管扩张等病患每因情绪变化与劳累过度诱发咯血之症，其治则无非是清金泻火而已。

2. 心与脾

生理关系：从脏腑功能上讲，心和脾的关系首先在于血的生成。脾在中焦，从饮食中取得水谷之精气，上输心肺，受心气的感应转化为血。所以有水谷精华奉心化赤而为血的说法。脾主升提，又主运化，对血的运行与固摄都有着重要的意义。所以心主血脉而行血，脾藏血而有固敛之能，可以预防血溢脉外。

病理关系：心脾关系的失衡首先也表现于血的生成。从中医角度讲，血的生成在于心脾两脏的共同作用。临床治疗血虚证的名方归脾汤即是心脾同调之方。

心行血，脾统血，共同完成血液在体内的运行。正常情况下，血行脉中，心行血的作用居于主要地位。若遇意外，跌扑损伤，血流脉外，则脾统血的作用又居于主要地位。故《内外伤辨惑论》所立当归补血汤，补血

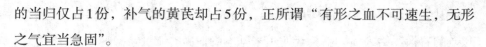
的当归仅占1份，补气的黄芪却占5份，正所谓"有形之血不可速生，无形之气宜当急固"。

心主神，脾藏意，脾主四肢肌肉。脑卒中后遗症是当今致残率最高的疾病之一，多表现为肢体活动不遂。这种病康复训练是非常好的治疗办法。不过，相对于各种被动的训练器械，我更重视的是患者求治的主观愿望。临床日久我发现，只有那些有着强烈的求治意愿，愿意付出巨大努力进行康复训练的患者，才会有好的治疗结果。这就属于心神对意志的主导作用，也是火能生土的表现。

五行关系：心与脾的五行关系为火能生土。心火本可以生脾土。临床上，脾主运化，若脾阳不足，则脾失健运，表现为腹胀嗳气，纳呆便溏。若得心火助益，脾阳得复，运化复常。脾主中焦，腐熟五谷，全赖火力，此又是脾胃不得不借助心火之力了。

3. 心与肝

生理关系：心主血，肝藏血，故心与肝的关系也离不开血。心主血，是血脉运行之主力。肝藏血，则是说肝有贮存血的作用。血出则听命于心，血入则归藏于肝。肝主爪甲为人之四末，故血也依赖肝气的鼓动而达于四末。

血脉运行，时时不休，达于周身，无处不及。故血行宜畅达，不宜郁滞。肝主气之疏泄，气畅则血和。

病理关系：心能藏神，肝主情绪变化。若人情志不遂，心肝先病；其在血，则为血行不和。故有"逍遥丸"之制，调血和气，养血柔肝。

心主血脉，肝主疏泄。若逢气郁，血不达于四末，乃有手足厥冷之症。此为四逆散证，郁气散则血温，而手足随之变暖。

五行关系：木能生火，自然之常情。肝木通达则心火常温。木不生火，寒凝膈中，则神志失常，故《黄帝内经素问吴注》卷十云："肝藏寒气移于心，心主火而藏神，神为寒气所薄，薄则乱，故狂、膈中。"若肝郁化火，热扰心神，则惊悸不安，难以入寐。

4. 心与肾

生理关系：从生理的角度讲，心与肾的关系也离不开血这一媒介。心主血，肾藏精，精能化血。精血皆来源于五脏之精华，故互根、互补。血不足则精化之，精不足则血化之。

从情志上讲，心与肾的关系也非常密切。心藏神，肾藏志。《说文解字》曰："志，意也。从心，之声。"说明"志"本身就是情绪的一部分，指的是人的志向、志气，源于人对未来的判断与期望。心藏神则是人的情绪变化。心所主的神更多的是对环境的情绪反应，所谓"心思灵动"。心藏神主的是人变化的顺应性，肾藏志建立于人们对未来的稳定期许。所以，心主动，肾主静，二者相合才形成人处理问题的模式。人的脑筋多、心眼活，就是归心管；至于人情绪的稳定性，就归肾管。所以，临床所见患者情绪不稳，急躁易怒，往往与肾虚有关，补肾就会看到情绪的转变。

病理关系：心肾在病理方面的关系，古人多借五行学说来解释。从五行的角度讲心与肾的关系，一是水火关系，一是火火关系。

一提水火关系，人们就很容易想到水能克火。但中医五行五脏学说讲的却是水火互济的关系。五行以心为火，以肾为水。心位居上，故属火而为阳；肾居下位，故属水而为阴。心火下行，使肾水得暖，而有运化之机；肾水上行，使心火不亢，乃有统御周身之用。元·朱丹溪《格致余论·相火论》曰："人之有生，心为火居上，肾为水居下；水能升而火能降，一升一降，无有穷已，故生意存焉。"明·周之干《周慎斋遗书》曰："心肾相交，全凭升降。而心气之降，由于肾气之升，肾气之升，又因心气之降。"周之干的意思是心之下降与肾之上升是互为因果的事。看看，这是不是有点同性相斥，异性相吸的味道。

心火不能下行，肾水不能上达就会出现心肾不交的问题。一方面心阴不足，心悸、虚烦、失眠；一方面肾气不足，腰酸、腿软、耳鸣。治疗则是双管齐下，心肾双调，当以交泰丸和之，用黄连以降心火，用肉桂以温肾阳，二者合用心火能降，肾水能升，而成水火即济之象。

说到火火关系，就是说命门火与心火的关系。当我们讲五行水火关系时会出现一个悖论，即火曰炎上，水曰润下，心属火，其气上行，肾属水，其气下趋，依水火之本性，则阴阳相绝。为了解决这个问题，就必须使肾水能够上行，就需要有额外的动力。《素问·天元纪大论》提到："君火以明，相火以位。"王冰注："故天之六气，不偶其气以行。君火之政，守位而奉天之命，以宣行火令尔，以名奉天，故曰君火以名。守位禀命，故曰相火以位。"意思是君火奉天而名，相火承地而位。君火就像日中之火，光照大地，入夏而明。相火则位居阴位，以应于地下之火。古人见冬天水井白气萦萦，则谓地下有火。然君火为主，相火为次，相火当应君火之变化而变化。人体五行之位以君火为主，而人体的生理变化则以相火为用。赵献可在《医贯·内经十二官论》指出："三焦者，是其臣使之官，禀命而行，周流于五脏六腑之间而不息，名曰相火……命门所居之官，即太极图中之白圈也，其右旁一白小窍，即相火也。"显然赵氏认为就相火而言，命门为其本，三焦为其用。这一段内容从现代认识论的角度看极有意思。20世纪初，著名的量子物理学奠基人薛定谔写了一本小书——《生命是什么》，这本书为现代生命科学研究指明了方向。在这本书中，他提出了一个重要的命题：一个孤立系统的混乱程度只会单向增加，因此想在混乱的大自然中得到有序的生命体，必须有持续不断的能量输入。以中医五行而论，在一个五行系统之中，阳在上，阴在下，阴阳离决本是自然之理，若欲阴阳交融，生命长在，就需使阳气下行，阴气上升，则此系统必然需要额外的能量来源。三焦主运化水谷，是人体能量的输入通道。于是，相火当从三焦而出，因三焦而用，入于命门，合于肾水，而显化周身。

5. 肺与脾

生理关系：讲肺与脾的关系，则需从血与气的角度分别展开。

从血而论，肺能生血，脾统血。《灵枢·营卫生会》指出中焦吸收的营养精微进入上焦，"上注于肺脉，乃化而为血"。所以，可以认为"脾为生血之源，肺为化血之地"。二者合作，才能生血。

从气而论，肺主一身之气，主对一身之气的管理，脾则主运化水谷。水谷精微是人身之气的重要组成部分。人身之正气正是脾胃所化的水谷之气与肺所吸入的天之清气和合而成的。所以脾为生气之源，肺为气之枢，它们共同协作，完成气的生成、运转、输布。

同样道理，人体的津液从水谷而来，也要经过中焦脾胃到达上焦肺，再利用肺气敷布周身。

病理关系：脾主中焦，是气血生化的源泉，肺居上焦，是气血敷布的关键。所以，如果肺脾功能出现失常，自然气血的生成与敷布就出现异常。

临床之中，肺气不利最常出现的症状就是咳嗽、吐痰。痰就是肺不能正常敷布水液，水液积于肺中不得宣化所生的。肺中的水液来源于脾胃。若利用畅达肺气的方法仍不能解决咳嗽、吐痰的问题，那就得从脾胃找原因了。明·李中梓《医宗必读·痰饮》曰："脾为生痰之源，肺为贮痰之器。"临床上最常见到的就是脾与小儿食积咳嗽、食积吐痰的关系。小儿饮食最难节制，若有食积在先，复加外感，则往往症状较重，且咳嗽连连，难以收尾。若本有外感，将好未好之时复加积食，则外感极易复发，为"食复"。小儿症状加重，病程延长，只有从脾胃之地下手，方得良效。

五行关系：土能生金，我们首先想到的就是来源于中焦脾胃的水谷精华上行于肺，滋养肺气。肺属金，其曰从革，是变革的力量，也是人体气机肃降的力量，其性清润。因其本性以克伐为主，故极难补益。所以，临床上补益肺气最常用的就是补土生金之法。正如清·陈士铎《石室秘录》所说："治肺之法，正治甚难，当转治以脾，脾气有养，则土自生金"。

6. 肺与肝

生理关系：肺主一身之气，又主气之敷布降敛。肝主气，主的是人体的升发之气。《素问·刺禁论》曰："肝生于左，肺藏于右。"从解剖上讲，肺居膈上，肝居膈下。两者互相影响，则肝气宜升，肺气宜降。故肝主气之升，肺主气之降。肺气与肝气是互为对立统一的一对矛盾体。肝气合于春令，肺气合于秋令，共同主宰人体阴阳气血的升降运动。

病理与五行关系：木能生火，肝升太过则易化火。火能克金，肺为娇脏，易伤于火邪。所以，理论上金能克木。临床上，最常见的反倒是"木火刑金"。多数是因情绪变化，肝郁化火，引起肺热咳嗽、胸痛等症状。也有因肺失肃降引起的肝气升发不能，表现为胸胁疼痛、头晕、头痛。

7. 肺与肾

生理关系：当我们讲到肺与肾的关系，首先想到的就是肺气与肾气共主呼吸。呼气归肺管，吸气归肾管。《类证治裁》曰："肺为气之主，肾为气之根。"

肺与肾还共主人体水液的运化。肺居五脏之最上位，主水的敷布，管理水液从上向下的运行。肾居五脏之最下位，管理水液的气化，让水气自下向上运行。肺主清肃，其性偏凉；肾主温升，其性温热。二者共同完成水液在人体内的升降变化。张景岳在《景岳全书·肿胀》指出凡水肿等证，其本在肾，其标在肺，其制在脾。

病理关系：前文讲过，所谓的肾主纳气功能本是学者对腹式呼吸的误判。但从临床角度看，肾不纳气却是客观存在。慢性呼吸道疾病发展到后期往往出现呼吸浅促、言语困难、气短不足以继等症状。这时患者情况多是肾不纳气，单纯补肺已难见效，须得肺肾双补方有转机。

五行关系：肺与肾的五行关系为金能生水。肺属金，肾属水。金能生水，故肺气对肾气有滋生作用。金不生水首先表现为久病入肾，肺病及肾而见呼吸短促，伴见腰酸腿软。又肺性凉润，肺肾皆阴，若按《难经·三十六难》的划分，金生水所生的肾是管藏精、管水液的左肾。所以，金不生水反映到临床即为肺肾阴虚，表现为虚烦躁热，腰酸骨痛。治疗则须肺肾双补，或用百合固金汤，或用麦味地黄丸。

8. 肝与脾

生理关系：肝主藏血，脾主统血，两脏皆参与血的管理，共同维护血液运行的通畅。脾主生血，使血的生化有源，又主统血，使血行脉内。肝主藏血，主管血的出入藏用，又主疏泄，促血达于四末。

肝主疏泄，脾主运化。肝气可以辅助脾胃对饮食的消化与对食物中精微的吸收和转输。

病理关系：肝主情志，脾主思虑。思则气结，肝宜条达。疏肝对于久思伤脾、气机郁滞的情况也有治疗作用。华佗疗某太守思郁之病，所用怒胜思的方法就是肝木克脾土在情志治疗中的体现。

五行关系：肝与脾的五行关系是木能克土。与一般意义上的"克"即克制不同，肝木克脾土首先讲的是肝木具有辅助脾土功能的作用。

虽说土爱稼穑，然土性重浊，最易壅滞。肝木升发，对脾土的壅滞有良好的疏导作用。所以肝木克脾土，首先是生理状态下肝木对脾土的疏导辅助作用。反映在临床病理上，一方面是肝木疏导不及出现的土壅木郁，表现为腹胀、嗳气、两胁胀满；另一方面是肝木克伐太多，导致肝气横逆伤脾，纳呆、口苦、腹痛、腹泻。临床有时也将这两种情况统称为肝脾不和。

9. 肝与肾

生理关系：肝藏血，肾藏精。《素问·阴阳应象大论》说"肾生骨髓，髓生肝"，说明肾气以髓为媒介，可以与肝气产生关联。《张氏医通·诸血门》说："气不耗，归精于肾而为精；精不泄，归精于肝而化清血。"精血之间可以相互转化。在正常生理状态下，肾精接受五脏精华的滋养。如果肾精藏纳充足，不得外泄，又会重新入肾，通过肝气的转化形成血。所以，肝血与肾精是相互资生、相互转化的关系。而且，精与血都化源于脾胃消化吸收的水谷精微，故称"精血同源"。

肝宜疏泄，肾宜潜藏。肝气以升发为用，肾气以潜藏为用。肝气疏泄，可助肾气开阖，不至于闭藏太过。肾气闭藏可防疏泄太过，使其升发有节。

病理关系：肝为刚脏，其性属阴而用阳。故肝阳宜升，若升之太过，则化火上炎。肾为水脏，肾水可以滋养肝阴，二者共制肝阳，使阴阳平衡。反过来肝宜疏散，靠肝阳以温散，若寒滞肝脉，肝阳受制，须肾阳助肝阳以温通，方得诸脉畅和。

我有一个患者，胃癌术后靶向治疗期间中药持续调理。长期白细胞低。根据脉象体征，我告诉患者他的病情稳定。但患者总是忧心忡忡，担心血象问题。我就告诉他，早上先跑步，跑累了再去查血常规。患者最后没有严格遵守我的医嘱，上午跑步，下午才去查血常规，但白细胞依然升高了。这位患者就是肾气潜藏太过，肝气疏泄不及。利用运动来升发肝阳之气，血象就升高了。

五行关系：肝与肾的五行关系为水能生木。五行之性，水能生木，肾为水脏，能生肝木。因肾为阴脏，肝为阳脏。所以，肾水所生实为肝木之阴。若水不生木，则见肝肾阴虚之证，症见腰酸胁痛、头晕眼花、耳鸣潮热，方用杞菊地黄丸。

从水能生木又派生出一个概念，水能涵木。木欲生发，若肝气升发太过，则木亢生火；肝气升发不及，木郁也会生火。肾五行属水，恰好可以制约木气所化之火，可以通过滋补肾阴的方法达到制约过亢的肝阳的目的。所以，水能涵木不仅仅是肾水对肝木之气的滋养作用，更是肾水对肝木之气升发太过的制约作用。

10. 脾与肾

生理关系：脾与肾是相互滋生的关系。清·傅青主《傅青主女科·妊娠》提出："脾为后天，肾为先天。脾非先天之气不能化，肾非后天之气不能生。"认为肾气从先天而来，是人体生命的原动力。脾胃之气，生后始成，吸收水谷营养，为人体的气血津液提供源源不断的来源。张景岳则在《景岳全书·脾胃》中指出："水谷之海本赖先天为之主，而精血之海又赖后天为之资。故人之自生至老，凡先天之不足者，但得后天培养之力，则补天之功，亦可居其强半。"提出了先天不足后天可补的观点。

脾和肾的关系还在于脾阳与肾阳的相互利用。脾主运化，脾阳则为运化的原动力。肾中有命门之火，肾火在下，脾阳居中，脾胃为釜，肾火为釜下火。脾胃须得肾火之资方能腐熟谷食。临床常见小儿消化不良，叠用消食化积、健脾和胃诸药而不效。最后的问题就是肾阳不足，非得用温肾之品，方得良效。同样道理，若小儿肾精不足，发育迟缓，一味补肾也无大用。当先健脾阳，脾得健运，肾气得源，然后肾精得育，方有转机。

五行关系：人们常说兵来将挡，水来土掩，就是说土能克水。脾脏与肾脏的关系却没有那么简单，它们相互为用，共同管理人体的水液代谢。人体水液代谢从脾而起，先上行而后下行，至肾而终。脾主运化水湿须有肾阳的温煦蒸化，肾主水，司关门之开合，使水液的吸收和排泄正常。所以，当我们说土能制水时，所说的并不是脾土之脏制约肾水之脏，而是说脾土可以制约因肾气代谢失常所引发的水饮之患。

脏腑的十大关系如果以排列组合的形式展开，则不过如此。如果以五行生克展开又有新的内容出现。从五行相生的角度展开，多以虚证为主，如金生水、水生木、木生火、火生土、土生金；从五行相克的角度展开，则多以实证为主，如金克木、木克土、土克水、水克火、火克金。真正熟悉五行关系就会发现，五行脏腑关系与五行区别还是很大的。如木火刑金、水能涵木等，都与标准的五行关系不同。最有意思的是，心、肾除了有水火关系，还有火火关系。所以，中医理论之中的阴阳五行已经不是纯粹理论上的阴阳五行，而是通过反复临床实践修饰过的阴阳五行。当然，最重的是这种修饰的本质以临床实践为本，是阴阳五行学说对医学实践的屈从，而非医学实践对阴阳五行理论的效忠。

二、五行脏腑理论解释人体功能

脏腑辨证理论是在宋以后才慢慢丰富起来的。在此之前有六经辨证理论，在此之后有三焦辨证理论、卫气营血辨证理论，但脏腑辨证理论依然在临床中占有主导地位，这是为什么？当然是因为五行脏腑理论在人体生命现象中具有极强的解释性。

1. 饮食的吸收与敷布

正像薛定谔所提出的，每个人都是一个自稳定系统。总体上，这个系统趋向于混乱。为了系统自身的稳定，它需要源源不断的能量。所以，吃吃喝喝得到能量才是人安身立命的根本。那么，从中医角度讲人是如何得到这些能量的呢？

《素问·经脉别论》曰："食气入胃，散精于肝，淫气于筋。食气入胃，浊气归心，淫精于脉。脉气流经，经气归于肺，肺朝百脉，输精于皮毛。"五谷精华从胃中被吸收，这些物质在脾胃的作用下进入肝脏，再从肝脏而出，营养人体的筋肉。饮食五谷精华进入人体，从胃吸收，所化水谷精微之气输注于心脏。这些能量物质从心脏出发，进入脉，顺着脉管进入肺脏。

肺脏主管着人体每一个细小的血脉分支，将这些物质进一步输注于皮毛之中。这段文字主要是从古人角度讲营养的吸收与转化，这里的胃应该指整个消化道。从西医学角度看，这已经牵涉到体循环、肺循环、微循环等内容；从脏腑角度看，则牵涉到了心、肝、脾、胃、肺等。

《素问·经脉别论》还有一段内容："饮入于胃，游溢精气，上输于脾。脾气散精，上归于肺，通调水道，下输膀胱。水精四布，五经并行"。意思是水液进入人体后，由胃吸收其中的营养，将其转输给脾，再由脾将这些物质上传给肺。肺可以管理人体津液的转输与分布，通过特定的通道将水液输布于膀胱。如此，则水液才能向四周分布，外达皮毛，内输五脏。水道是周行体内不含血液的管道，可以将其理解为淋巴管，牵涉的脏腑则有脾、胃、肺、膀胱、肾等。

我们前面不停地说饮食水谷之气。但在西医学的概念之中，食物的转化与利用和水、电解质的吸收与利用是不一样的。《素问·经脉别论》则将饮和食分成两个概念来讲述。这样就会发现古人将食物与水饮分为两个部分来处理是非常科学的。若饮食、水谷的运化合到一起讲，那就是人体与外界之间的物质交换与能量交换。它所涉及的脏腑则是肝、心、脾、肺、肾5个体系。我们可以这样说，身体中食物的吸收、转化、利用与水饮的吸收、敷布，利用的是五行五脏的全部力量。正是这种力量，让身体内部的新陈代谢及体内与体外的物质与能量的交换达到稳定，使得人体这个自稳定系统达到稳态。

2. 血的生成与布散

血液循环是人体重要的能量与物质的传递体系。从西医学角度看，血的生成与转化牵涉到骨髓、肝、脾等一系列器官。在中医理论体系中，血管可称为五脏相关，如血液营养物质来源于脾胃，血液的形成与转化则依赖于肺，血液的输布与鼓动则依赖于心，血液的调节则依赖于肝，血液的再平衡则节制于肾。用传统的中医的理论讲则是脾能生血，肺能化血，心可主血，肝能藏血，至肾则是精血互生。故人体内血的生成、敷布、运化来源于五行脏腑体系整体的运转。

3. 气的生成与散布

当我们讨论气的时候已经讲到气与脏腑功能的关系。气的功能在于维持生命的平衡状态，这里包含着能量与物质之间的转化，热量与新陈代谢之间的平衡，免疫防御能力的调节，以及人体之内外间的物质与能量的交换。气所指代的是使一个人存在的生命活力本身。而这也离不开五脏功能的正常运转。

肺主气，主一身之气，主治节。具体所指则是肺与天气相接，又主宰气在一身从上向下的敷布。脾主气，主从饮食所来的水谷之气，这是人体内物质与能量转化的基础。肝主疏泄，调畅气机；气机在体内的调节转化运转则由肝气主导。心主血脉，但人体血脉的运动之力来源于心气的充实。肾气则是人体内物质与能量的转化之本源。所以，气在人体内的生成、输布、转化、调节，皆依赖五脏自身功能发挥与协调。

黄元御则对此有进一步发挥。认为脾胃二脏居于中焦，脾气主升，而胃气主降，为人身气机转动的本原之力。气从左升，肝气为气升之始，再升则化为心气。心气为气升之极，转及肺而为右降之气。从肺气之降，再降一步则为肾气。肾气左转至肝气再转为升气。如此，则利用气的升降变化，将五脏合为一体。

4. 生命活动的自主调节机制

正如我们所探讨的心主神，还是脑主神的问题。讨论这个问题之前先要明了什么是神。神，本义指天上的神明，入于人身则指人的思想与意识。《庄子·内篇》指出："方今之时，臣以神遇而不以目视，官知止而神欲行。"在此，神指脱离了五官的精神与意志。《素问·灵兰秘典论》曰："心者，君主之官也，神明出焉。"所指就是心对人体思想、意志，乃至行动的主宰作用。

但有意思的是，中医又将"神"分成5个部分，同时又强调了心的主导地位。这5个部分就是神、魂、魄、志、意。这五者的关系，《灵枢·本神》曰"肝藏血，血舍魂""脾藏营，营舍意""心藏脉，脉舍神""肺藏气，气舍魄""肾藏精，精舍志"。该篇又说："故生之来谓之精，两精相搏谓之神，随神往来者谓之魂，并精而出入者谓之魄，所以任物者谓之心，心有所忆谓之意，意之所存谓之志，因志而存变谓之思，因思而远慕谓之虑，因虑而处物谓之智。"从这里我们可以看到，所谓的"精"，指的是人体生而存在的生命本能；"魄"则是人体生命本能外化所带来的自主状态；"神"则是以生命本身为基础的，人类认识问题理解问题的能力；"魂"则是人的认识能力的感觉与知觉状态；"意"则来源于记忆的"忆"，是人们对外部世界变化的反应；"志"则应当是外界事物的变化对人认知状态带来的改变与固化。总结一下：心所藏之神，就是指人的精神意识的总和；肺所藏之魄，就是指人体内部的感觉与调节能力；肝所藏之魂，就是人体的判断与知觉能力；脾所藏之意，就是指建立于记忆之上的感觉与认识能力；肾所藏之志，就是人们认识世界的固定模式。所以人们感知世界、认识世界、理解世界所依赖的思想、情绪、记忆、思维也源于五脏功能与五脏关系的协调与平衡。

临床上，五脏与情志变化的关系给中医师们利用药物治疗情志疾病提供了可能。其实，也可以理解，像更年期综合征这类疾病就是内分泌病变引发了情绪变化。当然，这也属于五行脏腑病变的相关内容。只是，临床类似的病例比比皆是。例如很多的失眠症状我很少使用安神定志的中药，用点补肾药，用点健脾药，就可以达到安神助眠的效果。这也是通过五行脏腑理论处理情绪相关疾病的事例。

如果从西医学角度回顾五行五脏系统的内容，就会发现西医学所说的血液循环系统、内分泌系统、神经系统、呼吸系统、消化系统、免疫系统、泌尿系统、生殖系统等这些人体基本的自控结构与新陈代谢体系，皆依赖于中医肝、心、脾、肺、肾5个系统功能稳定与平衡。这样我们就可以理解为什么五行脏腑体系在临床实践中那么有用。

三、五行脏腑理论的启示

五行脏腑体系有一些很特殊的地方。一是它有明确的基本概念与基本内涵，这就是五行概念与五脏概念的配合。这样的搭配使得五行脏腑体系历经汉、唐、宋、元、明、清时期的诸多变化，却不会因社会的更替而失效，最终成为可靠的临床认知与实践手段。二是这个体系具有强大的容错、纠错与扩展能力。如命门的概念在《难经》中就已经提出，但到明代才在理论与实践上达到统一。三是理论与实践的不断发展似乎并不会对基本认知造成冲击，这源于中医认识论中对虚实概念的转化。如脏腑系统中讲到心与心系的概念。所谓"心"本身是一个实体的概念，它代表了具体脏器的形态与功能；而心系里边的"心"则是虚化概念，代表着与心有连带关系的一系列的人体结构与相关功能。又如从命门概念派生出来的肾阳的概念，并不会对五行肾水的概念带来实质性的冲击。

1. 对医学理论的认识应有不同层次的区分

进入临床，我们认识到具体概念有虚实之别，如"心"既可以指实质的心脏，也可以指虚化的心系概念。这样就带来如何在临床中使用这些概念的问题。进一步推理就可以发现：概念的虚实转换也代表着这一概念在临床使用中可信度的变化，及对相关辅助条件的依赖。

现代循证医学体系中提出了证据等级的概念。认为基于随机对照方案的临床试验所做出的系统评价是最高级别的证据，为一级证据。而专家意见则仅仅定为五级证据。从临床角度看，某脏腑的功能由于其与主体脏腑关系的不同，在临床角度的价值与可靠度也不一样。如"心"有结构概念、功能概念、系统概念。结构概念是以心脏的具体结构形态所推理出来的，功能概念则是根据之前结构所推导出来的相关功能，而心的系统概念则是相关组织器官在临床研究上所表达的关联度。所以，结构概念、功能概念、系统概念进入临床分别构成一级功能证据、二级功能证据、三级功能证据，其在临床上的可靠程度是依次下降的。反之，因为可靠程度的下降，一级功能证据、二级功能证据、三级功能证据在临床使用的局限性依次增加，对外在条件的需求则依次增加。所以，当临床遇到这些概念时得想一想这种用法是否合理，存在条件是否充分，要选择性的使用。

2. 医学的认知模式

从本质上讲，中医理论模型并不是要说明这些结构具体功能是什么样的，而是要说明临床上身体的变化应该是以什么路径进行的。所以，类似于五行五脏的脏腑模型，本身只是对临床现象的解释。那么，在这个模型之中脏腑与其功能之间的关系是什么样的？将无关选项排除，所谓的关系无非只有3种，即直接关联关系（简称直接关联）、因果关系、相关关系。

直接关联关系指器官与它的功能因具体的结构而具有明确的联系。这种情况则有显性关联关系与隐性关联关系两种。显性关联关系，指肉眼可以看得到的关系。如肝与胆是直接联系的。肺主呼吸的功能来源于肺本身的结构，而且这种结构与功能之间的关系是肉眼可见的。心主血脉的功能也来源于心脏本身的结构，而且这种结构与功能之间具有肉眼可见的关联。隐性关联关系也是指物体之间的明确的物质性的联系，但这种联系肉眼不可见。如肾脏分泌促红素可以将肾与红细胞联系起来，但这种关联是肉眼无法看见的。

因果关系指物体在功能上所表现的效应，可以追溯到其本身的具体功能。如胰岛的功能与就是调节血糖的变化。所以，胰岛的功能与血糖变化具有因果关系。一般来说，胰岛功能下降，胰岛素分泌下降，会出现血糖高。而如果胰岛素分泌量升高，则血糖下降。这里又要明确两件事：一件是因为胰岛素的存在，胰岛与血糖的关系又是隐性的关联关系，因为胰岛素肉眼看不见。另一件则是因为胰岛素抵抗的存在，所以，胰岛素与血糖变化之间不是绝对关系，临床中有可能存在在胰岛素水平高同时伴有血糖升高的情况。

相关关系即指人体内独立的两个器官，或人体的不同功能在特定情况下表现出的关联度。如出汗与小便是两个不同的现象，但人在运动大汗之后会出现小便减少。在中医理论中也有类似的内容，如《素问·营卫生会》说夺血者无汗、夺汗者无血；《伤寒论》则将其进一步具体化，指出衄不可发汗，亡血家不可发汗。

在中国古代，因为手段限定，具体器官的功能与不同器官功能之间的关联度，除了极少数，如膀胱与尿、肝与胆的关系属于肉眼可见的直接关联关系，大部分内容只能依靠临床观察获得。显然，大部分依靠临床观察获得的结论本身即使是对的也需要基础医学的进一步确认。因为这种认识手段本身就属于相关关系的认识方式。西医学发展的早期也出现过类似的情况。匈牙利的产科医生塞麦尔维斯通过对产褥热的观察提出病原（病气）学说，建立了现代临床消毒体系。他的研究因为建立于直接的临床观察而不被人认同，最后他被认定为疯子，死于精神病院。当后人通过显微镜看到了细菌，才重新确立他在医学上的地位，尊称他为"母亲的保护神"。

中医是用来治疗疾病的，建立于临床观察之上的中医，说理显然非其所长。但这种理论认知上的分辨古人也有所察觉。

肝开窍于目就是个典型的相关关系的命题。以明·江瓘所著《名医类案·目》为例。文中荀牧仲常治"视一物为两"案，曰"孙真人云：目之系，上属于脑后，出于脑中"，指出目系与脑直接联系，可见目与肝并无直接联系。李东垣治疗"目翳暴生"先以肺肾治，后以经络调。可见肝与目并无明确的因果关系。孙真人治疗"卫才人眼疼案"诊为"肝血不通"。诸案多以肝胆为主论治目病，说明肝与目有相关关系。文中另有一案，即陈吉老治"视物歪斜"案。陈吉老认为是患者"醉中尝闪倒肝之一叶，搭于肺上，不能下。故视正物为斜"。后来的魏之琇则在注释中提出"肝去肺位甚远，安能上搭？语恐未确"。显然，陈吉老此案就是将肝与目的相关关系指认为因果关系，认为肝正则视物正，肝斜则视物斜。魏之琇则明白其中的道理，对陈氏的见解提出反对意见。但这并不影响此案为验案，而且具有普遍意义。

我始终认为，我们要做能够面向未来的中医师。明白了中医知识从何而来，也就可以借用西医学的知识重新理顺中医学的认识与理念。如肾与膀胱相表里，在中医体系中，它们本身属于相关关系。也许有人说，膀胱上有两个输尿管，很明显联络着肾与膀胱。对不起，这个古人真没发现。现存的脏腑图上，都是肾通过血管管道直接连着腹主动脉。膀胱就是一个圆圆的尿胞，下边有一个出口。所以，古书讲尿液的形成，都是津液渗入膀胱，产生尿液。所以，在传统中医中，肾与膀胱的关系就是相关关系。它们同处下焦，功能相关。现在我们知道，肾与膀胱的关系是直接关系，因为有输尿管将肾与膀胱联系在一起。同样道理，在古人的观念之中，肾与小便也是相关关系。肾虚就会小便频急，会夜尿多。现在我们知道，肾与小便是因果关系，小便本身就是肾中产生的。所以，我们可以借用西医学的知识深化传统中医从实践中得到的认识，完善利用疾病观察建立的理论模型。

从表面上看，中医理论已经被西医学拆得七零八落，但又偏偏屹立不倒。这是何故？无非是理论虽乱而临床疗效实佳。问题来了：理论若已经混乱，又如何能够保证良好的临床疗效？若临床疗效好，又如何能够容忍理论的混乱。正像我所认识的一个医生所说：为什么中医理论的来源如此混乱与不合理，但是临床疗效却又很好呢？正如五行脏腑理论所提示的，中医理论以具体的脏腑为依托，以阴阳五行学说为丝线，将众多的临床实践经验与观察线索串联起来，建立起一个相对稳定的人体生理病理模型。在现有的情况下，我们只能首先学习它、掌握它，保证临床疗效，然后才能在理解的状态下研究西医与中医的耦合之处。因为中医学知识来源于对临床现象观察的系统化，利用西医学的知识重新理解中医学的认识模型，只会使中医学的基础变得更加稳定，增加临床的有效性。

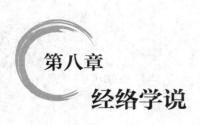

第八章

经络学说

学过中医的人都知道经络学说是中医理论的重要组成部分，经络理论也是中医体系中最具有实际操作价值的内容。不管是针刺、艾灸、按摩都离不了经络学说的知识。《医学入门》引张子和语，曰："不诵十二经络，开口动手便错。"但要说清经络学说到底是怎么一回事，那还真是"数不清，理还乱"。一方面，在经过了五六十年的基础理论摸索及实验室研究之后，我们仍然无法回答"经络是什么"；另一方面，利用经络学说可以有效地指导中医的临床实践，并可以取得良好的疗效。可是如果想一想西医学的巨大发展就会发现，仅仅是外科手术的实践，就已经给经络学说带来巨大困惑。在西医学中是不存在经络概念的。所以，曾经有学生问我经络是什么。我回答：经络是人体的一种客观存在。

第一节　经络学说的主体内容

经络学说实际上有两部分内容：一部分是关于经络的循行走向以及功能方面的知识，另一部分则是关于穴位的定位与主治功能方面的知识。中医基础理论所介绍的则是以经络为主体的内容。而经络是什么依然是每一个中医人都绕不过去的问题。

一、经络学说的基本概念

要想认识经络学说，理解经络学说，有效地运用经络学说，就必须从一个个具体的概念入手。

1. 认识经络学说

如果我们没有能力回答什么是经络，那就先来研究一下什么是经络学说。对此标准的解释是这样的：经络学说就是研究人体经络的概念、循行分布、生理功能、病理变化及其与脏腑、形体、官窍、气血津液之间相互关系的基础理论，是中医理论体系的重要组成部分。也就说，经络学说所研究的对象就是经络。其内容有 3 个方面：一是经络的主体，经络的概念、循行、分布，以及功能变化；二是经络与脏腑、形体、组织、器官的关系；三是如何用经络学说解决临床问题。

那么，什么是经络？经络的标准概念是这样的：经络是经脉和络脉的总称，是运行全身气血，联络脏腑形体官窍，沟通上下内外，感应传导信息的通路系统，是人体结构的重要组成部分。从这个概念来说，第一句话"经络是经脉和络脉的总称"才是全句的本体，后边的内容则是对经络功能的表达。我们可以将之理解为：经脉是经络系统中的主干，络脉是经脉的分支，两者相合网络周身，即是经络。

接下来的问题是什么是经脉。对于这个问题没有确切答案，我们只能根据古代的思想与认识，对此做进一步的解释，即经脉是经络的主体，它是经络之中比较粗大的主干部分。同理，什么是络脉？络脉就是经络的分支及细小的部分。还有一种解释：经是经常与稳定的意思，即经脉是经络体系中稳定出现的部分；而络脉则代表着不确定的部分。经脉有固定的循行方向，而络脉则是不确定的。所以，这种解释似乎也能说通。

以上的解释似乎很合理，但却有一个重大的逻辑问题：出现了"回文"。将以上内容简化，即看到这样的内容：经络是经脉与络脉的统称。经脉是经络的组成部分，络脉也是经络的组成部分。也就是说，这两句话，前后对调，互为对方的解释。如果经络是看得见摸得着的具体实物，这也算说得过去，但是经络本身又找不到具体的实体内核。所以这样的解释就是无效解释了。我们只能接着寻找下一个概念。

什么是脉？脉是水流通过的地方。古人有水脉、地脉之说。"脉"是会意字，一侧的肉月旁说明这个字所指代的是人体的组织；另一侧的永字则是水的异体字，说明脉就是人体内的水渠。从字形、字义可以理解，脉就是身体内水液流通的导管，所以它只能是血管。《针灸大成》指脉为"血理之分衺行体者"，或直言脉为"血理也"，即脉就是血管，它可以穿行于机体之内。可是在现代，如果有人说脉就是身体内的血管，可能旁听者都会不停地摇头。因为后人对脉的理论阐述与临床实践都不支持这个论断。

现在，我们在临床上大量使用着通过经络学说所建立的治疗学内容。显然，用简单的血管来解释脉是无法支撑起这个治疗体系的。例如我们给患者针刺治疗时，出血仅仅是个别现象；从穴位的功效来看，某穴可以清热，某穴可以安神，某穴益气养血，这些都是经脉的血管理论所无法解释的。中医学认为经络是运行全身气血，联络脏腑形体官窍，沟通上下内外，感应传导信息的通路系统，是人体结构的重要组成部分。显然，这是一个很大的概念。这个解释强调了经络有两个方面的作用：一方面是传递气血，另一方面是传导信息。这与血管的功能是不相符合的。可是，从《黄帝内经》对经脉功能的描述来看，将经脉界定为血管却是可以接受的。《灵枢·海论》曰："夫十二经脉者，内属于脏腑，外络于肢节。"意思是十二经脉向内联系着脏腑，向外则联系着躯干与肢节。《灵枢·本脏》曰："经脉者，所以行血气而营阴阳，濡筋骨，利关节者也。"意思是经脉的作用在于通行人体的气血津液，沟通阴阳，濡润筋骨，通利关节。一句话，经脉的作用就是给人体的组织提供营养，做好后勤。显然，这就是血管或循环系统的本职工作。所以，针对经络的实体与功能，《黄帝内经》时代的医家与现代中医之间的认识是有区别的。

2. 经络的基本组成

按照现有的经络学说理论，经络是由经脉与络脉组成的。经脉分为十二经脉与奇经八脉。络脉则分为十五络脉、浮络与孙络。

十二经脉即人体上下纵行的12条主要的经脉。它们内联脏腑，外络肢节。分别是手太阴肺经、手阳明大肠经、足阳明胃经、足太阴脾经、手少阴心经、手太阳小肠经、足太阳膀胱经、足少阴肾经、手厥阴心包经、手少阳三焦经、足少阳胆经、足厥阴肝经。每一条经脉又依其循行部位统辖了与其相联属的十二经别、十二经筋、十二皮部，构成完整的十二经络体系。从名称可以看出，这12条经脉之间具有手足、阴阳的对称关系。

十二经别是从同名经分出的纵行支脉。它从四肢肘膝关节以上部位分出，进入身体内部，同各经所络属的脏腑相联系，再浅出于体表。阳经经别浅出体表到头、颈等部位后仍归入同名的经脉，阴经经别在浅出体表后则与其相为表里的阳经经别相会合。

十二经筋是从属于十二经络的。明·张介宾提出："十二经脉之外而复有所谓经筋者，何也？盖经脉营行表里，故出入脏腑，以次相传。经筋联缀百骸，故维络周身，各有定位。虽经筋所行之部，多与经脉相同，然具所结所盛之处，则唯四肢溪谷之间为最，以筋会于节也。"也就是说十二经筋联系人体的躯干四肢，它以四肢关节为节聚点，在四肢肌肉丰厚的部分分部最广。现在我们已经明确，经筋的主体就是肌肉、韧带与腱膜。当人们以十二经络为导向将其划分时，即成为十二经筋。

十二皮部也从属于十二经络。将人体的表皮按十二经络的走行进行分割即成为十二皮部。《素问·皮部论》云："欲知皮部，以经脉为纪者，诸经皆然。"

十二经脉与其相联属的十二经别、十二经筋、十二皮部一起组成完整的十二经脉系统。

奇经八脉的走向与十二经络不同。它们也有沟通身体内外、上下、前后气血的作用，但它们不入脏腑，也无表里配合关系，故称为奇经，以其共有8种即称为奇经八脉。此八脉即任脉、督脉、冲脉、带脉、阴跷脉、阳跷脉、阴维脉、阳维脉。其中，冲脉、任脉、督脉、带脉都只有一条脉；而阴跷脉、阳跷脉、阴维脉、阳维脉则两边对称，身体左右各有一条。从历史沿革上讲，十二经脉体系在《黄帝内经》时就已经非常完善了，而奇经八脉在《难经》中才真正形成。从功能作用的角度讲，十二经脉以脏腑为基础输出气血能量，奇经八脉是人体内部气血的调节器。《难经·二十八难》有言："比于圣人图设沟渠，沟渠溢满，流于深湖"。

络脉从经脉分出，联系人体各个经脉之间的空隙。一般认为，络脉分布于正经之间，是填补、联系经脉与躯体表面的脉，分为十五络脉、浮络与孙络。

其中十二经脉和任、督二脉各自别出一络，加上脾之大络，共计15条，称为十五络脉。任脉、督脉的别络以及脾之大络主要分布在头部与躯干。任脉的别络从鸠尾分出后散布于腹部；督脉的别络从长强分出后散布于头，左右别走足太阳经；脾之大络从大包分出后散布于胸胁，沟通了腹、背和全身经气。

从十五络脉分出的更为细小的分支称为孙络，它的作用也是输布气血。

浮络则是络脉浅出的部分。《素问·皮部论》言"视其部中有浮络者"，即浮络是络脉浅出的可见的部分。

络脉的作用也是沟通表里内外，运行气血。其中十二正经的络脉均从本经四肢肘膝关节以下的络穴分出，走向与其相表里的经脉，即阴经别走于阳经，阳经别走于阴经，加强了十二经脉中表里两经的联系，沟通了表里两经的经气，补充了十二经脉循行的不足。

有意思的是，络脉是可大可小的。有一种刺络疗法，在身体表面特定的区域寻找扩张的微小静脉，将其刺破放血治疗疾病。中医将这种微小静脉叫作瘀络，这些细小静脉在正常情况下是不显形的，只在病理情况下才会扩张。也有比较极端的例子，如下肢的大隐静脉，正常情况下，位于皮下，形体细长，清晰可见。在疾病状态下则变得迂曲而粗大，甚至状如蚯蚓。这就是西医中的"下肢静脉曲张"，用刺络放血疗法治疗可以取得一定的疗效。这种刺络疗法也叫作刺血疗法。从这个事例我们可以得到两个结论：其一，经脉的"经"字可以用"正常、稳定"来解释，经脉就是不容易出现变异的"脉"；其二，所谓的络脉就是血管。而如果络脉是血管，那么经脉也只能是血管。所以，经络是什么这个问题还得向后放。

3. 经络的循行规律

在前文提到十二经脉的组成，十二经脉以"肺大胃脾心小肠，膀肾包焦胆肝脏"的顺序相连，再在肝经处连于肺经，这样人体十二经脉的流动与传递就变成一个封闭循环的系统，从而能够有效地指导人体气血的传递。

从西医学角度看，这是一个很有意思的问题。因为在西医学体系中，人体的调控系统都是有一个核心的。如循环系统以心脏为核心，神经系统以大脑与脊髓为核心。本质上，循环系统与神经系统都是封闭体系，作为对照的是古西医学中的血液流动体系，它不是封闭的，而是开放的，血液从肝脏产生流入心脏，再从心脏流入外周的组织，最后完全消耗掉。哈维打破了此种理论的禁锢，创立了血液循环论。因为这样的血液运行、能量消耗方式是不可持续的。作为对照，中医理论之中以气血周行为特点的十二经脉循行方式因为损耗较少，就有可能成为一个很好的说理工具而被保留下来。

《难经·一难》曰："人一日一夜，凡一万三千五百息，脉行五十度，周于身。"指出一昼夜之间气血在脉中运行50个完整的周期。《难经·二十三难》更进一步提出"皆因其原，如环无端，转相灌溉"，指出十二经脉的作用是运行气血，灌溉五脏四肢百骸；特点是"如环无端"，即是一个封闭系统。而"如环无端"这4个字，还出现于《素问·六节藏象论》，书曰："五运之始，如环无端。"说明基于对天地运行规律的研究，中国古人很早就有了"循环"的认识。

如果经脉之间具有内外出入的循环关系，其数量就必然是偶数。这样经脉才会有出入、内外、上下、手足的对应关系。

从经脉关系看，手太阴肺经和手阳明大肠经为一组，手少阴心经和手太阳小肠经为一组，手厥阴心包经与手少阳三焦经为一组，足少阴肾经和足太阳膀胱经为一组，足太阴脾经与足阳明胃经为一组，足厥阴肝经与足少阳胆经为一组，它们之间分别以阴阳之分互为对待。这是第一类经脉对应关系。同样道理，手太阴肺经与足太阴脾经为一组，手少阴心经与足少阴肾经为一组，手厥阴心包经与足厥阴肝经为一组，手太阳小肠经与足太阳膀胱经为一组，手阳明大肠经与足阳明胃经为一组，手少阳三焦经与足少阳胆经为一组，它们之间分别以上下、手足之分互为对待。这是第二类经脉对应关系。

关于经络对应，《黄帝内经》的表达清晰简练。《素问·血气形志》曰："足太阳与少阴为表里，少阳与厥阴为表里，阳明与太阴为表里，是为足阴阳也。手太阳与少阴为表里，少阳与心主为表里，阳明与太阴为表里，是为手之阴阳也。"

将十二经脉以上下、手足、内外、阴阳分类，即形成了手三阳经、手三阴经、足三阳经、足三阴经。《灵枢·逆顺肥瘦》曰："手之三阴，从脏走手；手之三阳，从手走头；足之三阳，从头走足；足之三阴，从足走腹。"

人体头面部的经脉分布为手足阳明经主要行于面部，手足少阳经主要行于头侧部，手太阳经行于面颊，足太阳经行于头枕部，足厥阴肝经与督脉会于头顶。

四肢部的经脉循行分布是阴经行于内侧面，阳经行于外侧面。手三阳经位于上肢的外侧面，阳明在前，少阳在中，太阳在后。手三阴经行于上肢的内侧面，太阴在前，厥阴在中，少阴在后。足三阳经行于下肢的外侧面，阳明在前，少阳在中，太阳在后。足三阴经位于下肢的内侧面，以内踝尖上8寸为分界点，内踝尖上8寸以上，太阴在前，厥阴在中，少阴在后；内踝尖上8寸以下，厥阴在前，太阴在中，少阴在后。这些经脉走向如下：手三阴经从胸部经上肢的阴面走向上肢的末端；手三阳经从上肢的末端顺上肢阳面上行于头部；足三阳经从头部下行，经躯干到达身体的下肢阳面，最后到达下肢的末端；足三阴经从下肢的末端经下肢的阴面到达胸腹部。

躯干部手三阴经均从胸部上行达于腋下，手三阳经则从肩背部上行于颈肩部位。足三阳经则是阳明经行于身前，在胸腹部；太阳经行于身后，在后背部；少阳经行于躯干的侧面，在胁肋部。足三阴经均行于腹胸面，在胸腹交接，这也是一个完整个的封闭体系。行于腹部的经脉自内向外依次为足少阴肾经、足阳明胃经、足太阴脾经和足厥阴肝经。

如果人正立，双手高举体位站立，人身气血，在身体的阴面都是顺着阴经向上走的，在身体的阳面则是顺着阳经向下而行的。所以人体气血运行的规律是"阴升阳降""遇脏而升，遇腑而降"。

前边讲的是经络在空间结构方面的分布。气血在经络之中的分布也与时间有关。古人将十二经脉分属于一日的12个时辰，这就形成了"子午流注"歌曰："肺寅大卯胃辰宫，脾巳心午小未中，申胱酉肾心包戌，亥焦子胆丑肝通"。寅时是手太阴肺经所主之时，卯时是手阳明大肠经所主之时，辰时是足阳明胃经所主之时，巳时是足太阴脾经所主之时，午时是手少阴心经所主之时，未时是手太阳小肠经所主之时，申时是足太阳膀胱经所主之时，酉时是足少阴肾经所主之时，戌时是手厥阴心包经所主之时，亥时是手少阳三焦经所主之时，子时是足少阳胆经所主之时，丑时是足厥阴肝经所主之时。

《素问·热论》曰："伤寒一日，巨阳受之，故头项痛，腰脊强。二日阳明受之，阳明主肉，其脉挟鼻，络于目，故身热目疼而鼻干，不得卧也。三日少阳受之，少阳主胆，其脉循胁络于耳，故胸胁疼而耳聋。三阳经络皆受其病，而未入于脏者，故可汗而已。四日太阴受之，太阴脉布胃中，络于嗌，故腹满而溢干。五日少阴受之，少阴脉贯肾，络于肺，系舌本，故口燥舌干而渴。六日厥阴受之，厥阴脉循阴器而络于肝，故烦满而囊缩。三阴三阳，五脏六腑皆受病，荣卫不行，五脏不通，则死矣。"这段内容也是经络学说在时间上的相互承接关系的表达。而这6条经脉从症状看属于足之六经。

与此有承接关系的则是张仲景《伤寒论》之六经辨证体系。张仲景将外感疾病发展变化归纳成6大类症候群。以病变部位、寒热趋势、邪正变化，分别归入太阳、阳明、少阳、太阴、厥阴、少阴六经。张仲景认为外感风寒一日太阳，二日阳明，三日少阳，四日太阴，五日少阴，六日厥阴经尽，并以此为主干建立了完整的六经辨证治疗体系。

4. 经络的作用

谈到经络的作用，还是要从经络的结构说起。经络首先是一些通道，它的运行于人体周身，上下、内外、表里、阴阳，无所不至。《灵枢·海论》曰："夫十二经脉者，内属于腑脏，外络于肢节。"这就是经络的结构特征。在经络之内运行的则是气血津液，《灵枢·本脏》曰："经脉者，所以行血气而营阴阳，濡筋骨，利关节者也。"经络的作用是给人体的组织提供营养。现代中医则又强调了经络在人体的各个组成部位之间传递信息的作用。

从直观的角度看，十二经络将人体表面划分成不同的区间，这样当我们治疗疾病时，特别是用外治法治疗疾病时，就有了定位诊断的可能。进入临床就会发现，中医内科医生与针灸医生的认识模式是有区别的。中医内科医生更倾向于从病理的角度判断病情。如膝关节痛，内科医生会考虑这个病是寒证还是热证，是虚证还是实证，是肝肾病变还是脾肾病变，有无夹湿，有无夹痰，有无夹瘀。针灸科的医生考虑更多的是这个病属哪条经脉所主，属阴经还是属阳经，是足阳明胃经的问题还是足太阴脾经的问题，近端取穴如何配穴，远端取穴如何配穴。当然，很多情况下内科也有引经报使的用药方法，这时也需要注意经络学说对人体部位的划分。

西医诊断疾病多以关节面来定位，在身体内部则以各个不同的脏器来表达对疾病的位置及状态的描述。中医对疾病定位时，往往将内部的脏器与体表的状态进行连贯一体化的叙述。例如慢性胆囊炎，从西医角度讲就是胆囊发炎了；中医既可以表达为胆腑湿热，也可以表达为足少阳胆经病变，并进而在体表上寻找胆囊穴来治疗。中医的这种表述即建立于经络理论的认识之上。每一条经络都有其相对应的脏腑，也有其特定的体表部位的分属。通过经络理论的联系，建立体表–内脏相关关系理论，为诊断及治疗疾病提供了更多的可能性。如心脏疾患的患者前臂内侧会感到不适。按经络理论，前臂内侧是手厥阴心包经所属的区间，所以如果患者经常出现这个区域冷痛不适，就可能有心脏病，此区域也有治疗心脏病的主穴内关穴。

通过经络学说建立的体表–内脏的关联关系，使中医"司外揣内，以外治内"的认知理念成为可能。体表–内脏的关联关系可以是直观的，例如前臂内侧是心脏的反射区，但是更多内容却没有如此直观的表现，如胆囊与胆囊穴的关系就无法通过直观观察来获得，而只能通过临床实践来获取，并通过经络理论来解释。

二、十二经脉的主体内容

本节论述十二经脉的主体内容，包括十二经脉的循行路线及相对应的疾病内容。

1. 十二经脉的循行及所主病证

主要内容见于《灵枢·经脉》。

手太阴肺经：

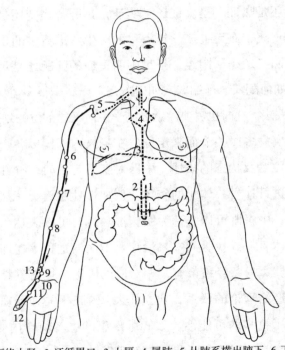

1.起于中焦，下络大肠 2.还循胃口 3.上膈 4.属肺 5.从肺系横出腋下 6.下循臑内，行少阴、心主之前 7.下肘中 8.循臂内上骨下廉 9.入寸口 10.上鱼 11.循鱼际 12.出大指之端 13.其支者，从腕后直出次指内廉，出其端

图例 ——本经有穴通路 ----本经无穴通路 ○本经腧穴 △他经腧穴

图8-1-1 手太阴肺经循行示意图

◎ 经脉循行

原文 肺手太阴之脉，起于中焦，下络大肠，还循胃口，上膈属肺，从肺系横出腋下，下循臑内，行少阴、心主之前，下肘中，循臂内上骨下廉，入寸口，上鱼，循鱼际，出大指之端；其支者，从腕后直出次指内廉，出其端。

肺手太阴之脉，从中焦上腹部起始，向下行走环绕大肠之后，返回向上，循着胃上口贲门的方向，向上通行，穿过横膈，属于肺。再从肺部顺喉管的位置横出腋下，走到上臂内侧，在手少阴心经与手厥阴肝经之前运行，向下到达肘中，顺着前臂内侧桡骨的内侧缘进入腕前寸口的位置，循着手掌鱼际的方向前出大拇指的尖端。它的支脉从手腕后分出，前出食指尖端内侧，与手阳明大肠经相接。

这段内容说明手太阴肺经起于中焦，与其相关脏腑有大肠、肺、胃。其主脉的终端为手之大指，有分支在食指与手阳明大肠经相承接。

◎ 相关病症

原文 是动则病肺胀满，膨膨而喘咳，缺盆中痛，甚则交两手而瞀，此为臂厥。

手太阴肺经的脉动点出现异常则是肺出了问题。表现为肺部胀满，胸部膨隆，咳嗽气喘，缺盆（肺尖的位置）中痛；严重的话，患者会双手抱拢，缩成一团，叫作臂厥。

原文 是主肺所生病者，咳，上气喘喝，烦心胸满，臑臂内前廉痛厥，掌中热。

本条经脉所主管的疾病都与肺相关，如咳嗽，气短，呼吸急促，心情烦躁，胸部胀满，前臂内侧拘急、疼痛、发冷，掌心发热。

"主肺所生病"这几个字，在更早的"马王堆医书"里是没有的。很显然这种表述方法是从肺手太阴经这个概念中提取出来的。其所列的症状首先就是与肺相关的症状，如咳嗽、气短、气喘、心烦、胸闷、胸胀；其次是与经脉循行相关的内容，如上肢桡侧疼痛、发冷，手心发热。

◎ 辨证论病

原文 气盛有余，则肩背痛风寒，汗出中风，小便数而欠。气虚则肩背痛寒，少气不足以息，溺色变。

如果本经气机旺盛而有余就会外受风寒出现肩背疼痛，汗出，畏风，小便频数而量少。如果本经气虚则会出现肩背疼痛，内寒怕冷，呼吸短促，小便颜色改变。这里出现的"气盛"与"气弱"这两个判断不是从症状出发的。这些症状是判断的结果，而不是判断的出发点。所以，一定有一个特定的方法来完成这个判断。

◎ **治疗原则**

原文 为此诸病，盛则泻之，虚则补之，热则疾之，寒则留之，陷下则灸之，不盛不虚，以经取之。

类似的这些病症，邪气盛用泻法，正气虚用补法；病势属热的用疾刺的手法，属寒的用留针的手法；脉气虚而下陷的用灸法，不实不虚的用平补平泻的手法。

这一段话就是老生常谈了，下边的每一经文字中都会出现，是为了强调针灸治疗的基本原则是"实则泻之，虚则补之，热则疾之，寒则留之"。在后世，这一内容进一步泛化成为中医方药的治疗原则。

原文 盛者，寸口大三倍于人迎；虚者，则寸口反小于人迎也。

手太阴肺经经气旺盛的实证，寸口脉比人迎脉大三倍；手太阴肺经经气不足的虚证，寸口脉反小于人迎脉。

对经脉盛虚的判断方法是看寸口脉与人迎脉搏动力度的比例。手太阴肺经病证此二者之间的比例差额为3。

手阳明大肠经：

◎ **经脉循行**

原文 大肠手阳明之脉，起于大指次指之端，循指上廉，出合谷两骨之间，上入两筋之中，循臂上廉，入肘外廉，上臑外前廉，上肩，出髃骨之前廉，上出于柱骨之会上，下入缺盆，络肺，下膈，属大肠。其支者，从缺盆上颈，贯颊，入下齿中，还出挟口，交人中，左之右，右之左，上挟鼻孔。

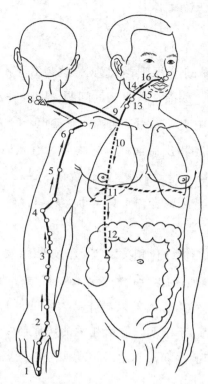

1.起于大指次指之端　2.循指上廉，出合谷两骨之间，上入两筋之中　3.循臂上廉　4.入肘外廉
5.上臑外前廉　6.上肩　7.出髃骨之前廉　8.上出于柱骨之会上　9.下入缺盆　10.络肺　11.下膈
12.属大肠　13.其支者，从缺盆上颈　14.贯颊　15.入下齿中　16.还出挟口，交人中，左之右，
右之左，上挟鼻孔

图8-1-2　手阳明大肠经循行示意图

　　大肠手阳明之脉，起于食指尖端，沿着食指的桡侧，通过合谷穴处第1掌骨与第2掌骨分界的位置向上进入腕上两筋之间的凹陷处，沿前臂上方（桡侧），至肘外侧，再沿大臂的前外侧上至肩膀，出肩的前缘，再向后折返到肩胛骨，与诸阳经在脊椎骨的大椎穴相会。再向前下方入缺盆，联络肺脏，向下贯穿膈膜，隶属于大肠。它的支脉从缺盆上走颈部，穿过颊部的孔隙，向前下方进入齿龈，再回转绕至上唇，左右两脉交会于人中，左脉向右，右脉向左，上行交叉于鼻孔两侧，与足阳明胃经相接。

　　手阳明大肠经起于食指之端，在大指之端与手太阴肺经相交。与其相关的脏腑有肺与大肠。其主脉的终点则在大肠，这里已经是下焦属地。它的支脉则在鼻翼与足阳明胃经相承接。

◎ **相关病症**

原文 是动则病齿痛颈肿。

手阳明大肠经的脉动点出现异常感觉，就会出现牙龈疼痛，颈项肿痛。

这里恰恰出现了"颜面合谷收"的问题，即合谷穴是治疗牙痛的重要穴位。合谷穴也是手阳明大肠非常明确的脉动点。今人黄龙祥著《黄龙祥看针灸》一书中，明确指出颌面痛、牙疼与合谷穴压痛的关联度。这样，我们得到手阳明大肠经"是动则病"的位置在合谷穴。

原文 是主津液所生病者，目黄口干，鼽衄，喉痹，肩前臑痛，大指次指痛不用。

本经主管的是与津液变化相关的疾病，如眼睛发黄，口干，鼻流清涕或出血，咽喉肿痛，肩前与上臂作痛，拇指、食指疼痛而活动不利。

这些内容都是与经络相关的疾病，与大肠的消化功能没有太大关系。这样我们就可发现大肠手阳明之脉所相关的病症与大肠腑本身没有太大关系，全都是经络方面的内容。其中，是动病与相关症状齿痛、颈肿的关联度可以从临床观察中得出。

◎ **辨证论病**

原文 气有余，则当脉所过者热肿，虚则寒栗不复。

本经的气机旺盛而有余的时候，经脉所经过的地方就会出现灼热和肿胀。本经的气机虚损而无力时，就会时时怕冷，寒战。

◎ **治疗原则**

原文 为此诸病，盛则泻之，虚则补之，热则疾之，寒则留之，陷下则灸之，不盛不虚，以经取之。

类似这些病症，邪气盛用泻法，正气虚用补法；病势属热的用疾刺的手法，属寒的用留针的手法；脉气虚而下陷的用灸法，不实不虚的用平补平泻的手法。

原文 盛者，人迎大三倍于寸口；虚者，人迎反小于寸口。

手阳明大肠经经气旺盛的实证，人迎脉比寸口脉大3倍；手阳明大肠经经气不足的虚证，人迎脉反小于寸口脉。

足阳明胃经：

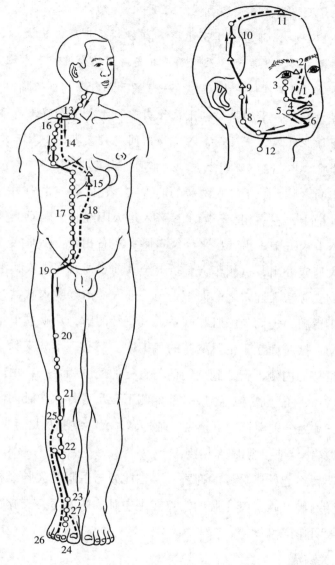

1.起于鼻，交频中　2.旁约太阳之脉　3.下循鼻外　4.入上齿中　5.还出挟口，环唇　6.下交承浆　7.却循颐后下廉，出大迎　8.循颊车　9.上耳前，过客主人　10.循发际　11.至额颅　12.其支者，从大迎前下人迎，循喉咙　13.入缺盆　14.下膈　15.属胃络脾　16.其直者，从缺盆下乳内廉　17.下挟脐，入气街中　18.其支者，起于胃口，下循腹里，下至气街中而合　19.以下髀关　20.抵伏兔　21.下膝膑中　22.下循胫外廉　23.下足跗　24.入中指内间　25.其支者，下廉三寸而别　26.以下入中指外间　27.其支者，别跗上，入大指间，出其端

图8-1-3　足阳明胃经循行示意图

◎ 经脉循行

原文 胃足阳明之脉，起于鼻，交頞中，旁约太阳之脉，下循鼻外，入上齿中，还出挟口，环唇，下交承浆，却循颐后下廉，出大迎，循颊车，上耳前，过客主人，循发际，至额颅。其支者，从大迎前下人迎，循喉咙，入缺盆，下膈，属胃络脾。其直者，从缺盆下乳内廉，下挟脐，入气街中。其支者，起于胃口，下循腹里，下至气街中而合。以下髀关，抵伏兔，下膝膑中，下循胫外廉，下足跗，入中指内间。其支者，下廉三寸而别，以下入中指外间。其支者，别跗上，入大指间，出其端。

胃足阳明之脉，起于鼻孔两旁的迎香穴，在此处与手阳明大肠经相承接，并由此而上，左右相交于頞中，旁入足太阳经脉。顺双侧鼻翼的外侧下行，进入上齿缝中，再转出来环绕口唇，左右相交于承浆穴，退回腮后下方，从大迎穴外出，过颊车穴，折上至耳前，通过客主人，沿发际到达额颅。它的支脉从大迎穴之前向下走至人迎穴，沿喉咙入缺盆，向下穿过膈，归属于胃腑，进而与脾脏相联系。其直行的脉，从缺盆下行于乳房的内侧，再向下挟脐而入于毛际两旁的气街中。又有一个分支脉，起于胃的下口，顺腹部的内侧下行，到气街前与直行的经脉相合，再由此下行至髀关穴，过伏兔，下至膝盖，沿胫骨前外侧下至足背，入中趾内侧。另一支脉从膝下三寸处分别而行，下至足中趾外侧。又一支脉从足背进入足大趾，直出大趾尖端，与足太阴脾经相接。

足阳明胃经起始于鼻翼的迎香穴，在此处与手阳明大肠经相承接。所相关的脏腑有脾与胃。其主脉的终点在足中趾的内侧。有支脉在足大趾的末端与足太阴脾经相交。

◎ 相关病症

原文 是动则病洒洒振寒，善呻数欠，颜黑，病至则恶人与火，闻木声则惕然而惊，心欲动，独闭户塞牖而处，甚则欲上高而歌，弃衣而走，贲响腹胀，是为骭厥。

足阳明胃经的脉动点出现异常，就会出现发冷颤抖，好呻吟，打呵欠，额部暗黑。在相关疾病发作时，还会不愿意见人与火光，听到木头相碰的声音就会惊悸害怕，心跳心慌，喜欢关门闭窗，独住屋内。病情发作严重时就会站在高处呼喊，不穿衣服到处乱跑，并且有腹胀、肠鸣等症状，这种情况就叫作骭厥。

足阳明胃经是动病出现了大量的精神和意识方面的问题，如怕人、怕光、怕声，登高而歌，弃衣而走等。如果考虑到胃经的主脉在头面，则其与精神意识关系密切就不奇怪了。

原文 是主血所生病者，狂，疟，温淫汗出，鼽衄，口㖞，唇胗，颈肿，喉痹，大腹水肿，膝膑肿痛，循膺、乳、气街、股、伏兔、骭外廉、足跗上皆痛，中指不用。

本经所主管的是与血的变化相关的病变。例如狂躁不安，疟疾，持续高热，大汗淋漓，鼻涕带血，口角歪斜，口唇生疮，颈部肿痛，咽喉不利，上腹部出现水肿，膝盖肿痛，沿侧乳部、气街、大腿前缘、伏兔、足胫外侧、足背等处出现疼痛，足中趾不能屈伸。

所生病也有一部分属精神和意识方面，比如"狂疟"；一部分为热症，如"温淫汗出"；剩下全部为经脉循行相关的问题，如"鼽衄，口㖞，唇胗，颈肿，喉痹，大腹水肿，膝膑肿痛"。

◎ 辨证论病

原文 气盛，则身以前皆热，其有余于胃，则消谷善饥，溺色黄。气不足，则身以前皆寒栗，胃中寒则胀满。

本经的经气旺盛而有余时候，即主实证，表现为身体的胸腹部有发热的感觉；若是胃气旺盛，就会出现消化快，容易饥饿，小便发黄的症状。当本经的经气出现虚损不足之时，即主虚证，表现为胸腹部位发冷；若胃中有寒就会有腹胀的症状。

在临床中这些问题都非常常见。胸腹的部位自觉发热，治疗就以清热为主，可予白虎汤清其燥热。若胃脘气虚而怕冷则可用理中汤。

足阳明胃经所牵涉的病症一方面与经络的走行相关，一方面与消化功能相关。可以看到，《灵枢》的作者在写病症时，有意识将脾胃分开，但从症状本身来看，我们其实很难分清哪些症状归脾管，哪些症状归胃管。

◎ 治疗原则

原文 为此诸病，盛则泻之，虚则补之，热则疾之，寒则留之，陷下则灸之，不盛不虚，以经取之。

这些病症，邪气盛用泻法，正气虚用补法；病势属热的用疾刺的手法，属寒的用留针的手法；脉气虚而下陷的用灸法，不实不虚的病症用平补平泻的手法。

原文 盛者，人迎大三倍于寸口；虚者，人迎反小于寸口也。

足阳明胃经经气旺盛的实证，人迎脉比寸口脉大3倍；足阳明胃经经气不足的虚证，人迎脉反小于寸口脉。

比较有意思的是，足阳明胃经跟精神意识关系非常大。精神分裂症、躁狂症这些病很多情况下都是要从足阳明胃经入手处理的。在古书之中，处理躁狂症最常用的中药就是大黄。一方面，腹泻之后，人就没劲了；另一方面，阳明经多气多血，把阳明经的热气泻出，患者也就会安定了。所以在古代中医医案中经常可以看到利用通腑泄热的方法治疗精神失常的案例。

西医学有"肠脑"的概念，认为在消化道所属的神经系统之中，相关神经细胞可以产生大脑赖以运转和控制的所有物质，如血清素、多巴胺、谷氨酸、去甲肾上腺素、一氧化氮等。在消化道肠脑中，还存在多种被称为神经肽的脑蛋白、脑啡肽以及对神经起显著作用的化学物质。所以，人体消化道功能及肠道内微生物的状态与人的情绪意识思维有极为密切的关系。从这个角度出发，足阳明胃经中所提到的"胃"就不能简单地理解成为解剖意义上的"胃"，它所指代的是整个消化道。

足太阴脾经：

◎ 经脉循行

原文 脾足太阴之脉，起于大指之端，循指内侧白肉际，过核骨后，上内踝前廉，上腨内，循胫骨后，交出厥阴之前，上膝股内前廉，入腹，属脾络胃，上膈，挟咽，连舌本，散舌下。其支者，复从胃别上膈，注心中。

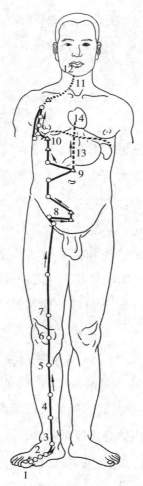

1.起于大指之端，循指内侧白肉际　2.过核骨后　3.上内踝前廉　4.上腨内　5.循胫骨后　6.交出厥阴之前　7.上膝股内前廉　8.入腹　9.属脾，络胃　10.上膈　11.挟咽　12.连舌本，散舌下　13.其支者，复从胃别上膈　14.注心中

图8-1-4　足太阴脾经循行示意图

　　脾足太阴经脉，起于足大趾的尖端，在此处与足阳明胃经相承接。沿着大趾内侧赤肉与白肉的分界处，经过大趾后的骨结，向后上方行走，通过于内踝的前方，再上行于小腿肚的内侧，顺胫骨后侧缘与厥阴肝经交叉，出到肝经之前，向上通过膝关节与大腿内侧的前缘，向上直达腹内，入属脾脏，联络胃腑，向上穿过膈，从双侧挟咽喉上行，连通于舌根，散于舌下。它的支脉又从胃腑分别而行，注于心中，与手少阴心经相接。

足太阴脾经起于足大趾的尖端。相关联的脏腑有脾、胃、心。其主脉的终点在舌下，有支脉在心中与手少阴心经相承接。

◎ **相关病症**

原文 是动则病舌本强，食则呕，胃脘痛，腹胀善噫，得后与气则快然如衰，身体皆重。

足太阴脾经的脉动点出现异常感觉，患者就会出现舌根僵硬，进食则吐，胃脘疼痛，腹内胀满，时有嗳气。在大便或矢气以后，会觉得身体非常轻快，平时则会觉得身体沉重。

脾经是动病以胃脘不适的症状为主，如食呕、胃痛、腹胀等。这与现代中医认为脾主消化的基本认识相符。相对来说，脾经所主之病以运化功能障碍为主。而前文所述足阳明胃经所主之病却以消化吸收功能失调为主，出现消谷善饥等症状。这一点与五行脏腑理论中对脾胃功能的定位有偏差。

原文 是主脾所生病者，舌本痛，体不能动摇，食不下，烦心，心下急痛，溏瘕泄，水闭，黄疸，不能卧，强立，股膝内肿厥，足大指不用。

本经所主管的是与脾脏功能相关的病症。如舌根疼痛，身体转侧不利，食欲不振，心烦不安，心下疼痛剧烈，大便溏泄或小便不通，黄疸，不能安睡，站立困难，股膝部内侧肿胀以至厥冷，足大趾不能活动等。

这段文字虽说是描写与脾相关的病症，但内容则基本是循着经络走行描述的。从舌本一直讲到了足大趾。中间多了部分与水相关的疾病，如溏瘕泻、水闭、黄疸、股膝内肿厥则是脾功能异常引起的水湿功能障碍。

◎ **治疗原则**

原文 为此诸病，盛则泻之，虚则补之，热则疾之，寒则留之，陷下则灸之，不盛不虚，以经取之。

这些病症，邪气盛用泻法，正气虚用补法；病势属热的用疾刺不留针的手法，属寒的用留针的手法；脉气虚而下陷的用灸法，不实不虚的病症用平补平泻的手法。

原文 盛者，寸口大三倍于人迎；虚者，寸口反小于人迎。

足太阴脾经经气旺盛的实证，寸口脉比人迎脉大3倍；足太阴脾经经气不足的虚证，寸口脉反小于人迎脉。

手少阴心经：

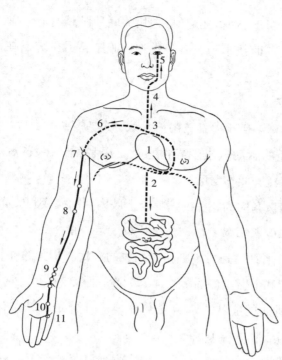

1.起于心中，出属心系　2.下膈，络小肠　3.其支者，从心系　4.上挟咽　5.系目系　6.其直者，复从心系却上肺，下出腋下　7.下循臑内后廉，行太阴、心主之后　8.下肘内，循臂内后廉　9.抵掌后锐骨之端　10.入掌内后廉　11.循小指之内，出其端

图8-1-5　手少阴心经循行示意图

◎ **经脉循行**

原文　心手少阴之脉，起于心中，出属心系，下膈，络小肠。其支者，从心系上挟咽，系目系；其直者，复从心系却上肺，下出腋下，下循臑内后廉，行太阴、心主之后，下肘内，循臂内后廉，抵掌后锐骨之端，入掌内后廉，循小指之内，出其端。

心手少阴之脉，起于心脏之中，外出从属于心的脉络，向下通过膈肌，络属于小肠。它的支脉顺从属于心系的脉络向上穿行，从两侧夹着咽喉，再向上联系到眼睛。另有一个直行的经脉，顺着心系上行到达肺部，向下横向走行，穿出腋下，沿上臂内侧的后缘到达掌后小指侧高骨的尖端，进入掌内后侧，沿着小指的内侧至指端，与手太阳小肠经相承接。

手少阴心经起于心脏之内。与它相关联的脏腑有心、肺、心包络、小肠。其主脉的终点即在小肠，有分支到达眼睛，另一分支在手小指的内侧与手太阳经相交接。

◎ 相关病症

原文 是动则病嗌干心痛，渴而欲饮，是为臂厥。

手少阴心经的脉动点出现异常感觉，患者就会出现喉咙发干、心痛、口渴想喝水的症状，叫作臂厥。

这种病叫臂厥是因为相关的病症与上肢内侧的病变相关联。

原文 是主心所生病者，目黄，胁痛，臑、臂内后廉痛厥，掌中热痛。

本条经脉所主管的是与心脏功能相关的病症。相关的症状有眼睛发黄，两胁疼痛，上臂和下臂内侧后缘疼痛、厥冷，掌心热痛等症状。

显然文中所述的症状一部分是热症，一部分是经络循行所过的症状，这两个部分都与心脏本病关系不大。

◎ 治疗原则

原文 为此诸病，盛则泻之，虚则补之，热则疾之，寒则留之，陷下则灸之，不盛不虚，以经取之。

这些病症，邪气盛用泻法，正气虚用补法；病势属热的用疾刺的手法，属寒的用留针的手法；脉气虚而下陷的用灸法，不实不虚的用平补平泻的手法。

原文 盛者，寸口大再倍于人迎；虚者，寸口反小于人迎也。

本经实证，寸口脉比人迎脉大两倍；本经虚证，寸口脉反比人迎脉小。

手太阳小肠经：

◎ 经脉循行

原文 小肠手太阳之脉，起于小指之端，循手外侧上腕，出踝中，直上循臂骨下廉，出肘内侧两骨之间，上循臑外后廉，出肩解，绕肩胛，交肩上，入缺盆，络心，循咽，下膈，抵胃，属小肠。其支者，从缺盆循颈，上颊，至目锐眦，却入耳中；其支者，别颊上䪼，抵鼻，至目内眦，斜络于颧。

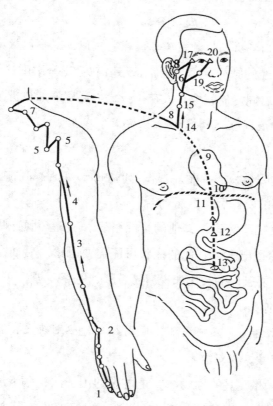

1.起于小指之端　2.循手外侧上腕，出踝中　3.直上循臂骨下廉，出肘内侧两骨之间　4.上循臑外后廉　5.出肩解　6.绕肩胛　7.交肩上　8.入缺盆　9.络心　10.循咽　11.下膈　12.抵胃　13.属小肠　14.其支者，从缺盆　15.循颈　16.上颊　17.至目锐眦　18.却入耳中　19.其支者，别颊上䪼，抵鼻　20.至目内眦，斜络于颧

图8-1-6　手太阳小肠经循行示意图

小肠手太阳之脉，起于手小指的尖端，沿手外侧上入腕部，过锐骨直上，沿前臂骨下缘出肘侧两骨之间，再上行，沿上臂外侧后缘出肩后骨缝，绕行肩胛，左右交于肩上，下入于缺盆，联络心脏，再沿咽部下行穿过横膈膜，到达胃部，再向下入属小肠本腑。它的支脉从缺盆沿颈上抵颊部，至眼外角，回入耳中。又一支脉，从颊部别走眼眶下，至鼻，再至眼内角，斜行而络于颧骨部，与足太阳经相接。

手太阳小肠经起于手小指的尖端。相关联的脏腑有心、小肠、胃。其主脉的终点即在小肠。其分支上行面部，与足太阳膀胱经相承接。

◎ **相关病症**

原文 是动则病嗌痛颔肿，不可以顾，肩似拔，臑似折。

手太阳小肠经的脉动点出现异常，患者就会出现咽喉痛疼，下颌肿胀，不能转头回顾，肩周疼痛就像有人在拉拔，上臂疼痛如被折断等症状。

原文 是主液所生病者，耳聋，目黄，颊肿，颈、颔、肩、臑、肘、臂外后廉痛。

本经所主管的是与液功能异常相关的病症，如耳聋、目黄、颊肿，颈、肩、肘、臂等部的外侧后缘发痛。

耳聋、目黄是津液病，其他的是经络病。咽痛颊肿这些症状可以用经络测量的方法诊查出来，其他的症状可能需要触诊。后面会提到经络所生病，很多其实是要触诊的，比如说肩膀、臑、肘疼痛等。

◎ **治疗原则**

原文 为此诸病，盛则泻之，虚则补之，热则疾之，寒则留之，陷下则灸之，不盛不虚，以经取之。

这些病症，邪气盛的用泻法，正气虚的用补法；病势属热的用疾刺不留针的手法，属寒的用留针的手法；脉气虚而下陷的用灸法，不实不虚的用平补平泻的手法。

原文 盛者，人迎大再倍于寸口；虚者，人迎反小于寸口也。

本经实证，人迎脉比寸口脉大两倍；本经虚证，人迎脉反比寸口脉小。

足太阳膀胱经：

◎ **经脉循行**

原文 膀胱足太阳之脉，起于目内眦，上额，交巅。其支者，从巅至耳上角；其直者，从巅入络脑，还出别下项，循肩膊内，挟脊，抵腰中，入循膂，络肾，属膀胱；其支者，从腰中下挟脊，贯臀，入腘中；其支者，从膊内左右，别下贯胛，挟脊内，过髀枢，循髀外后廉，下合腘中，以下贯腨内，出外踝之后，循京骨，至小指外侧。

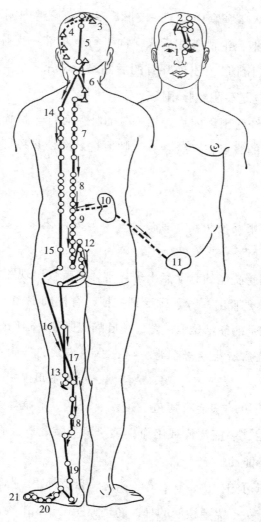

1.起于目内眦 2.上额 3.交巅 4.其支者，从巅至耳上角 5.其直者，从巅入络脑 6.还出别下项 7.循肩膊内，挟脊 8.抵腰中 9.入循膂 10.络肾 11.属膀胱 12.其支者，从腰中下挟脊贯臀 13.入腘中 14.其支者，从膊内左右，别下贯胛，挟脊内 15.过髀枢 16.循髀外后廉 17.下合腘中 18.以下贯腨内 19.出外踝之后 20.循京骨 21.至小指外侧

图8-1-7 足太阳膀胱经循行示意图

膀胱足太阳之脉，起于眼内角，向上行走于额部，交会于头顶之上。它的支脉从头顶斜行至耳上角。它的直行经脉从头顶进入，络于脑，复从脑后下出于项后，下行，沿肩胛骨的内侧挟脊柱的两旁向下，直达腰中，沿膂肉深入，联络肾脏，归属于膀胱。又有一个支脉，从腰中外出，顺脊

柱穿过臀部，直入膝腘窝中。又一支脉，从左右肩膊内侧，另向下行，穿过脊内，通过髀枢，沿髀外侧后缘，向下行，与前一支脉会合于腘窝中，由此再向下通过小腿肚，出外踝骨的后侧，沿着京骨，至小趾尖端外侧，交于小趾之下，与足少阴经脉相接。

足太阳膀胱经起于目内眦。相关联的脏腑有肾、膀胱，另有属于奇恒之腑的脑。主脉的终点在膀胱。有支脉下达足部，并在足小趾外侧与足少阴肾经相承接。

◎ 相关病症

原文 是动则病冲头痛，目似脱，项如拔，脊痛，腰似折，髀不可以曲，腘如结，腨如裂，是为踝厥。

如果足太阳膀胱经的脉动点出现异常，患者会出现邪气冲头而致头痛，严重时眼珠好像要脱出，脖子像受到拉拽，脊椎周围痛，腰似要折断，大腿不能屈伸，腘窝的筋结聚成一团，腿肚痛似撕裂，这叫踝厥。

原文 是主筋所生病者，痔，疟，狂，癫疾，头囟项痛，目黄泪出，鼽衄，项、背、腰、尻、腘、腨、脚皆痛，小指不用。

本条经脉所主的病症有痔疮、疟疾、狂病、癫病，头囟和颈部疼痛，眼睛发黄，流泪，鼻流清涕或出血，项、背、腰、尻、腘、腨、脚等部位疼痛，足小趾不能动。

从本脉循行可知，痔、狂、癫、头疼、目黄都跟经脉循行相关，其余症也与经脉所过有关。需要说明的是，筋是那些比较长的肉，最长最有力的肌肉是竖脊肌。而且按照现代的理论，以竖脊肌为代表的人体纵向的肌肉，从颅底开始，一段一段地相互承接，直到足跟，刚好就是足太阳膀胱经所过。

◎ 治疗原则

原文 为此诸病，盛则泻之，虚则补之，热则疾之，寒则留之，陷下则灸之，不盛不虚，以经取之。

这些病症，邪气盛的用泻法，正气虚的用补法；病势属热的用疾刺不留针的手法，属寒的用留针的手法；脉气虚而下陷的用灸法，不实不虚的用平补平泻的手法。

原文　盛者，人迎大再倍于寸口；虚者，人迎反小于寸口。

本经实证，人迎脉比寸口脉大两倍；本经虚证，人迎脉比寸口脉小。

足少阴肾经：

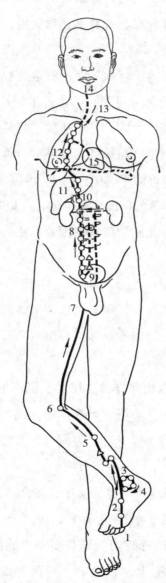

1.起于小指之下，斜走足心　2.出于然谷之下　3.循内踝之后　4.别入跟中　5.以上腨内　6.出腘内廉　7.上股内后廉　8.贯脊属肾　9.络膀胱　10.其直者，从肾　11.上贯肝膈　12.入肺中　13.循喉咙　14.挟舌本　15.其支者，从肺出络心，注胸中

图8-1-8　足少阴肾经循行示意图

◎ 经脉循行

原文 肾足少阴之脉，起于小指之下，斜走足心，出于然谷之下，循内踝之后，别入跟中，以上腨内，出腘内廉，上股内后廉，贯脊属肾，络膀胱。其直者，从肾上贯肝膈，入肺中，循喉咙，挟舌本；其支者，从肺出络心，注胸中。

肾足少阴之脉，起于足小趾的下面，斜走足心，向后行走，从然骨之下穿出，沿着内踝的后面转入足跟，并由此上行小腿肚内侧，出腘内侧，上行股内侧后缘，穿行脊柱之内，外出从属于肾脏，络属于膀胱。它直行的经脉从肾向上穿行，通过肝与膈进入肺脏，沿着喉咙归于舌根。它的支脉从肺出来，联络心脏，再注于胸中，与手厥阴心包经相接。

足少阴肾经起于足小趾的下面，斜走足心。相关联的脏腑有肾、膀胱、肝、肺、心、心包络。其主脉的终点在舌下，在心包络与手厥阴心包经相承接。

◎ 相关病症

原文 是动则病饥不欲食，面如漆柴，咳唾则有血，喝喝而喘，坐而欲起，目𥅆𥅆如无所见，心如悬若饥状。气不足则善恐，心惕惕如人将捕之，是为骨厥。

足少阴肾经的脉动点出现异常，患者会饥不欲食，面色黑瘦如漆柴，咳唾带血，喘息有声，烦躁不安，坐立不安，视物不清，心中悸动不安似饥饿。本经气虚则多见有恐惧，时有心慌，好像有人要来捕捉他，这叫作骨厥。

原文 是主肾所生病者，口热，舌干，咽肿，上气，嗌干及痛，烦心，心痛，黄疸，肠澼，脊股内后廉痛，痿厥，嗜卧，足下热而痛。

本条经脉所主管的是肾脏功能异常所发生的病症，如口中灼热，舌质干枯，咽喉肿痛，气机上逆，喉咙干燥而疼痛，心前区疼痛，黄疸，痢疾，脊椎、后背、大腿内侧及后面疼痛，足软无力，厥冷，嗜睡，足心热痛。

这些症状有口、舌、心、肝、胃肠症状，这些内容可以从心、肝、肾相关的角度来解释，更合理的则是用经络学说解释。

◎ **治疗原则**

原文　为此诸病，盛则泻之，虚则补之，热则疾之，寒则留之，陷下则灸之，不盛不虚以经取之。

这些病症，邪气盛的用泻法，正气虚的用补法；病势属热的用疾刺不留针的手法，属寒的用留针的手法；脉气虚而下陷的用灸法，不实不虚的用平补平泻的手法。

原文　盛者，寸口大再倍于人迎；虚者，寸口反小于人迎也。

本经实证，寸口脉比人迎脉大两倍；本经虚证，寸口脉比人迎脉小。

手厥阴心包经：

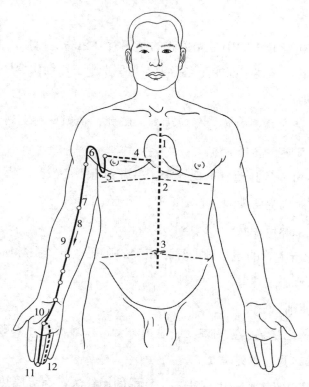

1.起于胸中，出属心包络　2.下膈　3.历络三焦　4.其支者，循胸　5.出胁，下腋三寸　6.上抵腋下　7.循臑内，行太阴、少阴之间　8.入肘中　9.下臂，行两筋之间　10.入掌中　11.循中指，出其端　12.其支者，别掌中，循小指次指，出其端

图8-1-9　手厥阴心包经循行示意图

◎ 经脉循行

原文　心主手厥阴心包络之脉，起于胸中，出属心包络，下膈，历络三焦。其支者，循胸出胁，下腋三寸，上抵腋下，循臑内，行太阴、少阴之间，入肘中，下臂，行两筋之间，入掌中，循中指，出其端；其支者，别掌中，循小指次指，出其端。

心主手厥阴心包络之脉，起于胸中，向外侧行出，从属于心包络，向下穿过膈，依次联络上、中、下三焦。它的支脉，循行于胸中，横向穿出于胁下，从腋下三寸处上行至腋窝，沿上臂内侧行于手太阴肺经和手少阴心经的中间，下肘中，再向下循行于前臂，行于掌后两筋之间，入掌中，沿中指直达指尖。又一支脉从掌中别出，沿无名指直达指尖，与手少阳三焦经相接。

手厥阴心包经起于胸中。相关联的脏腑有心包络、三焦。其主脉的终点即在下焦。其支脉在手部的无名指尖，与手少阳三焦经相承接。

◎ 相关病症

原文　是动则病手心热，臂肘挛急，腋肿，甚则胸胁支满，心中憺憺大动，面赤，目黄，喜笑不休。

手厥阴心包经的脉动点出现异常，患者会有手心发热、臂肘拘挛、腋下肿胀，严重时则胸胁满闷，心动不安，面赤，目黄。

原文　是主脉所生病者，烦心，心痛，掌中热。

本条经脉所主管的是与脉的异常相关的病症。本经主脉所生的病症有心烦、心痛、掌心发热等。

◎ 治疗原则

原文　为此诸病，盛则泻之，虚则补之，热则疾之，寒则留之，陷下则灸之，不盛不虚，以经取之。

这些病症，邪气盛的用泻法，正气虚的用补法；病势属热的用疾刺不留针的手法，属寒的用留针的手法；脉气虚而下陷的用灸法，不实不虚的用平补平泻的手法。

原文　盛者，寸口大一倍于人迎；虚者，寸口反小于人迎也。

本经实证，寸口脉比人迎脉大一倍；本经虚证，寸口脉小于人迎脉。

手少阳三焦经：

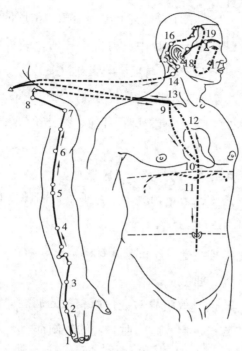

1.起于小指次指之端　2.上出两指之间　3.循手表腕　4.出臂外两骨之间　5.上贯肘　6.循臑外
7.上肩　8.而交出足少阳之后　9.入缺盆　10.布膻中，散络心包　11.下膈，循属三焦　12.其支者，
从膻中　13.上出缺盆　14.上项　15.系耳后直上　16.出耳上角　17.以屈下颊至䪼　18.其支者，从
耳后入耳中，出走耳前，过客主人，前交颊　19.至目锐眦

图8-1-10　手少阳三焦经循行示意图

◎ **经脉循行**

原文　三焦手少阳之脉，起于小指次指之端，上出两指之间，循手表腕，出臂外两骨之间，上贯肘，循臑外上肩，而交出足少阳之后，入缺盆，布膻中，散络心包，下膈，循属三焦。其支者，从膻中上出缺盆，上项，系耳后直上出耳上角，以屈下颊至䪼；其支者，从耳后入耳中，出走耳前，过客主人，前交颊，至目锐眦。

三焦手少阳之脉，起于小指与无名指的尖端，上行出于小指、无名指之间，沿着手背，出前臂外侧两骨的中间，向上穿过肘，沿上臂外侧上肩，与足少阳胆经交叉，行于足少阳胆经之后，进入缺盆，分布于膻中，散而络属于心包，下过膈，依序属于上、中、下三焦。它的支脉从膻中向上穿出缺盆，上走颈项，夹行于耳后，直上出耳上角，由此曲行向下到达额部，至眼眶下。另一支脉从耳后入耳中，再出走耳前，经过客主人穴的前方，与前支脉会于颊部，至眼外角，与足少阳胆经相接。

手少阳三焦经起始于手小指及无名指尖。相关联的脏腑有心包络、三焦。其主脉的终点即在下焦。有支脉在耳前、眼外角与足少阳胆经相承接。

◎ 相关病症

原文 是动则病耳聋浑浑焞焞，嗌肿喉痹。

手少阳三焦经的脉动点出现异常，患者会同时伴有耳聋，喉咙肿痛等症状。

原文 是主气所生病者，汗出，目锐眦痛，颊痛，耳后、肩、臑、肘、臂外皆痛，小指次指不用。

本条经脉所主管的是气机异常变化所相关的病症。如时有汗出、外眼角痛、面颊疼痛，耳后、肩、臑、肘、臂的外侧都痛，无名指不能活动。

将本节的是动病与所生病相比较就会发现，"是动则病"里通过脉诊的方法解释"耳聋浑浑焞焞，嗌肿，喉痹"等症状；所生病中"臂外皆痛，小指次指不用"这些症状没法用脉诊的方法来解释，只能用经脉本经病来解释。

◎ 治疗原则

原文 为此诸病，盛则泻之，虚则补之，热则疾之，寒则留之，陷下则灸之，不盛不虚以经取之。

这些病症，邪气盛的用泻法，正气虚的用补法；病势属热的用疾刺的不留针的手法，属寒的用留针的手法；脉气虚而下陷的用灸法，不实不虚的用平补平泻的手法。

原文 盛者，人迎大一倍于寸口；虚者，人迎反小于寸口也。

本经的实证，人迎脉比寸口脉大一倍；本经的虚证，人迎脉小于寸口脉。

足少阳胆经：

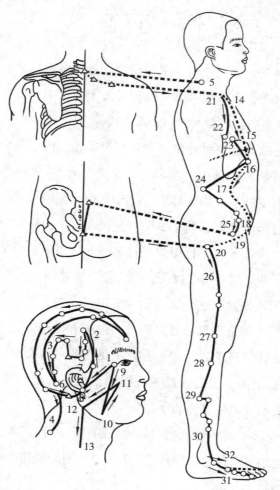

1.起于目锐眦　2.上抵头角　3.下耳后　4.循颈，行手少阳之前，至肩上，却交出手少阳之后　5.入缺盆　6.其支者，从耳后入耳中　7.出走耳前　8.至目锐眦后　9.其支者，别锐眦　10.下大迎　11.合于手少阳，抵于䪼　12.下加颊车　13.下颈，合缺盆　14.以下胸中，贯膈　15.络肝　16.属胆　17.循胁里　18.出气街　19.绕毛际　20.横入髀厌中　21.其直者，从缺盆　22.下腋　23.循胸　24.过季胁　25.下合髀厌中　26.以下循髀阳　27.出膝外廉　28.下外辅骨之前　29.直下抵绝骨之端　30.下出外踝之前，循足跗上　31.入小指次指之间　32.其支者，别跗上，入大指之间，循大指歧骨内，出其端，还贯爪甲，出三毛

图8-1-11　足少阳胆经循行示意图

◎ 经脉循行

原文　胆足少阳之脉，起于目锐眦，上抵头角，下耳后，循颈，行手少阳之前，至肩上，却交出手少阳之后，入缺盆。其支者，从耳后入耳中，

出走耳前，至目锐眦后；其支者，别锐眦，下大迎，合于手少阳，抵于颅，下加颊车，下颈，合缺盆，以下胸中，贯膈，络肝，属胆，循胁里，出气冲，绕毛际，横入髀厌中；其直者，从缺盆下腋，循胸，过季胁，下合髀厌中，以下循髀阳，出膝外廉，下外辅骨之前，直下抵绝骨之端，下出外踝之前，循足跗上，出小指次指之端；其支者，别跗上，入大指之间，循大指歧骨内，出其端，还贯爪甲，出三毛。

胆足少阳之脉，起于眼外角，向上行至额角，向下绕到耳后，沿颈部行走于手少阳三焦经的前面，至肩上，又交叉行到手少阳三焦经的后面，进入缺盆。它的支脉从耳后入耳内，出于耳前，至眼外角的后方。又一支脉从眼外角下行至大迎穴，与手少阳三焦经相合，至眼眶下，向颊车，下颈，与前一支脉合于缺盆，再由此下行胸中，穿过膈，络属于肝脏，从属于胆腑，沿着胁肋之间，出少腹两侧的气街，绕过阴毛，横行进入髀厌中。其直行的经脉，从缺盆到达下腋，沿着胸部过季胁，与前支脉会合于髀厌中，再下沿大腿外侧下行至膝外缘，下走外辅骨的前方，直下至外踝上方的腓骨凹陷处，出于踝前，沿着足背，出足小趾与第4趾之间。另一支脉，由足背走向大趾之间，沿着大趾的骨缝，至大趾尖端，再回走穿过爪甲，出足大趾毛间，与足厥阴肝经相接。

足少阳胆经起于眼外角。相关联的脏腑有肝、胆。其主脉之终点在足背小趾与第4趾之间。有支脉在大趾三毛与足厥阴肝经相承接。

◎ 相关病症

原文 是动则病口苦，善太息，心胁痛，不能转侧，甚则面微有尘，体无膏泽，足外反热，是为阳厥。

足少阳胆经的脉动点出现异常，患者会同时伴有口苦，时常叹气，心胁作痛，身体转侧不适，面色晦暗，肌肤无华，足外侧发热等症状，这叫作阳厥。

原文 是主骨所生病者，头痛，颌痛，目锐眦痛，缺盆中肿痛，腋下肿，马刀侠瘿，汗出振寒，疟，胸、胁、肋、髀、膝外至胫、绝骨、外踝前及诸节皆痛，小指次指不用。

本条经脉所主管的是与骨异常变化所关联的病症。有头痛、下颌痛、眼外角痛、缺盆中肿痛、腋下肿、马刀侠瘿、自汗出、寒战、疟疾，胸、胁、肋、髀、膝、胫骨、绝骨、外踝前以及诸关节都痛，足第4趾不能活动。

◎ **治疗原则**

原文　为此诸病，盛则泻之，虚则补之，热则疾之，寒则留之，陷下则灸之，不盛不虚，以经取之。

这些病症，邪气盛的用泻法，正气虚的用补法；病势属热的用疾刺不留针的手法，属寒的用留针的手法；脉气虚而下陷的用灸法，不实不虚的用平补平泻的手法。

原文　盛者，人迎大一倍于寸口；虚者，人迎反小于寸口也。

本经的实证，人迎脉比寸口脉大一倍；本经的虚证，人迎脉比寸口脉小。

足厥阴肝经：

◎ **经脉循行**

原文　肝足厥阴之脉，起于大指丛毛之际，上循足跗上廉，去内踝一寸，上踝八寸，交出太阴之后，上腘内廉，循股阴，入毛中，环阴器，抵小腹，挟胃，属肝，络胆，上贯膈，布胁肋，循喉咙之后，上入颃颡，连目系，上出额，与督脉会于巅。其支者，从目系下颊里，环唇内；其支者，复从肝，别贯膈，上注肺。

肝足厥阴之脉，起于足大趾丛毛上的大敦穴，沿着足背上侧，至内踝前一寸处，向上至踝骨上8寸处，交叉于足太阴脾经的后方，上膝弯内缘，沿着大腿的内侧缘，入阴毛中，环绕阴器，上至小腹，夹行腹正中线，上于胃部，上行属肝，下络于胆，再上穿过膈膜，散布于胁肋，从喉咙的后侧，入喉咙的上孔，连系眼球深处的脉络，再上出额部，与督脉会合于头顶中央之百会穴。它的支脉从眼球深处脉络向下行于颊部内侧，环绕口唇之内。另一支脉，又从肝脏通过膈膜，上注于肺，与手太阴肺经相接。

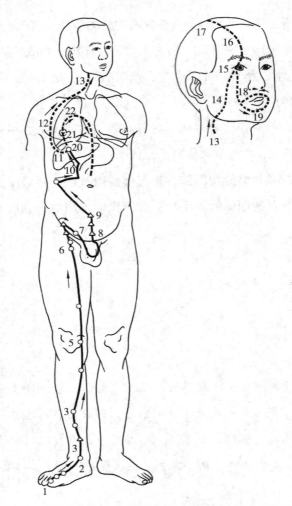

1.起于大指丛毛之际 2.上循足跗上廉 3.去内踝一寸 4.上踝八寸，交出太阴之后 5.上腘内廉 6.循股阴 7.入毛中 8.环阴器 9.抵小腹 10.挟胃，属肝，络胆 11.上贯膈 12.布胁肋 13.循喉咙之后 14.上入颃颡 15.连目系 16.上出额 17.与督脉会于巅 18.其支者，从目系下颊里 19.环唇内 20.其支者，复从肝 21.别贯膈 22.上注肺

图8-1-12　足厥阴肝经循行示意图

　　足厥阴肝经起于足大趾丛毛之上。相关联的脏腑有胃、肝、胆、肺。其主脉终点在头顶百会穴。有支脉在肺脏与手太阴肺经相承接。

◎ **相关病症**

原文　是动则病腰痛不可以俯仰，丈夫𤹆疝，妇人少腹肿，甚则嗌干，面尘脱色。

足厥阴肝经的脉动点出现异常，患者会腰痛不能俯仰，男性阴囊肿大，女性少腹部肿胀，病重的咽喉发干，面上如尘，脱去光泽。

原文 是主肝所生病者，胸满，呕逆，飧泄，狐疝，遗溺，闭癃。

本条经脉所主管的是与肝脏变化相关的病症，有胸满、呕逆、飧泄、狐疝、遗尿、小便不通等。

◎ 治疗原则

原文 为此诸病，盛则泻之，虚则补之，热则疾之，寒则留之，陷下则灸之，不盛不虚，以经取之。

这些病症，邪气盛的用泻法，正气虚的用补法；病势属热的用疾刺不留针的手法，属寒的用留针的手法；脉气虚而下陷的用灸法，不实不虚的用平补平泻的手法。

原文 盛者，寸口大一倍于人迎；虚者，寸口反小于人迎也。

本经的实证，寸口脉比人迎脉大一倍；本经的虚证，寸口脉比人迎脉小。

2. 经络学说释难

《灵枢·经脉》中的关于经脉循行的内容与后世差别不大。但从经脉角度认识疾病症状则多有不同见解。

《灵枢》中关于疾病辨证方面的内容是不完备的，如"气盛""气不足"与后文"盛者""虚者"是一致的。但是这一内容仅在前3条经脉，即手太阴肺经、手阳明大肠经、足阳明胃经出现，此后的9条经脉则不见相关内容。出现这种情况的原因，一方面可能是错简，后边几条经的相关内容丢失了。这个观点难解之处在于，如果错简之说成立，导致相关内容的丢失，为什么丢失得那么整齐？这个丢失内容为什么是整段内容之中固定的一段？所以，更大的可能性则是这部分内容是一代代医者一点点补上去的，这个属于没补完。后边的9条经脉没有这段文字前后文义也是一致的。所以也就这样了。那么，这里的"气盛""气不足"如何理解呢？结合文中的治疗纲领提示的内容，此处所指应该是诊断学内容，即气盛指脉来有力，气不足指脉来无力，则前后文义就统一起来了。

《灵枢·经脉》之中，每条经脉之后皆有"是动病""所生病"的内容。这里牵涉到大量症状与疾病，这也是与诊断相关的内容，但缺少更进一步的解释。在更早的《阴阳十一脉灸经》里就已经有了"是动病"和"所产病"的内容。《难经·二十二难》将此解释为疾病在气在血之不同，云："经言是动者，气也；所生病者，血也。邪在气，气为是动；邪在血，血为所生病。"滑寿著《校注十四经发挥》认为"是动病"为经络病，"所生病"为脏腑病。王冰则直接将"是动"解释为"脉动"，表示此经脉所过的动脉异常跳动，可以提示相关的疾病。马莳撰《黄帝内经灵枢注证发微》则进一步明确了"是动"与具体病症之间的关系，言"正言各经之穴动，则知其病耳"，即可根据各条经脉相关腧穴的脉动变化来诊断疾病及判断预后。"主所生病者"是对"是动"后所列病症的总结。与此相关的辩驳还有很多，但其主要意思无非有以下两种：一是说明经脉异常有可能导致特定的疾病，二是说明特定症状的组合可能提示相关经脉方面的变化。

关于"是动病""所生病"的理解，至今仍多有争论。我则倾向于"是动病"讲的是本经脉动点异常搏动，"所生病"是经络本身病变所出现的连带性的症状。从原文看，"是动病"多是与脏腑功能变化相关的疾病与症状，"所生病"则往往是经络所过的症状。尤其是"所生病"中多见四肢关节方面的症状，更证明了"所生病"即经络本身病变。每一条经脉都有"是动病"，有相关的脉动点，可以通过对相应经脉的脉动点的诊查来判断疾病。这样就形成了一个完整的诊察体系。我将之称为十二经脉诊脉法，见《脉诊导论》。有了这个内容，《灵枢·经脉》才可以说"经脉者，所以能决死生，处百病，调虚实，不可不察"。

当我们从现代中医的角度，回望古代中医，就会发现十二经脉的承接流转是非常规范的。十二经络的循行大致为手三阴经从脏走手，手三阳经从手走头，足三阳经从头走足，足三阴经从足走腹。所有经脉相互承接，形成一个闭合的圆，古人称之为如环无端。正是这样的设计使得气血周流不息，有出有入。《难经》说："圣人图设沟渠，通利水道，以备不虞。"以此说明奇经八脉具有明确的人工设计的成分，而十二经脉又何尝不是如此。

从《内经》行文可见，十二经脉理论是归属于"三阴三阳"理论的。那么"三阴三阳"的本义又是从何而来的？它们内部的相互关系又是什么？

"三阴三阳"首先说的是经脉之间的表里关系。《素问·血气形志》云："足太阳与少阴为表里，少阳与厥阴为表里，阳明与太阴为表里，是为足之阴阳也。手太阳与少阴为表里，少阳与心主为表里，阳明与太阴为表里，是为手之阴阳也。"四肢部的经脉走行，是从属于这个规范的。

但是，到躯干部就不按规矩来了。躯干部，手三阴均从胸部循于腋下，手三阳循于肩背、肩胛。足三阳是阳明经循前，太阳经循于后背，少阳经循于侧面。足三阴均行于腹胸面，从内向外依次为足少阴肾经、足阳明胃经、足太阴脾经和足厥阴肝经。首先，足阳明胃经在内，足太阴脾经在外就不符合阴阳表里关系。这么多经脉，全都跑到里边就没有办法去配了。

事实上，很久以前我就对这个问题产生疑惑。手足四肢部位的经脉严格按照阴经走阴面，阳经走阳面行走，为什么躯干腹部的足阳明胃经却走到了身体的前边？而且足少阴在前，太阴在中，厥阴在侧的阴经分布也是怪怪的。这个问题晋·皇甫谧已经遇到了，所以在其所撰《针灸甲乙经》中，经脉穴位的分布四肢与躯干是不同的。在四肢部是按经脉走行而分布，身体躯干穴位的分布则按部位排列。所以，要想解决这个问题，又得回到《内经》里面，去寻找三阴三阳这个概念是从哪里来的。

《素问·阴阳离合论》曰："圣人南面而立，前曰广明，后曰太冲。太冲之地，名曰少阴；少阴之上，名曰太阳。太阳根起于至阴，结于命门，名曰阴中之阳。中身而上，名曰广明。广明之下，名曰太阴；太阴之前，名曰阳明。阳明根起于厉兑，名曰阴中之阳。厥阴之表，名曰少阴。少阳根起于窍阴，名曰阴中之少阳。"这段文字告诉我们：所谓的三阴三阳，既是阴阳属性的变化，也是古人对方位的描述，进而推衍成为医家对人身部位的表达。即人身之前为阳明太阴之地，上为阳明下为太阴，外为阳明内为太阴；人身之后为太阳少阴之地，上为太阳下为少阴，外为太阳内为少阴；人身之侧为厥阴少阳之地，上为少阳下为厥阴，外为少阳内为厥阴。

头为诸阳之会，头面的经络循行以阳经为主。手足阳明脉行于头前，手足少阳行于头侧部，手太阳行于面颊，足太阳行于头枕，足厥阴和督脉会于头顶。

足少阴之脉"贯脊属肾，络膀胱。其直者，从肾上贯肝膈，入肺中"。即足少阴肾经的走行明确是"贯脊"的，它从下肢内侧进入腹内后，贴着脊柱向上走，足太阳膀胱经互为表里。足太阳膀胱经在外，足少阴肾经在里边。

足厥阴之脉"布胁肋，循喉咙之后"。即足厥阴肝的循行在胁肋。它的关键是"布胁肋"，即足厥阴肝经在躯干部循行在身体的侧面，足厥阴肝经与足少阳胆经共行于身体之侧面。但足少阳胆经行于胸腹的外侧面，而足厥阴肝经则循行于胸腹的内侧面。故足少阳胆经与足厥阴肝经互为表里。

《素问·经脉》的经络体系是在四肢按内侧面和外侧面分阴阳；到了躯干部按躯干、胸腹腔的内面和外面分阴阳。按这样思路构建的脏腑阴阳表里关系就是非常规范的。体表穴位部分与经脉本身的循行不一定是一致的。所以，针灸图谱中，从腹部中线向外依次排列为足少阴肾经、足阳明胃经、足太阴脾经、足厥阴肝经，只是在讲穴位的分布。经络的主干则是完全按照严格的阴阳表里的关系配对的。

第二节　经络学说与中医临床

如前所述，经络既是人体有形的气血运行的通道，又是无形的信息联系的通道。所以，不论从诊断的角度，还是从治疗的角度，经络理论都可以在临床中发挥巨大作用。

一、经脉学说与诊断

在远古时代，所有的诊断皆是症状学的诊断。随着对疾病认识的深入，古人发现单纯的症状并不能揭示疾病的本质，依此建立的疾病诊断对临床治疗帮助有限。这时所能采用的办法一是将数个相关联的症状放在一起建立判断，即形成症候群诊断；再就是建立起不依赖于具体症状的诊断方式。

这时，经脉理论就开始发挥作用了。

1. 经脉理论与脉诊

《灵枢·经脉》讲到"经脉者，所以能决死生，处百病，调虚实，不可不通"。它是告诉你，经脉理论指导下的脉诊理论是医生了解患者状态、诊断疾病的最重要的切入点。

那怎样诊脉？现有的主流脉法大致有十二经脉脉法、寸口人迎脉法、三部九候脉法3种。下面分别介绍。

十二经脉脉法：十二经脉都有特定的脉动点，这个脉动点能够提示相关的疾病。在《灵枢·经脉》每一经下面都有"是动则病"，我理解为"是动病"是相关经脉搏动点出现异常时所出现的连带的身体方面的异常症状。用诊查相关脉动点的方法来诊断疾病就形成了十二经脉脉法。对临床医生来说，则要明确以下几个问题：①十二经脉脉法具体的诊脉点在何处？秦地名医黄竹斋先生在《难经汇通》一书中总结了十二经脉的动脉点。我将其转述如下：手太阴脉动云门、中府、天府、侠白、尺泽、经渠、太渊，手阳明脉动合谷、阳溪、禾髎，足阳明脉动地仓、下关、大迎、人迎、气冲、冲阳，足太阳脉动箕门、冲门，手少阴脉动极泉、少海、阴郄、神门，手太阳脉动天窗，足太阳脉动委中、昆仑、仆参，足少阴脉动大钟、太溪、复溜、阴谷，手厥阴脉动劳宫，手少阳脉动曲垣、听会、和髎，足少阳脉动悬钟，足厥阴脉动行间、五里、阴廉。②对诊脉所得如何理解？显然，是通过诊查相关脉动点跳动的力度与振幅、宽度来做进一步分析。具体诊断结论则当以《灵枢·经脉》原文为依据。③十二经脉脉法与现代常用的三部九候诊脉法有何关系？十二经脉脉法后世已经较少应用。我认为后世的三部九候脉法是对《内经》十二经脉脉法的升华与发展。对十二经脉的研习可以加深对十二经脉脉法的理解。十二经脉脉法也可以在寸口脉法使用不便时做补充与替代。

寸口人迎脉法：《灵枢·经脉》中提供了通过寸口脉与人迎脉进行比较判断经脉盛衰的方法。这个方法是将十二经脉以手足三阴三阳理论分为3组。利用人迎脉与寸口脉的比例关系，对不同经脉的盛衰进行判断。以阳明经与太阴经为一组，本组有手足阴阳共4条经脉，将人迎与寸口的关系定为大3倍的关系。以阳明为外，以太阴为内；以人迎为外，寸口为内。则阳明经盛为外盛内虚，即人迎大3倍于寸口；阳明经虚为外虚内盛，则人迎反小于寸口。太阴经盛为内盛外虚，故寸口大3倍于人迎；太阴经虚为内虚外盛，故寸口反小于人迎。同样道理，以太阳经与少阴经为一组，本组分手足阴阳共4条经脉，其中人迎与寸口的关系为大再倍，即大两倍的关系。以太阳为外，以少阴为内；以人迎为外，寸口为内。则太阳经盛为外盛内虚，即人迎大两倍于寸口；太阳经虚为外虚内盛，则人迎反小于寸口。少阴经盛为内盛外虚，故寸口大两倍于人迎；少阴经虚为内虚外盛，故寸口反小于人迎。第三组则是以少阳经与厥阴经为一组，本组分手足阴阳共4条经脉，其中人迎与寸口的关系为大1倍关系。以少阳为外，以厥阴为内；以人迎为外，寸口为内。则少阳经盛为外盛内虚，即人迎大1倍于寸口；少阳经虚为外虚内盛，则人迎反小于寸口。厥阴经盛为内盛外虚，故寸口大1倍于人迎；厥阴经虚为内虚外盛，故寸口反小于人迎。示表如下：

表8-2-1　手、足十二经人迎、寸口脉虚盛对照表

手、足经　　　　　盛虚	盛者	虚者
手阳明大肠经、足阳明胃经	人迎大三倍于寸口	人迎反小于寸口
手太阴肺经、足太阴脾经	寸口大三倍于人迎	寸口反小于人迎也
手太阳小肠经、足太阳膀胱经	人迎大再倍于寸口	人迎反小于寸口也
手少阴心经、足少阴肾经	寸口大再倍于人迎	寸口反小于人迎也
手少阳三焦经、足少阳胆经	人迎大一倍于寸口	人迎反小于寸口也
手厥阴心包经、足厥阴肝经	寸口大一倍于人迎	寸口反小于人迎也

事实上，在表8-2-1中还隐含了一组事件，即人迎与寸口相平。若出现这种情况，则说明人体气血、阴阳相平，这就应该是无病的最佳状态。

三部九候脉法：《素问·三部九候论》曰"人有三部，部有三候，以决生死，以处百病，以调虚实，而除邪疾""此决死生之要，不可不察也"。

《素问·三部九候论》中提出三部九候脉法。原文是"上部天，两额之动脉；上部地，两颊之动脉；上部人，耳前之动脉。中部天，手太阴也；

中部地，手阳明也；中部人，手少阴也。下部天，足厥阴也；下部地，足少阴也；下部人，足太阴也"。其意思是人的身体分为上、中、下三部，每部又分为天、地、人三候，即有9个诊断的地方。可以通过对这些地方动脉跳动的诊查，来对疾病的性质及部位做出判断。上部天，即两额之旁的太阳穴；上部地，即两颊旁的大迎穴；上部人，即双侧耳前之耳门穴。中部天，即双侧手太阴经的脉动点寸口、经渠穴；中部地，即双侧手阳明经的合谷穴；中部人，即双侧手少阴经的神门穴。下部天，即足厥阴经的五里穴或太冲穴；下部地，即足少阴经的太溪穴；下部人，即足太阴经的箕门穴。对疾病的判断，一方面是对脉动点附近的组织状态进行诊断；另一方面，则是对经脉所过的组织与器官状态进行判断。而三部九候理论即是在十二经脉理论基础之上的进一步推导。

2. 经络理论下的症状学诊断

经络的症候群诊断：当医生面对具体患者、具体症状时是怎么想的？当西医面对一个具体的疾病，首先考虑的是这个症状是从哪儿来的。而中医的想法则是，患者还有其他的症状吗？这些症状之间有没有相互关联度？这就是辨证论治的过程。事实上，临床上很多不同症状之间是有关联度的。不同的症状如果反复相伴出现，就可以合成特定的诊断。而这种思维则有可能使我们跨过现代不同医学系统的藩篱，寻找更深层次的疾病的内在机制。如患者出现了饥不欲食，咳嗽有血，心如悬若饥状等，即知此是足少阴肾经之病。从其内容看，有消化系统的饥不欲食，呼吸系统的咳嗽有血，情志相关的心如悬若饥状，但从经脉角度看它们则共属于足少阴肾经是动病。同样道理，如果患者具有大量的精神方面的症状，如怕冷怕寒、心神不宁，同时伴有口干、肚子胀等消化系统的症状，就可以考虑其属足阳明胃经的相关病症。所以，从这个角度上看，中医古人很早就已经有了"症候群诊断"的思想。

经络的分经辨证：在临床面对具体症状时，中医师们还可以直接利用经络理论，对该症状进行更为细致的分析。如西医的头痛或偏头痛，中医可根据头痛部位不同对其做更准确的描述。头枕项疼痛是足太阳经的头痛，前额疼痛是足阳明经的头痛，双颞侧的头疼是足少阳经的头痛，而头顶部的疼痛则是督脉或足厥阴经的头痛。针对头痛的归经并不仅仅是对头痛部位的指代，而是辨证的内容。不同的头痛归经直接决定着下一步的治疗方案。只有熟悉经络理论才可以很熟练地使用这些诊断方法，并为下一步的临床治疗提供指导性意见。

3. 经络穴位的反应点诊断

通过经穴诊断疾病：《灵枢·经脉》中反复讲到了脉动点的问题。但现实中，经脉穴位不仅仅部分位于动脉血管之上，更多的穴位或位于肌肉，或位于神经，它们是没有脉动的。这个事实提示，穴位和经络是按照两个体系形成的，形成的过程中他们逐渐融合，最终才形成了具有一致性的经络腧穴。在临床上，这些没有脉动的穴位依然可以为疾病的诊断提供重要的参考价值。这些穴位很多本身就是疾病的反应点。人体产生疾病时，就可以在相应的反应点上触及异常的感觉。例如：胃脘不适时，触及足三里穴会有酸痛的感觉；胆囊炎引起的上腹痛则会在胆囊穴与阳陵泉触及异常的反应点。这些反应点，有时候患者可以自己感觉到不适，有时则会有异常的压痛。中医通过循经点按寻找"反应点"，就可以对疾病情况做出大致的判断。从疾病现象的角度看，穴位很可能就是这么来的。同时，刺激这些反应点对疾病本身起治疗作用。

背俞穴的趋向性诊断：有些穴位不只是反应点这么简单，比如说背俞穴。因为背俞穴皆在足太阳膀胱经上，但五脏六腑全都有背俞穴。

《灵枢·背腧》曰："岐伯曰：胸中大俞在杼骨之端，肺俞在三椎之间，心俞在五椎之间，膈俞在七椎之间，肝俞在九椎之间，脾俞在十一椎之间，肾俞在十四椎之间。皆挟脊相去三寸取，则欲得而验之，按其处，应在中而痛解，乃其处也。"后人将此段文字节略为"肺三厥四心五找，九肝十胆十一脾"。

这些穴位都属于膀胱经，但它们可以对相应脏腑的情况做出判断。背俞穴的哪个穴位附近出现了压痛点或者是结节，就提示它所管的那个脏腑出现了问题。肺俞有压痛肺就有问题，心俞有压痛心就有问题。从西医的角度看，这其实就是神经系统的解剖问题。人体的中枢神经系统是脑与脊髓，大脑发出的指令顺着脊神经逐级送达五脏六腑。这些背俞穴所在的位置就是神经通向脏腑的节点。因为，这些神经表现出明显的节段性，所以这些穴位也就有了明确的脏腑指向性。

当然，真正走向临床，这些内容却又不完全规范，因为这里牵扯到交感神经系统的问题。交感神经的节段性并不是特别明确的。当患者出现心前区不适，心俞会有反应，厥阴俞会有反应，肺俞可能也有反应。所以我们面对患者还需要认真地辨识疾病之所在。但是，类似的内容至少给我们一个提示，即疾病有可能是在哪个方向产生的。有的时候，即使患者的病不典型，只要在相对应的穴位找到问题之所在，仍可以取得良好的临床疗效。我将这种方法命名为"趋向性"诊断，一方面是因为它只是为疾病的诊断提供线索；另一方面是因为所诊查到的不一定是疼痛，它可以是结节，可以是黏连，可以是凹陷。

当然，"反应点"也属于阿是穴，因为这些穴位正常时是没有异常的，只有当人体生病时才会在相对应的地方出现按压痛。

二、经络学说与治疗

古人研究经络学说，当然不仅仅是为了诊断疾病，更重要的目的则是治疗疾病。所以《灵枢·经脉》中本身就有着治疗学的内容，而利用经络理论治疗疾病的内容在《黄帝内经》之中比比皆是。利用经络理论治疗疾病仍是我们学习经络理论的重要原因。

1. 经脉学说的一般性的治疗内容

《灵枢·经脉》的每一条经脉理论之下，都提出了疾病的治疗原则与方法。"盛则泻之，虚则补之，热则疾之，寒则留之，陷下则灸之，不盛不虚，以经取之"。所谓的虚与实，可以通过对脉诊点力度的诊查而得到；寒与热可以从经络所过之处皮肤温度的改变而得到。对于属于实与热的疾患，可以利用针刺与砭石放血的方法来治疗。对于属于虚与寒的疾患，可以利用微针、久刺留针与艾灸的方法来治疗。针对经络的治疗，最终的结果则应是症状的缓解、疾病的治愈。

2. 经穴的特异性的治疗作用

针灸医师关注更多的则是经络理论在治疗疾病方面的价值。

针灸临床最常用的是《针灸大全》中的四总穴歌："肚腹三里留，腰背委中求，头项寻列缺，面口合谷收"。这4个穴位对相关区域的疾病具有广泛的治疗作用。元·窦汉卿《针经指南》载有《标幽赋》，也有大量以症状为主导的对症治疗的针灸取穴内容，如"心胀咽痛，针太冲而必除；脾痛胃疼，泻公孙而立愈。胸满腹痛刺内关，胁疼肋痛针飞虎（支沟）"。原载于《针灸大成》中的《百症赋》更是以治疗疾病的特效穴为主体，如："原夫面肿虚浮，须仗水沟前顶，耳聋气闭，全凭听会翳风"。这些穴位作为经验穴，广泛用于针灸临床。

3. 经络辨证与用药

中医经典《伤寒论》虽以内服中药为主要的治疗方案，但是其所建立的三阴三阳的六经辨证体系表现出与《灵枢·经脉》理论极强的相关性。如《伤寒论》有"太阳之为病，脉浮、头项强痛而恶寒"，《灵枢·经脉》则有足太阳膀胱经"是动则病冲头痛，目似脱，项如拔，脊痛，腰似折"。《伤寒论》有"阳明之为病，胃家实是也"，《灵枢·经脉》理论则认为阳明经多血多气，以实证多见。《伤寒论》有"少阳之为病，口苦咽干目眩"，《灵枢·经脉》则有足少阳胆经"是动则病口苦，善太息，心胁痛"，所生病有"目锐眦痛"。

利用经络理论还可以对疾病的趋势进行判断。如《伤寒论》讲一日太阳受之，二日阳明受之，三日少阳受之，即是从经络理论对疾病的发展趋势进行分析。与此相类似的还有《素问·阴阳离合论》"太阳为开，阳明为阖，少阳为枢"，即根据病位归经判断疾病的深浅。

晋·陶弘景《名医别录》里提出药物与脏腑有特定的相关性。随着时间的推移，这个理论得到后世众多医家的认可，但一直到张元素才把药物跟经络联系到一起。金·张元素《珍珠囊》形成了完整的药物归经理论，从而为中药的临床使用带来更多的可能性。如吴茱萸入肝而性热，黄连入心而性寒，二药合用为左金丸，可以疏解肝郁、条达肝气。治头痛则以川芎入太阳，以白芷入阳明，以柴胡入少阳，以吴茱萸入厥阴。

第三节　经络学说探源

虽然已经讲了很多经络学说的内容，但我们无法明确指出经络的本质是什么。如果说经络是运行气血的通道，血是有形的物质，运行血的通道只有血管。但显然经络的实质并非只是血管。如果说经络是神经，也无法解释众多的临床现象。如果说经络是另外的通道，1949年后的几十年间关于经络实质的研究做了无数，仍然没有得到明确的结论。所以要想真正理解经络的本质，就要从经络学说的起源进行讨论。

我上大学时学到的经络的起源理论是这样的：古人在生产生活之中有了病痛，在继续劳作的过程中碰到了身体的某些敏感点，痛苦减轻，将这些敏感点记下来就成了穴位，将这些穴位连到一起变成一条条的线就出现了经络。显然，这属于绝对经验认识模式下的经络起源理论。我们且不谈概率问题，这种理论首先就解释不了位于身体内侧的阴经穴位的产生问题。因为身体的外侧面很容易与外界发生碰撞，身体的内侧面却不容易与外界碰撞。

我认为经络理论是古人在原始解剖基础之上，基于临床实践，通过反复的实证与升华提炼，最后磨合而形成的理论。这可以称之为实践认知模式下的经络起源理论。在这个认识模式下，早期的经络理论必然存在着大量的混乱与矛盾。所幸，这些内容还在。

一、经脉辨疑

《黄帝内经》本身对于经脉的认识也有着不同的观点。

1. 经脉应该有几条

经脉到底有几条？也许有人会说经脉不就是手足三阴三阳共12条吗？再不然就加上奇经八脉。事实上"奇经八脉"理论在《黄帝内经》中本身就不成系统，而所谓的十二正经也只是《灵枢·经脉》的说法。不同的文献之中，甚至《黄帝内经》不同篇章的内容中也有不同的结论。

比《黄帝内经》更早一些的"马王堆医书"中经脉只有11条，其中手经5条、足经6条。更有意思的是，这11条经脉中属脏的阴经共5条，属腑的阳经共6条，11条经脉与五脏六腑直接对接，完美无比。五脏六腑的概念来源于天六地五。《国语·周语》云："天六地五，数之常也，经之以天，纬之以地。"天之气有六，即阴阳、风雨、晦明；地之数为五，即金、水、木、火、土。《素问·天元纪大论》中有"阴阳之气，各有多少，故曰三阴三阳也。形有盛衰，谓五行之治，各有太过不及也""寒暑燥湿风火，天之阴阳也，三阴三阳上奉之。木火土金水地之阴阳也，生长化收藏下应之"等论述。故天为阳，其数为六，主六腑；地为阴，其数为五，主五脏。将此与经脉学说搭配即成为手足十一经脉体系。这时问题又出来了，天六地五，天地合数为十一，十一为奇数，无法建立周天循环的结构，也无法建立阴阳表里对等的观点。最终，这个理论在历史的长河中消失了。直到马王堆墓葬的发掘，我们才重新发现了手足十一脉体系。这说明古人在实践中已经意识到，要想建立阴阳循环的经脉概念经脉总数必须为偶数。当然，以此为出发点，也可以建立别的经脉理论体系。

《灵枢·五十营》中提到"人经脉上下、左右、前后二十八脉，周身十六丈二尺，以应二十八宿"，以二十八脉定数的方法直接来源于天有二十八宿。《灵枢·脉度》又说："手之六阳，从手至头，长五尺，五六三丈。手之六阴，从手至胸中，三尺五寸，三六一丈八尺，五六三尺，合二丈一尺。足之六阳，从足上至头，八尺，六八四丈八尺。足之六阴，从足至胸中，六尺五寸，六六三丈六尺，五六三尺，合三丈九尺。跷脉从足至目，七尺五寸，二七一丈四尺，二五一尺，合一丈五尺。督脉、任脉各四尺五寸，二四八尺，二五一尺，合九尺。凡都合一十六丈二尺，此气之大经隧也"。从这段文字可以看到几个问题。一是经脉尺寸问题。《灵枢·经脉》中经脉走行多有弯曲往返，而该段文字之中十二经脉全是标准尺寸。以身高八尺计算，足三阳经从足走头皆是八尺，足三阴经从足走胸皆是六尺五寸，手三阳经从手走头皆是五尺，手三阴经从手走胸皆是三尺五寸。显然该段文字与《灵枢·经脉》的内容不是完全符合的，此文之中经脉的长度规范得过分了。这也说明经脉本身来源于意象，而非现实观察。第二个疑问就是此处手足十二经皆发源于手足，上行于躯干，虽然有相互承接，但仅是手足阴经在胸中承接，手足阳经在头部承接，做不到气血周流。这种经脉的布局显然不如《灵枢·逆顺肥瘦》的"手之三阴，从脏走头；手之三阳，从手走头；足之三阳，从头走足；足之三阴，从足走腹"那么完善而流畅。第三个疑问就此处经脉的总数是以二十八脉计数的。十二经脉左右共计为二十四脉，任脉、督脉各占一条，还有两条是跷脉。但跷脉分阴跷与阳跷，左右共计4条。《灵枢·脉度》给出的解决方式是"男子数其阳，女子数其阴，当数者为经，其不当数者为络也"，即男子只算阳跷脉，女子只算阴跷脉。这样，以跷脉论男子为孤阳，女子为孤阴，于是气血循环的整体结构就又被打破了。与此的相关内容，《难经·二十三难》也曾提到，但因其没能够解决自身的逻辑困境，后来就被边缘化了。

2. 脉有几种

我们还可以研究一下脉的形态与方向问题。

《灵枢·血络论》提出"脉气盛而血虚者，刺之则脱气，脱气则仆。血气俱盛而阴气多者，其血滑，刺之则射。阳气蓄积，久留而不泻者，其血黑以浊，故不能射"。意思是如果脉气旺盛但人的血气不旺，脉管被刺伤后人就会脱气，脱气则气不足，人就会晕厥；如果人气血两旺，那些阴气比较多的脉管之内血的流动性好，一旦刺伤脉管，血就会喷出来；如果阳气蓄积而不能有效地疏通，血会变得又黑又黏，流动性不好，血脉受伤血液是流出而不会喷射出来。这段话说的是一个很简单的临床观察。文中第一句话讲的是临床上常见的失血性休克，下两句话则具体形容了人体不同的脉气，即不同的两种血脉及血液。"阴气多者，其血滑，刺之则射"说的是动脉与动脉血；"阳气蓄积""其血黑以浊"说的是静脉与静脉血。说动脉"阴气多"，是因为动脉主要分布在身体的深层以及内侧面；说静脉"阳气多"，是因静脉主要分布于身体的浅表部位与外侧面。同时，静脉压力小，刺伤后血是自然流出来的；动脉压力大，故刺伤后血是喷出来的。此段文字说明人有两种脉，一种是流动着动脉血的动脉，一种是流动着静脉血的静脉。这也符合古人对阴脉与阳脉的定义。

《素问·皮部论》曰："在阳者主内，在阴者主出，以渗于内，诸经皆然。"也提出了两种脉，一种是在肢体阳面循行的脉，一种是在肢体阴面循行的脉。阳面的脉所主的气血向身体的中心行走，阴面的脉所主的气血向四肢的远心端行走。一般来说，静脉血管比较浅在，且偏于躯体的阳面；动脉血管则位置较深，且多偏于肢体的阴面。静脉血从远心端向近心端走，故曰"阳者主内"；动脉血从近心端向远心端走，故曰"阴者主出"。显然，这里说的是动脉是阴脉主出，静脉为阳脉主入。但古人真的能理解脉的方向吗？

《素问·三部九候论》曰："以左手足上，上去踝五寸按之，庶右手足当踝而弹之，其应过五寸以上，蠕蠕然者不病，其应疾中手浑浑然者病，中手徐徐然者病。"意思是医者用自己的左手在患者内踝上五寸处按压，用右手在患者内踝上叩击，以此判断患者的身体状态。这是用两个手指在一条经脉按压比较，血液在脉管中的方向自然很容易被医者发现。当然直接用手指连续地按压就足以知道血脉内血液的流动方向。中国古人很早就知道动脉与静脉在血流方向上的区别，这也是建立经脉循环理论的前提。根据这个理论，在人体躯干的中心，一定有一个阴脉与阳脉交汇的换能器，而这处换能器只能是心脏。当然，中国古人最终没能按照这个理论建立起气血循环的模型。

当然，《灵枢·经脉》中的以"阴脉上行，阳脉下行"所建立的循行体系已经与此处"阴脉主出，阳脉主内"的观察不同了。张家山出土的汉简古《脉书》则明确指出："夫脉固有动者：骭之少阴，臂之巨阴、少阴"。可见，古人最早关注到的就是这些以阴脉为主体的脉动点。当然，这也提示阴脉的脉动明显，也提示阴脉多与动脉血管有关。《难经·一难》曰"十二经皆有动脉"，此时就不能说以阴脉为脉动点进行观察，而是十二经脉皆有脉动点。自然，这时就不能说阴脉是动脉，阳脉是静脉。在这个时间点上，任何一条经脉之上皆有动脉，也皆有静脉。所以，《灵枢·经脉》中的经脉内容已经不符合《灵枢·血络论》与《素问·皮部论》中阴脉与阳脉的定义，而是重新架构的新的经脉学理论。

《灵枢·脉度》中还描述了"手之六阳，从手至头""手之六阴，从手至胸中""足之六阳，从足上至头""足之六阴，从足至胸中"的内容。它所表示的是一个以手足为本，以躯干为标的，十二经脉全部从四肢走向中心的气血运行模型。显然，就这个模型本身而言，以之传递信息尚可，以之运行气血则无法运转起来。

可见，仅在《黄帝内经》之中经脉即有着阴脉主出，阳脉主入；阴脉上行，阳脉下行；十二脉皆从手足末端走向躯干3种行走方向。最终则是以环周模式，将"阴脉上行，阳脉下行"的模式固定下来。但不管经脉的走行如何，"脉"本身则是不变的。《汉书·王莽传》中提到："翟义党王孙庆捕得，莽使太医、尚方与巧屠共刳剥之，量度五脏，以竹筵导其脉，知所终始，云可以治病"。这里的"竹筵"也就是细竹条。能用细竹条在脉内穿行，那这个脉只能是血管了。有了这些理论与实践上的探讨，经脉是血管的这个概念已经可以建立起来了。

3. 超越经脉的经络理论

《旧唐书·本传》有一则关于甄权的故事。隋朝的鲁州刺史库狄钦患有风痹，右肩麻痹疼痛，无法射箭。请了很多医生都没有办法。这时甄权对刺史说：你面向箭垛拉开弓，我刺一针你就可以射箭了。于是刺史面对箭垛拉弓，甄权刺了他肩髃穴，刺史即刻射出箭，他的风痹也就治好了。从这则故事我们可以知道，甄权所用的穴位一定不在血管上，它在肌肉与肌腱上。肩髃穴在三角肌上部中央，旁边有旋肱后动、静脉，布有锁骨上神经、腋神经。可见，当这样的穴位以本经穴位的面目出现时，经脉也就不再只是血管了。所以，在这个时间点上，经络就已经不仅仅是血管了，它还包括肌肉与筋节的部分。

在《灵枢》中还有《经筋》一篇，专论经筋的走行与功效。说明古人对人体肌肉的认识也非常深刻，并能将之有效地应用于临床。《素问·生气通天论》则有"圣人陈阴阳，筋脉和同，骨髓坚固，气血皆从""因而饱食，筋脉横解""筋脉沮驰，精神乃央"的说法。说明在那个时代，医者的思想中经脉与筋脉的关系是对等的。但在后世类似的说法就很少了。而经筋则仅成为经脉的从属概念了。

二、穴位辨疑

从前边甄权的例子我们已经看到，穴位至少可以分为有脉动点的穴位与没有脉动点的穴位两类。如果我们将穴位回归于古人对身体状态的诊查点与治疗点就可以发现，从归类的角度看，穴位可能有更多的来源，且穴位起源不一定与经脉相关。只是，在中医学的传承过程中，经络与穴位一点点地合流。

1. 穴位有几种

与后世的经络学说理念不同，早期的穴位具有数种不同的形态，而《黄帝内经》则对这些内容都有涉猎。

脉穴：《素问·三部九候论》讲到了一类穴位，它们的特点是都位于经脉的脉动点上，如"上部天，两额之动脉；上部地，两颊之动脉；上部人，耳前之动脉"。上部天即头维穴，是足阳明胃经与足少阳胆经、阳维脉之交会穴，主管头颞部的病症。上部地即大迎穴，属于足阳明胃经，主管口齿的病症。上部人在耳门穴与听宫穴的位置，属手少阳三焦经，主管耳目之疾。其余中部3个脉动点、下部3个脉动点皆在正经穴位上。《灵枢·经脉》是动病也是以十二经脉之脉动点为依托建立的。

《素问·腰痛论》另有一些关于脉的表述。"解脉令人腰痛，痛引肩，目䀮䀮然，时遗溲，刺解脉，在膝筋肉分间郄外廉之横脉出血，血变而止。解脉令人腰痛如引带，常如折腰状，善恐，刺解脉在郄中结络如黍米，刺之血射以黑，见赤血而已""肉里之脉，令人腰痛，不可以咳，咳则筋缩急；刺肉里之脉为二痏，在太阳之外，少阳绝骨之后。"

针灸四总穴歌曰"腰背委中求"，即委中穴可治疗腰背之疾。此处之解脉即在腘窝委中穴与委阳穴的位置。慢性腰痛患者下肢委中、飞阳、跗阳、光明之间往往可见到扩张的瘀络，刺之出血，待血尽自止或黑血转红，则腰痛可止。此处之解脉、肉里之脉就是膨大曲张的小静脉，即血络。这些穴位或可命之为血穴。

气穴：《素问·气穴论》中则提到："黄帝问曰：余闻气穴三百六十五，以应一岁，未知其所，愿卒闻之""脏俞五十穴，腑俞七十二穴，热俞五十九穴，水俞五十七穴""水俞在诸分，热俞在气穴，寒热俞在两骸厌中二穴，大禁二十五，在天府下五寸。凡三百六十五穴，针之所由行也"。

这些穴位可以分成与五脏相关的穴位、与六腑相关的穴位、主管发热性疾病的穴位、主管水液代谢的穴位、主管神志的头部穴位。显然，这样的穴位分类方法与十二经脉的关系就不大了。

那么这些穴位是怎么形成的呢?《素问·气穴论》中也举例说明："背与心相控而痛，所治天突与十椎及上纪。上纪者胃脘也，下纪者关元也。背胸邪系阴阳左右"。指出这些穴位与治疗方法的形成，源于古人对疼痛特点、疼痛部位、牵涉痛等特点的观察。具体选穴则根据病位在人体之上下、阴阳、左右的相对位置来决定。所以这些穴位很多与身体和部位相关，而与血脉关系不大，如犊鼻、完骨、枕骨等。不过这些穴位最后也都合并入十二经脉的穴位体系之中。

肉穴：《素问·气穴论》还谈到另外一种穴位，即"溪谷之会"。"肉之大会为谷，肉之小会为溪，肉分之间，溪谷之会。以行荣卫，以会大气"。溪谷是肌肉的标定点。我们所常用的合谷、阳溪就是这样一类穴位。

络穴：《素问·气穴论》言："孙络三百六十五穴会，亦以应一岁，以溢奇邪，以通荣卫"。也就是说，孙络因其或隐或显之不同，也成为形成穴位的基础。

回到现代中医所认定的经络穴位体系之中就会发现，以上这些内容仍然包含在现今的经络穴位的命名之中。周楣声著《针灸穴名释义》对此多有论述，如日月象征胆的威仪，云门比喻肺之吞吐，合谷、率谷、太溪、阳溪可明溪谷之肉会，水分、水道、气海、关元可知气水之通达，申脉、急脉知经脉之所过，光明、陵泉可知络脉之显隐。

2. 穴位有多少

人体到底有多少个穴位？按《素问·气穴论》所述，有气穴365个、肉穴365个、络穴365个，《素问·气府论》又列数了经脉之穴有365个，加到一起则人体一共有1460个穴位。这个算法肯定不对，这么多的穴位基本就是为了迎合一年365天硬凑出来的。

我们再认真分析一下，将气穴定为365穴本身就有问题。《素问·气穴论》中有"热俞五十九穴"，还有"头上五行行五，五五二十五穴"，此两项分别计数。《素问·水热穴论》则指出"头上五行行五者，以越诸阳之热逆也"，即头上的这25个穴位属于热俞59穴的一部分，则气穴总数定然达不到365穴了。

1980年版上海科学技术出版社所出《针灸经穴图》"编绘者的话"述："公元前5~3世纪，我国第一部古典医书《黄帝内经》中记载的穴位总数只有295个，其中单穴25个，双穴135×2；到公元258年，皇甫谧参照《黄帝内经》和《明堂孔穴针灸治要》编写成《针灸甲乙经》一书，穴位总数达到649个，其中单穴49个，双穴300×2；在公元3~4世纪的晋代还绘制了《明堂流注图》，惜已散失；到公元1027年，王惟一对穴位又做了一次考证和补充，总数增加到657个，其中单穴51个，双穴303×2，并铸造了我国第一座经穴铜人模型；到公元1601年，赵文炳绘制《铜人明堂图》，图分前、后、左前、右后四张，分别标列骨骼；杨继洲著《针灸大成》，穴位数为667个，其中单穴51个，双穴308×2个；到1742年，《医宗金鉴》的穴位总数增至670个，其中单穴52个，双穴309×2个。"

穴位的情况虽然如上，但穴位与经络的关系却依然还在慢慢地融合。《针灸甲乙经》中经络只是位居四肢，四肢的穴位是归经的，而头面躯干的穴位却是按部位归类，而不入于经脉。在后世，穴位还是一点点地归类于经脉之中。

现在我们就可以得到这样一个结论：穴位与经络具有不同的来源。穴位本身是古人在临床实践中发现的有效治疗点。因为这些治疗点的来源不同，治疗疾病的解释体系不同，从而形成不同的治疗穴位体系，如脉穴、气穴、肉穴、络穴等。在具体应用中则将这些穴位相互掺杂，从而在临床中起到治疗作用。在使用过程中，古人将具有不同来源的穴位归并，如解脉与委中穴。还有一部分穴位因其本身不能稳定呈现而被取消，如众多络穴。剩下的穴位最后归并于十二经脉，并以十二经络的理论体系进行解释，指导应用。显然这个工作最初是由皇甫谧开始的，所以，在《针灸甲乙经》中，躯干上的穴位不入十二经脉。后人则在这个基础之上继续完善，直到今天。

三、马王堆的启示

马王堆汉墓出土的医书是比《黄帝内经》更为久远的典籍，让我们可以看到更为久远的医学知识，更好地理解现代的中医医学体系，也为现代中医专家更好地理解经络问题提供更多的思路。一般认为《足臂十一脉灸经》《阴阳十一脉灸经》理论与《灵枢·经脉》的理论具有明确的相关性与继承性。日本学者山田庆儿在《古代东亚哲学与科技文化》一书中明言"《足臂十一脉灸经》和《阴阳十一脉灸经》都是记述后世所谓的经络和由其功能紊乱而发生的症状、病名，指出其治疗方法的书籍，是构成《太素》'经脉'原始型论文。"因此，对《足臂十一脉灸经》《阴阳十一脉灸经》的复习，可以让我们更好地理解经络学说。

1. 经脉体系有漫长的积累期

"马王堆医书"所提出的经脉体系是11条经脉的体系。如前所述，奇数的经脉不可能形成圆周循环的气血运行模式。《足臂十一脉灸经》与《阴阳十一脉灸经》本身就出现了大量的不一致，也说明经脉理论的形成本身就是不断修改、不断妥协的。

表8-3-1 《足臂十一脉灸经》与《阴阳十一脉灸经》在循行上的比较表

足臂十一脉灸经	阴阳十一脉灸经
足泰(太)阳温(脉):出外踝窭(娄)中,上贯腨(踹),出于胳(郄);枝之下胸(胂);其直者贯臀,夹(挟)脊,出项,上于豆(脰);枝颜下,之耳;其直者贯目内溃(眦),之鼻	钜阳眽(脉):潼(踵)外踝娄中,出却(脚)中,上穿跮(臀),出猒(厌)中,夹(挟)脊,出于项,□头角,下颜,夹(挟)(鶻),(系)目内廉
足少阳(脉):出于踝前,枝于骨间,上贯膝外兼(廉),出于股外兼(廉),出胁;枝之肩薄(髆);其直者贯腋,出于项、耳,出腥(枕),出目外溃(眦)	少阳眽(脉):(系)于外踝之前廉,上出鱼股之外,出胁上,出目前
足阳明(脉):循胻中,上贯膝中,出股,夹(挟)少腹,上出乳内兼(廉),出膉(嗌),夹(挟)口,以上之鼻	阳明眽(脉):(系)于骭骨外廉,循骭而上,穿胲,出鱼股之外廉,上,穿乳,穿颊,出目外廉,环颜
足少阴(脉):出内踝窭(娄)中,上贯腨(踹),入郄(腘),出股,入腹,循脊内上兼(廉),出肝,入胠,(系)舌本	少阴眽(脉):(系)于内(踝)外廉,穿腨(踹),出郄(腘)中央,上穿脊之□廉,(系)于肾,夹(挟)舌本
足泰(太)阴(脉):出大指内兼(廉)骨蔡(际),出内踝上兼(廉),循胻内兼(廉),上膝内兼(廉),出股内兼(廉)	大(太)阴眽(脉):是胃眽(脉)(也)。彼(被)胃,出鱼股阴下廉,上廉,出内踝之上廉
足莃(厥)阴(脉):循大指间,以上出胻内兼(廉),上踝八寸,交泰(太)阴(脉),循股内,上入脞间	厥阴眽(脉):(系)于足大指蔽(丛)毛之上,乘足跗上廉,去内(踝)一寸,上(踝)五寸而出大(太)阴之后,上出鱼股内廉,触少腹,大溃(眦)旁
臂泰(太)阳 (脉):出小指,循骨下兼(廉),出臑下兼(廉),出肩外兼(廉),出项□□□目外溃(眦)	肩眽(脉):起于耳后,下肩,出臑外廉,出臂外,腕上,乘手北(背)
臂阳明(脉):出中指间,循骨上兼(廉),出臑外廉上,奏(凑)(枕),之口	齿眽(脉):起于次指与大指上,出臂上廉,入肘中,乘臑,穿颊,入齿中,夹(挟)鼻
臂少阳(脉):出中指,循臂上骨下兼(廉),奏(凑)耳	耳眽(脉):起于手北(背),出臂外两骨之间,上骨下廉,出肘中,入耳中
臂少阴(脉):循筋下兼(廉),出臑内下兼(廉),出夜(腋),奏(凑)胁	臂少阴眽(脉):起于臂两骨之间,之下骨上廉,筋之下,出臑内阴。入心中
臂泰(太)阴(脉):循筋上兼(廉),以奏(走)臑内,出夜(腋)内兼(廉),之心	臂钜阴眽(脉):在于手掌中,出内阴两骨之间,上骨下廉,筋之上,出臂内阴,入心中

从不同文献对不同经脉的命名方式可以看出,经脉理论的认识有一个由浅入深,从简单到复杂,从感性到理性的过程。而这些特点则体现了这

些文献成书的先后。

要研究不同文献的关系度，当然首先就要分清孰先孰后。当然3种文献之中《灵枢·经脉》所出最晚。那么剩下两个哪一个更早？

首先，我们可以从文献对经脉的命名找到一点端倪。《足臂十一脉灸经》的命名是很规范的，它从足太阳脉开始叙述，依次到足少阳脉、足阳明脉、足少阴脉、足太阴脉、足厥阴脉，然后是臂太阴脉、臂少阴脉、臂太阳脉、臂少阳脉、臂阳明脉，手足分列秩序井然。《阴阳十一脉灸经》中足太阳脉就叫"钜阳脉"，没有手足之分；同理，足少阳脉就是"少阳脉"，足阳明脉就是"阳明脉"，足少阴脉就是"少阴脉"，足太阴脉就是"太阴脉"，足厥阴脉就是"厥阴脉"，不具有手足之分。在上肢经脉的命名之中，《阴阳十一脉灸经》用"肩脉""齿脉""耳脉"来指代手阳明脉、手太阳脉、手少阳脉，而没有按手足阴阳分类的统一规律进行命名。而且这3条脉的循行都很简单，并且与经脉所主症状明确相关。我们可以看到足臂阴阳的分类方案理论性、归纳性更强；以阴阳分经脉的内容则带有明显的理想化的色彩，其中肩脉、齿脉、耳脉的命名则只是对具体事物的简单描述。但是《阴阳十一脉灸经》的臂少阴脉、臂钜阴脉则采用了手足阴阳分类的命名法。这说明了经脉的研究是以阴脉为主，阳脉为从，且《阴阳十一脉灸经》所出更早，是手足阴阳脉定义的初期形态。

表8-3-2 《足臂十一脉灸经》与《阴阳十一脉灸经》命名方式比较表

	阴		阳	
	《足臂十一脉灸经》	《阴阳十一脉灸经》	《足臂十一脉灸经》	《阴阳十一脉灸经》
手	臂太阴脉	臂钜阴脉	臂太阳脉	肩脉
	臂少阴脉	臂少阴脉	臂少阳脉	耳脉
	—	—	臂阳明脉	齿脉
足	足太阴脉	太阴脉	足太阳脉	钜阳脉
	足少阴脉	少阴脉	足少阳脉	少阳脉
	足厥阴脉	厥阴脉	足阳明脉	阳明脉

我前文已经提到过，越是早期的文献，其文献内部的同一性越差，越容易出现偏差。这两部古籍关于经脉走向的问题也表现出类似的特点。有

意思的是，它们所记载的经脉走行大部分都是从四肢走向中心。这种经脉行走的方向与《灵枢·脉度》《九针十二原》《根结》《本输》等篇的内容相符。在《足臂十一脉灸经》中，足太阳脉从外踝出，足少阳脉出于踝前，足阳明脉循胻中，足少阴脉出内踝，足太阴脉出大趾，臂太阳脉出小指，臂阳明脉出中指，臂少阳脉出中指，臂少阴脉循筋下廉，臂泰阴脉循筋上廉。《阴阳十一脉灸经》之中，虽然大部分经脉是从四肢走向中心，但也有从中心走向四肢的经脉。"肩脉"从肩走手，"起于耳后下肩，出臑外廉，出臂外，腕上，乘手背"，其余阳经依然是从四肢向中心走行。肩脉对应的是手太阳小肠经，《灵枢·经脉》中也是由手走头。所以，也说明"肩脉"的循行方向是比较早而且原始的方向。《阴阳十一脉灸经》中的"太阴脉"，也称为"胃脉"，即《灵枢·经脉》中的"脾足太阴经脉"。首先它的方向是从内向外、从中心向下的，所谓"被胃，出鱼股阴下廉"，与《足臂十一脉灸经》及《灵枢·经脉》足太阴经从足走腹不同；其次，它叫"胃脉"，而不是"脾脉"，说明足太阴脾经从经脉循行到脏腑搭配，到命名，都经过多次整理。可见，《足臂十一脉灸经》较《阴阳十一脉灸经》复杂而且规范、完备，其整个运行通路都比较清晰。

"枝"脉也可以提示经脉理论从简单到复杂的过程。《足臂十一脉灸经》中足太阳脉有"枝之下脾""枝颜下，之耳"，这是分别指向后背及面部的支脉。足少阳"枝于骨间""枝之肩膊"，这是分别于下肢局部及肩背的支脉。但是，《阴阳十一脉灸经》没有枝脉，基本都是脉从哪出到哪去。

除了《阴阳十一脉灸经》里的"胃脉"，大多数的脉与管道都是不入脏腑的。它们都是从表向里走，从四肢向中间走。这说明在西汉早期古人还未能建立起经脉内联脏腑、外络肢节的概念。

从这些细节可以看出《阴阳十一脉灸经》所出较早，《足臂十一脉灸经》所出较晚，而《灵枢·经脉》则最晚。《阴阳十一脉灸经》的命名较为随意，《足臂十一脉灸经》的命名就严谨了很多，《灵枢·经脉》的命名更为严谨而完备。《阴阳十一脉灸经》中出现"胃脉也"这样的文字，并不能说明它晚出，反而是其早出而不规范的证明。这3种文献虽然文字承接很明确，但在构成模型上却思路不同、繁简不同，恰恰提示我们不能用单一的认识模式去理解经脉的起源。

2. 经脉理论与解剖密切相关

我们现在所见到的十二经脉的循环理论，只是经脉模型的最后样本。值得注意的是《阴阳十一脉灸经》"肩脉"和"齿脉"具有明显的关于血管描述方面的特征。如肩脉"起于耳后，下肩，出臑外廉，出臂外，腕上，乘手背"；齿脉"起于次指与大指上，出臂上廉，入肘中，乘臑，穿颊，入齿中，挟鼻"。同样，文中臂钜阴脉、臂少阴脉皆是归于心中。臂少阴脉"起于臂两骨之间，之下骨上廉，筋之下，出臑内阴。入心中"；臂钜阴脉"在于手掌中，出内阴两骨之间，上骨下廉，筋之上，出臂内阴，入心中"。臂少阴脉行经下骨上廉，臂钜阴脉行经上骨下廉，他们挨得很近，且最后都是入心的。如果我们顺着手上的动脉血管，真的拿一个细竹条朝上捅，不管是哪个脉，最后都可以捅到心脏。事实上，现代的心脏导管检查与治疗用的就是这个原理。这也提示经脉理论早期就是对血管的叙述，是对人体解剖认识的直观表述。在经脉理论的发展过程中，随着临床经验的积累经脉理论才变为我们现在所看到的样子。

3. 经脉作为信息载体的尝试

正如之前讲到的，手足是部位，三阴三阳也是部位。马王堆汉墓出土的医书中更多的只是对经脉的客观描述，看不到经络作为信息载体的内容。在这两种文献之中，也有关于疾病症状方面的内容，这些内容只是利用经脉将临床症状串联起来，更像是疾病综合征的诊断方法。

后世看来，经脉代表着人体不同组织之间的信息的传递。所以在经络的循行内容中有与内脏、肢体之间的关联。这些内容在马王堆汉墓出土的医书之中只是刚刚开始尝试。《阴阳十一脉灸经》提到了足太阴脉与胃的关系。足少阴肾经则又有不同，《足臂十一脉灸经》认为足少阴脉"出肝"，《阴阳十一脉灸经》认为足少阴脉"系于肾"。这些矛盾最后在《灵枢·经脉》达到统一。《灵枢·经脉》中，足少阴肾经本身就联系着肾、膀胱、肝、肺、心、心包络等数个脏腑。

经脉还是人体体表之间联系的途径。这些关联有些可以用血管连通来解释，有些不能用血管连通来解释。可以理解的是，古人的解剖知识是有限的，所以十二经脉循环体系与现代的循环系统差别才会那么大。就像前边提到的"耳脉"和手的关系、"肩脉"和手的关系、"齿脉"和手的关系，有一部分内容能用血管讲通，也有些部分难以用血管的联通关系来讲通。那么，这种体表之间的联系真的存在吗？黄龙祥《看针灸》这本书提到，已经有很多医生注意到牙痛与合谷穴位置不适之间的关系。如果古人发现这个现象，最大可能就是在牙周与合谷穴之间划一条想象中的连线。但从西医学的角度看，这条虚拟线并不在手臂上，而是在大脑中。大脑皮层解剖知识告诉我们，颜面在大脑皮层的投影区与拇指在大脑皮层的投影区非常接近。导致它们之间在大脑皮层上有着一个沟通的捷径。所以，当我们说"颜面合谷收""腰背委中求"时，从经络学说上看，这两句话所依据的理论是一致的，即经脉相关。但从西医学的角度上，前一句话产生的机制在中枢神经的大脑中，后一句话产生的机制则在周围神经之上。所以，经络与脏腑肢节的联系仍源于对临床现象的总结。

四、再论脉之本义

现在我们可以重新梳理一下经脉的问题。首先，脉是什么？脉就是血管。那么，经脉是什么？经脉就是体型较大，变异较小的血管。络脉自然就是体型较小而变异比较多的血管。

1. 脉为血府

《素问·脉要精微论》曰："夫脉者，血之府也。"那么，脉就是储存血液的地方，所以脉就是血管。中国古人不仅知道脉与血液的关系，还知道动脉与静脉、动脉血与静脉血的不同，还知道动脉血行方向与静脉血行方向的不同。在此时，血液循环理论似乎已经呼之欲出。但是，类似于现代的血液循环理论还是没能形成。我想，这首先是因为古人的知识是以四肢血液循环为特征建立起来的，所以没能建立以肺为主的小循环理论。其次是没能建立血管与神经的中心理论。更重要的则是汉以后古人很少开展以医学研究为中心的解剖实践了。

于是，中国古人另辟蹊径，从临床现象出发，先建立起以脉动点为中心的诊断学体系。再进一步以当时的世界观为模型，建立起了十二经脉的气血循环周流体系。在利用气血阴阳概念时，通过人体阴面阳面、深层浅层的划分，很自然地打破了"阴脉主外，阳脉主内"的观点，于是造就了《难经·一难》"十二经皆有动脉"的理论，最终形成了"阴脉主升，阳脉主降"的观点。所以，从西医学中动脉、静脉各有所属的认识来理解十二经脉，就会出现巨大的偏差。例如，合谷与太渊同属于桡动脉，且相距极近。而此二穴在临床诊断与治疗方面却有着巨大的区别。于是，合谷归属于手阳明大肠经，太渊则属于手太阴肺经。也因为十二经脉理论在诊断上的巨大价值，所以《灵枢·经脉》才会提到"经脉者，所以能决生死，处百病，调虚实，不可不通"。在理论化的认知理念一步步转化的过程中，本来与血管并列的经别、筋脉都从属于十二经脉。此时，经脉理论就已经摆脱了最初的、单纯的、仅仅为血管的认知。但是，作为古代医学论文集，《黄帝内经》还是留下了古人从解剖角度认识动静脉的内容。

2. 脉穴合流，形成经络

经过了以经脉为诊断核心的初级阶段，当经脉的理论与穴位的治疗概念再次结合时，就形成了经脉理论的第二次飞跃。这时才出现了我们所认识的经络学说。《灵枢·经脉》理论所体现的治疗内容显然是以经脉本身的特点为依据建立起来的，符合古人诊断所在、治疗所在的认识内容。但《素问·刺腰痛》所出现的刺某脉则是刺络穴的内容了。《素问·刺热》所述"三椎下间主胸中热，四椎下间主膈中热，五椎下间主肝热，六椎下间主脾热，七椎下间主肾热"已经展示了明确的穴位的治疗价值。只不过这些穴位尚未能有一个明确的命名。随着经络与穴位进一步整合，古人以经脉体系统领了功能各异、疗效众多的穴位。随着大量治疗内容的渗透与完善，经络理论就不再是一个诊断体系，而同时是一个治疗体系了。从现有的资料看，这个工作是皇甫谧在《针灸甲乙经》中完成的。所以《针灸甲乙经》中的穴位比《黄帝内经》中的穴位多了一倍有余。也就是在这个时候，十二经脉理论正式脱离了血管的概念，形成了经络理论。但同时，经络只分布于四肢、头面部，穴位则只分部位，而不分经络。在这个"新"形成的经络理论中，经络承担着"内联脏腑，外络肢节"，给人体的组织器官提供营养的功能；更重要的是成为人体信息传递的通道，具有强大的调控人体的作用。也就是在这个时候，经络才成为经络穴位体系。

五、追踪奇经八脉

正如前边所提到的，经络学说不仅仅只有十二经脉理论。按标准的说法，奇经八脉是并列于十二经脉的另一套气血运行体系，也是信息的沟通与调控系统。

1. 认识奇经八脉

奇经八脉包含督脉、任脉、冲脉、带脉、阳维脉、阴维脉、阴跷脉、阳跷脉。因其不直属于脏腑，也无固定的表里配合关系，故称"奇经"。这8条奇经之中，仅督脉与任脉拥有自己的穴位，故此二脉经常与十二经脉合称为十四经。其余六经则无自己的独立穴位，故寄附于十四经中，同时借用十四经的穴位，故有"别道奇行"的说法。

与十二经脉的设立相似，"奇经八脉"人为设计的痕迹则更为明显。《难经·二十八难》曰："比于圣人图设沟渠，沟渠满溢，流于深湖，故圣人不能拘通也。"又曰："督脉者，起于下极之俞，并于脊里，上至风府，入属于脑。任脉者，起于中极之下，以上毛际，循腹里，上关元，至咽喉。冲脉者，起于气冲，并足阳明之经，夹脐上行，至胸中而散也。带脉者，起于季胁，回身一周。阳跷脉者，起于跟中，循外踝上行，入风池。阴跷脉者，亦起于跟中，循内踝上行，至咽喉，交贯冲脉。阳维、阴维者，维络于身，溢蓄，不能环流灌溉诸经者也，故阳维起于诸阳会也，阴维起于诸阴交也。"意思是督脉起始于身体下部的会阴穴，向后行走，再顺脊椎的内侧，向上行走，从风府进入脑中。任脉起于肚脐之下，从阴毛所在处上行，循着下腹部的中线到达关元穴，再向上行走到达关元。冲脉则起于下腹部的气冲穴，与足阳明胃经在腹部的部分重叠，沿着肚脐的两边上行，到胸中而分散开来。带脉从胁肋的最下方开始横向行走，环绕身体一周。阳跷脉起于足跟的外侧，顺着身体外踝向上行走，达于风池穴。阴跷脉也起于足跟，顺着足内踝向上走，与阳跷脉一起到达咽喉，行走过程中与冲脉相互交会。阳维脉起于下肢外侧的金门穴，向上行走，沟通人体属阳的经脉，最后与督脉交于风府穴。阴维脉起于下肢内侧的筑宾穴，向上行走，沟通人体属阴的经脉，最后与任脉交于廉泉穴。

与十二经脉形成的特点相似，奇经八脉理论也经过了漫长的演化期。《黄帝内经》中的奇经八脉理论还偏于零碎而不系统。在《难经》之中，奇经八脉才被系统归纳。直到李时珍著《奇经八脉考》，奇经八脉理论才成为我们现代所看到的样子。现仅以任督二脉的演化过程来略做说明。

2. 任督之辨

从任脉的起源看，它离不开妇女的妊娠期变化。《素问·上古天真论》"七七八八"一节指出女子"二七而天癸至，任脉通，太冲脉盛，月事以时下，故有子"。对此王冰注曰"任主胞胎"。张景岳在《类经》中说得更明白："任脉者，女子得之以养任也"。可见任脉是依托于女子的生殖器官建立的概念。现代也有医家根据任脉的走行及特征，认为任脉是依据女子生育前后下腹部腹白线变化建立起来的概念。所以，男子应该是没有任脉的，而男子身上所出现的任脉只是依据女子身上的任脉在男子身上比附而来。但当实际对比时，男子身体的腹中线也可以见到皮肤颜色及毛孔方向的变化，支持男子也有任脉的推论。关于任脉的行走方向，《素问·骨空论》曰："任脉者，起于中极之下，以上毛际，循腹里，上关元，至咽喉，上颐，循面，入目。"《难经·二十八难》曰："任脉者，起于中极之下，以上毛际，循腹里，上关元，至咽喉。"

而对于督脉的论述，《素问》与《难经》表现出巨大的差异。《素问·骨空论》曰："督脉者，起于少腹以下骨中央，女子入系廷孔，其孔，溺孔之端也。其络循阴器合篡间，绕篡后，别绕臀，至少阴与巨阳中络者，合少阴上股内后廉，贯脊属肾，与太阳起于目内眦，上额交巅上，入络脑，还出别下项，循肩髆内，挟脊抵腰中，入循膂络肾。其男子循茎下至篡，与女子等。其少腹直上者，贯脐中央，上贯心入喉，上颐环唇，上系两目之下中央。此生病，从少腹上冲心而痛，不得前后，为冲疝；其女子不孕，癃痔遗溺嗌干。"这段文字提示督脉两条路线。其一，从下腹出发，向下到前阴、会阴、臀部，入脊柱上行，足少阴经与太阳经伴行，向上出于目内眦，上至头项入脑，再从颈部后出，顺脊柱至腰部，络肾，再至会阴。其二，从少腹直上，穿过心脏、咽喉、口周，到达双目下方而止。《难经·二十八难》中督脉的走行则非常简单，曰："督脉者，起于下极之俞，并于脊里，上至风府，入属于脑。"

综合可见：《素问》与《难经》任脉的路线相对一致，而两者之督脉的循行方向则大相径庭。《黄帝内经》中督脉第一条路线从下腹而起至会阴上行头面，再向下回到会阴，自身就成为一个完整的循环体系。而督脉第二条线路则顺人体中线上行，行走的路径与冲脉类似，它的主病也叫作"冲疝"。从循行路线看，任脉与督脉完全不同，但《灵枢·脉度》提出"督脉、任脉各四尺五寸，二四八尺，二五一尺，合九尺"，认为任脉与督脉的长度是一致的。显然，《素问》中所描述的任脉与督脉是不一致的。

《难经》所描述的督脉只取了《素问·骨空论》督脉第一支的一半，从而与任脉的循行形成前后对照之态。在这个理论中，督脉与任脉的长度就差不多了。这又与《灵枢·脉度》的观点相一致。不过，《难经》中的任脉与督脉皆是从下向上行走，所以只能说是前后照应而不连贯。也正是任督二脉前后对应形式的出现，使后世气功家发展出任督二脉周天流注的理论成为可能。明·滑寿著《十四经发挥》曰："人身之有任督，犹天地之有子午……可以分可以合者也……分之于以见阴阳之不杂，合之于以见浑沦之无间。"此时，任督二脉以阴阳定位，可分可合，已经可以连贯成为一体了。不过真正将任督二脉合于一家的，还是李时珍的《奇经八脉考》。

六、从西医角度认识经络学说

从前述的内容可以知道，经络的原型就是血管，包括了动脉、静脉及外周的小血管。古人通过将经脉、穴位的诊断与治疗内容相结合，建立了现代中医眼中的经络学说。不能否认的是，现代的经络理论具有自成的诊断与治疗价值，这使得人们有必要重新认识与解释经络在人体生命过程中的生理与病理价值。近几十年间，中国的科学家们在这个问题上付出了巨大的努力。

1. 经络理论的可能解释

从《灵枢·经脉》我们可以看到，早期经脉研究的重点在于经络本身的循行方向与临床应用。随着经脉循行的模式一步步固定下来，这一方面的研究慢慢降温。同时，寸口三部九候诊脉法的建立使经络理论在诊断上的价值逐渐下降。后人对经络理论的研究更偏向于经脉穴位对人体的调控。近代对经络理论的研究也往往将经络对人体的调控作为突破口来展开。经络的实体化研究也是从经络对人体功能调控的角度来展开的。

经络与周围神经之间的关联度：作为西医出身的针灸临床工作者，近代著名针灸家朱琏充分认识到针灸疗法在临床中的重大价值。她的名著《新针灸学》指出："新的理论（神经病理学）已经产生、发展。这个新的理论对于针灸治病的神秘提供了解释。反过来针灸又能够为这个新的理论提供大量的有系统的证明材料"。可以说这是直接从神经科学的角度理解与认识经络理论。显然，在那个时代，既然医学家们已经知道神经是人体重要的调节系统，那么将针灸经络理论与神经系统划上约等于号是具有明显时代特征的合理推论。针灸穴位解剖与组织学观察证明，以人体穴位为中心，以0.5cm为半径，可以见到神经干及其分支的穴位占90%以上。如果破坏穴位周围的神经组织，则该穴位的针感与疗效明显下降。从临床角度看，环跳穴有一种特征性的针感，即此穴被针中时会有一种闪电样的抽麻感向下肢放射。这样针对此穴的治疗才有比较好的临床疗效，这种感觉就是神经干被刺中的典型反应。

经络与血管之间的关联度：早期的经脉理论来源于古人对血管的观察，这个理论可以完美地解释经脉"营血气""决生死"的作用。那么它有没有可能解释针灸在治疗上的作用？无独有偶，解剖学研究发现，穴位也是血管的密集区。穴位区间血管的密度是非穴位区间血管密度的4倍。血管壁上分布着自主神经，通过这个机制，针灸疗法能够完成对人体功能的调控。《灵枢·腰痛》中提到治疗腰背痛的"解脉"，即在足太阳膀胱经的委中穴、委阳穴位置刺络放血，待出血尽或黑血变赤，腰背痛即得以缓解。在1949年前，这也是民间治疗腰背痛的重要方法。

经络与肌肉筋节之间的关系：前文中已经提到肩髃穴与肌肉之间的关系。现代研究认为：人体的每一块肌肉之上都有着特定的，肌肉运动的诱发点，简称肌动点。肌动点的特点就是在这个点上可以利用最小的电流刺激、诱发出最强的肌肉收缩。肌动点也是神经进入肌肉的位置。已知的肌动点大部分都与传统的穴位相重叠。临床针灸师都知道针感得气的重要性。《灵枢·九针十二原》说："气至而有效，效之信，若风吹云，明乎若见苍天。"说明得气与临床疗效之间关系密切。《标幽赋》描述得气的感觉是"气之至也，如鱼吞钩饵之沉浮"，说明得气时针下的肌肉有微微的紧张感。而现代研究者则发现，当针刺施术者感觉手下有得气感时，大多可以从针刺中引导肌电。进一步研究则发现，施术者手中感觉松空时多无肌电发出；当有肌电出现，施术者手下即转为沉紧感。肌电活动与施术者手下的沉紧感呈现正相关。而且肌肉主动收缩引起的肌电变化与针刺所诱导的肌电变化差别明显，极易区别。临床常用的合谷穴、足三里穴都是明确的与肌动点相关的穴位。

朱琏在《新针灸学》中就已经提到中枢神经调控介入针灸效应的可能性。在针刺镇痛研究快速发展的时期，这一方面的理论受到大量研究人员的重视。1973年张香桐教授指出：针刺镇痛基本上是中枢神经系统的一种功能，其主要区域就在丘脑内。"头皮针"是近几十年来新兴的针刺疗法，对多种疾病皆有良好的治疗效果。其发明人方云鹏指出在大脑皮层上有一组与人体经络体系相对应的调控系统，并将其命名为"微小的经络总中枢"，简称为"总经络"，认为传统的经络系统位于身体的外周部分，属于经络体系的感受器，而经络在大脑皮层的中枢部分则是经络的效应部分，并借此起到对身体的全面调控的作用。

西医学认为，除了神经系统之外，体液与内分泌因素也对人体起着调控作用。在动物实验中，切除或阻断支配穴位的神经后，针刺效应往往出现明显减弱，而不是完全消失。这说明针刺效应也有可能与体液因素相关。科学家使用了动物交叉循环的方法来进行研究。即将两个动物的循环系统连接起来，给其中一只进行针刺，结果另一只动物的痛觉感受也下降了。证明体液因素也与针刺的疗效相关。

1978年，现代生理学家孟昭威在我国生理科学大会上发言指出："中国古代遗留下来的经络图是一种特殊感觉生理经络图，它是古人在长期临床实践中观察到体表－内脏之间的双向性联系和感传现象而发现的，它不仅是生理路线而且也是临床医生赖以诊治疾病的路线。"这可以说是从信息通道及调控系统角度对现代经络体系研究做出的总结。

2. 从经络现象认识经络的特征

当研究者拿起手术刀在动物身上反复寻找时，在经络所过区域，我们发现了血管、神经、肌腱、淋巴，但唯独没有发现连贯的、统一的、环绕全身的经络。所以，有人说经络本身就是看不见摸不到的。李时珍《奇经八脉考》说："内景隧道，唯返观者能照察之。"意思是关于经络方面的知识我们凡夫俗子是没办法感受到的，只有那些修神仙道的高人才能体察。但恰恰相反的是，一个普通的临床医师却能够通过对穴位的感知来体会经络的存在。

当脏腑有疾病时，我们按压相对应的穴位，患者可以出现酸麻胀痛的感觉。进一步研究发现，有些穴位具有额外的热敏及良导的性质。在疾病状态下，有些穴位还有光泽、颜色、形态的变化，出现皮下结节及压痛。皮肤色泽的改变与皮肤角质层、供血量的变化相关；压痛的变化则与血管的变化，成纤维细胞、脂肪母细胞的活跃性相关；结节则是局部肌肉组织的变性。

现代临床也已经有了探索经络现象的高科技手段，即经络测量仪。所依据的理论就是经络具有的高传导性，即经络沿线具有低电阻的特性。同时，经络还有对声波、光波的高通过率。这也成为经络研究的重点内容。

1950年，日本长滨善夫报道了一例经络敏感人。此后，对经络敏感人的研究也成为经络研究的重点。1979年，中国将相关现象统一命名为"循经感传现象"。这一方面的研究重复了古人对经络现象的观察，并带有时代的特色。研究发现，循经感传的方向多与经络相关，但也有一定偏差。总体来看四肢部基本一致，躯干部多有偏差，而头面部则变异较大。有意思的是，中国最早的针灸专著《针灸甲乙经》的经络穴位排序法就是四肢按经络排序而头部及躯干则按部位排序。明代《针灸捷径》也是四肢按经络分穴位，头面躯干则按部位配穴，故其每条经脉的穴位数与现代都不同。

循经感传现象得到的经脉特征与血管、神经等相比，也有其自身的特征，如经脉的边际不清、宽窄不定。人们发现经脉的带宽为0.5~5.0cm，此区域又可分为感觉较强而清晰的中心区与感觉模糊的边缘区。而且一身之中四肢部的经脉较细，躯干部的较粗。经脉的传导速度较慢，循经感传的速度一般为每秒数毫米至数十厘米不等，而且这种感传通过关节时速度会下降乃至停顿。

研究发现循经感传现象本身是脆弱与不稳定的。正常情况下，人群中循经感传的出现率仅有20%左右，显著型仅占0.35%。在循感传经线上施以压力、局部麻醉或注射生理盐水、改变温度，或仅给皮肤轻触觉刺激，皆可引起感传现象阻滞。

在中国传统的认识论中有"内外合一"的观点。《孟子·告子下》曰："有诸内，必形诸外。"《灵枢·外揣》曰："故远者，司外揣内；近者，司内揣外。"这个观点在朱丹溪的手中进一步成为中医理论的基本认识。《丹溪心法》曰："欲知其内者，当以观乎外；诊于外者，斯以知其内。盖有诸内者形诸外。"从临床针灸家的角度看，这个观点进一步升华，成为"诊断和治疗相统一"。只要我们能够找到与疾病相关的穴位，就能通过对此穴位的刺激达到治疗临床疾病的目的。具体来说，从寻找疾病的反应点到对临床疗效的解释，皆依赖于经络学说。正如"有诸内，必形于诸外"的认识，在针灸学体系之中，诊断与治疗是统一的。在哪里诊断就在哪里治疗，在哪里发现了疾病的反应点就在哪里给予刺激，这样就会对疾病起到很好的治疗作用。这种认识也属于从现象的角度对经络的认识。

针灸疗法是临床非常有效的治疗方法。这个方法在近几十年内迅速走向世界，开始为世界人民的健康服务。我们都知道，好的临床疗效依赖于好的诊断，依赖于好的选穴。施治之时，针感又成为有针刺有效的重要前提。那么，针感是什么呢？前人说过，酸、麻、胀、痛都是针感。现代研究则表明，针尖刺激到肌肉、肌腱、骨膜多引出酸胀感；针尖刺激到神经则多引出麻感；针尖刺激到血管则多引出痛感。如果我们想要提出一个统一的经络理论，必须能够统合与兼容这些神经、血管、肌肉、肌腱、淋巴等不同组织所出现的针灸现象；必须能够解释经络对身体状态与疾病本身的诊断，以及经络在治疗方面的价值。所以，当有人问我经络是什么时，现阶段我的回答依然只能是"经络是人体的一种客观存在"。

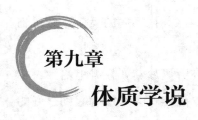

第九章
体质学说

　　体质是纯中医的概念，西医学是没有这个概念的。西医学只研究人的疾病，关注人是否健康。心理学中有一些关于情绪性格与临床疾病关联度的研究，与中医的体质学说有一定的相关性。但中医的体质概念涉及人的性格、体型、生理、病理乃至疾病谱。显然，中医体系的体质学说无论深度与广度都远远超出了现代西方的研究。最重要的是，中医的体质学说走向临床实践具有极强的可操作性。

　　每当我给别人解释体质因素时，就会提到这样一个问题：你身边有没有这样一些人，他们平时手足冰冷，容易疲劳，但又没有什么大病；又或者是有一些人，性格急躁，怕热，喜欢运动。这些有着类似的行为特征与身体状态的特定人群，在中医概念里边就被描述为特定的体质。

第一节　认识体质学说

一、什么是体质学说

　　每个人出生时的先天禀赋不同、后天营养不同、生存环境不同，使得人们在面对不同的致病因素时表现出不同的耐受性。这种人体特定的身体状态就是体质。研究体质本身以及体质与疾病相互关系的学说就是体质学说。

1. 什么是体质

按照标准的定义，体质是指人体生命过程中，在先天禀赋和后天获得的基础上形成的形态结构、生理功能和心理状态方面综合的、相对稳定的固有特质。这是一个很好的定义，强调了几个要素：①"人体生命过程中"说明体质贯穿我们从出生到死亡的整个过程。这当然没问题。但是体质与疾病的关系也是体质学说的重要内容。当我们说一个人是痰湿体质时，这个人到底是在疾病状态，还是不在疾病状态？所谓的痰湿体质，并不一定是说这个人已经生病了，但却提示此人对某一类疾病具有特殊的易感性。而且，不管这个人是在疾病状态还是无病状态，他的体质是一定的，并不会轻易改变。所以，体质是"相对稳定的固有特质"，也是一个相对稳定的持续过程。②"在先天禀赋和后天获得的基础上形成"就是说影响体质形成的相关因素最常见的是先天因系与后天因素。如果体质纯粹是先天因素，那么医生对此自然是无计可施的。但既然体质又与后天因素相关，那么医生面对体质问题时就不是完全无助的，还是能够有所作为的。③体质包括了形态、生理、心理方面。但是，我要强调的是，体质还牵涉到与疾病相关的病理问题。

在接受体质标准定义的基础上，我则将其进一步深化为体质是指生长发育过程中在先天禀赋和后天获得的基础上所形成的形态结构、生理功能和心理状态方面综合的、相对稳定的，又与人体疾病谱密切相关的固有特质。在这里，我首先强调了"生长发育"的问题，指出在人的一生之中，体质虽然相对稳定，但是人体不停地生长发育的过程本身就是体质最大的变量。人们"生长壮老已"的过程本身就包含了体质的自然的变化。类似的观点中医很早就已经知晓。而所谓的先天禀赋与后天因素都需要在时间轴上才能得到有效的表达。其次，我强调了体质与疾病的相关关系。一方面体质因素可以使人体对特定的疾病表现出易感性，成为疾病发展过程中的一个重要变量。但另一方面，疾病也可以在相当程度上引起人体体质的变化。例如：一个人本身体质强健，得过一次重病之后变得体弱多病。这种情况往往就伴随着体质的改变。我还特意强调了疾病谱的问题。随着西医学对基因致病的认识，这个问题也会变更加明显。过去我们认为人有了某病的基因就会得某病，如有了1型糖尿病的基因就会得1型糖尿病，有了地中海贫血症的基因就会得地中海贫血症，这似乎是命中注定的。在现代临床中我们更多关注的是基因相关性的问题。如某人有2型糖尿病相关基因，这并不代表他一定会得糖尿病，或者在某个时段就会得糖尿病。这只是说，某人得糖尿病的可能性远远大于其他人。如果他生活规律，坚持锻炼，完全有可能不得糖尿病，或将患糖尿病的时间大大推迟。在这种情况下我们就可以说：此人的体质状态与糖尿病的发病具有比较大的关联。根据我的临床观察，类似的情况也发生在强直性脊柱炎患者身上。这个病是遗传病，但患者的临床症状出现时间、病情严重程度与后天环境密切相关，当然也与患者的体质状态密切相关。最后，我还强调了体质是对人体的形态结构、生理功能和心理状态等方面的综合描述。这也符合传统中医对体质的一贯认识。

作为一个临床医生，我更关注的是人体体质与疾病的关系。从中医角度看，体质本身并不是疾病，但体质本身却表达出对不同疾病的倾向性。所以针对体质的调理本身就是临床上预防疾病、治疗疾病的重要手段。如临床上寒性体质的女性常以怕冷为表现，当然这本不是病，只是患者的一种新陈代谢的倾向。这些女性新陈代谢的指数较低，容易出现怕冷、喜暖、手足冰凉、易疲劳等情况。但如果患者不注意调护，就容易出现痛经、腹冷、月经量少、月经推迟等临床症状，从而被中医诊断为宫寒。很显然，女性寒性体质与宫寒之间并不存在不可逾越的鸿沟，而只是从量变走向质变的自然转化。反过来看，人体疾病对体质的状态也具有指导意义，如慢性腹泻患者多半是湿重的体质，时常腹痛的患者则多为寒性体质。不过，作为医生也要知道体质是人的整体状态，故具体的症状与体质并不能形成一对一的相互对应的关系。我们可以说热性体质的人容易便秘，但并不能说大多数便秘患者是热性体质。

2. 体质是怎样形成的

理解了什么是体质，接下来的问题就是人的体质状态是从哪里来的。如前所述，这里有先天因素的问题和也有后天因素的干扰。

从中医角度看，所谓的先天因素无非就是祖气与胎气，后天因素则包括了性格、年龄、环境等不同的相关因素的变化。

所谓的祖气，就是祖先所传递而来的身体与情绪上的特质，这也就是现代意义上的遗传因素。例如有些人生下来就皮肤白，有些人生下来皮肤黑；有的人天生就骨骼粗大，有的人则天生骨骼细密；有的人天生情绪急躁，有的人则天生情绪和缓。这些内容都写在每一个人的基因之中，都是先天而来的，后天想改变很难。从疾病的角度讲，地中海贫血症患者先天血红蛋白含量低，所以面色萎黄是先天的。

所谓的胎气，是指胎儿成形，尚未出生，仍在母体之中时获得的特质。这时，如果出现了影响胎儿身体状态的问题，胎儿出生后表现出来就是胎气的问题。例如怀孕早期母亲经历过病毒感染，或接受了不当的药物治疗，或者曾经经历过严重的情绪变化，都会给胎儿带来不可逆的损害。从中医角度出发所看到的问题则更为广泛。怀孕期间如果母亲天天吃冷饮，生下来的孩子体质就会偏于寒凉；如果母亲天天吃鲍参翅肚，生下来的孩子体质就会偏湿。广东地区这个问题非常普遍。所以经常有准妈妈问我吃什么东西好，我多半回答吃正常的东西就好。

后天因素是人的生活习惯、情绪变化等。张仲景描述过一种容易生富贵病的体质。《金匮要略·血痹虚劳脉证并治》曰："问曰：血痹病从何得之？师曰：夫尊荣人，骨弱，肌肤盛，重困疲劳，汗出，卧不时动摇，加被微风，遂得之。"张仲景在这里提出血痹病的易感人群是"尊荣人"。尊荣人的特点则是"骨弱，肌肤盛，重困疲劳，汗出"。显然，"尊荣人"不是指具体的疾病，而是指一群有钱、有身份、有地位的人。他们因为特定的生活状态表现出特定的体质特点，进而对"血痹"这种具体的疾病表现出倾向性。"尊荣"这两个字也表达了生活习惯与体质的关系。我们可以将尊荣的生活特点理解为"食不厌精，脍不厌细""好逸恶劳"等。所以骨弱肌肤盛是尊荣人的特有体质，是长期的生活习惯造成的。从现代角度看，尊荣人的体质易引发高脂血症、糖尿病等，所容易继发各种与周围神经及微循环损害相关联的疾病。

3. 体质具有特异性

中医的优势是个体化治疗，在中医师眼中，每一个患者都是独特的，这种个体化的认识就在于体质的特异性。

原文 黄帝曰：一时遇风，同时得病，其病各异，愿闻其故。少俞曰：善乎哉问！请论以比匠人。匠人磨斧斤，砺刀削，斫材木。木之阴阳，尚有坚脆，坚者不入，脆者皮弛，至其交节，而缺斤斧焉……黄帝曰：以人应木奈何？少俞答曰：木之所伤，皆伤其枝，枝之刚脆而坚，未成伤也。人之有常病也，亦因其骨节、皮肤、腠理之不坚固者，邪之所舍也，故常为病也。（《灵枢·五变》）

这段文字告诉我们，人的身体就像大树一样。我们知道大树都有向阳的一面，也有向阴的一面。树干上不同朝向的木质纹理是不一样的，硬度也是不一样的。木头纹理比较致密的部分砍起来比较费劲，木头纹理比较疏松的部分砍起来就比较轻松。木头上还有很多的结，在有木结的地方劈砍，连斧头都会崩缺。人也是这样。人之所以生病也是因为骨节、皮肤、腠理本身就不坚固了。邪气损伤人体的前提是有可以损伤的地方。这段内容也是讲体质与疾病的关系，更重要的是讲体质与疾病倾向性的关系。即体质好的人和体质不好的人得病的难易度是不一样的，对于疾病的反应也是不一样的。

曾经有一家三口先后患有外感病。他医治疗疗效不佳，遂相伴到我处就诊。主诉皆是"受风、咳嗽"。具体治疗皆以人参败毒散为主方，然一合香苏散，一合温胆汤，一合二陈汤。三人皆效，依次收功，我将其称为"一门三感冒"。故见体质学说在中医临床的重要性。下面分述三人病案。

之一：2016年7月30日初诊。患者女，66岁。以"咳嗽、咳痰3周"为主诉收治。患者3周前受凉后发热、咽痛、咳嗽、咯痰。外院诊断上呼吸道感染，住院对症消炎治疗。两周后出院。现仍有咳嗽、咯痰，并见每日低热，来我处就诊。考虑虚人外感风寒以风重为主，伴有气郁，予人参败毒散合香苏饮加减。处方：熟党参、白术、防风、羌活、独活、醋香附、紫苏梗、款冬花、薤白、桔梗、沙苑子、盐益智、甘草。2016年8月5日二诊。经以上处理后，患者热退，仍有咳嗽，日夜皆作。伴有咽痒，目前患者气郁缓解，仍有风痰，于止嗽散加减。方用熟党参、白术、防风、独活、紫苏梗、款冬花、薤白、沙苑子、盐益智、甘草、苦杏仁、山楂、紫菀、前胡。2016年8月12日及2016年8月19日历三诊、四诊而愈。

之二：2016年7月30日初诊。患者女，41岁。以"咳嗽3月余，加重1周"为主诉就诊。患者3月前出现发热、咳嗽等症状。外院西医治疗后主症缓解，仍有咽部不适。近来咽部不适加重，伴咳嗽、咯痰。要求门诊中医治疗。予人参败毒散合温胆汤、黛蛤散。处方：熟党参、白术、防风、独活、竹茹、枳实、茯神、紫苏梗、款冬花、皂角刺、海蛤壳、熟地黄、杜仲、甘草。2016年8月7日二诊。经上述治疗后，咳嗽明显减轻，偶见咽喉有痰。门诊继续治疗，处方：熟党参、白术、防风、熟枳实、紫苏梗、款冬花、海蛤壳、熟地黄、杜仲、甘草、沙苑子、醋香附、枇杷叶。2016年8月12日三诊。轻咳有痰，处方收尾。

之三：2016年7月18日初诊。患者男，74岁，以"咳嗽1周余"为主诉就诊。患者1周前进食不当（服用生白萝卜汁）后，出现咳嗽、咯痰，咽部不适，要求中医治疗。拟人参败毒散合二陈汤。予熟党参、白术、防风、熟地、杜仲、沙苑子、益智仁、款冬花、苦杏仁、厚朴、法半夏、陈皮、枳壳、甘草。2016年7月25日二诊。咳嗽咯痰症状明显减轻。现症以夜间咳嗽为主。予党参、白术、防风、熟地、厚朴、款冬花、沙苑子、杏仁、乌药、香附、甘草、枇杷叶。2016年7月30日三诊。仅诉偶见咳嗽，咽中有痰，时有气紧。予党参、白术、陈皮、厚朴、熟地、沙苑子、香附、法半夏、杏仁、甘草、桔梗、薤白、款冬花。2016年8月5日四诊。咳嗽缓解，略有鼻塞，咽中不适，处方收功。

二、体质的特点与相关因素

我们建立了体质的概念就开始学习体质的特征与影响体质变化的相关因素。

1. 体态、性格与疾病谱相互影响

从后天情况来说，人在情绪、性格方面的变化也与体质变化密切相关。长此以往，体质可以进一步影响人的体型与疾病特征。

一般来说，性格急躁的人容易着急上火，出现咽喉痛。同样道理，情绪低沉的人容易胸闷气短，多虑忧郁的人容易腹胀腹泻。现代的心理研究则直接以心理状态指代体质的特征。如美国学者将人的性格分为A型人格和B型人格，认为A型人格的人脾气急躁，容易得心脏病；B型人格者则较为松散，与世无争。这里所说的性格特点已经属于中医学体质的范畴了。我在《脉诊导论》中提到，如果脉诊时发现患者是气郁体质，就可以直接断定患者爱闹脾气。其实，这就是性格与体质的相互影响。当然，仅就情绪与疾病的相关性而言，中医老祖宗们也早就注意到了这个问题。

《黄帝内经》中就有五态之人的说法，分别是太阴、少阴、太阳、少阳、阴阳平和5种不同的体质。不同体质的人其情绪与体形及相关疾病都表现出关联度。如人的性情有贪婪的，有不贪婪的，有小心眼儿的，有心胸宽广的，他们在体质之中属于不同的分型。很贪婪的人就是太阴之人；不是很贪婪，又有点见异思迁，有点小心眼儿的人就是少阴之人；随随便便、大大咧咧的就是太阳之人；喜欢出风头，有点成绩就自高自大的是少阳之人；平素常比较安静，做事不急不躁，为人不怒不争的就是阴阳平和之人。将此五态之人归类于阴阳五行就可以发现，太阴之人属于金，少阴之人属于水，太阳之人属于火，少阳之人属于木，阴阳平和者属于土。所以，我们也可以从五行的角度归纳这些内容。不同类型的人气血阴阳的比例不同，那么得病的趋向性也不同，必然临床处置的趋向性也不一致。遗传的问题、性格的问题、环境的问题，都有可能影响体质的生成与变化。

《灵枢·通天》描述了五态之人的性格特点。

原文　少师曰：太阴之人，贪而不仁，下齐湛湛，好内而恶出，心和而不发，不务于时，动而后之，此太阴之人也。少阴之人，小贪而贼心，见人有亡，常若有得，好伤好害，见人有荣，乃反愠怒，心疾而无恩，此少阴之人也。太阳之人，居处于于，好言大事，无能而虚说，志发乎四野，举措不顾是非，为事如常自用，事虽败，而常无悔，此太阳之人也。少阳之人，諟谛好自责，有小小官，则高自宜，好为外交，而不内附，此少阳之人也。阴阳和平之人，居处安静，无为惧惧，无为欣欣，婉然从物，或与不争，与时变化，尊则谦谦，谭而不治，是谓至治。

太阴属性的人性格贪婪而不够仁慈，看上去很清明，实则污浊，喜欢聚敛财物而不舍得付出，心里边有意见却不说出来，做事不按当时的客观情况，较别人迟缓。少阴属性的人贪图小便宜，常有害人之心，看到别人受到了损失就像是自己占了便宜一样，喜欢伤害别人的利益，看到别人得了荣耀自己就会气恼，心怀嫉妒，刻薄寡恩。太阳属性的人生活平平淡淡而大言不惭，没有能力而喜空谈，看上去志向高远，一旦行动则不论是非对错，做事则刚愎自用，即使做事失败了也不会悔悟。少阳属性的人做事谨慎，很在意自己的身份地位，得个小官就以为了不起，喜欢外交，但对身边的人却不在意。阴阳和平属性的人日常生活心态平静，既不会忧心忡忡，也不会欣然自得，以和顺的态度顺应外界的变化，不贪不争，顺应时势的变化，若居高位则谦以待下，注重说服教育，而不使用刑罚管理，这是管理学的最高境界。

《灵枢·通天》中也谈到了五态之人体质上的特点，以及治疗的基本原则。

原文　少师曰：太阴之人，多阴而无阳，其阴血浊，其卫气涩，阴阳不和，缓筋而厚皮，不之疾泻，不能移之。少阴之人，多阴少阳，小胃而大肠，六腑不调，其阳明脉小，而太阳脉大，必审调之，其血易脱，其气易败也。太阳之人，多阳而少阴，必谨调之，无脱其阴，而泻其阳。阴重脱者易狂，阴阳皆脱者，暴死，不知人也。少阳之人，多阳少阴，经小而络大，血在中而气外，实阴而虚阳。独泻其络脉则强，气脱而疾，中气不足，病不起也。阴阳和平之人，其阴阳之气和，血脉调，谨诊其阴阳，视其邪正，安容仪，审有余不足，盛则泻之，虚则补之，不盛不虚，以经取之。

太阴属性的人阴气偏重而阳气不足，他们的阴血重浊，卫气却涩滞，平素阴阳不和，筋脉弛缓，皮肤厚重，如果不用疾泻的针法，病情就不能缓解。少阴属性的人阴气多而阳气少，他们的胃型偏小而肠腑偏大，六腑的功能不协调，足阳明胃经的脉气偏小，而手太阳小肠经的脉气偏大。对少阴之人一定要审慎调治，因为这种人的血分容易脱失，他们的气机也容易不足。太阳属性的人阳气多而阴气不足，需要小心谨慎地调治，不可过分耗伤阴气，只可清泄阳气。如果太阳之人的阴气反复耗伤，就容易得狂证；阴阳都脱失的，就会突然死亡或昏迷。少阳属性的人阳气多而阴分不足，经脉小而络脉大，人的阴血充实于中，而气机浮散在外，治疗时应充实阴经而泻其阳络。如果过分地泻其阳络，就会出现阳气耗脱性的疾病，如果出现中气严重不足的情况，疾病就难以治愈了。阴阳和平属性的人，其阴阳之气和谐，血脉调顺，治疗时就要谨慎判断阴阳的变化、邪正的盛衰，观察其神色形态是否正常，判断有余与不足，邪盛就用泻法，正虚就用补法，如果不盛不虚，就取疾病所在的本经治疗。

从上可见，在中医体系之中，体质是与人的性格、生理、病理以及临床治疗密不可分的概念。

2. 人群特征、形神合一

前文中讲到环境变迁对人体体质的影响。当环境概念进一步扩展为地域因素时，体质特点就带有了人群特征，依然会影响疾病谱以及治疗手段。这一方面的问题《黄帝内经》也有论述。而《素问·异法方宜论》所提出的五方地域对人的饮食习惯与体质变化的影响最明确。

原文　故东方之域，天地之所始生也……其民食鱼而嗜咸……故其民皆黑色疏理，其病皆为痈疡，其治宜砭石。故砭石者，亦从东方来。西方者……天地之所收引也……其民华食而脂肥，故邪不能伤其形体，其病生于内，其治宜毒药。故毒药者，亦从西方来。北方者，天地所闭藏之域也……其民乐野处而乳食，脏寒生满病，其治宜灸焫。故灸焫者，亦从北方来。南方者，天地所长养，阳之所盛处也……其民嗜酸而食腐，故其民皆致理而赤色，其病挛痹，其治宜微针。故九针者，亦从南方来。中央者，其地平以湿，天地所以生万物也众。其民食杂而不劳，故其病多痿厥寒热，其治宜导引按跷。故导引按跷者，亦从中央出也。

东方是天地升发之气初生的地方，那里的民众喜欢吃鱼且偏嗜咸味，那里民众的皮肤颜色偏黑，肌理疏松，容易生痈疡之类的疾病。对这类疾病的治疗，适宜用砭石之类刺割的方法。因此，用砭石治病的方法是从东方传来的。西方是天地之气收敛的地方，那里的民众喜欢精美的食物，身体肥壮，外来的邪气不容易侵犯他们的形体，他们容易出现内伤性的疾病。对这类疾病适宜使用口服药物的治疗方法。所以使用药物治疗疾病的方法是从西方传来的。北方是天地之气闭藏的地方，人们喜好居住在野外，饮动物的乳汁，容易因为内脏受寒而出现胀满的疾病。对这类疾病适宜使用艾火灸灼的方法治疗。所以用艾灸治疗疾病的方法是从北方传来的。南方是天地阳气生长健旺的地方，那里的民众喜好吃酸味与发酵的食物，所以皮肤纹理致密而带红色，容易发生肢体挛急、麻木不仁的疾病。对这种情况的治疗，适宜使用微针针刺的方法。所以用九针治病的方法是从南方传来的。中央地域平坦潮湿，物产丰富，民众的食品丰富而劳动较少，所以容易生四肢麻木、活动不利、怕冷以及发热的疾病。对这种情况应该使用导引按跷的方法来治疗，所以导引按跷治病的方法是从中央地区产生的。

从《素问·异法方宜论》内容我们首先可以看到，地域不同、生活习惯不同、人的身体的形态不同，所容易产生的疾病也不同，治疗方法也不一样。文中提到的微针、艾灸、砭石、导引、汤药就是我们治疗疾病的基本方法，而这些治疗方法也与体质相关。我曾经碰到患者问能不能做火疗。我告诉她不可以做。患者说可是我做了火疗以后很舒服呀。我说：很舒服吗？再做几次你就没力气了。我在医院时接触过这个项目，这是从大山之中走出的山民的调护方法。山民们身体强健，但容易得关节痹痛的疾病。他们偶尔用火疗做一下保健也没有什么关系。如果是养尊处优的城里人做火疗，一开始当然舒服，因为血液循环改善了嘛。但是随后就会周身乏力，因为这个方法耗气太过。运动不足，多有气虚的城里人根本就耐受不了这种治疗。

古人形容广东地区为"地卑阴湿"。广东气候特点就是湿气重，而春天湿气尤其重。在这种情况下，广东人的体质普遍偏湿重，这也是环境造成的地域性的人群体质特征。同样道理，广东人平时就爱煲一点祛湿汤，这就是人群特征所带来的生活习惯的特点。

作为临床医师，我则更为注意形神合一的问题，即注意患者性格、体质、疾病谱之间的明确的关联度。常言道：瘦人多火，胖人多痰。临床上，胖人不仅仅多痰，而且容易疲惫，较懒，平素喜静不喜动；瘦人也不仅仅是多火，还好动，处事急躁，喜动不喜静。在这里，体型、性格、疾病特点都是相互关联的。所以说，这种情况下医生的治疗已经不能局限于看病针灸，也要考虑体质因素。临床上，我看到湿重体质的患者，就会嘱咐他多运动。但事实上这句话意义并不大，因为湿重之人本身就不爱运动。所以，爱运动恰恰是治疗有效的结果。所以我会嘱咐患者运动，但却不会强求他们运动，只会要求患者一旦在治疗过程中找到想运动的感觉就顺势而为。

3. 先天因素，后天可调

每一个人的体质都是唯一的。正像前文所述，即使是一家人遇到同样的外来邪气，其症状、体征皆有差异，说明此一家人的体质皆不相同。但我们也知道，父母与子女之间体形、性格多有相似之处，所以体质也具有很大的遗传性。

我们还知道人的性格可以后天培养，人体的身体也可以利用后天的条件来改变。如饥荒年代出生的孩子，普遍身材矮小；而营养充分的年景，则普遍身材较高。但即使饥荒年代也有长得高大的人，而丰收之年也有长得矮小之人。所以，体质是先天因素与后天因素共同作用的结果。

我们谈到了体质的人群特征，体质与地域、生活环境的关系。但这些都是影响体质变化的相关条件，并不能产生决定性的影响。所以，在北方我们可以看到很多湿重体质的人，而在南方也可以看到不少燥热体质的人。说明在某种特定的情形下，某种特定的体质会相对多一些。当医者面对具体的患者时，还需要具体评估才知道患者的体质到底如何。

4. 相对稳定、可以转变

正因为人的体质状态一方面与先天的遗传因素相关，另一方面则与后天的生活状态相关，所以体质只是相对稳定，它是有可能转变的。引起这种转变的原因有可能是情绪，有可能是环境，有可能是生活习惯，当然更有可能是医生的医疗行为。一般情况下，体质的转变是一个缓慢的过程。尤其是体质由弱变强，从差变好，需要足够的时间；但体质从好变差则有可能只需要一个突发事件即可。所谓生病之后留下个"老病根"也是指疾病对体质的改变。

环境因素包括天气变化、饮食起居等，凡是能够影响人生存状态的外部事件皆可归于环境因素。而战争对人生存状态的影响无疑属于环境影响的极端情况。金·李东垣《内外伤辨惑论·辨阴证阳证》就提到这样一个事件：

原文 向者壬辰改元，京师戒严，迨三月下旬，受敌者凡半月，解围之后，都人之不受病者，万无一二，既病而死者，继踵而不绝。都门十有二所，每日各门所送，多者二千，少者不下一千，似此者几三月，此百万人岂俱感风寒外伤者耶？大抵人在围城中，饮食不节，及劳役所伤，不待言而知。由其朝饥暮饱，起居不时，寒温失所，动经三两月，胃气亏乏久矣，一旦饱食大过，感而伤人，而又调治失宜，其死也无疑矣。

壬辰年三月下旬，金国的都城被敌人围困了半个多月。解围后，出现了大量的感冒发热腹泻的患者。从症状上看，这就是外感风寒的疾病，但因病而死的人不计其数。官府将这些死去的人集中到城门外12个固定的地方。这些地方每天收集的死者少的时候不下1000人，多的时候有2000多。这种情况大概持续了3个多月。这是感冒还是疫病？李杲认为这不是疫病，只是普通的外感风寒。只是由于围城之时，饮食不节，劳役所伤，寒温失调，经过一段时间人体的胃气先伤，正气已经极度不足了。在这个时期，即使是感受风寒这样的疾病，如果调治失宜也会很容易致人死亡。

《素问·疏五过论》中也描述了因为生活环境的变化导致身体状态变化的情况。

原文 凡未诊病者必问。尝贵后贱，虽不中邪，病从内生，名曰脱营。尝富后贫，名曰失精，五气留连，病有所并。

在诊查疾病时，一定要问患者既往的生活情况。如果患者是从权贵转为地位低下，此时即使没有外来病邪的影响，也会因情绪的变化生病。这种情况就叫作"脱营"。如果患者从富裕的生活转为贫困的生活，就叫作"失精"。人体的五行之气都是相互依存的，疾病会在有缺陷的地方发生。

这些内容讲的就是因为人的生活状态的变化产生的疾病。事实上，《素问·疏五过论》全篇都在讨论生活环境的变迁、情绪的变化与疾病倾向性之间的关系。其内在逻辑即是环境与情绪的变化引起体质的变化，体质的倾向性带来疾病的倾向性。

临床中与先天因素相关的疾病似乎皆难治。从体质的角度看，即使从先天因素看没有太多办法，从后天角度看还是有可以调节的空间。所以，我们可以从体质的角度出发，通过医疗行为来处理那些难治的疾病。如临床常见的哮喘、慢性过敏性鼻炎等皆难治。其实，如果仅仅要求控制疾病的临床症状，无论中医还是西医皆不难处理。其治之难，难在除根。临床观察这种病多与虚寒体质密切相关，若能从体质下手，只要坚持治疗的时间够长，一旦患者体质出现改变，就会出现临床治愈之转机。

临床中，我也常常强调日常的饮食调护、运动锻炼，这些都是改变体质的正向因素。

5. 体质与年龄

如果体质是可变的，生存环境的变化、情绪的刺激、生活习惯都可以引起体质的变化。还有什么事件可以引起体质的变化？这就是年龄。临床中常见的更年期综合征就是一个与年龄相关的疾病。从西医学的角度看，这个病与人体特定年龄段内分泌的改变相关。从中医角度看，这种病的发生多见于肝肾不足者，其内在机制就是年龄与体质之间的关联。当然，类似的观察也早已经见于《黄帝内经》。

原文 岐伯曰：女子七岁，肾气盛，齿更发长；二七而天癸至，任脉通，太冲脉盛，月事以时下，故有子；三七，肾气平均，故真牙生而长极；四七，筋骨坚，发长极，身体盛壮；五七，阳明脉衰，面始焦，发始堕；六七，三阳脉衰于上，面皆焦，发始白；七七，任脉虚，太冲脉衰少，天癸竭，地道不通，故形坏而无子也。丈夫八岁，肾气实，发长齿更；二八，肾气盛，天癸至，精气溢泻，阴阳和，故能有子；三八，肾气平均，筋骨劲强，故真牙生而长极；四八，筋骨隆盛，肌肉满壮；五八，肾气衰，发堕齿槁；六八，阳气衰竭于上，面焦，发鬓颁白；七八，肝气衰，筋不能动，天癸竭，精少，肾脏衰，形体皆极；八八，则齿发去。肾者主水，受五脏六腑之精而藏之，故五脏盛，乃能泻。今五脏皆衰，筋骨解堕，天癸尽矣。故发鬓白，身体重，行步不正，而无子耳。（《素问·上古天真论》）

岐伯说：女子到了7岁的时候肾气开始旺盛起来，开始更换乳牙，头发也开始茂密起来。到了14岁的时候开始产生天癸，任脉开始通畅，太冲脉变得旺盛，开始按时来月经，具备了生育的能力。21岁时，肾气充盛，开始长智齿，身体停止发育。28岁时，筋骨变得强健有力，头发长到最茂盛的时候，身体也最为强壮。35岁时，阳明经的气血开始衰弱，面部开始憔悴，头发也开始脱落。42岁时，三阳经滋养头面的作用下降，人变得憔悴，头发开始变白。49岁时，任脉气血虚弱，太冲脉的气血也变少了，天癸枯竭，月经断绝，所以形体变得衰老，失去生育能力。男子到了8岁的时候，肾气开始充实起来，头发变得茂密，开始更换乳齿。到了16岁的时候，肾气旺盛，产生天癸，精气开始满溢可以外泻，两性交合，可以生育子女。24岁时，肾气充盛，筋骨强健有力，开始长智齿，身体停止发育。32岁时，筋骨丰盛结实，肌肉也变得丰满健壮。40岁时，肾气开始衰退，头发开始脱落，牙齿开始松动。48岁时，头面部的阳气逐渐衰竭，面容憔悴，发鬓花白。56岁时，肝气开始衰退，筋节变得僵硬，不能活动自如，天癸枯竭，精气变少，肾脏衰弱，形体衰疲。64岁时，牙齿头发都会脱落。肾是主水的脏腑，接受与贮藏其他各个脏腑的精气才会有生育的功能。现在五脏的功能都衰退，筋骨懈惰无力，天癸枯竭，所以发鬓变白，身体沉重，步伐不稳，也不能生育子女了。

这段文字简称"七七八八"，论述人在不同年龄段所发生的体质变化。同样道理，因为体质的变化，不同年龄段的人就易得不同的疾病。临床上常见小儿哮喘随着年龄增加、体质增强就会自动缓解。但是，也因为同样的理由，本病50岁后复发的可能性极大。

另一个典型的疾病就是肩周炎。肩周炎别名"五十肩"，说明这个病是与年龄相关的疾病。我们一般认为肩周炎是自限型疾病。得了这个病，正常情况下无需特殊治疗，顶多2年左右自己就好了。这个年龄段得这个病必然与这个年龄段特定的内分泌状态相关。不过，我临床也常见到四五年都没有好的患者。显然，这么长时间这个病就很难治疗了。单纯从局部的炎症下手治疗，临床疗效不会好。这时就要根据"七七八八"从年龄带来的体质变化入手。50岁正是更年期，所以这个病表面上是局部的炎症，内在的原因则是阳气不足、肝肾两虚。要想治好这个病，必须从振奋阳气、补益肝肾入手。

在《黄帝内经》还有一段文字，描述的是人的体质状态以10年为单位出现变化。

原文 岐伯曰：人生十岁，五脏始定，血气已通，其气在下，故好走；二十岁，血气始盛，肌肉方长，故好趋；三十岁，五脏大定，肌肉坚固，血脉盛满，故好步；四十岁，五脏六腑十二经脉，皆大盛以平定，腠理始疏，荣华颓落，发颇斑白，平盛不摇，故好坐；五十岁，肝气始衰，肝叶始薄，胆汁始灭，目始不明；六十岁，心气始衰，苦忧悲，血气懈惰，故好卧；七十岁，脾气虚，皮肤枯；八十岁，肺气衰，魄离，故言善误；九十岁，肾气焦，四脏经脉空虚；百岁，五脏皆虚，神气皆去，形骸独居而终矣。（《灵枢·天年》）

人长到10岁，五脏之气开始变得稳定，血脉气息开始通畅，这时的人体的经气汇聚在身体的下部，所以人就喜欢跑动。到20岁时，血气开始充盛，肌肉发育成长，所以就会喜欢快步走。到30岁，五脏完全发育成熟，肌肉坚固，血脉充盛，所以就变得喜欢行走。到40岁，五脏六腑及十二经脉都变得十分旺盛，而且达到稳定，腠理开始变得疏松，容颜变得憔悴，头发略见斑白，气血均平而不喜动摇，所以喜好久坐。到50岁，肝气开始衰退，肝叶开始变薄，胆汁分泌减少，视力开始变弱。到60岁，心气开始衰退，总是忧心忡忡，血气也变得衰惫，运行迟缓，所总喜欢躺着。到70岁，脾气虚弱，皮肤变得干枯。到80岁，肺气衰弱，身体的魄气开始流散，所以经常言语错乱。到90岁，肾气干涸，肝、心、脾、肺四脏的经脉俱已空虚。到100岁，五脏精气全部变得空虚，人的神气都会散去，这时就只有躯体的存在，人也就终其天年了。

《灵枢·天年》的这段内容不分男女，认为人的身体变化以10年为单位，每过10年人的气血、脏腑功能就会出现相应的改变，当然，这时人的体质也就变了。等到了100岁，五脏皆虚，人就死了，仅仅留下躯壳。如果只是说身体状态与年龄的变化相关，那么这个结论无论是西医学还是中医学都看得很清楚。但是，中医学在这方面的认识更为清晰、更为透彻，临床可操作性也更强。也就是说，由于气血盛衰、脏腑功能不同，同样的疾病在治疗过程中，老年人与青年人的治疗细节的把握是不一样的。那么，到底怎么不一样呢？明·吴又可《温疫论》给我们以示例。

原文 三春旱草，得雨滋荣；残腊枯枝，虽灌弗泽。凡年高之人，最忌剥削，设投承气，以一当十。设用参术，十不抵一。盖老年荣卫枯涩，几微之元气易耗而难复也。不比少年，气血生机甚捷，其势浡然，但得邪气一除，正气随复。（《温疫论·老少异治》）

春天的草木即便干枯，一旦见到雨水就会重新繁茂起来；那些经历严冬残存的腊梅枯枝，就是泡在水中也不会恢复润泽。大凡老人得病，最害怕使用耗伤气血的药物。假设让老年人服用承气汤这样的攻伐之药，一分药就可以当十分的力量来用；如果服用的是人参、白术这样的补药，用十分的量还不如普通情况一分的量有力。这是因为老年人的营卫气血干枯涩滞，元气衰少，容易消耗而难以恢复，而年轻的体质气血充足，生机勃勃，一旦邪气驱除正气就会自然恢复。

年轻人和老年人的体质是不一样的。临床上给老年人用祛除邪气的药用量宜少，而补益之品用量宜大。同样道理，同样的疾病给年轻人用药就不怕祛邪的药量大，反而补药的用量宜少。这也是年龄与体质的关系。

第二节　体质学说与医疗实践

研究体质学说就是为了利用体质学说的理论与原理解决临床中的现实问题。

一、常见的体质分型

要想在临床中有效地运用体质学说，首先要学习基本的体质分型。问题在于，体质分型并不是确定的事件，关于体质可以有很多不同的分类体系。《黄帝内经》中以人的体形为分类依据，也以人的气血盛衰、性情变化为分类依据。这些内容最后都体现于疾病谱的变化，所以这些不同的人群分类方法本质上都是体质分型的模式。《灵枢·卫气失常》中分"脂人""膏人""肉人"，表示因形体的差异而出现气血状态不同，最后则导致疾病谱与治疗倾向性的不同；"阴阳二十五人"可以分出25种不同的类型。同理在其他的医学体系之内，也有相类似的人群分类的模式。那么，下面将临床常见的体质分型模式略做讨论。

1. 二分法与三分法

中医临床中最常见的体质二分法是将体质分成阴性体质与阳性体质。而我在这里介绍的则是西医学的AB型人格体质分类。

美国学者弗里德曼等人把人的性格分为A型和B型。A型人格者较具进取心、侵略性、自信心，并且容易紧张。B型人格者则较松散，与世无争，对任何事皆处之泰然。这种性格分类法的立足点是不同性格与疾病谱的相关性，其本质就相当于中医认识体系中的体质分型。中医分类法将人分为相对应的两种，一种爱发脾气，一种不爱发脾气；一种急躁，一种不急躁；一种经常怕热，一种经常怕冷；一种默默不语，一种话多，甚至很容跟人起争执。我将急躁、易怒、动作迅速、平素怕热的人归类为A型；将喜静、怕冷、动作迟缓、不欲争执的人归类为B型。从临床上看，A型人容易得高血压、心脏病等心脑血管疾病，B型人就不容易得心脑血管疾病。

后来，国外的心理学家又增加了一种C型人格。C型人格指那种情绪受压抑的抑郁性格，表现为害怕竞争，逆来顺受，有气往肚子里咽，爱生闷气等。一般来说，人们普遍认为C型性格可能是癌症的致病因素之一。

事实上，临床中当我们说某人是A型人格、B型人格或是C型人格时，背后的想表达的意思却是特定的疾病谱，所以这种人格分型类同于中医的体质分类方法。当然，如果将这种分类法比附于中医的认知模式，就可以说A型性格的人类同于阳性体质的人，B型性格的人则类同于阴阳平和型的人，C型性格的人类同于阴性体质的人。

《灵枢·卫气失常》中"脂人""膏人""肉人"的体质分类方法属于三分法，提出了体型与疾病谱的关联度。

2. 四分法与五分法

西医学在启蒙时期就已经关注到了体质分类的问题。前人通过对人群分类进而探索不同人群的疾病谱的倾向性。希波克拉底提出人分4种体质：多血质、黏液质、黑胆质、黄胆质。心理学层面上的划分则在此基础之上略有不同，分为多血质、黏液质、胆汁质、忧郁质。

多血质：有多量的血液，喜爱活动，精力充沛，对环境的变化反应很快，且很容易和其他人接触和交际。

黏液质：很难兴奋，不大活动，不善于交际，故易致肥胖，但脂肪没有弹性较为松软。

胆汁质：容易兴奋，甚至过度地兴奋，又容易疲劳，对周围环境不满意。

忧郁质：尽力将自己同周围世界隔离起来，似乎专心致志于自己的事情，但如果使他们脱离平衡，他们便表现出急骤的、过度而长久的反应。

其实，简单点说，多血质的人喜欢活动，精力充沛，对外界环境的变化也敏感，容易接触；黏液质的人比较懒，不容易兴奋，不爱活动，不愿交际，体胖，易劳累；胆汁质的人则容易兴奋，也容易疲劳，对外界环境不满较多；忧郁质的人无精打采，自做自事，情绪一旦不稳定就很难恢复。

从中医角度看，此4种体质再加一种阴阳平质，即可类比于五态之人。多血质即可比类于热重之体，归太阳，表现为性格外向、精力充沛，然责之于急躁；黏液质可以类比于湿重之体，归属于太阴，表现为性格内敛而趋于平和，体胖、身重，而又好静；胆汁质可以类比于气郁之体，归属于少阳，表现为易兴奋、易疲劳、多抱怨；忧郁质则可以类比于气虚之体，归属于少阴，表现为情绪内敛，体力不足，若受干扰则易出现过激反应。一些情绪相关疾病，如失眠、胃痛、消化不良等更容易见到体质的区别。

3. 六分法

这里所提出的6种体质，是以1971年版《中医妇科学》所提出的体质分类为标准的，分为燥红质、迟冷质、倦㿠质、晦涩质、腻滞质、正常质。但这6种体质不限于女性。整个人群都可以利用类似的方法进行分类。

表9-2-1　妇科常见病临床分型与体质类型之关系一览表

疾病 体质	经行先期	经行后期	经行无定	月经过多	月经过少	经行泄泻	痛经	崩漏	带下	不育	癥瘕	子宫脱垂	恶阻	妊娠腹痛
燥红质	血热	血热	–	血热	–	–	热滞	血热	–	–	–	–	肝热	–
迟冷质	–	血寒	肾阳虚	–	–	肾虚	肝肾亏损	–	肾阳虚	肾气虚	–	肾阳虚	–	虚寒
倦㿠质	气虚	血虚	–	气虚	血虚	脾虚	气血虚弱	气虚	脾虚	血虚	–	气虚	带虚	血虚
晦涩质	–	气郁	肝郁	–	血瘀	–	气滞血瘀	血瘀	–	肝郁	气滞血瘀	–	–	气郁
腻滞质	–	–	–	–	–	–	–	–	湿郁	痰湿	–	–	痰湿	–
正常质	外伤													

除正常质之外，其余5种体质皆与疾病相关。燥红质阴虚火旺，迟冷质阳虚寒凝，倦㿠质气血两虚，晦涩质气滞血瘀，腻滞质痰湿困阻，平和质气血和匀。这样一转化，就会发现这6种体质包括了临床上常见的体质类型。

利用这个思路，将具有明显疾病倾向的5种类型的体质重新分类、解释，即成以下结论。

燥红质：阴虚血热。口干舌燥，或为阴虚，或为燥热。代谢偏高。急躁畏热，易感温邪。医谚云"温邪独击下虚人"。若肺阴不足则得秋燥之疾；若肝肾阴虚，则下元不足。喜甘寒而忌温燥。

迟冷质：阳虚而寒。形寒怕冷，常为寒象，代谢偏低，行动迟缓。不耐寒邪，易为寒病。常有脾肾阳虚。治宜辛燥温补。

腻滞质：体素湿盛。体胖舌腻，常为湿象，多有代谢产物之堆积，易感湿邪，易肿胀。湿邪为病多伴脾肾阳虚。常宜用淡渗利湿或苦温燥湿之剂。忌滋阴补益。

倦㿠质：气血两虚。畏寒怕热，虚汗不绝，易感风寒，夏则无力，冬则畏寒。治当益气养血。

晦涩质：气滞血瘀。或怒或悲，或痛或胀，得温则减，遇喜则安。身痛腰痛。女子痛经，男子多郁。治当理气化瘀。

体质的状态对临床治疗以及疾病的预后具有明确的指导意义，并且有利于将复杂的临床现象简化，也可以解释大量的临床上的问题。

4. 九分法

体质的变化是个客观现象，但临床上具体怎么去划分，不同的学者有不同的角度。现代推广的比较好的应当是北京中医药大学王琦教授主推的九种分类方法。《中医体质分类与判定》将人体的体质分为平和质、气虚质、阳虚质、阴虚质、痰湿质、湿热质、血瘀质、气郁质、特禀质9种。具体分类标准如下：

平和质：总体特征：阴阳气血调和，体态适中、面色红润、精力充沛。形体特征：体形匀称健壮。常见表现：面色、肤色润泽，头发稠密有光泽，目光有神，鼻色明润，嗅觉通利，唇色红润，不易疲劳，精力充沛，耐受寒热，睡眠良好，胃纳佳，二便正常，舌色淡红，苔薄白，脉和缓有力。心理特征：性格随和开朗。发病倾向：平素患病较少。对外界环境适应能力：对自然环境和社会环境适应能力较强。

气虚质：总体特征：元气不足，以疲乏、气短、自汗等气虚表现为主。形体特征：肌肉松软不实。常见表现：平素语音低弱，气短懒言，容易疲乏，精神不振，易出汗，舌淡红，舌边有齿痕，脉弱。心理特征：性格内向，不喜冒险。发病倾向：易患感冒、内脏下垂等病，病后康复缓慢。对外界环境适应能力：不耐受风、寒、暑、湿邪。

阳虚质：总体特征：阳气不足，以畏寒怕冷、手足不温等虚寒表现为主。形体特征：肌肉松软不实。常见表现：平素畏冷，手足不温，喜热饮食，精神不振，舌淡胖嫩，脉沉迟。心理特征：性格多沉静、内向。发病倾向：易患痰饮、肿胀、泄泻等病；感邪易从寒化。对外界环境适应能力：耐夏不耐冬，易感风、寒、湿邪。

阴虚质：总体特征：阴液亏少，以口燥咽干、手足心热等虚热表现为主。形体特征：体形偏瘦。常见表现：手足心热，口燥咽干，鼻微干，喜冷饮，大便干燥，舌红少津，脉细数。心理特征：性情急躁，外向好动，活泼。发病倾向：易患虚劳、失精、不寐等病，感邪易从热化。对外界环境适应能力：耐冬不耐夏，不耐受暑、热、燥邪。

痰湿质：总体特征：痰湿凝聚，以形体肥胖、腹部肥满、口黏苔腻等痰湿表现为主。形体特征：体形肥胖，腹部肥满松软。常见表现：面部皮肤油脂较多，多汗且黏，胸闷，痰多，口黏腻或甜，喜食肥甘甜黏，苔腻，脉滑。心理特征：性格偏温和、稳重，多善于忍耐。发病倾向：易患消渴、中风、胸痹等病。对外界环境适应能力：对梅雨季节及湿重环境适应能力差。

湿热质：总体特征：湿热内蕴，以面垢油光、口苦、苔黄腻等湿热表现为主。形体特征：形体中等或偏瘦。常见表现：面垢油光，易生痤疮，口苦口干，身重困倦，大便黏滞不畅或燥结，小便短黄，男性易阴囊潮湿，女性易带下增多，舌质偏红，苔黄腻，脉滑数。心理特征：容易心烦急躁。发病倾向：易患疮疖、黄疸、热淋等病。对外界环境适应能力：对夏末秋初湿热气候、湿重或气温偏高环境较难适应。

血瘀质：总体特征：血行不畅，以肤色晦暗、舌质紫暗等血瘀表现为主。形体特征：胖瘦均见。常见表现：肤色晦暗，色素沉着，容易出现瘀斑，口唇暗淡，舌暗或有瘀点，舌下络脉紫暗或增粗，脉涩。心理特征：易烦，健忘。发病倾向：易患癥瘕及痛证、血证等。对外界环境适应能力：不耐受寒邪。

气郁质：总体特征：气机郁滞，以神情抑郁、忧虑脆弱等气郁表现为主。形体特征：形体瘦者为多。心理特征：性格内向不稳定、敏感多虑。发病倾向：易患脏躁、梅核气、百合病及郁证等。对外界环境适应能力：对精神刺激适应能力较差，不适应阴雨天气。

特禀质：总体特征：先天失常，以生理缺陷、过敏反应等为主。形体特征：过敏体质者一般无特殊；先天禀赋异常者或有畸形，或有生理缺陷。常见表现：过敏体质者常见哮喘、风疹、咽痒、鼻塞、喷嚏等；患遗传性疾病者有垂直遗传、先天性、家族性特征；患胎传性疾病者具有母体影响胎儿个体生长发育及相关疾病特征。心理特征：随禀质不同情况各异。发病倾向：过敏性疾病如哮喘、荨麻疹、花粉过敏及药物过敏等，遗传性疾病如血友病、先天愚型等，胎传性疾病如五迟（立迟、行迟、发迟、齿迟、语迟）、五软（头软、项软、手足软、肌肉软、口软）、解颅、胎惊等。对外界环境适应能力：适应能力差，如过敏体质者对易致过敏季节适应能力差，易引发宿疾。

以上9种分类方法都是对中医传统知识的继承与发展。而特禀质的提出则源于西医学知识对中医学的启示。作为临床医生应知道体质状态并不是固定不变的。以特禀质而论，大部分中国成年人都对牛奶中的乳蛋白不耐受，喝牛奶后会腹泻。但这不是固定不变的。一般来说，体力好、体质强壮时喝牛奶就不容易腹泻，体力下降时喝牛奶才容易腹泻。所以，即使是特禀质的调治，对中医师来说仍大有可为。

说到底，体质分型只是对人群分类的方法。不同的分类模式即可带来不同的人群分类内容。所以，往少了说可以分为两种，往多了说有"阴阳二十五人"将人分为25种，但其目的仍然是为临床治疗服务。从临床角度看，分类要复杂得多，例如寒热错杂类型的体质、虚实夹杂的体质都很常见。这些体质不一定就是疾病，但当人体生病时就会给疾病的发展变化带来明显的倾向性。所以，各种体质的分类都是常态下的或是静态的体质分类方法。作为医师则要对这些问题进行进一步的研究与思考。

二、用体质学说指导中医实践

前文举例，同样的致病因素，因体质不同可以表现为不同的症状，从而带来不同的治疗方案。所以，中医学是一种以临床实践为基础的医学理论，中医的体质学说就是用来解释临床现象的。

1. 解释发病

用体质学说来解释临床发病也是《黄帝内经》时代就已经有的内容。《灵枢·百病始生》说："因于天时，与其身形，参以虚实，大病乃成。""因于天时"即指引起疾病的外来因素。天时既可以是正令之气，即普通的气候变化；也可以是非时之气，即戾气。古人将此统一归类为外因。而西医学体系将之解释为各种细菌、病毒等。不管是哪一种外邪，对人体的伤害都需要依赖人体正气的状态而发病。"与其身形，参以虚实"就是体质因素。所谓"身形"就是身体体态问题，是肥还是瘦；是强壮有力的，还是虚弱无力的。"虚实"指的就是气血盛衰。体型特征再加上气血状态就是体质特征了。前人则将此统归于"内因"。所以，有了外界的致病因素，还得有身体的内部条件，然后疾病可以寒化，可以热化；可以轻，可以重。所以，当各种有利条件、不利条件齐聚一起之时，"大病方成"。

吴又可在《温疫论》中对体质与疾病的关系做了一个出色的比喻。

原文 邪之着人，如饮酒然，凡人醉酒，脉必洪数，气高身热，面目俱赤，乃其常也。及言其变，各有不同，有醉后妄言妄动者，醒后全然不知者；有虽沉醉而神思不乱者；醉后应面赤而反刮白者；应萎弱而反刚强者；应壮热而反寒而战栗者；有易醉易醒者；有难醉难醒者；有发呼欠及嚏喷者；有头眩眼花及头疼者。因其气血虚实不同，脏腑禀赋各异，更兼过饮之别。考其情状，各自不同，至于醉酒则一也。

当邪气侵犯人体时，它的变化与人饮酒后体态的变化有些类似。大凡人喝醉酒以后就会出现脉象洪数，呼吸急促，身体发热，颜面、双目皆变红。这是一般人的共同特点。但酒醉后每个人的具体变化却又各具特点。有的人醉酒以后控制不住自己，乱说乱动；也有的人虽然醉得很厉害，却思维不乱；本来醉酒后应该颜面变红，有的人酒醉后却是面色变白；有的人本来性格软弱，醉酒后却变得急躁易怒；也有的本应该发热，却变得寒战不止；有的人容易喝醉，却也容易清醒；也有人不容易喝醉，一旦喝醉却难以清醒；有的人酒醉之后又打呵欠，又打喷嚏；有的人醉酒之后头昏眼花。都是喝酒，酒醉之后形态百出，表现不一。这是因为每个人的气血虚实状态不一样，天生的脏腑禀赋不一样，还有就是喝的多少不一样。虽然酒醉以后每个人的表现都不一样，但他们的共同点都是喝醉了。

这一段话也是告诉后人，生病的时候，即使是同样的致病因素，患者体质不同会表现出不同的临床现象。

虽然体质状态本身并不代表疾病，但它却是人体发病的重要相关因素。所以，对体质的辨识也可以预测疾病的发展趋势。外来的致病因素进入人体后，有可能寒化而转寒，也可能热化而转热，也可能入于膜原而潜伏。疾病过程中出现的这些不同情况的转化，与体质状态相关。本身体热的人感邪就易热化，本身体寒的人感邪就易寒化。

所以，经常有朋友外出时问我怎么调养，带什么药。有时候我会告诉他，出门在外不管碰到什么病，先服小柴胡冲剂。类似这样的表述，就是基于体质因素对未来疾病的可能性所做出的预测。医谚云："肥人多痰，瘦人多热。"也是基于体质因素做出的针对疾病状态的预判。

2. **指导治疗**

临床上，医者也可以根据患者体质状态的不同建立不同的治疗方案。类似的内容古代医籍也多有涉及。

原文 黄帝曰：形气之逆顺奈何？岐伯曰：形气不足，病气有余，是邪胜也，急泻之；形气有余，病气不足，急补之；形气不足，病气不足，此阴阳气俱不足也，不可刺之，刺之则重不足。重不足则阴阳俱竭，血气皆尽，五脏空虚，筋骨髓枯，老者绝灭，壮者不复矣。形气有余，病气有

余，此谓阴阳俱有余也，急泻其邪，调其虚实。故曰：有余者泻之，不足者补之，此之谓也。（《灵枢·根结》）

黄帝问道："患者形体气息的状态与疾病发展顺逆变化的关系是什么呢？"岐伯回答说："如果患者自身的体形与气息都不够充沛，但疾病比较明显，这就是病气偏盛的情况，应该用泻的针刺方法排出邪气。如果患者的体形与气息都比较充足，但疾病不明显，就应该用补的针刺手法来治疗。如果患者的形体与气息都不足，疾病的状态也不强烈，这就是人的气血阴阳都不足的情况，就不可以用针刺的方法治疗了。用针刺的方法治疗就会导致患者气血不足的状态进一步加重，最后则有可能导致患者阴阳衰竭、气血两虚，五脏六腑的气血皆变得空虚，人体的筋、骨、髓都得不到滋养而枯萎，年龄大而气血不足的人就会因此而死去，即使本身气血旺盛的人也会变得衰弱而难以恢复。如果患者的形体与气息都充沛，疾病的情况也明显，这就是人体气血阴阳都充足的状态，需要用针刺的泻法排出毒气，同时调和人体气血的虚实。所以说，对于气血阴阳有余的情况要用泻法，对于气血阴阳不足的情况要用补法。这就是治疗疾病的一般原则。"

这段文字告诉我们，所谓的疾病发作无非就是两个因素：一个是形气因素，一个是病气因素。形气因素就是体质与正气，病气因素就是外邪。将体质因素和邪气因素相比较，看孰强孰弱，孰盛孰衰。在临床之中，则需要根据体质与邪气强弱盛衰的对比建立治疗方案。

曾经有一段时间，有些学者在讨论"慢性乙型肝炎迁延期"无证可辨的问题。即在乙肝的诊断之下，患者既没有肝损害实验室指征，也没有明确的与肝功能相关的疾病症状，因此也就无法做出具有针对性的治疗。但将这个病放在体质学说的视角之中，问题就不难解决。如患者吃饭香吗？平素容易疲劳吗？睡觉好吗？手足怕冷还是手足心发热？只要抓住患者体质方面的特点就可以进行针对性的治疗，而不必坐等阴黄、阳黄、两胁疼痛等具体的临床症状出现才施治。

前文所述，《温疫论》有"老少异治"之论，也是强调在特定的情况之下，体质不同会带来不同的治疗方案，而且处方用药的结构也应有所不同。

类似的论述，仲圣《伤寒论》中也有很多。

原文　淋家，不可发汗，汗出必便血。（《伤寒论》第84条）

我们首先要明白什么是"淋"。这个"淋"与西医学所说的由淋球菌引起的下阴疾病是不一样的。此处的"淋"是指下焦的炎症，具体讲就是前阴所患的炎症。之所以叫作"淋家"而不叫"淋病"，是因为该病的急性期已过，身体下部表现为长期的慢性炎症。因为这种炎症长期存在，消耗身体的气血营养，患者变成气阴两虚的体质，这时的患者就可以称作淋家了。这种患者若身患外感之疾，不可强力发汗，否则就会出现阴液不足的情况，进而阴虚则火旺，迫血妄行，故有"汗出必便血"之议。

原文　亡血家，不可发汗，发汗则寒栗而振。（《伤寒论》第87条）

同样道理，"亡血"是指出血性疾病；"亡血家"不是突然大失血的患者，而是患有慢性失血性疾病的患者，例如崩漏多年的患者，或部分血液病患者。这种患者的特点是长期失血，气随血脱，是气血两虚体质。类似这样的患者若有外感疾病不可强行发汗，否则就会出现不停"寒战"的表现。

原文　疮家，虽身疼痛，不可发汗，汗出则痉。（《伤寒论》第85条）

此处所说的"疮家"也不是指一般的身体有疮疡病的患者，而是指身体长期患有疮疡的患者。胡希恕老解释这个疮疡指恶疮，长期流脓溃烂。从西医学的角度看，一个是颈部的淋巴结核，旧称"老鼠疮"；一个是镰疮腿；还有一个就是皮肤癌。这样的患者都是气血两虚，精血不足。"身疼痛"则说明表症未了。气血两虚在先，虽然有身疼痛这样的表症也不能发汗，因为"汗出则痉"。从中医观点看，引起"痉"的主要原因是气血不足，筋失濡养。疮的特点是外透肌肤，内达筋节，故疮家强发汗则易致痉。

从仲圣的论述可以知道，慢性疾病、气血两虚的患者都是不能发汗的。强行发汗则依其体质不同而有不同的疾病转归。淋家强行发汗则便血，是因其内有伏火；汗之后，阴虚火旺，故有便血。亡血家强行发汗则寒栗，是因气随血脱，阳随汗脱；汗之后，阳虚寒栗。疮家强行发汗则痉，则是因疮家伤筋，筋失濡养。所以，对患者体质状态的分析直接影响医者的治疗方案，进而影响疾病的愈后。

3. 指导调护

正如前文已经强调，体质本身不是病，但它表现了人体对某种疾病的易感性，也会影响医者的处方用药及疾病的预后。所以，人在没有疾病的情况下如何调护改变体质就变成非常重要的内容。我认为最重要的调护是改变思想意识，改变生活状态。比如通过不断学习来认识自己，改变情绪，改变自己面对世界的方式；或者改变生活规律，通过坚持锻炼、规律作息、规律生活来改变自己的体质。

从医生的角度出发，则倾向利用药物来解决患者所面临的问题。既然体质问题不是疾病，故似乎难以从纯粹的治疗方面入手。在中医理论中，有"药食同源"的概念。八角、茴香、花椒既可做中药材也可以做食品调料。所以，我们也可以利用食物的偏性来调整体质，从而获得更高质量的生活状态。此处则以成都中医药大学的"六种体质"来示例。

这6种体质之中，正常质身体本身并无偏颇，在饮食方面也就没有什么特定的要求，什么都吃就是最好的养生。那么剩下的5种体质就有了饮食调控的空间。

倦晄质的特点是气血两虚，那么就应该增加营养，所以要适当多吃蛋白质，同时注意保护消化能力。可以适当多吃点肉类，饮食则要偏温热，多吃牛、羊肉，多吃生姜、五香粉等调味料。可以食用温性果蔬，如大枣、龙眼。尽量少食寒凉性的食物，如木耳、芹菜、绿豆等。

腻滞质的特点是痰湿比较重，消化能力弱。平素湿重之人既易化热也易转寒。故饮食以平淡为主，配以辛温通气之品。平时可多用生姜炒菜、煮汤，用陈皮煲肉。多吃萝卜，尤其以北方的辣萝卜为佳。中医说"甘能生湿"，所以腻滞质的人要少吃甜食。在广州，有些人爱用冬瓜、薏米煮水喝，以为能利水祛湿。其实多数情况下是不好的，因为这些食物性凉，虽然利水，但寒凉伤人。只有湿热之人才适合这些汤水。

晦涩质的特点是气滞血瘀，血行不畅。可以多吃具有理气活血作用的食物，如山楂、陈皮、鸡内金、谷芽、麦芽等。不适合吃有滞气作用的食物，如花生、核桃、黄豆之类。

燥红质的特点是阴虚燥热。宜食养阴的海参、淡菜、海蜇之类，甘寒润燥的果蔬如香蕉、梨、藕、绿豆等。偏于温燥的食物，如牛羊肉、姜、核桃、龙眼、大枣、八角等就不适合了。

迟冷质的特点就是阳虚怕冷。日常调护就要吃热性的食物。如羊肉、姜、韭菜、大枣、龙眼。自然不适宜吃寒凉之品。这里的寒凉之品有两类，一类是性质偏凉的食物，如苦瓜、芹菜、西瓜等；另一类是温度偏低的食物，如冰淇淋、可乐等。

体质调理是个很漫长的过程，但也不是很困难的事情。合理的饮食习惯固然未必会很快改变患者的体质，但这些食物吃后人就会舒服。如果吃错了东西，那见效太快了。如寒性体质之人一旦吃了绿豆、螃蟹、葛根之类，一定会不舒服的。从患者角度看，自己事情也只有自己才知道。能吃什么，不能吃什么，早就心中有数。所以，理论说得多，总有出错的时候，实践才能出真知。从调护角度出发，我最多的医嘱还是"用自己的肚子，管住自己的嘴"。

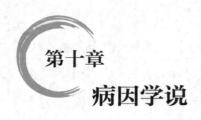

第十章

病因学说

作为一个临床医生，出诊时最常遇到患者问"医生，我这个病是从哪儿来的""医生我以前没得过这个病，现在怎么会得上这个病""医生我是好人，为什么会得这么麻烦的病"。我想，寻找问题的来源是每一个人的本能，对所患疾病原因的探求则是医者与患者共同的追求。

第一节 认识中医的病因学说

中医的病因学说就是探索与研究引起疾病的原因的学说。自然，当我们说引起某件事物的原因，显然这是一个确定的事件。而当我们说引起某个事件的学说，显然其中就包含各种辨析与推理。所以，"病因"与"病因学说"不是容易分辨清晰的概念。

一、什么是疾病的原因

是什么引起了疾病？这个问题显然有开放性的答案。《圣经》中有这样一段故事：基督在行走时看到一个盲人，他抚摸了这个盲人的眼睛，于是这个人见到光明。这时有信徒问：为什么这个人会成为盲人？耶稣回答：他之所以眼盲，是为了让我给他光明。这很明显是基于信仰的。在几十年前，农村有人得了面瘫就会说这是脸上被鬼吹了。治疗的方法则是去庙里"请"点香灰用水冲服。这则是基于认识模式的治疗。

1. 寻找疾病的原因

什么是疾病的病因？如果回答病因就是能够导致疾病发生的原因，是没有问题的。但临床上病因并不是这么简洁明了。例如患者肚子痛，腹泻。你问他：你是怎么得病的？他告诉你：本来好好的，昨天中午吃多了，睡午觉时吹了空调，起床肚子就不舒服了。那么这个疾病的原因是积食还是受凉？不管哪个结论，都是患者自己说出来的。如果是积食，饿两顿就好了；如果是受凉，就用热的吹风筒吹吹肚皮，或者喝点热水。显然，这些治疗都怪怪的，但也是有效的。现在，另一个患者来看病，头痛、背痛、手足发冷，体温38.5℃，我们说患者是外感风寒。这个结论是通过对症状的分析与判断得来的。治疗就辛温发散。如果患者回去拼命吃生姜，症状有可能会缓解，也有可能出现转化，白痰、绿痰、黄痰相杂而出。从西医学的角度看，吃多积食、肚子受凉、外感风寒都是致病微生物感染引起的，吃点抗生素就行了。可是，如果吃了抗生素效果还是不好怎么办？

隋·巢元方《诸病源候论》是现存第一部中医病因学专著，提出了"乖戾之气"诱发传染病的说法，指出了地方性甲状腺肿与环境关系，是一时之创举，具有极大的超前性。其《九虫诸候》指出："寸白者，九虫内之一虫也。长一寸，而色白，形小褊。因腑脏虚弱，而能发动。或云饮白酒，以桑枝贯牛肉炙食，并生栗所成。"寸白虫就是绦虫，以猪肉绦虫和牛肉绦虫最为常见。巢氏认为人得牛肉绦虫病的原因是吃了用桑枝串着的烤肉。从文中的描述看巢元方很可能亲眼见到过这样的事情发生。但是，这个结论显然是错的。《金匮要略》中提出："生葱不可共蜜，食之，杀人。"意思是吃生葱时不能同时吃蜂蜜，否则会中毒致死。明·李时珍《本草纲目》指出："生葱同蜜食作下痢。"这就好理解了，生葱有缓下作用，蜂蜜也有缓下作用，两者合一起就真的泻下了。

塞麦尔维斯提出了外科手术手部消毒法，阻止了产褥热的肆虐。但他本人最后在精神病院被虐待致死。正是他最早提出了病原微生物的概念，将病原微生物指称为一种特殊的"气"。直到列文·虎克通过显微镜发现了细菌，化学家巴斯德进一步发现了病原微生物，塞麦尔维斯的理论才得到证实，并被后人所尊重。

举这些例子是为了说明一件事：病因难明。疾病的原因并不一定是显在的，有时不容易被人们所辨识。

巴斯德提出细菌致病学说，认为所有的疾病都是细菌引起的。19世纪的细菌学家科赫发现结核杆菌，并提出微生物致病的确定原则：①这种微生物必须被证明在感染组织内存在；②这种致病微生物必须能被分离，并在纯培养物中生长；③这种纯培养物必须在实验条件下可以引发该病。这3个原则清晰而有效，但从病因角度上讲它的局限性太大。现在我们已经知道，病毒类疾病就不是细菌引起的，心脑血管病、糖尿病、自身免疫性疾病都不是细菌引起的。显然，人类对疾病病因的认识有着漫长的历程。更重要的是，对疾病病因的认识必须依赖现代科学技术的支撑与科学方法论的指引，否则人类根本无法认识多变的生命体。那么中医对疾病的认识是怎么回事？

2. 中医认识病因的视角

中医对疾病的认识只能来源于对临床现象的观察、推理与实证。所谓的观察指对事物现象与疾病症状的观察。如吹凉风会肚子痛，吃用桑枝穿的烤牛肉会得绦虫病，这些都是最原始的观察。然后建立疾病产生的理论，如吹风时风寒入体、桑枝加牛肉会产生特有的毒气。然后观察这些事情是偶然事件还是会经常发生。最后则要按照这个理论对疾病进行治疗，通过对临床疗效的评估判断疾病病因理论的可靠性。这时我们就会发现，从直观上对疾病病因的认识可能是有效的也可能是无效的。这样就可以利用结果评判筛选出有效的疾病病因理论。受凉腹泻这个理论是可信的，因为如果用消食化滞、温暖脾胃的方法来治疗，临床疗效是稳定的。而桑枝烤牛肉导致绦虫病这个理论有效的可信度就很低，因为用祛除毒邪的方法治疗几乎无效。这样，受凉引起腹泻的理论传下来了，而桑枝加牛肉会引起绦虫病的理论在中医病因学中只是一闪就放被进了故纸堆。从西医学的角度出发，这两个理论都是不正确的。

吹风引起腹痛的原因是肠道菌群紊乱，本质上还是属于细菌感染的范畴。吹风只是疾病的诱因，但是因为一般温暖脾胃的中药，如桂枝、草豆蔻、白豆蔻等本身就有抗菌的作用，还有改善胃肠道蠕动的作用，因此风吹入腹引起腹痛的疾病病因认识在治疗上是有效的。这样我们可以看到，风吹入腹的理论建立于患者的直观感觉。对疾病本身来说，风吹入腹只是发病的诱因，只是现象角度的认识，而不是疾病病因的本来面目。这个理论之所以成立，是因为中医体系中理法方药的一致性，即临床疗效对相关理论的支持。临床疗效支持则源于中药的多效性。又如感冒的病因从中医角度来说是感受风寒；从西医角度来看是致病微生物引起上呼吸道感染，要用抗菌药物来治疗。治疗外感风寒导致的上呼吸道感染的桂枝、干姜等中药有抗菌作用，治疗外感风热导致的上呼吸道感染的金银花、黄连等中药也有抗菌的作用。并且，辛温的中药同时还有提高人体新陈代谢与扩张血管的作用，辛凉透表的中药还有降低人体炎性反应与退热的作用。这些额外的药效保证了中医治疗感冒效果快速而有效。中药的多效性使中医以疾病诱因建立病因理论成为可能。中医外感六淫的风、寒、暑、湿、燥、火皆属于此类，即它们多半与微生物的感染有关，而这种种邪气则来源于对疾病具体诱因及患者主观感受的汇总。

用桑枝穿牛肉做烤肉引起绦虫病则属于中医学对寄生虫病的认识。我们现在知道，得绦虫病是因为吃进了活的寄生虫卵。桑枝是木头，是热的不良导体，所以用桑枝穿牛肉做烤肉极易使烤肉中心部分不熟，这样牛肉中的寄生虫卵就会进入人体。用金属签子串烤肉，烤肉中心烤不熟的概率明显减小，也就不容易引起寄生虫感染了。当然，没有现代科学知识的古人是没有这种认识能力的。但是临床治疗所得结论的不支持就足以排除桑枝穿烤牛肉引起绦虫病这一论点的正确性。最后，绦虫病还是归类于中医的虫证，并且有着特定的治疗方案与治疗药物。

蜂蜜与大葱同食会引起疾病又是怎么回事呢？前边提到，李时珍认为蜂蜜与大葱同食会引起腹泻，但蜂蜜与大葱同食会死人就有些危言耸听了。

我上大学时，中药老师提到这个问题。他说自己连续几天用大葱蘸着蜂蜜吃，就是为了看看这样做到底会不会死人。结果，啥事儿也没有。事实上，这种事现在基本不会发生。现在市售的蜂蜜都是从国外引进的洋蜜蜂所产。张仲景所的见到的蜂蜜是野生蜂蜜，食用时并未进行提炼，蜂毒混到蜂蜜中，自然蜂蜜的毒性就大了。蜂毒属于热性，大葱也属于热性，两者口感皆有强烈的刺激性，大葱有可能加重蜂毒的刺激作用。所以，"生葱不可共蜜"这一结论的得出仍然基于人体的直观感受。所以，说蜂蜜与大葱同食杀人，不如说蜂毒可以杀人。

二、什么是中医的病因学说

如前所述，想要清楚地认识疾病的病因是很难的。在中国古代的科学技术水平之下，这几乎是不可能完成的任务。所以，古代的中医学前辈只有另辟蹊径，以人的直观感知为基础，建立与西医学不同的关于病因的学说，即中医的病因学理论。这种病因学理论可以有效地指导临床实践。

1. 建立中医的病因学说

即使在现代的研究手段下，对疾病病因的探索仍然是非常困难的事情。1983年，澳大利亚医生马歇尔和沃伦首次提出细菌引起胃溃疡的观点，引起了学术界的广泛质疑。直到1995年这一观点才获得支持。到了2005年，两位生物学家获得了诺贝尔生理学或医学奖。经过长期的研究，现代已经积累了比较明晰的病因的分类：生物因素，即各种生物学的致病因素，包括细菌、病毒、真菌、寄生虫等；物理因素，即各种物理性的致病因素，如高温、低温、射线、噪声等；化学因素，即各种化学物质；营养因素，即偏食、营养缺失等；精神因素，即情绪变化、认识能力异常、遗传因素等。显然，这些内容的确定都需要依赖现代高科技手段的支持。以古人的科学水平，他们无法清楚地研究这些内容。所以，中医前辈们确定病因学理论只能依赖于可以感知、理论推理、临床有效这几方面。

可以感知：可以从患者与医者两个角度来理解。从患者角度看，吹风、受凉、受饿都可能成为疾病发生的原因。当然这些往往是疾病的诱因。从医者角度看，则是通过对患者的具体诊查来发现某一类疾病的普遍表现，建立相应的病因学理论。如痰湿、瘀血这些病因即建立于医者对患者病情的诊查。

理论推理：通过对患者具体症状的观察，总结患者的症状特点，与已经有的理论进行对比，得出结论。如瘀血为病因，则外来病邪可以从患者外伤出现局部的瘀血情况来确立；内生瘀血就只能从患者症状与外伤瘀血概念的比附而得出。同样，内生痰湿的概念也可以从外感病所见的痰湿之象比附而来。

对于西医学所提出的放射线损伤古人是没法见到的，但可以将放射所造成的局部炎症损伤的特点比附火燥之毒。噪音损伤、低温损伤及多种化学损伤都是古人没能见到、无法感受的病邪。中医对这类病因的认识只能是在相关疾病发生后，通过对人体疾病症状的直接观察进行反推。所以，对中医来说，这些无法看见、无法预见的问题，就看人体对疾病的反应就好了，将人体对疾病的反应同固有的病因理论进行比对，从而建立关于某个疾病的具体的病因学说。这样，从西医学角度看，中医对疾病病因的描述就已经不再是引起该病的最初原因，而是疾病发病的中间状态。即中医的病因往往是指理化因素引起的病理改变及其相关代谢产物。例如，临床见到的肿瘤化疗引起的继发病变，有人认为化疗药物本身就是引起身体变化的毒邪，属于毒邪致病。但这个毒素显然是中医所无法控制也无法定义的。这种情况我认为当属于痰湿之邪。这个痰湿源于化疗造成大量的细胞死亡与组织损伤，这些损伤后的物质不能有效地代谢与排出，形成痰湿。同样道理，火灼引起的组织损伤与局部创伤感染引起的组织损伤都属于组织炎症，局部组织损伤状态是无法从中医角度进行严格区分的。从中医角度看，依理论推理引出的疾病的原因往往只是疾病发展早期人体组织变化的一个过程。所以，从此途径建立的病因概念往往是不严谨的。

临床有效：临床有效是中医病因理论建立的基本原则。事实上，古代科学技术不够发达，医者的使命很简单，就是"救死扶伤"。至于具体的方法、理论都不重要，有效才是唯一的要求。在中医体系之中，以有效为原则，合乎既往中医理论与不合乎既往中医理论的内容都可以存在。一方面，以理论推理为主体建立的病因学理论，只有通过有效原则的检验才可以确立，这使得中医对病因的认识一直在不断地发展与深化。另一方面，有效性原则允许相对矛盾的事例存在。西医学认为脚气病是维生素B_1缺乏所引起的周围神经损害。因其有手足的神经麻痹、感觉迟钝、局部水疱等症状，所以一般来说其病因应属于肾虚湿困。对于本病的治疗，《验方新编·腿部》记载了思路完全不同的两个处方："脚气冲心。木瓜、槟榔各二钱半，吴茱萸钱半，水煎服。或用黑豆一茶杯，甘草三钱，煎浓汁服更妙。"前一个方，木瓜、槟榔、吴茱萸是温肾利水之品，合于肾虚湿困的诊断；而后一个方，用黑豆、甘草，显然是不合于肾虚湿困理论的，但这个处置则合于西医学对脚气病的认识。类似的情况在中医古籍之中非常多见。

2. 理解中医的病因学说

从现代认识论的角度重新审视中医古人的病因理论就可以发现，传统中医对疾病病因的认识或基于人体的主观感受，倾向诱因；或基于对疾病中间产物的认识，倾向西医学对病理认识；当然，也有一些是疾病病因的真正认识，如寄生虫等。不管是什么样的病因理论，都以临床治疗有效为最终的评判标准。从这个角度看，中医学中的病因内容也就包括以下这几个方面：①外因，即从体外而来的病因，不管是微生物还是恶劣环境因素、物理化学因素，皆属于此，其关键则是人体对这些疾病诱发因素的反应；②内因，即人体内在损伤，代谢产物堆积；③情绪异常；④生存环境改变；⑤医源性病因。具体而言，则有以下这些分类：外感六淫、内伤七情、疠气、饮食、劳逸、痰饮、瘀血、结石、外伤、寄生虫、药邪、先天因素、医过等。

中医病因学说中最有特点的则是内伤发病。内伤是与外感六淫相对的概念。内伤性疾病是指人体自身状态不稳定所诱发的一系列的疾病，如生活不规律或情绪变化等影响了自身的稳定性，进而出现的各种疾病。那为什么是"伤"呢？中医认为，机体长期处在不良的生活状态与情绪之中，就会产生各种有害物质。不良的生活状态、情绪与这些有害物质可以直接伤害人体，所以这些疾病本质上也是人体因特定物质产生了损伤，所以叫作"伤"。引起这些疾病的原因从身体内部而来，所以就叫作"内伤"了。

人体基本上是一个自稳定系统，正常状态下是没有疾病的。当它趋向于不稳定时就是生病了。而这种不稳定可以来源于人体所经历的各种事件。比如情绪变化、失眠、暴饮暴食、吃得太好、吃得太差、吃得太热、吃得太凉等。古人将世界分为天、地、人三部。天为阳，地为阴，人居于中。天是无形的，故外感六淫与疠气皆属于天。外为阳，内为阴。人的情绪、思虑的变化属于人本身的变化，故为内伤。饮食环境的改变则是可见的、有形的变化，属于地。因为生活环境、生存状态、情绪的变化产生的各种病理产物也为内伤。

元·李东垣《内外伤辨惑论·辨阴证阳证》云："遍观《内经》中所说，变化百病，其源皆由喜怒过度，饮食失节，寒温不适，劳役所伤而然。"李东垣通过对《黄帝内经》研究，认为人生病的缘由主要是喜怒异常、饥饱不节、劳休不当、冷热不调等。这几个问题中，寒与火属于外邪，而情绪变化、饮食失节、劳休不当属于内因。

第二节　常见的中医病因

理解了中医的病因学说就应该明白，中医学的病因更多的是一种理论上的结晶，而非现实的客观存在。但其基于临床疗效而产生，医者可以利用这种思路解释临床上的各种疾病，进而针对病情的变化建立相应的治疗方案。但做到这一切的前提则是理解中医病因学说中每一个病因的特点，进而从理论上辨识它们。

一、外感六淫

外感六淫属于中医病因学所述的外因，所谓的外因就是从外界而来的引起疾病的原因。但事实上，"外"来源于人体的主观感受。正如前文所述，患者饱食受风之后出现腹痛、腹泻，此时腹痛、腹泻的原因是肠道内菌群的紊乱。这种情况下发病是因内部之邪还是外部之邪值得思索。不过，从直观的躯体感觉出发，还是外邪致病。

1. 六淫之邪基本概念

六淫的概念可以追溯到《黄帝内经》。《素问·至真要大论》有六气主病的说法，这六气是"风热湿火燥寒"，是自然界中正常演化的6种气候变化。然而过分强烈的异常气候会导致疾病的产生。古人以自然界的六气变化比附人体的疾病状态，即为外感六淫主病的病因学说。金·刘完素继承《素问》的理论，提出"风热湿火燥寒"六气主病的观点。宋·陈无择《三因极一病证方论》卷二提出外感六淫主病学说，曰："夫六淫者，寒暑燥湿风热是也。"又说："六淫，天之常气，冒之则先自经络流入，内合于脏腑，为外所因。"意思是六淫之邪来自自然界的6种气候：寒、暑、燥、湿、风、热。正常情况下这6种气候变化叫作六气，当此六气作用到了人身上引起疾病，就是六淫之邪。所谓"淫"是太多、太过。当六气太过变成了邪气，就叫作"淫"邪。邪气致病的条件是什么？是六气的变化超过了人的承受能力。事实上，所谓的六气变化超出人体的承受能力分两种情况：一是外来的邪气太盛，一是自身的正气不足。

既然寒、暑、燥、湿、风、热都是自然现象，那么人体自然能够感知到。中医认为六淫之邪多从肌表、口鼻侵犯人体。现在我们知道，口鼻是细菌出入的通道。所以，中医认为口鼻、肌肤是病邪侵犯人体的通道仍然基于对人体观察。

中医认为，人体的体质状态会随环境的变化而改变，也即体质对环境有适应性。因为环境的变化具有一定的规律性，人的体质与疾病谱也会因之表现出相似的规律。以季节而言，春风、夏热、暑湿、秋燥、冬寒，由此连带而来的则是春季多风病，夏季多暑病，长夏多湿病，秋季多燥病，冬季多寒病。同样道理，西北地区地高干燥，天气多寒；东南地区地势低下，天气湿热，这也会这带来疾病谱的差异。春风、夏热是中原地区的特点，广州是春季多雨，俗称龙舟水。故广州春季多湿病，秋季多热病。当然小环境的改变也会给人的疾病谱带来明显的影响。临床所见，近几年来，夏季也多有寒邪伤人，这就是空调的"功劳"了。

六淫可以单独伤人，如风邪、热邪等皆可以单独致病；也可以同时发病，如风寒束表、风热伤人、寒湿困体；甚至可见风、寒、湿邪同时伤人。当然，这些病邪还可以相互转化，如风寒化热、寒热错杂等。

2. 六淫之邪的基本特点

现代中医继承的是宋代陈无择的观点，即六淫为风、寒、暑、湿、燥、火。现将其特点分述如下：

风邪：风邪致病的理论是比附于自然界中风的特点而建立的。自然界中风的特点是流转不定，其中清净自然为和风，大过本位为邪风。风邪太过，其势可摧林折木。故《素问·至真要大论》曰："诸暴强直，皆属于风。"但现代中医理论则强调风的特点是来去快速，变化多端。一般认为，具有轻扬开泄、善动不居之性的，从外而来的病邪为风邪。

风邪轻扬开泄，居于人体上部与表皮。在上则有头疼、鼻塞、咽痒症状，居表则有恶风、发热、汗出的症状。风性善行，游走不定。若表现为行痹，则见关节疼痛部位游走不定；若表现为外感风邪，则见周身游走疼痛。风性善变，致病变化多端。风邪主动，表现为肢体的异常活动，如破伤风之四肢躁动不已，重则肢体拘挛，角弓反张。

《素问·风论》曰："风者，百病之长也，至其变化乃为他病也。"王冰注曰："长，先也，先百病而有也。"曰风为百病之长，说明风邪伤人概率最大，致病最常见。另一方面，风邪往往与其他外感之邪相兼而行，如风寒束表、风热伤人、风湿困体、风燥伤人。风邪还可与内生病邪相伴为病，如风痰阻络等。

寒邪：寒邪致病的理论是比附于自然界中寒气的特点建立起来的。自然界的寒气有收缩内敛的特点，还有变水为冰、凝滞固化的特点。故《素问·至真要大论》曰："诸病水液，澄彻清冷，皆属于寒。"一般认为，具有寒冷、凝结特性的外邪为寒邪。

寒与热互为对待，寒为阴邪，热为阳邪。寒邪最易伤人之阳气，最常见的症状就是恶寒、怕冷、手足逆冷。寒邪入里则脘腹冷痛、呕恶、腹泻。寒邪凝滞固化，可以引起气血运行不畅，进一步引起身体的疼痛。《素问·举痛论》曰："寒气入经而稽迟，泣而不行，客于脉外则血少，客于脉中则气不通，故卒然而痛。"意思是寒邪深入于经脉之中，导致气血循环障碍，会引起人体的剧烈疼痛。临床常见的关节疼痛、腹中疼痛多有因寒邪所致者。《素问·举痛论》中还提出寒伤则气收的理论，曰："寒则腠理闭，气不行，故气收矣。"后世将之简述为寒主收引。我们常说，外感风寒"恶寒无汗"，此处的"无汗"即寒主收引所引起的。受寒之后身体蜷缩也是寒主收引的临床表现。

暑邪：暑邪致病的理论是比附于自然界中夏暑之气的特点而建立起来的。暑为夏热之极，所以暑邪伤人具有明显的季节性。

暑为夏季最热之时，故暑邪也表现出热极的特点，致病多有高热面赤、大汗大渴、脉象洪大等症状。人体发热也会迅速消耗身体的能量，故也可以同时出现气虚多汗、周身困重无力等症。若汗热太过，耗伤阳气，又会转为阴寒之象，所谓"阳极化阴"，出现突然昏仆、肢冷汗凉、意识不清之症。以六气论，暑为长夏，其时令为湿土之气，主于湿，故暑病又常常湿热兼具，而有头昏身困、嗳腐吞酸、腹部胀满、便溏泄下之症。

《易经·复》曰："后不省方。"唐·孔颖达疏曰："夏至一阴生，是阴动用，而阳复于静也。"故暑虽为热极，然阳极化阴，有转寒化湿之机。

湿邪：湿邪致病的理论是比附于自然界中水湿之气的特点而建立起来的。以五行而论，水曰润下，自然界中湿性浸淫，故将具有重浊、黏滞、趋下特性的外邪称为湿邪。故《素问·至真要大论》曰："诸痉项强，皆属于湿。"意思是那些与肢体活动不利相关的疾病多与湿邪相关。

湿为阴邪，损伤阳气则见身体困重，阳气不展，四肢无力。湿为土令，内应于脾，故湿邪中人先伤脾胃，表现为食欲下降、脘腹胀满、腹泻便溏等症状。自然界中的水湿之气入土则化为泥，故湿邪有重浊、黏腻的特点，临症表现为头目不清、身体困重。湿性浸淫，湿邪弥散，临症表现为关节不利、周身不畅、肌肤肿胀。湿性趋下，故多见下肢、下窍之病，表现为小便不利、白带秽浊、大便不畅、下肢肿胀。

前贤云湿邪中人如油入面。意指湿邪重浊黏滞，最难祛除，病程较长，且反反复复，极难根治。湿邪又可以与其他邪气相杂而至，合于风邪则为风湿，合于热邪则为湿热，合于寒邪则为寒湿，合于暑邪则为暑湿。唯湿与燥为对立之邪，故湿不与燥合。诸邪若与湿合，则病程明显延长，治疗难度明显加大。

燥邪：燥邪致病的理论是比附于自然界中燥气的特点而建立的。燥为秋季之主气，其前接夏暑，后接寒冬，故有温燥与凉燥之分。人身之燥邪也分为温燥与凉燥两端。燥邪本身具有干燥、收敛的特征。温燥带有热象，凉燥带有寒象。金·刘完素《素问玄机原病式》曰："诸涩枯涸，干劲皴揭，皆属于燥。"

燥与湿相对立，故燥邪中人必有伤阴之象。见口干、咽干、皮肤干燥、小便减少、大便干结。秋为金令，内应于肺，故燥邪先伤于肺。多见有干咳少痰，或痰黏难咯、痰中带血之症。

火邪：火邪致病的理论是比附于自然界中火热之气的特点而建立。自然界中火灼万物，其性炎上。《素问·至真要大论》曰："诸逆冲上，皆属于火；诸胀腹大，皆属于热；诸躁狂越，皆属于火；诸暴强直，皆属于风；诸病有声，鼓之如鼓，皆属于热；诸病胕肿，疼酸惊骇，皆属于火；诸转反戾，水液浑浊，皆属于热；诸病水液，澄沏清冷，皆属于寒；诸呕吐酸，暴注下迫，皆属于热。"提示火邪伤人可见于人身之上部，也可见于中部，还可见于下部。

自然界中的火，既可以烧灼万物，也可以给人类带来能量。所以，热有生理之热，是人体自然能量的表现；也有过度之热，即火邪伤人可以致病。热与寒对立，热为阳邪，致病有发热、面赤、小便灼热、脉象洪大之症。火热之邪伤津耗气，则有口干、咽燥、体倦乏力之症。热极生风，则有四肢抽搐、角弓反张之症。热能迫血妄行，则有咯血、吐血、衄血、尿血、便血之象。心属火，心主神明。火邪伤心，则易有神昏、谵语等神志异常之症。火热之邪，走窜不定，外达四肢，则有关节红肿热痛之症；内入胃肠，则有腹胀、热泻之症。

3. 对六淫之邪的反思

当我们研究六淫之邪时，会发现六淫之邪对应的是自然界的偏盛之气。自然界的偏盛之气以五行分金、木、水、火、土。外邪入中人体，比附自然之气，当然也可以进行五行归类。人体的脏腑组织也可以用五行分类。这样，外邪与人体的组织器官就会以各自的偏性建立联系。联系的原则就是同气相求。故风邪中人最易从足太阳经而入，因太阳属背，背为阳；寒邪中人则极易从腹部而入，故临床多有寒邪直中太阴、寒邪直中少阴之论，因太阴属腹，腹为阴，燥邪属金则伤肺，湿邪属土则伤脾，火热之邪伤心神。

正如前文所提到的，六淫之邪是比附于自然界六气所建立的概念。六淫之邪又离不开人体对外界气候变化的适应。这样六淫理论所反映的实际是人体对外界致病因素的动态反应。既然身体的反应是动态的，则这些所谓的邪气之间也是可以互相转化的。理论上，热邪伤人最多。寒气郁积可以转化为热邪，湿邪郁积也可以转化为热邪。同理，暑热之邪也可转化为寒气。这种病气的转化也与患者自身的体质相关。临床常见一家人同时外感，但有风寒、风热、湿困之不同。从西医学角度看，一家人同时外感，必是同一种病原微生物所致。而中医则认为临床表现不同源于个人体质之不同，病邪发作的特点则会随体质而转化。体质偏热者则因风化为风热，体质偏寒者则因风化为风寒，体质偏湿者则因风化为风湿。其具体治疗则依法而为，或祛风，或清热，或散寒，或除湿，各有不同。

六淫之邪依自然界六气的变化而立，所以人体的疾病状态也与天地之间的环境密切相关。如前所述，一般而言春风、夏热、秋燥、冬寒，广东地区则不然，其地湿热偏盛，春季正是雨季，故粤地春天多以湿邪为主，而秋季恰以热邪为主。

如果能够理解六淫之邪是人体对外来病邪的不同的反应模式，就能明白类似的反应模式也可以见于人体自身功能紊乱导致的疾病。所以说，这些邪气也有内生之邪与之类比。风从外入，颈项强直；肝风内动也有颈项强直、四肢拘急之症。寒邪外中，手足冰冷；自身阳虚也会手足逆冷。湿从外来，腹胀身困；脾虚湿困也会周身重浊。燥邪中人，口干咽燥；肺热阴虚，也会燥咳不止。火热中人，咽痛发热；郁毒内生，也会发热烦闷。唯暑为热极，并无内生暑邪之说。从邪气的角度看，外来之邪不过是特定的外界诱因引发人体特定的疾病反应，内生之邪则源于人体气血运行、脏腑功能失常。从疾病性质上看，外风、内风，外热、内热，并无绝对的区别。但从疾病发展方向上看，则有自内而出、自外而入之别。所以，古人于此处也多有辨驳。如元·王履即创"真中风"与"类中风"之名，将内生之风与外来之风做了区别。其所作《医经溯洄集·中风辨》提出："殊不知因于风者，真中风也；因于火，因于气，因于湿者类中风，而非中风也。"

有些中医科普书将六淫邪气形容成一个一个的小人儿，趁人不注意，就顺着皮肤毛孔钻进身体里。这不就是翻版的致病微生物吗？事实恰恰不是这样。皮肤是致密的结缔组织，也是人体最大的免疫器官，是不容那些小人儿随便通过的。那些致病微生物要想进入人体只能通过特定的通道，如口鼻或皮肤的创口。但口鼻也有完备的免疫机制。往往一群人在一起吃饭、聊天，唾液乱飞，致病微生物也在这种场合之下四处传播，第二天只有一个人感冒了。是哪个人呢？就是那个正坐在空调吹风口下边的人。也有些女同志，前一天晚上洗头，长发未吹干，第二天早上起来鼻塞声重，感冒了！这样看来，在致病过程中，外感邪气、病原微生物等因素固然重要，人体免疫力下降也非常重要。

从西医角度出发，致病微生物感染最重要的是致病微生物本身对人体的损伤。从中医角度看，处在第一位的则是人体的自身免疫力，致病微生物对人体的损伤是第二位的。从现代中药药理的角度看，桂枝、干姜这类温性的药物有广谱的杀菌作用，黄连、栀子这类凉性的药物也有广谱的杀菌作用，苍术、豆蔻这种祛湿药也有广谱的抗病原微生物的作用。这样，抗病原微生物这个选项就成为中医治疗相关疾病的隐含项。而患者的体质则成为六淫致病的主导因素。所以，针对六淫病邪的治疗还得从辨证论治的角度出发，随证治之。

二、疠气

疠气也属于中医病因学说外因的范畴。在古代，疠气指的是具有强烈传染性的外感毒邪。这也决定了疠气致病一定有明确的致病微生物参与。而随着古人对传染性疾病认识的不断深入，"疠气"则渐渐衍化为对致病微生物的指代。

1. 疠气致病的概念

疠气是指一类具有强烈传染性的外邪。从西医学的角度看，疠气则主要指代各种传染病微生物。在古代疠气又有"疫气""疫毒""戾气""乖戾之气"等不同的称谓。疠气引起的疾病称为"疫病""瘟病""瘟疫病"。疠气致病的种类很多，如大头瘟、疫痢、白喉、天花、霍乱、鼠疫等。但古人也已经知道，不同的疫气所引起的"疫病"是不同的。从西医学角度看，不同的疫气也就指代着不同的病原微生物。

疠气这个概念来源是非常久远的。晋·葛洪《肘后备急方》描述了对羔虫病、天花、结核病的观察。葛洪认为这些疾病具有传染性，提出了疠气的观点。明·吴又可继承并发展了这种认识，《温疫论·原序》中指出："夫温疫之为病，非风非寒，非暑非湿，乃天地间别有一种异气所感。"进一步明确了传染病病原体的特殊性，指出疠气与六淫之邪是不同的两类致病因素。

2. 疠气的致病特点

传染性强：隋·巢元方《诸病源候论》指出："人感乖戾之气而生病，则病气转相染易，乃至灭门，延及外人。"意思是如果有人感染疠气而生病，这种疾病就会在家庭内部相互传染，重则全家都会受疾而死，附近的人也会感染。

发病急骤，病情危笃：《温疫论》指出，疫病严重之时"缓者朝发夕死，急者顷刻而亡"。说明疠气致病的特点是发病急，预后差。

一气一病，症状相似：疠气的发作与季节、气候的异常变化相关相同病原微生物所致感染的患者症状大多相似。巢元方《诸病源候论》曰："病无长少，率皆相似，如有鬼厉之气，故云疫疠病。"意思是受疠气所染的患者，不论其年龄大小，临床症状都差不多。

3. 疠气形成及疫病流行原因

病原微生物的活动度与环境有关。不同环境下病原微生物的生存密度与活跃度是不同的。如北方地区，每年秋末，若气候温暖则往往会有大面积的流感爆发。等到寒流一来，大雪一下，流感的发病率很快就会下降。这就是《诸病源候论》所说的"寒暑乖候，或有暴风疾雨，雾露不散，则民多疾疫"。

疠气致病是传染病，有特定的传播途径。清·刘奎《松峰说疫》指出："凡有疫之家不得以衣服、饮食器皿送于无疫之家。而无疫之家亦不得受有疫之家之衣服、饮食、器皿。"为了阻止烈性传染病的大面积爆发，切断传播途径是重中之重。

4. 对疠气致病的反思

从中医角度看，疠气与六淫外邪的区别在于疠气"更相染易""症状相似"。疠气的传染力强，六淫之邪的传染力弱。疠气致病性强，中之者症状皆相类似；六淫之致病性弱，且发病之时各有不同。

我们知道，所谓的外感病无非是两种力量的竞争。一种是外来病原微生物，一种是人体自身免疫力。外感六淫发病体系中，人体自身免疫力的状态为主导，外来病原微生物侵入人体表现出的具体症状与人体的免疫状态密切相关。疠气致病是致病微生物在疾病发生、发展中占据主导地位。虽说如此，疠气发病也有轻重之别。这又说明疠气的发病也与人体免疫力的状态密切相关。一般来说，同样是感受疠气，免疫状态好的人预后较佳，免疫状态差的人预后较差。《温疫论·原病》则曰："若其年，气来之厉，不论强弱，正气稍衰者，触之即病，则又不拘于此矣。其感之深者，中而即发；感之浅者，邪不胜正，未能顿发，或遇饥饱劳碌，忧思气怒，正气被伤，邪气始得张溢。"意思是疫病的发生首先与疠气的强弱相关，疠气强则发病剧，疠气弱则发病轻。疫病的发作还与疠气中人之深浅有关，即疠气重中人深，中即发病；正气足，疠气浅者，病邪可以藏匿，等正气不足之时才发作。

事实上，大型的传染病流行往往与社会环境的变化有关。世界范围内传染病大流行则往往与战争、饥饿相关。14世纪欧洲黑死病流行的背景就是"十字军东征"。它导致约2500万欧洲人死亡。第一次世界大战中，禽流感的大流行导致2500万~4000万人死亡。这次禽流感出现了三波发病高峰：第一波发生于1918年春季，基本上只是普通的流行性感冒；第二波发生于1918年秋季，是死亡率最高的一波；第三波发生于1919年春季，死亡率介于第一波和第二波之间，其全球平均致死率约为2.5%。

时至今日，疠气的治疗当然以对致病微生物的针对性治疗与控制传染源为主。针对传染源不明的疠气以及感染后的恢复，中医大有可为。

三、情志

古人很早就注意到情志致病的问题，并将情志致病归类于内伤致病的范畴。一般而言，所谓七情即指喜、怒、忧、思、悲、恐、惊7种情志。这七情的变化既代表了机体的精神状态，亦是机体在心神主导和调节下对客观世界的特殊反映形式。强烈的情绪变化可以引起人体气机的变化，导致气机紊乱，从而引发疾病。

1. 七情致病的起源

只要一提起七情，人们就会连带着想到"七情六欲"一词。"七情六欲"泛指人的一切情绪与欲望。《礼记·礼运》云："何谓人情？喜怒哀惧爱恶欲，七者弗学而能。"意指人的情绪的变化有"喜怒哀惧爱恶欲"这几种情况，这些情绪变化不需要学习，是人天生所具备的。《三字经》则曰："曰喜怒，曰哀惧。爱恶欲，七情具。"《素问·举痛论》则提到："怒则气上，喜则气缓，悲则气消，恐则气下，寒则气收，炅则气泄，惊则气乱，劳则气耗，思则气结。九气不同。"《素问·宣明五气》称："精气并于心则喜，并于肺则悲，并于肝则忧，并于脾则畏，并于肾则恐，是为五并，虚而相并者也。"这里的情绪表达为喜、悲、忧、畏、恐，与五脏相应。《素问·阴阳应象大论》说:"人有五脏化五气,以生喜怒悲忧恐。"这里的情绪指"喜怒悲忧恐"5种。可见,对于人的情志变化,古代典籍的内容是不一致的。

宋·陈言总结了前人所述情志治病的理论,《三因极一病证方论》提出:"神静则宁,情动则乱,故有喜怒忧思悲恐惊,七者不同,各随其本脏所生所伤而为病。故喜伤心,其气散;怒伤肝,其气出;忧伤肺,其气聚;思伤脾,其气结;悲伤心胞,其气急;恐伤肾,其气怯;惊伤胆,其气乱。虽七诊自殊,无逾于气。"明确提出了对七情的解释,并为后世医家所遵循,又提出了喜伤心、怒伤肝、忧伤肺、思伤脾、悲伤心胞、恐伤肾、惊伤胆的观点。如果将这一观点与《素问·宣明五气》"精气并于心则喜,并于肺则悲,并于肝则忧,并于脾则畏,并于肾则恐,是为五并,虚而相并者也"比较,就会发现其内容似乎不同。《三因极一病证方论》所言为七情内伤之气,如喜伤心,思伤脾,恐伤肾之类;《素问·宣明五气》所论则是五脏之主气,即心主喜,脾主畏,肾主恐之类。对于这个问题只能做如下解释:情绪的变化是人的正常变化,这些情绪变化太过,超过了人体承受程度才会引起疾病。心气主喜,适当喜悦有利于心气的舒缓,当喜的情绪变化太过,超过了身体的承受力,首先会伤及心气,即为喜则气缓。肝气主怒,合理发怒有利于肝气的升发,当怒气太过,超过身体的承受力,首先会伤及人体的肝气,即为怒则气上。肺气主忧,轻度忧思有助于肺气的降敛,当忧郁的情绪变化太过,超过了身体的承受力,首先会伤及肺气,即为悲则气消。脾气主思,合理思考有助于脾气的静谧内敛,当思虑过度,超过了身体的承受力,首先会伤及脾气,即为思则气结。肾气主恐,合理戒惧有助于维持肾气的稳定与固密,恐惧太过超过了身体的承受力,首先就会伤及肾气,即为恐则气下。这样我们可以看到,七情致病的背后也隐藏着"同气相求"的认知理念。

2. 中医七情致病的特点

七情所伤是神之病。古语云:天有三宝日、月、星,人有三宝精、气、神。这里的精、气都属于物质世界的范畴,而神则属于精神意识方面的内容。《灵枢·本神》中记载："两精相搏谓之神，随神往来者谓之魂，并精而出入者谓之魄，所以任物者谓之心，心有所忆谓之意，意之所存谓之志，因志而存变谓之思，因思而远慕谓之虑，因虑而处物谓之智。"从这段文字可以知道，人身的神，即精神意识，是先天而生的，是人本身所具有的认识世界、理解世界的能力。所谓的"神"本身为一，因其出入不同、脏腑所在不同而有不同的表现形式，而有"魂魄意志思虑"之不同，而其所主之脏则为心，故常有心神之谓。所以，又有"心藏神"之论。

《素问·阴阳应象大论》提到"人有五脏化五气，以生喜怒悲忧恐""心在志为喜""肝在志为怒""脾在志为思""肺在志为忧""肾在志为恐"。意思是人身不同的情绪变化分属五脏管理。心气负责管理与快乐相关的情绪，肝气负责管理与愤怒相关的情绪，脾气负责管理与思虑相关的情绪，肺气负责管理与忧虑相关的情绪，肾气负责管理与恐惧相关的情绪。明·张介宾《类经》中则对相关问题做了深化："故忧动于心则肺应，思动于心则脾应，怒动于心则肝应，恐动于心则肾应，此所以五志惟心所使也。"张氏此说以心神为主宰，认为是不同的情绪影响了心神，而这些变化最后则表现为以五脏为标的外化，成为心喜、肝怒、肺忧、脾思、肾恐的结果。这时，心气就成为一个介质，通过心气这个介质情绪外化为五脏的功能变化。这种理念使通过调节脏腑功能改变患者的情绪状态成为可能。

《灵枢·本神》曰"肝气虚则恐，实则怒""心气虚则悲，实则笑不休"，将脏腑气机的强弱与情绪的变化关联起来。进一步分析，"肝气虚则恐，实则怒"包含了肝与肾的关系，而"心气虚则悲，实则笑不休"包含着心与肺的关系。这样将五脏生克与情绪变化进行关联，更加丰富了中医临床治疗情志病的手段。

3. 情志与体质的关系

黄元御在《四圣心源·颠狂》中提到："凡人一脏之气偏胜，则一脏之志偏见，而一脏之声偏发。"如果人体某脏之气格外旺盛，则本脏所代表的情绪变化就会格外突出，更容易出现与之相关的声音改变。"木盛则怒，心旺则喜，土郁则忧，金强则悲，水泛则恐"。肝气旺盛的人容易发怒，也习惯通过呼喊来表达自己的情绪。心气旺盛的人爱笑，也习惯通过嬉笑的方式来表达自己的情绪。脾气旺的人总是忧心忡忡，习惯用抑扬顿挫的声音来表达自己的情绪。肺气旺的人悲苦愁闷，习惯用哭的语气来表达自己的情绪。肾气旺的人谨小慎微，习惯用带着呻吟的口气表达情绪。曹雪芹《红楼梦》描写了林黛玉爱哭，平时总是一副悲悲切切的样子，容易咳嗽、咯血，这就是肺热金亢。可见这种旺盛并不是真的气血旺盛，而是五脏之气不平均的一脏之气偏亢。

黄氏所述"一脏之气偏胜"既可见于实证，又可见于虚证。而这种脏气之变未必一定是病，更多的是对人体体质的变化的表达，即人们所说的五行五脏体质可以表达为金型体质、木型体质、水型体质、火型体质、水型体质。这样我们就可以看到，七情之变也与体质相关。如果说《黄帝内经》强调了情志对脏腑状态的影响，黄氏则强调了脏腑功能对人体情绪状态的反作用。

4. 七情与疾病的关系

西医学认为，情绪、性格与疾病有明显的相关性，将性格分为A、B、C型。A型性格急躁易怒，与心脏病具有明显的关联度；B型为平和型，不容易生病；C型性格抑郁寡言，与癌症的发病表现出相关性。当然，中医研究不仅发现了疾病与情绪的关系，更进一步关注到人的生存状态与疾病情绪之间的关联度。《素问·疏五过论》指出："凡未诊者，必问尝贵后贱，虽不中邪，病从内生，名曰脱营。"意思是在给患者诊病之前，一定要先问患者的生活状态。如果患者曾经很有地位很有钱，突然落魄了，这种地位落差带来的情绪变化足以对人体造成损伤，诱发疾病。

临床诊病时，经常有这种情况发生，诊脉之后，我对患者说：你受打击了。患者就奇怪了：我最近碰到点事，你怎么知道的？这时我回答：你不说我当然不知道发生了什么事。只是当你的情绪变化影响身体状态时，我就能从你身体状态的改变判断出情绪异常。人类情绪的改变可以引起身体状态的改变。可以利用中医的认知理念反推人体的生理、病理状态，进一步判断疾病趋势，从而为医师的处方用药提供指导性意见。如果患者的内心足够强大，精神方面的打击不足以影响他的情绪，也不足以影响他的身体状态，这时医者就无法通过临床诊察发现他的情绪改变，但同时情绪也就不会成为他疾病变化的相关变量。所以在这个时候，情志也就不能成为明确的疾病相关因素。但是，一般情况下社会因素、生活环境都可以以情绪变化为媒介对机体造成伤害。而个人心理素质则成为情志致病的关键因素。《素问·上古天真论》曰："恬淡虚无，真气从之。精神内守，病安从来。"人在自然平和的情绪状态之下，正气就会自在顺畅。如果人能够做到情绪稳定，忘却外物的诱惑，也就不会再得什么大病了。

从情绪角度出发，情绪稳定则人体状态稳定，就不容易生病。那么情绪变化又怎样引发身体的疾病呢？首先，长期的情志压力在某一特定诱发条件下突然释放就会导致疾病。这种状态下的发病往往伴随有强烈而直接的诱发因素。如"范进中举"发为疯癫，就是因为某种欲望长期得不到满足。一旦忽然得到满足就会诱发强烈的情绪变化，进而引起身体疾病。我临床中也常看到某些患者因家人故去、工作环境改变而产生严重的身体方面的异常。其次，长期的情绪变化、精神压抑本身就会带来明显的身体疾病。如《红楼梦》中林黛玉体弱多病就与其长期情志不畅有关。第三就是七情所病，气郁为本。也就是说，情绪变化引起的疾病往往以气郁为先导。即使"范进中举"为喜伤心发病的典型，但其实也是气郁发病。范进从20岁考到54岁，考了20多次，辛苦失意，气郁于内，方有大喜发病。类似的描写在中国古典小说中多次出现。如《说岳全传》有"虎骑龙背，气死兀术，笑杀牛皋"的故事。这两个人都是情志致病，最后一起死掉了。金兀术打了败仗，生气而死是可以理解的。牛皋大笑而死却是因为早有郁结在内，一旦情志得遂，郁结打开，则气散太过而亡。所以临床之上见到情志致病的患者，先要从调解气郁入手。

喜能伤心，大喜过望心气耗散也可以致人死亡。所以，对老年人的调护就要强调不要使其情绪太过激动。这里不但要防止大悲，也要防止大喜。

5. 情志致病的中间产物

如果情绪变化只是引起气郁，让人体的气机运转出现异常，是不是治疗时只需要疏肝理气就行了？当然不是。因为，情绪作为一种病因，既可以短期存在，也可以长期存在。疾病发生发展过程中，脏腑功能的失常、气机运转的失调，也会引起各种继发的组织损害与病理产物堆积，从而使疾病进一步发展，甚至引起人体结构性的损害。类似这些人体在情绪变化情况下继发的机体变化，也成为临床治疗中所必须关注的条件。

痰湿内生：正如前文所述，情志致病的基础是气郁。气郁之病又多与肝气郁结相关。一方面，气与津液相互影响，气机运行不畅，容易导致津液代谢失调，从而形成痰湿积聚。另一方面，肝木克脾土，土衰木旺，痰湿内生。所以情志致病中浊痰阻络及浊痰阻窍的情况是很多的。如果患者有七情内伤，而又面容呆板、体型偏胖、食欲不佳，就是痰湿郁积的体质。这种患者只用柴胡疏肝散疏理肝气效果是不佳的，得用温胆汤祛湿化痰才能见到效果。

热扰神明：《素问·阳明脉解》提到："弃衣而走，登高而歌，或至不食数日，逾垣上屋，所上之处，皆非其素所能也。"这是一种典型的情绪异常的疾病，属于中医的狂证。原文的解释是"阳盛则四肢实""热盛于身，故弃衣欲走也"，就是说在情志致病之中有实热证这种情况。将之归类于阳明证，可以用含有朱砂、大黄、石膏等药物的中药汤剂及中成药治疗。大承气汤也是重要的备选处方。《中医十大名方妙用》一书中就用大承气汤治疗躁狂抑郁性精神病。《伤寒论》中提到的"默默不欲饮食""心烦喜呕"等症状也是热扰心神的表现，处方就得是小柴胡汤了。由此可见，情志发病引起气机不畅、郁而发热，可以引起身体状态的改变。而内热热扰心神也可以引起情绪方面的变化。假如情志致病具体的发病原因不同，而共以内热为表现，则其治疗思路就应该是一致的。

神虚气怯：《素问·经脉别论》说："勇者气行则已，怯者则着而为病也。"指出过分胆小也是病。有勇气的人气机顺畅，就不容易生病；平素胆小的人气机凝滞，就容易生病。当然，这种情况下所生之病也一定是气虚鼓动无力所带来的病症。人常说"心虚胆怯"就是类似的问题。心主神，心气不足则精神难安。《素问·灵兰秘典论》言："胆者，中正之官，决断出焉。"胆气不足，则处事犹豫不定。人如果出现情绪方面的问题，长期处在彷徨不定的状态之中，也会出现"心虚胆怯"的症状，表现为失眠多梦、寐则易惊醒、心悸善惊、善太息等。

瘀血阻窍：清·王清任《医林改错》之活血化瘀名方血府逐瘀汤条目之下，出现了胸不任物、瞀闷、急躁、夜睡梦多、夜不安等情绪相关的症状。可见情绪也与瘀血有明显的相关性。情绪之变，病在气郁。气为血帅，气机变化失常就会引起血行异常，出现瘀血阻窍与瘀血阻络的问题。这时，患者一方面出现情绪的改变，如急躁、易怒等，俗言肝气病；另一方面也会出现身体方面的症状，如胸不任重物、心慌等。

临床中，我在治疗情志病（如焦虑症、抑郁症）时，也常常见到患者有瘀血的情况。但这些问题并不是显在的。有一例年轻患者，多方求医，在我这里看病也是时断时续，间断也会去找其他医生治疗。大概断断续续治疗了有3年多的时间，有一次门诊，我突然发现患者出现了瘀血的征象。我告诉他疾病开始有转机了。此后，他的病情开始明显好转。患者首先是失眠症状好转，其次可以很明确地表达自己在情绪方面的变化。这个病例提示：对情志致病来说，瘀血症状的形成需要较长的时间。清代叶天士提出"久病入络"，提出瘀血的形成与病程相关。同时，瘀血也是情志致病中比较深在的内容。所以，治疗过程中如果出现瘀血相关的症状就说明疾病开始出现转机。

6. 对情志致病的反思

如果情志是明确的病因，那么，在临床中面对情志内伤的时候我们是不是可以直接去调节患者的情志呢？当然，的确有能够调节患者情志的药，如合欢皮、郁金等，但这显然这不是问题的主体。不得不承认，与西医的抗抑郁及抗焦虑药相比较，相关的中药效果要弱很多。例如吗啡与罂粟相比，不仅效果强大很多倍，而且剂量与作用都是可控的。仅从利用药物控制人的情绪的角度看，西药的效果远远超过中药。但是，中医仍有极大的发挥空间。

正如前文中提到的基于五脏与情志相关的内容，我们可以通过调理脏腑之气调节情绪，调节患者的生存状态；我们也可以通过治疗情绪致病的中间产物来处理患者的临床症状。所以，我们也许不必解决引起患者情志疾病的直接原因，但至少可以给患者一个好的生存状态。

七情致病已经不再是单纯的生物学方面的疾病。西医已经认识到，医生所面临的疾病已经不仅仅是身体本身的疾病，还有社会环境对人的影响。美国罗切斯特大学医学院的恩格尔指出了生物医学模式的局限性。为此，他提出了一个新的医学模式：生物－心理－社会医学模式。情志病实际上有三方面需要处理。第一是引起这种不良情绪的生存环境，包括社会因素与个人心理因素；第二是人长期处理不良状态下身体继发的内在的病理产物；第三是不良情绪本身。针对第一个问题，最好的处理方案就是改变患者的生存环境。事实上，作为一个普通的医师，这是做不到的。很多情况下，人们所能做到的仅仅是对这种状态的理解与接受，而这就是心理学治疗的内容。第二个方面显然就是中医学的优势，通过对改变身体状态而影响人的情绪变化。对于第三个问题，最简单的处理方案就是从神经系统的功能与神经递质的调整入手解决患者所处的不良的情绪状态，这一方面的治疗手段则以西医的药物为主。显然，不同的治疗模式各有其长。从心理学入手是治本，从中间产物入手所改变的是疾病发生发展过程，从情绪与神经递质入手则是治标。这3种治疗手段是互补的，并无好坏之分。

四、饮食

饮食是人体摄入营养、维持生存状态的必需的生命活动。饮食包括饮与食两部分，饮食的过程包括食物的摄入、消化、吸收、传递。如果这个过程出现异常，就会引起疾病。中医饮食的关注也是很早的。《素问·太阴阳明论》里面提到："食饮不节，起居不时者，阴受之……阴受之则入五脏……入五脏则膜满、闭塞、下为飧泄，久为肠澼。"《黄帝内经》认为饮食不节、起居失调引起的疾病属于阴分，属于阴分的疾病就是从身体内部发生的疾病，所以也属于内伤。

1. 饮食所伤的内容

饮食致病无非就是饥饱失常、饮食不洁、饮食偏嗜这几个方面。

饥饱失常是说饮食不规律，一顿饥一顿饱。我们现在都知道，如果一顿饭吃太多，会导致急性胃扩张，是会死人的；如果经常不吃饭，饮食不规律，人也会生病。《素问·痹论》说"饮食自倍，肠胃乃伤"就是这个道理。《内外伤辨惑论》则将此进一步分为饮伤与食伤，认为它们具体的病机与临床表现是不同的。当然，经常在饥饿状态下生活或不按时进餐对身体的损害是相同的。

饮食不洁也会引起身体损伤。孔子《论语》提出"鱼馁而肉败，不食。色恶，不食。臭恶，不食"的观点。晋·傅玄《口铭》说："病从口入。"进食了不干净的东西就会腹痛、腹泻。还有细菌等各种致病微生物，一旦随食物进入身体，脾胃就会受伤。即使人体可以通过排泄将这些脏东西排出体外，也起码得要一两个星期才能完全恢复过来。

饮食偏嗜也会导致疾病。《论语》中还谈到"肉虽多，不使胜食气"，指出吃饭应以谷物为主，吃肉的量不能超过主食的量。也就是说要使肉与饭有一个适合的比例。小儿吃饭任性，要么只吃肉不吃饭菜，要么只吃饭菜不吃肉，还有人好食咸，有人好食甜，久而久之就会产生各种各样的疾病。《素问·异法方宜论》也指出环境与体质的关系，认为饮食习惯不同会带来疾病谱的改变。

2. 饮食所伤的特点

饮食不当足以引起人的一系列病症。这些症状包括胀满、闭塞、飧泄、肠澼等，全是消化系统的疾病。饮食所伤可致脾胃功能损伤，脾胃功能异常也会引起饮食状态的改变。如胃强脾弱就会出现吃得多但不消化，胃弱脾强就会出现肚子饿但总是不想吃。又如广东地区家长没事就会给孩子喝凉茶，导致小儿脾胃变弱、食欲下降、偏食，而小儿偏食又会进一步导致脾胃虚弱，结果形成恶性循环，再治疗就麻烦了。

如果小儿脾胃疾病没有得到有效治疗，反复发作，进入恶性循环，这就是久病入肾了。中医有五更泻之说，见于《张氏医通·大小府门》，又叫鸡鸣泄、肾泄，病机即是肾阳不足、命门火衰，或是脾肾阳虚。我在临床上也看到很多小儿疾病往往是肾虚所致。而其肾虚的原因往往是吃得太好、吃得太精、吃得不规律。从脏腑学说看，肾气有肾阳、肾阴之分。肾阳不足则脾阳不振，也会引起饮食方面的问题。

广东地区老百姓都好进补，没事吃点大枣，买点枸杞泡泡水，煲点汤。《素问·阴阳应象大论》曰："中央生湿，湿生土，土生甘，甘生脾。"甘能生土，甘也能生湿。吃甜东西多了，就会出现土壅湿困之证。平常身体感觉胀鼓鼓的没有力气，一旦感冒就会咳嗽、咯痰，绵绵不绝。所以，考虑到饮食对体质的影响就可以得出这样的结论：饮食所伤起初仅仅是消化道病变，但随着病势迁延也可以引起身体其他部位的疾病；饮食所伤既可以表现为直接的、急性的疾病，也可以表现为间接的、慢性的体质方面的改变。

五、劳逸

所谓的劳逸致病就是过劳或过逸导致的疾病。《素问·太阴阳明论》所提到的，与饮食不节同归一类的"起居不适"所引起的疾病，就属于劳逸过度相关的疾病。所谓的"过劳"与"过逸"很少是一个人自觉的选择，而是环境对人们生活状态的影响。所以，人体过劳是不得已，而过逸则是有条件的。这些致病因素对人的损伤也表现出各自的特点。所以，这类致病因素属于生存环境变化引起的疾病。

1. 劳逸致病的概念

《三国志·方技传》华佗说："人体欲得劳动，但不当使极尔。"这句话给人两个提示：一是人不活动是不好的，容易生病；二是人要活动，但不可太过剧烈活动。不运动、不活动叫作"逸"，安逸太过的意思；运动太过叫作"劳"，过分劳累的意思。所以说，正常的劳动、运动有助于气血流通，增强体质。必要的休息可以消除疲劳，恢复体力和脑力。过劳或过逸则可以成为致病因素使人发病。我的老师讲：人就是动物，不是植物，如果人整日不动，变成植物了，这个人就麻烦了。

2. 劳逸致病的内容

劳逸致病的关键是"过"字。《素问·宣明五气》提到："久视伤血，久卧伤气，久坐伤肉，久立伤骨，久行伤筋。"这段文字强调的是"久"字。不管做什么，时间太长了都不好。长时间看书视物，会耗伤精血；长时间躺着不动，会影响气机运转，最后还会耗伤气机；长时间坐着不动，会影响肌肉与形体的充实；长期站立而得不到休息，会损伤骨骼；长时间行走得不到休息，会伤害筋节。

从西医学的角度看，过量地运动会引起身体营养与能量的额外消耗。西医因此而建立了"运动营养学"。从中医角度我们更关心运动量与运动方式不当引起的各种疾病。

临床上常见的骨关节疾病多由运动不当引起，如打羽毛球就极容易损伤膝关节，这是身体两侧用力不均衡引起的。颈椎病、腰椎病也与姿势不当有关。颈椎病的发病多与长时间低头有关，腰椎病的发病则与久坐有关。这些疾病多见于白领，与职业特有的工作习惯有关。长时间站立工作以及不当的用力姿势也会造成腰膝关节损伤，这些疾病就多见于教师群体与老年女性，也与他们的职业特点、生活状态相关。

中医的"劳"还包括房劳。性生活过多也会对人体造成不良影响。

中医也会关注运动量不够引起的相关问题。从西医学角度来看，长期只休息不运动会引起肌肉的废用性萎缩，人也会变得没有力气。这就是《黄帝内经》中所说的"伤肉"与"伤气"。

对正常人来说，劳逸结合很重要。劳逸的问题，不管西医还是中医都给予了足够的重视。针对这个问题，西医学的优势在于清晰明了，中医则在认识的深度与广度上都更加充分。

六、痰饮郁积

内伤致病还有一类很重要的病因，即身体内部产生的毒邪。痰饮就是这样的病邪。痰饮是由于人体脏腑功能失调引起水液代谢紊乱的结果。如在七情致病中痰饮可以表现为七情致病所引起的诱发疾病的中间物质。痰饮本身也可以阻滞气机，影响人体气血运行的状态，成为新的致病因素。

1. 痰饮的基本概念

痰饮是人体水液代谢障碍所形成的病理变化及其病理性产物。痰、饮合则为一，分则为二。其中性质稠浊者为痰，清稀者为饮。痰饮本身是脏腑气血功能异常的产物，因其能导致新的病变，故也作为疾病的病因来阐述。

从患者的直观感受来说，痰饮就是生病时从口中吐出的浊液。但从医生的角度看，痰饮则是身体内产生的异常的水液。痰饮有在体内与体外两种情况。在体外表现为清涕、浊涕、清痰、浊痰等，这些就是人们所能看到的痰，称为外出之痰，又称有形之痰。那些在体内生成后不能及时排出体外，郁积于体内的痰，人们不能用肉眼看到，就称为无形之痰。有形之痰与无形之痰只是外在表现不同，其本质并无差别。患者痰能咯出即是痰有出路，是预后较佳的表现；若有痰而不能排出，或咳痰不畅，则是病情缠绵、预后不佳的表现。临床常有慢性咳嗽的患者就诊，我若断其有痰，往往以"温化透托"的方法治疗。患者经常提出异议：医生，你说我有痰，可我只是干咳嗽呀，没有吐痰。我回答：没关系，吃完中药就有痰吐出来了。胸中有痰就会咳嗽，痰不出来咳嗽就不止。非得将体内之痰吐出来、吐干净，这咳嗽才能止住。

中医有一种疾病叫作"梅核气"，源于七情致病所导致的无形之痰。患者临床表现为咽中如有物阻塞，吞之不下，吐之不出，不碍饮食。治疗方法也是以清气化痰为主。若治疗得法，患者咽中阻塞之感自会在不知不觉之中化于无形。现实中，很多患者在治疗过程中都会莫名其妙地吐痰，这就是无形之痰转为有形之痰排出体外的现象。值得注意的是，这种痰既是医生用药后将体内之痰逼出体外的结果；也是身体正气恢复，正气排痰外出的结果。这时就是考验医生水平的时候了。如果治疗之前医生对患者的状态有所预判，将治疗情况提前告知患者，患者就会很高兴地接受进一步的治疗；但如果没有提前告知患者，即使咯痰是有疗效的表现，也会造成误解，使患者不满意。

《诸病源候论》提出"百病皆为痰作祟",元·王珪《泰定养生主论》提出"怪病多痰"。说明痰饮致病是非常多见的,且临床表现多端。临床上,不限于呼吸道疾病,消化道疾病、心血管疾病、内分泌疾病皆常见到痰饮之邪。痰饮为病往往病势缠绵,治疗难度较大。

2. 痰饮的形成及临床表现

痰饮是因外感六淫、饮食失常、七情内伤、劳逸太过等原因导致肺、脾、肾、三焦等脏腑对水液的气化功能调控失常,以致津液代谢障碍,水液停滞而生成的。它既是外邪损伤人体的中间产物,也是人体水液代谢紊乱的结果。

当身体受到外感六淫、饮食失宜、七情内伤、劳逸太过等异常因素损伤,水液代谢失常时就会产生痰饮。各种对人体的伤害因素首先影响气血运行的状态,改变脏腑功能,然后才会进一步导致水液代谢失常,产生痰饮。肺主津液、主宣降,肺失宣降即可引起水液代谢失常,产生痰饮。脾为中土,主运化,脾失健运,水液运化失常,产生痰饮。肾主水,气化失调,水液运化失常,水液不化,产生痰饮。肝主疏泄,肝气郁结,气机不利,水液运行不利,则生痰饮。三焦为水液之通路,三焦气化不利,水道不通,化生痰饮。膀胱为水道之下口,膀胱气化不利,水无出路,化生痰饮。痰饮所生之处即是其阻滞气机之处。痰饮不一定只固定于一处,可能因自身的状态在体内移动,在其所流动之处进一步影响气血运行,一方面加重气血运行障碍,另一方面又可以造成新的痰饮。

具体细分,痰与饮是两回事。饮比较清稀,流动性强,所以饮邪会聚集于身体的空腔之内,因其所在位置不同而有不同的命名。《金匮要略·痰饮咳嗽病脉证并治》中提出四饮之辨:"师曰:其人素盛今瘦,水走肠间,沥沥有声,谓之痰饮;饮后水流在胁下,咳唾引痛,谓之悬饮;饮水流行,归于四肢,当汗出而不汗出,身体疼痛重,谓之溢饮;咳逆倚息,短气不得卧,其形如肿,谓之支饮。"张仲景认为饮停于肠胃之间就叫痰饮,表现为脘腹胀痛、肠鸣辘辘、呕吐清水痰涎等症状;饮停于胁肋之处是悬饮,表现为胸胁胀满、咳嗽吐痰、痛引胁下等症状;饮停于四肢肌肤之间是谓溢饮，表现为身体浮肿、困重，汗出不畅；饮停于胸膜肺内就叫支饮，表现为胸闷、咳喘不能平卧、吐清稀痰液等。若有饮停腹中就是腹水，表现为腹胀大如鼓、尿少、腹壁青筋。从以上内容我们可以看到古人对饮邪的认识与划分已经非常细致了。

痰质地较为稠厚，需要依赖气机的升降运动才能通过经络通道四处流行，内入脏腑，外达筋骨皮肉。以脏腑而言，痰的产生以肺、脾、肾三脏为本，故前人有"肺为贮痰之器，脾为生痰之源，肾是发痰之根"的说法。肺为水之上源，肺气不利，水气不行，聚而生痰。脾属土，土能生金，土能克水。故脾气不和则肺金之气不利，水行不畅，而能生痰；又脾虚不能制水，水气泛溢，亦为痰。肾阳为脾阳之本，肾气不足则脾气不充，痰湿由此而生；又肾为水脏，肾气不足，水液代谢失调，亦可生痰。从古人的角度看，人体的水饮、水湿代谢的调节都以肺、脾、肾、三焦、膀胱这些脏腑为中心，这些地方一旦出了问题就会诱发出痰饮之邪。言及症状，痰邪致病变化多端。若痰阻于肺，则可有胸闷、咳嗽、咯痰、气喘、气促等症状。若痰浊困阻中焦，则有脘腹胀满、恶心呕吐等症状。若浊痰阻于经络，则有手足屈伸不利，乃至肢体麻木、疼痛等症状。若痰积于局部，则见痰核、瘰疬、流注等。从临床疾病的角度讲，则有咳喘、眩晕、瘰疬、痰核、癫痫、胸痹、中风等不同系统的疾病。若痰饮之邪随气机运行，上扰清窍，则会出现精神情志方面的症状，如精神不振、情绪不畅、喜怒不节、失眠易怒，重则发狂，一般将此称为浊痰阻窍。因痰性重浊黏滞，一旦形成极难祛除，故往往病程较长，且反复发作。

3. 痰与湿的关系

身体的水液代谢失常，除产生痰与饮之外，还可以产生湿邪。中医病因学说外感六淫的内容中就讲到了湿邪。在身体内部，脏腑功能失常，气血运行不利，水液停蓄，也可以产生湿邪，我们将这种内生的湿邪类比于外感之湿，而命之曰内生之湿。痰邪与湿邪病因相似、病理相依。内生的湿邪也可以由外感六淫、饮食内伤、劳逸太过等各种原因引起。而湿邪形成也可以进一步阻滞气机，加重病变。从脏腑病变来说，也是以肺、脾、肾三脏为本，往往先有脏腑的功能失常，后有痰湿积聚。以疾病的性质而论，湿性更为弥散，痰性更为黏滞。故痰邪若兼水饮，则易化为湿邪；而湿邪如果聚集，进而收敛，就会转化为痰邪。湿性泛溢，外则肌肤，内则脏腑；痰性黏滞，入于心为胸痹，入于脑为中风。湿性重浊多见于下焦、下肢；痰性走窜，行于经络，无处不在。

痰湿二邪都容易兼杂他邪。痰邪夹火则为痰火，形成痰火扰心、痰火阻窍，出现口苦咽干，夜寐不安等症；湿邪夹火，则为湿热，或者湿热困阻中焦，或者湿热蒙蔽清窍，出现心烦腹胀、头昏眼花、口鼻生疮等症。痰邪夹风，则为风痰，流于经络，形成风痰阻络，可见肢体麻痹；湿邪夹风，则为风湿，流于关节，形成风湿痹痛。临床之上，还有痰瘀互结、湿瘀交阻、痰食互结等证，不一而足。治疗要点则是痰需祛化，湿宜清利。

七、瘀血

当人体脏腑功能失调，气血运行不畅时，除了引起水液代谢的障碍，血液运行本身也会出现不畅，这时就形成了瘀血。瘀血本身是疾病的产物，它也会阻碍气血运行。故瘀血也与痰饮一样，可以从病因的角度进行分析，是内生之邪。

1. 瘀血的概念

人体的血液在体内的运行出现障碍，就被称为瘀血。正常情况下血液是运行于血管之内的，所以血液的运行失常往往有两种情况：一种是血管内的血液运行缓慢或出现阻滞；另一种则是血液溢于血管之外，一般称此为离经之血。瘀血可以出现在身体内部，也可以出现于身体的浅表层。出现于身体内部的瘀血只有通过对临床症状分析与推理才能认识，出现在身体表面的瘀血则可以直接看到，最常见的就是下肢静脉曲张。

2. 瘀血形成的原因

外邪入侵、情志失调、饮食所伤、劳逸太过以及外伤损伤等，都可以成为造成体内瘀血。不同的原因则可导致不同的临床症状。

血溢脉外这种瘀血形式最常见于外伤后脉络损伤。气虚固摄无力也会出现血溢脉外的情况，可以见到身困无力、齿龈及口鼻中出血。外感热病极期，血热妄行，也会溢于脉外成为瘀血，可见口鼻出血，甚则肌肤渗血。中医温病有卫、气、营、血之分，其中血分证可见吐衄、便血、尿血等症状，也是血溢脉外的表现。

血液是人体基本的能量与物质的载体，无处不在。血行不畅所致的瘀血内达脏腑，外至经络，可见于身体的任何一个部位。若人出现气虚，血行无力，即可能产生瘀血。所以，老年人常见口唇紫暗、周身疼痛、肌肤甲错等瘀血之象。气滞之人，血行不畅，也可以见瘀血之症，表现为面色青黑。若寒凝血滞发为瘀血则见局部疼痛固定不移。血热太过，津液不足，血行不畅，发为瘀血，则见周身酸疼，不能自已。

3. 瘀血致病的特点

瘀血所引起的一般症状多为疼痛、肿块、出血。

瘀血疼痛的特点多为刺痛，肠腑之病也可见绞痛。疼痛位置往往固定不移且拒按。瘀血内存，结为肿块，则固定不移，触之坚硬。外伤所致之瘀血，伴局部皮肤青紫；由内伤引起者，皮肤颜色变化不明显。瘀血形成的腹内包块为癥积，触之质硬而有压痛。临床所见瘀血出血多血色紫暗。若妇女瘀血，则见月经量少、色暗，夹有血块，且常常伴有痛经。

从外观上看，身体之内若有瘀血就会见面部、口唇、爪甲紫暗，舌质紫暗或有瘀点，面色黧黑，肌肤甲错。

4. 湿瘀当辨

经常有患者身体疼痛或咳嗽绵绵，伸舌一看，舌质青紫，舌苔白腻。这就是湿瘀交阻的病例了。湿邪之作见于气血运行不畅，水液代谢紊乱；瘀邪之作则见于气血运行不畅，血液循环障碍。此两种病邪皆见于气血运行不畅，故二者往往相兼而病。故临床上湿瘀交阻的情况并不少见。对于这种情况的处理，一方面要针对脏腑气血的状态进行治疗，另一方面也需对痰湿、瘀血做针对性的处理，才能有良好的临床疗效。

第三节 其他病因

中医学作为一个完整的医学体系，疾病病因不限于以上几种。我这里强调的则还有外伤、诸虫与先天之伤。

一、外伤

外伤就是人体由于外力所产生的物理与化学损伤。这一类病因在任何一种医学体系之中都有很重要的地位，是医学研究的重点。因为它的特点就是病因直观，因果关系明确。

1. 外力损伤

外力损伤即由于各种外来的机械力导致的人体损伤。损伤的急性期伴有骨折、皮破肉损、关节肿痛、瘀血停滞、筋节错位。损伤四肢可见疼痛、活动不利，损伤内脏或有生命之忧。急性期过后，生命无忧，但关节损伤、骨折修复之后仍有局部组织、器官的病变，如慢性疼痛、活动不利、感觉异常等，仍需从中医内科的认知理念出发，按基本的辨证论治的原则进行治疗。

2. 理化损伤

随着现代科学技术发展，人们生活在越来越复杂的世界，面对着各种物理化学因素的伤害。从物理角度讲有高热、寒冷，从化学角度讲则有强酸、强碱。这些外来的因素损伤到组织肌肉则有局部的红肿热痛；损伤到血管则有局部的红肿青紫；损伤到神经则有过敏、疼痛，也有麻木、活动不利。其治疗首先要让患者脱离损伤的环境，其次仍需按基本的辨证论治原则进行治疗。

3. 虫兽所伤

动物对人体造成的损伤称作虫兽所伤。这一类伤害首先是外伤，轻则皮损，重则骨折，再重则有内脏损伤，以致死亡。这一部分的治疗与外伤的治疗类似。另一方面，虫兽所有的专属的毒性也会对人体造成损伤。对这一类问题的处理则是专病专方专药。《五十二病方》中就有"狂犬啮人"

的记录。现代知道狂犬病的病因是狂犬病毒，只能用狂犬疫苗来处理。

二、诸虫所伤

中医古籍中所说的诸虫主要是指人体内的各种寄生虫。中国古人很早就对寄生虫病的危害有了一定的认识。如《三国志·华佗传》就有华佗治疗蛔虫病的记载。《伤寒论》则认为虫遇酸则伏，书中的乌梅丸也是治疗蛔虫病的专用方。

1. 虫病的特点

寄生虫病的特点是非常明确的。

蛔虫病的特点是慢性腹痛、营养不良，若有蛔虫从口中吐出或从大便排出则可以确诊。

蛲虫病则见肛门奇痒，夜间尤其严重，影响睡眠。

绦虫病则有腹部隐痛、腹胀、腹泻、食欲亢进、营养不良等症状，大便中若有白色片状虫节可以确诊。

钩虫病除了腹部隐痛、食欲不振、营养不良等症状之外又有皮肤痒痛；重则贫血，面黄肌瘦，心悸气短，肢体浮肿。

血吸虫病除了腹泻、营养不良等症状外，又有肝肿大、胁痛等肝区症状，根据血吸虫病的发病部位不同又有发热、咳嗽、癫痫等症状。

2. 虫病的治疗与反思

中国古代对虫病的治疗也以专病专药治疗为主。古人在虫病的治疗中非常强调辨病与辨证相结合。

《艺文志》记录了这样一个故事：有一个文士得了怪病，每当说话时腹中就有人声相应，苦恼不已。后来有一个道士说这是腹中生了"应声虫"，让这个文士读《神农本草经》，若有药不应则可杀此虫。文士从之，读到"雷丸"虫不应。遂服雷丸则杀此虫。这个故事说明古人很早就知道寄生虫病的治疗须依赖专药。雷丸、鹤虱、榧子、槟榔等都是明确的杀虫药。

中医对寄生虫病的诊断以临床症状加直接看到虫体为主。显然，这个诊断方法太过迟钝，虽然诊断比较可靠，但却并不敏感。西医的方法则是利用各种化验方法直接查虫卵，这种方法显然诊断的敏感度明显升高。我有一位患者是在做胶囊胃镜检查的时候发现了小肠末端的蛲虫，显然在古代这是不可能实现的事情。

从治疗角度看，中药中的槟榔、榧子等可以麻痹虫体，从而使蛔虫、绦虫等随大便排出。而西药具有高效低毒的特点，可以直接杀死蛔虫、蛲虫等，从而表现出一定的优势。

三、先天之伤

我们前边所说的各种与疾病相关的因素，皆是人在工作、生活过程中所受到的伤害。还有一些疾病是生育之前在母体中就已经理下了基础条件，出生后会在合适的情况下表达出来。中医将此表达为祖气因素与胎气因素，从西医学角度讲，就是一般所说的基因病。

1. 胎气

胎气原见于《备急千金要方》，指胎儿在母体内所受的精气。后来，胎气也可以指母亲在妊娠期间出现的与妊娠相关的疾病。如《妇人大全良方》曰："治妊娠面目浮虚，四肢肿如水气，名曰胎气。"胚胎在孕期发育还不够稳定，易受外界因素的影响。胎儿如果在母亲体内因母亲受到各种伤害，这种伤害极有可能延及其出生后。如妊娠期间的病毒感染、高血压、糖尿病，都会对胎儿的体质造成损伤。

西医学认为有些药物是有致畸作用的，这些药物能作用于妊娠母体，干扰胚胎的正常发育，导致先天性畸形。如著名的"反应停"导致海豹儿事件即属此类。

中医对这一方面的内容也极为重视。明·杜文燮《药鉴》即专论"孕妇禁忌药性"，所举之药可分虫类药，有虻虫、水蛭与蜈蚣；大毒药，有乌头、附子、大戟、芫花；泻下药，有巴豆、芒硝、牵牛子；活血药，有三棱、丹皮与桃仁；重金属药，有水银、雌黄、雄黄。这些药物既能对母体产生伤害，也能对胚胎产生伤害。

人生活在世界上，需要面对各种各样不良因素的伤害，能够损伤胎气的既有可能是药物，还有可能是周围环境，也可能是母体不良的生活习惯。有些孕妇在怀孕期间乱吃补药，导致小儿出生之后体质下降，容易生病。

2. 祖气

黄元御《四圣心源》提出："阴阳肇基，爰有祖气。祖气者，人身之太极也。祖气初凝，美恶攸分；清浊纯杂，是不一致，厚薄完缺，变非同伦。"意思是人后天的体质状态取决于祖气，祖气来源于父母。所谓祖气即应当是遗传基因。

遗传基因对人的影响是一个很大的范畴。有些基因问题是直接表达的，一眼就可以看出来，如唐氏综合征；有些问题则不明显，需要在后天借助特定的外部环境才能表达，如2型糖尿病；还有一些则表达为特殊的体质，如蚕豆病。蚕豆病是葡萄糖-6-磷酸脱氢酶缺乏症的一个类型，表现为进食蚕豆后引起溶血性贫血，正常情况下则无异常表现。

从西医学的角度看，祖气相关的疾病，其治疗必然以基因本身为切入点，但是正如前边所述，很多基因病的发作往往也与环境因素密切相关。所以，后天的治疗与调护也能对患者的生存起着极大的辅助作用。即使不能真正治愈这些疾病，中医也能极大提高患者的生活质量。

第四节　治疗之害

随着医学的发展，临床上的治疗手段越来越多，各种疾病的愈后也越来越好。但治疗失当对患者造成损害也时有发生。现在的常用化学药有许多的副作用，如喹诺酮类药物能抑制骨代谢，ACEI类降压药能引起顽固性咳嗽。类似这样的问题中医早有警惕，所以古人有"是药三分毒""有病不治，常得中医"这样的医谚。将这一类的事例总结起来，不过就是药误与医误两途。

一、药误

所谓的药误，是指药物使用不当给患者带来的额外损伤，中医将之统称为药邪。

1. 药邪的产生

中医药学临床治疗用药所产生的药邪主要是指与中药本身质量及药物后期处理相关的问题，所以临床用药需炮制得法、配伍得当、用量规范、用法得宜。

"是药三分毒"是中医历来相传的一句俗语。要解决这个问题，一是认病要准，古人称为"有故无殒"；再者使用药物之前对其进行预处理，通过预处理达到增效减毒的目的。这个预处理的过程就是中药的炮制，常见的就是何首乌、远志、款冬花的炮制。何首乌是蓼科蓼属植物，具益精血、乌须发、强筋骨、补肝肾的作用。但它所含有大黄素、大黄酚等成分具有明显的导泻作用。并且，这些成分也是何首乌引起肝损害的主要原因。所以，何首乌有泻与补两种用法。泻就用生何首乌，补就用制何首乌。按古法炮制，何首乌当九蒸九晒，将其泻下类物质充分破坏才有补益作用。曾有患者拿我的处方去其他药房配药，结果对方用干何首乌充当制何首乌。干何首乌就是将生何首乌直接晒干，没有高温蒸制过程，其效用可想而知。远志是临床常用药物，具有安神益智、祛痰、消肿的功效，广泛用于失眠多梦、健忘惊悸、神志恍惚、咳痰不爽、疮疡肿毒、乳房肿痛等病症。这是个好药，但有胃肠道刺激作用。古人对远志有甘草制、蜜制、姜制、黑豆制、米泔水制、火炒等不同的炮制方法。现代药理研究表明，远志经甘草制及蜜制后对胃肠道的刺激减轻，化痰润燥的作用则增强。故合理炮制对远志有增效减毒的作用。不过市面上远志生买生卖的现象非常多见。款冬花的问题与远志类似，蜜制后才能保证安全性。但市场上的款冬花正规蜜制过的很少。

药物的用量也是一个问题。药理学上有一个半数致死量的概念，表示药物在规定时间内使一定体重或年龄的某种动物半数死亡所需最小毒素量。人们可以通过半数致死量来评估药物的毒性。同样道理，中药毒性也可以用类似的概念来评估。中药的毒理作用与副作用也与用药剂量密切相关。所以，《中药学》教材规定了每味药的常用剂量。也许会有医生说，我用药超出了《中药学》教材剂量的很多倍也没问题呀。这是因为：首先，《中药学》教材所标示的剂量是安全剂量，它离中毒剂量还有一段距离；其次，所谓的药物中毒是一个概率性事件，用药量越大中毒概率就越大，而不是只要用药量大就一定会中毒；再者，药物的中毒量也与疾病的性质相关。所以使用药物时也不是不能用较大剂量，而是要在清楚明确的情况下使用，绝对不可以用大剂量的药来碰运气。

药物的煎服法也会牵连到药物的毒性。《本草纲目》云："细辛非华阴者不得为真，若单用末，不可过一钱，多则气闷塞不通者死。"原文所述细辛不可过 1 钱为细辛制粉直接口服。后人将此引申为"细辛不过钱"，汤药中用细辛也不可超过 1 钱。对于这个问题前人多有辨驳。现代药理研究表明，细辛的毒性来源于其所含有的黄樟醚。黄樟醚有抑制呼吸中枢的作用，但也有很强的挥发性，入煎剂煎煮超过 30 分钟则挥发殆尽。所以说，"细辛不过钱"的认识专属于粉末冲剂，而非汤药用量。

我们临床用药还有一个重要的关注点，就是妊娠用药。妊娠期是妇女的一个特殊时期，此时身体状态出现变化，也会出现妊娠相关疾病，如子癫、子痫等。此时用药大有讲究。一方面考虑到大人方面，即伤胎气的药不能用，如当归、益母草等这些药都有促进子宫收缩的作用，故怀孕期间是不能用的；另一方面要考虑胚胎方面，对胚胎有影响的药尽量不同。

2. 中医的药学困境

作为一种传统医学，中医学的弱点在于没有现代的实验与统计手段，在药物的临床研究方面自然会有短板。从中药研究的角度看，这个短板就是中药的慢性毒性作用。

对医生来说，如果患者服药后迅即出现与治疗无关的异常的身体症状，就要考虑这是不是药物对人体的额外伤害。如果是，那么这就是药物的急性毒性作用。对古人来说，这些问题很容易发现，也容易处理。如附子要久煎才会无毒，《伤寒论》还提出生麻黄入药需去除药汤之中的浮沫等。但是，药物对人体缓慢的伤害作用用中医的认识方法就不容易辨识了。如现代医生所熟悉的马兜铃酸的肾毒性，就是发现部分患者出现异常后，通过统计学的方法确认马兜铃与肾损害之间的关系，最后使用动物实验的方法才最终确认该药的肾脏毒性。中国古代最著名的中药慢性中毒事件莫过于五石散引起的重金属中毒。因为中毒的表现是狂躁、多言、不畏风寒，所以有炼丹术士将此类症状指称为大补的结果，而将之献于皇帝。结果，五石散之毒流于天下。重金属中毒可以引起肝代谢增高，人就会发热，冬天就会穿得很少，也不怕冷，声音高，力气大，这就是服用"五石散"的表现。旁人觉得这个人因服用五石散身体很好，当然他死得早别人看到了也想不到，因为服石而死那得是十几年之后的事情了。中国历史上因为服食五石散而死的皇帝不止一个两个。

正因为药物的对人体的慢性伤害不像表面上那么容易辨认，所以古人很容易将药物的作用与人体的不良反应建立起错误的连带关系，这就是所谓的归因错误。西方最著名的归因错误莫过于往发热患者身上投放大量的跳蚤。古代的西方人发现有病的人身上没跳蚤，没病的人身上跳蚤很多。那这个人生病了怎么办？抓一桶跳蚤给他浇上去。前文中提到的桑枝烤牛肉会引起绦虫病的认识也是归因错误。中药药理毒理方面比较明确的归因错误则是十八反中甘草与海藻的配伍问题。1949年以后，《中国药典》不同版本中，海藻与甘草的配伍关系的表述经过了忌用、可用、慎用3个不同的阶段。每一次的变化都牵涉到了大量的实验室研究，体现了现代药理实验对中医用药的指导意义。

针对药邪我们还要考虑中药的胚胎毒性与致畸问题。这就是古人早就注意到的妊娠期用药的问题。妊娠是妇女的特定生理状态，会出现一些特定的症状，如妊娠恶阻，不能当一般的恶心呕吐来处理。这时用药一方面要考虑孕妇本身的身体状态，常见的活血化瘀药可能伤胎气而有滑胎之虑；另一方面也要考虑特定药物对胚胎本身的伤害，即药物的致畸作用。现代药理学在这一方面的研究方法可靠，结论明确，所以应尽量以现代中药药理的研究为主。因为，通过动物实验与统计方法才能真正明了临床所使用的药物与患者受到的伤害有无直接关系。

1992年版的《中药药理与毒理》一方面指出何首乌所含有的蒽醌类化

合物可以引起腹痛、腹泻，另一方面则明确提到何首乌是无毒的。现代学者对何首乌的肝毒性问题则越来越重视。通过实验室研究，学者们更倾向何首乌的肝毒性来源于其中所含有的蒽醌类化合物。但大黄、芦荟这些富含蒽醌类化合物的药物也在临床上使用，却较少有中毒的报道。这就是因为人们很少长期服用大黄、芦荟组方的方剂，但却可能以补益精血为名长期服用何首乌。我们所用的制何首乌在炮制中所破坏的成分正是蒽醌类化合物。当然，也有研究提示，何首乌的肝毒性与家族性的遗传相关。

基于以上这些理由，我认为在临床使用中药时对于中药品种与治疗目标相关的药性内容，以中医的认识为主；对于中药长期使用时所面临的安全问题、慢性毒性问题，则以现代中药药理的研究结果为主。

二、医伤

所谓的医伤就是由于医生临床治疗不当对患者身体造成的额外损害。既有主观因素，也有客观因素。从中医角度看，医伤包括认病不真、辨证不准、识药不精。

《灵枢·九针十二原》曰："疾虽久，犹可毕也。言不可治者，未得其术也。"认为医生的学术能力到位，能够将疾病分析透彻是治疗疾病的前提。前述所谓"桂枝下咽，阳盛则毙；承气入胃，阴盛而亡"，也是强调辨证不准、认证不清会给患者带来巨大的伤害。从临床看，加强对疾病的认识又确乎是中医治疗疾病的重点。

临症之时因为医误导致患者出现进一步损伤的现象并不少见。前人甚至提出"有病不治，常得中医"的论点。意思是得了病如果不治疗，只是注意休息，靠身体自我修复，至少也是相当于中等水平以上医生的效果。

随着医学的进步，临床医生的治疗效果越来越好，越来越稳定。但不可否认的是，医误也是不可避免的临床现象。从病因学来说，我们所要研究的恰恰是为什么会出现这种现象。

1. 预设治疗

预设治疗的意思是医者不对具体问题做具体分析，仅仅根据某种特定的理论确定自己的治疗方案。

《内外伤辨惑论》引用了这样一个事例：

原文 癸卯岁六七月间，霖雨阴寒，逾月不止，时人多病泻痢，乃湿多成五泄故也。一日，体重肢节疼痛，大便泄并下者三，而小便闭塞，默思《内经》有云：在下者，引而竭之，是先利小便也。又治诸泻而小便不利者，先分利之。又云：治湿不利小便，非其治也。法当利其小便，必用淡渗之剂以利之，是其法也。

在癸卯之年六七月间，天气变得阴雨绵绵，差不多下了一个多月雨。因为天气的原因，这个时间段很多人都得了慢性腹泻。这是因为湿气伤人致泄泻。《难经》中将泄泻分为五类，即胃泄、脾泄、大肠泄、小肠泄、大瘕泄。这些泄泻都会伴有身体沉重、关节疼痛的症状，并且每天都会腹泻很多次，同时小便都比较少。一般医生会考虑《黄帝内经》说如果病邪在身体的下半部就应该使用导下的方法来治疗。现在大便稀溏、小便不利，就应该先利小便，即用"利小便以实大便"的方法。还有一层认识就是要想治疗湿邪就一定要用利小便的方法。要想利小便就得用淡渗利湿的方法。结果医生一般都会用淡渗利湿的方法处理这个问题。

李杲对世人所习用的"利小便以实大便"的方法进行了评价，认为这些医生的缺少真正的辨证论治过程。后文中对这个评价做了进一步的解释："噫！圣人之法，虽布在方策，其不尽者，可以意求。今客邪寒湿之胜，自外入里而甚暴，若以淡渗之剂利之，病虽即已，是降之又降，复益其阴而重竭其阳也，则阳气愈削，而精神愈短矣，阴重强而阳重衰也。"意思是虽然前代的圣人已经对疾病的治疗建立了现成的应对方法，但是他们也不可能面面俱到。所以，前人没有提到的问题就需要医生发挥主观能动性，利用前人的思路提出自己的观点与见解。现在的情况是寒湿从外入里，伤及人体的正气。用淡渗利湿的方法治疗寒湿之邪固然是对的，但这种方法是降气的法门，结果湿邪虽然祛除，但身体的正气更加受损。降气属阴，结果阴愈盛而阳愈衰。于是患者就会变得怕冷无力、精神疲惫。最后腹泻虽止，人却变成阳虚体质了。这就是不顾具体情况，医者仅凭前人理论臆断治疗方案所出现的问题。

如果过分相信书上的论点，而没有自己动脑筋来具体分析问题，也会时时陷入治疗的困境。针对这个问题，我经常给学生讲到湿困便秘。一般医书都会说湿重则便溏，此论本是常理，但广州地区则不同。广州之地湿气重。若患者本身湿重，在此地居住，则湿邪尤其严重。湿性重浊，阻碍气机，故多肠腑气机不利，运化不能，而见便秘。此证固然是一般书所不载，临床误诊率极高。所以，临床论病，只要言之成理、治疗有效即可。不能认为书上未写的问题就不存在。

2. 过度依赖症状治疗

患者就诊时所叙述的种种不适就是症状。针对症状的治疗，是中医临床的一个重要内容。《药性赋》云"薏苡理脚气而除风湿""藕节消瘀血而止吐衄""瓜蒌子下气润肺喘兮，又且宽中""车前子止泻利小便兮，尤能明目"。这些都是针对疾病症状进行治疗的内容。

有了药理学知识，从症状角度用药治疗就更有理由了。胃痛应该怎么治疗？用砂仁、元胡、瓦楞子。发热怎么治疗？用银花、栀子、板蓝根。失眠怎么治疗？用酸枣仁、柏子仁、珍珠母。颈痛怎么治疗？用葛根、川芎。便秘怎么治疗？用大黄、芒硝、芦荟。这个名录还可以继续一路写下去。显然，这样用药是对的，但如果真的只知道如此用药，就很难说这就是中医了。

我们可以从现代药理学的认知方法来分析古人留下来的知识。砂仁中的主要功效成分包括乙酸龙脑酯、柠檬烯等，具有保护胃黏膜，改善胃肠功能，止痛，止泻，促进消化液分泌等作用。元胡则含有元胡索乙素、元胡索甲素、原托品碱等，具有明确的中枢性的镇痛作用。瓦楞子是贝壳，含大量的碳酸钙与磷酸钙，总钙量在93%以上。碳酸钙是碱性化合物，能中和胃酸，减轻胃溃疡之疼痛。所以，将砂仁、元胡、瓦楞子几种药综合起来，其药理作用就表现为制酸、止痛、保护胃黏膜。金银花含有黄酮类、绿原酸类及多种挥发油，具有明显的解热消炎、抗菌抗病毒作用。栀子含有栀子苷等多种苷类，具有明确的解热及抗微生物的作用。板蓝根是中医治疗发热的常用药物，含有烃甲基糠酸、吲哚类生物碱、喹唑类生物碱等多种有效生物活性成分，具有明确的抗炎作用，可以增强免疫力，对抗多种细菌及病毒。金银花、栀子、板蓝根这几种药合用药理作用就是解热、消炎、抗病原微生物。酸枣仁含有酸枣仁黄酮、酸枣仁皂苷、酸枣仁油等物质，具有明确的镇静催眠、抗惊厥的作用。柏子仁含有雪松醇、柏子仁双醇、维生素A等物质，具有镇静催眠改善记忆力的作用。珍珠母含有碳酸钙、贝壳硬蛋白与多种氨基酸，有明确的镇静催眠及抗过敏、抗抑郁的作用。将酸枣仁、柏子仁、珍珠母这几种药物合用，镇静效果显著，用它们治疗失眠民十分有效。葛根所含有的化学成分以黄酮类及葛根素为主，现代药理作用就是解热、解痉、扩张动脉。川芎的主要成分是新川芎内酯、藁本内酯等，有扩张动脉、解痉、止痛的作用。将川芎、葛根合用治疗颈椎病之颈肩疼痛自然也是合理的。类似的治疗既符合中医用药的方法，又符合药理研究。临床用之自无问题。但是，这种用药方式却一直为很多医家所诟病。因为，这些治疗方案就是针对症状的治疗方案。在正统的治疗体系中，这一类型的思路组合成方剂属于偏方的范畴。

须知中医治病立足于证候，而非症状。针对症状的治疗表面上看起来中医、西医都说得头头是道，却失去了辨证论治的精髓，也失去中医治疗本身所具有的活力，最终则降低了临床疗效。如胃痛中焦湿热之证，当用黄连解毒汤；寒热错杂之胃脘痞满，须用半夏泻心汤；寒性之胃痛，则当用小建中汤。如此治疗，既强调了中医理论的辨证论治体质辨识的特点，又兼顾了西医学关于幽门螺杆菌的认识。临床发热有因寒之热，典型的如《伤寒论》桂枝汤证、麻黄汤证，若妄用寒凉，病势缠绵难愈。失眠之症又常见有肾虚为因，当用金匮肾气丸或用六味地黄丸，若过用镇静之品，未见安神之功，反现虚烦之果。颈痛之辨则有在气在血之分，病在血者固可用葛根、川芎以除之；若病在气分，寒湿阻络，则当用羌活胜湿汤以胜之。一般人皆知便秘用大黄、芦荟速效，此二物却不适用于慢性便秘。若慢性便秘用此类药物治疗，疗效只在眼前，久用却会越治越重，甚至变生他疾。

所以，中医临床必须以辨证为主，辨症为辅。若主次异位，则为医害。

3. 医学的无奈

随着西医学的观念与认识融入中医学体系，人们又会更多关注与治疗相关的问题。首先就是药物过敏的问题。药物过敏与人的特异性体质相关，从人群的角度看它是随机的，医者无法做出提前判断。随着医学治疗的人群扩大、患者增加，临床对本病的认识越来越重视。当然，一般来说，对于复发病例可以通过避免使用相关药物来预防。这一类事件的观察主体是患者，所以临床医生要注意沟通，及时发现与处理这些问题。

在西医学中，还有一类医疗之害——肿瘤治疗之中放疗、化疗的副作用。至少在现有的医疗手段之下无法完全去除，只能在实际操作之中尽量减少放疗、化疗对人体的伤害。从这个角度看，中医在减少放疗、化疗副作用方面反而具有极大的发挥空间。

清·王焕旗《全体伤科》将"医害"单独设目，命为《十害法》。

原文 医伤之害，文理不通，胶柱鼓瑟，未得活法。医伤之害，惟赖一方一药，全无收放。医伤之害，生死不晓，方纸不书，一概下药。医伤之害，异于寻常，专用恶毒、难觅之药。医伤之害，不察虚实，乱投补泻。医伤之害，未谙药性，以人之性命为尝试。医伤之害，不推病源，妄自加减原方。医伤之害，泥乎庸授，不会望闻问法，执迷切脉。医伤之害，吐血属伤，反认为痨怯。医伤之害，轻言速效，未拔根株，终为痼疾。

因为医者治疗不当对患者身体造成的损害不过以下10种。第1种：在学习之时，未能深入领会前人的意旨，临证之时只知照本宣科，不能灵活应用。（这是学习能力方面的问题。）第2种：一味相信偏方秘方，总想着靠一方一药打天下。临证之时则掌握不住病情的轻重缓急。（这是医学认知方面的问题。）第3种：临证之时缺少对病情、病势、预后的判断，不认真书写病历处方。（这是医疗态度方面的问题。）第4种：书写病历偏好用冷僻字，用大毒之药及偏僻不常用的药物。（这是医德方面的问题。）第5种：搞不清病症的虚实，随便使用补药、泻药。（这是能力的问题。）第6种：对药物的药理、药性不熟悉，随便用患者的性命来试验药物的作用。（这既是知识的问题，又是医德的问题。）第7种：对疾病的病源不清楚，对方剂的方义也不清楚，随便加减原方。（这是能力与知识都有缺陷。）第8种：只会接受前人的传授，以脉诊尊，却不知脉诊只是诊断方法之一，应该接受一切收集疾病信息的方法。（这是医者眼界的问题。）第9种：将本属于瘀血的实证误认为虚劳之证。（这也是能力问题。）第10种：轻易地答应病家，认为可以快速地得到效果。结果未能将疾病彻底治愈，留下首尾，将急性病治成慢性疾。（这既是见识不够的问题，也是医德方面的问题。）所谓医药之误不过如此了。

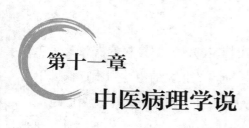

第十一章
中医病理学说

古人对疾病的认识总是一点点深化的，从对症状的认识开始，到能够认出证候群。在这个过程中，古人要寻找临床症状背后的原因，也要寻找形成疾病的原因，更要寻找疾病与临床疗效之间的关联度。这些内容都属于病理的内容。不过可以肯定的是，一般来说，临床医生都是从西医学角度认识病理。中医病理固然与西医的病理认识有很大的关联度，但也有着自己的特征。

第一节　理解中医病理

什么是病理？从字面上看，病理就是疾病发生、发展、变化的道理。与西医学对病理的直观描述不同，中医对疾病发展变化的认识更强调理论认识与思维推理。在科学昌明的时代，理解中医对疾病的认识与分析的内在逻辑才能更好地掌握中医学的立场与治疗思路，从而更好地为临床实践服务。

一、认识病理

虽然病理的词义很好理解，但"病理"这个词本身却少见于古代医籍，而多见于近代医籍。不过，中医古籍中亦有疾病的发病原理、发病过程等内容。

1. 前人对病理相关内容的描述

从现代的角度看，当人们试图利用特定的语言解释疾病发生及疾病变化的原理时，就产生了的病理的概念。而与此相关的内容则不仅仅见于医学典籍。《左传·昭公元年》提出"天有六气，降生五味，发为五色，征为五声，淫生六疾。六气曰阴、阳、风、雨、晦、明也。分为四时，序为五节，过则为灾。阴淫寒疾，阳淫热疾，风淫末疾，雨淫腹疾，晦淫惑疾，明淫心疾"。晋侯生病后向秦国求医，秦国的医士医和对晋侯解释疾病发生的道理，认为大气产生6种不同物候变化，当它们过盛之时，加之于人，就会使人生病。阴寒之气过于强烈就会使人生寒性的疾病，阳热之气过于强烈就会使人生热性的疾病，风气过重就会使人得四肢麻木的疾病，天阴雨湿湿气太过就会让人得腹部不适的疾病，天气持续晦暗就会让人情绪低落，若长期日光明亮则会让人心情焦躁。这些内容显然在讨论疾病的原因，当然属于病理的范畴。

在《黄帝内经》中当然也有大量的病理学内容。《素问·阴阳别论》曰："二阳之病发心脾，有不得隐曲，女子不月；其传为风消，其传为息贲者，死不治。"意思是阳明经的疾病往往与心脾两虚、情绪不畅相关。若女子发病，还会出现月经不调。疾病进一步发展就会变成风消证，再进一步发展就会成为息贲病，若变成息贲病患者就会死亡而没有好的治疗办法。这段文字牵涉到阳明病的发病原因、相关症状、传变与预后。简单点讲，这段文字说明情绪变化与息贲病的关系，是典型的病理学的内容。而唐·王冰则对此做了进一步的推理与说明，认为二阳为手阳明大肠经与足阳明胃经，胃肠发病则心脾受之。心受之则血不流，脾受之则味不化。血不流则女子不月，味不化则男子少精，故不能为隐曲之事。胃病日久入脾化热则为风消，肠病日久上肺则为息贲。这种对古籍反复注释的传统也造就了中医病理学所特有的对疾病现象与过程进行解释的思维模式。

汉末神医华佗死于曹操之手。世传有《华佗神方》，原书第一卷即名"华佗论病理神方"，篇中首论中医学的基础理论，如"论人法与天地""论阴阳大要""论生成"；其次为基本疾病与病象，如"论阴厥""论阳厥""论虚实大要""论脉要"等；再就是对具体疾病的论述，如"论肝脏虚实寒热生死逆顺脉证之法""论痹""论水肿生死脉证"。整个内容无非就是人为什么会生病，人生病会出现什么样的问题，每个具体的病是怎么样得的，这些病为什么会表现出这样的症状，而不是其他的症状。这里对"病理"的认识可以总结为疾病发生、发展、变化的理由或道理。不过也有人认为此书为后人伪作。

现在认为最早的中医病理学专著应当属隋·巢元方《诸病源候论》。有意思的是，《诸病源候论·序》中有"夭害生理"一词，提出"生理"的说法，而无"病理"之说。南京中医药大学校释的《诸病源候论》前言则明确指出，本书"集中论述各种疾病的病源与病候，内容丰富，是一部病因病理学的专门著作。"可知原书之中"病源"指病因，"病候"则指病理。这里的"病理"既有描述与分类的内容，也有分析与解释的内容。

对病理这个词的使用，还是大量见于近现代医著。如清·陆以湉《冷庐医话》补篇云："（炳章）按：孙公文垣，论病理则发明处甚多，如辨三焦命门，亦多阐发深义奥理。"民国时期，罗止园著《止园医话》有《病理学合参》卷，其内容是对"热""痛""血""呕吐"等常见症状的分析与探讨。类似这些著作之中，对"病理"表达仍是对疾病发生规律、疾病症状的解释分类，以及对疾病预后的推论。

近贤曹颖甫著《经方实验录》曰："少阳病之所以异于太阳者，以其有间也。若日再发或二三度发，则为无间矣。太阳所以异于阳明者，以其有寒也，若但热不寒，直谓之阳明可矣，恶得谓之太阳病乎？固知有寒有热，一日之中循环不已者为太阳病，寒热日发，有间隙如无病之人者为少阳病，此麻桂二汤合用与柴胡汤独用之别也。病理既明，随证用药可矣。"这一段话的意思是少阳病与太阳病区别在于少阳病的发热是有间隔的，若患者每天都会发热2~3次，则可以认为这种发热是无间隔的。太阳病与阳明病的区别在于太阳病是有畏寒症状的，如果患者仅有发热而无恶寒症状，直接将其称作阳明就可以了，又怎么能叫作太阳病呢？通过以上的内容推论：患者又有怕冷的情况，又有发热的情况，在一天之中循环不已的就是太阳病；

恶寒发热隔日而作，其间有间隙，在间隙期就像没有生病一样的就是少阳病。这两者之间的区别就是麻黄汤、桂枝汤使用的标准与小柴胡汤使用标准的区别。如果将疾病发生的现象与变化的原理搞明白，根据疾病的证候用药，就可以取得良好的疗效。文中强调的是症状的分类，所以此处的病理只是对临床现象（病状）的分类与解释。

《经方实验录》还有一则对奔豚病的解释："但依生理书言，肠中毒素每能侵入血管，至肠中之毒气殊不能溢入血管之中。然今日之生理尚不足以尽释实际之病理。观肋膜炎病者进十枣汤后，其肋膜间之水竟从肛门而出，即是一例。故我敢依此种病例作奔豚病理之'假说'如上。"意思是根据生理书的解释，肠中（有害细菌）所产生的毒素可以透过肠壁进入血管（流于周身）。但是，肠中的气体是不能通过肠壁进入血管的。所以，人在正常情况下的生理现象不足以解释疾病状态下的病理状态。临床看到肋膜炎患者服用十枣汤时，肋膜间的水饮竟然能够从肛门中排出，即是一个例子。所以我才试图以这个病例建立肠道内的气体也可以透过肠壁进入血管的假说。曹氏所说的病理明显是对疾病现象的解释。

恽铁樵于1928年著《病理概论及各论》。此书概论部分以中医辨证论治为基础，从脏腑病变和经脉病变等方面阐明各类病证的病理和用药大法。其病理部分仍然以中医传统的脏腑经络理论对疾病现象进行解释与分析。

2. 西学东渐中的病理概念

从医学史上看，探讨与强调疾病发病、变化过程的研究，以及对疾病症状的解释，从《黄帝内经》到现今不绝于书。但是对"病理"这个词的使用则以近代为多。这个词的高频率使用必然与"西学东渐"，西医传入中国对中医的冲击有关。

当我们研究中医病理时，需要将西医学对病理的研究做参照物。所以，先看一看西医是怎样定义病理学的。

病理学是用自然科学的方法研究疾病的病因、发病机制，揭示疾病的发生发展规律，从而阐明疾病本质的医学科学。病理学的内容有：①病因，即疾病发生的原因，包括内因、外因及其相互关系；②发病，即在病因作用下导致疾病发生、发展的具体环节、机制和过程；③病理变化或病变，即在疾病发生发展过程中，机体的功能代谢和形态结构变化，以及这些变化与临床表现（症状和体征）之间的关系；④疾病的转归和结局等。

病理学为掌握疾病的本质、诊断、治疗和预防奠定科学的理论基础。而诊断病理学的主要任务是研究人类各种疾病的病变特点，从而做出疾病的病理学诊断和鉴别诊断，直接为临床服务。

当我们考虑病因时，有哪一些因素可以伤害人体呢？病毒、细菌无疑是来源于人体之外的伤害，基因、年龄也可能成为致病因素，人与自然之间的关系、人与人之间的关系也有可能成为引起疾病的原因。从这个角度看西医学与中医区别不大。

临床医生所重视的还是临床病理学的内容。疾病是怎样形成的？它为什么是现在这个样子，而不是那个样子？疾病不同症状与体征之间的内在关联度如何？先搞清楚这些问题，接着就要面对以下问题：每个疾病都有不同的特点，那么它的内在机制如何？一个疾病可能有多个不同治疗方案，不同治疗方案的比较如何？怎么样才能抓住疾病的本质？

蜀中名医吴棹仙著《医经病理学》曰："人体受病之原理，简称之曰病理。"其论"风邪""寒邪""湿邪""温邪"等，类似于病因学的内容。

任应秋著《中医病理学概论》认为病理学是研究疾病的发病条件、发病经过及结果的学问。可见，任氏也以病因学为病理的主体，这显然是受了西方医学的影响。不过任氏也强调了疾病的发生、发展、转归。所以，其在书中既提到了病因学的"内因""外因"，又提到了辨证论治"八纲辨证"与"六经辨证"，还提到了对症状的审辨，即对临床症状的解释。

那么，中医学的病理与西医学的病理有何区别呢？前人恽铁樵在《群经见智录》中做了一个具体的示例：

原文 有人于此，初病腹满、浮肿，已而四肢皆肿，以手按之，肿处陷下，须史复起。此为何病？何以故？则得两种答语如下：其一，病名水肿。原因静脉血归流障碍，小血管内血压增加，或因管壁之渗漏机能过盛。凡有以上原因，液体集于皮之蜂窝组织内部，故肿。其远因，凡患心脏瓣膜病者，最易罹此证。其二，病名水肿，肾病也。肾何以能聚水而生病？肾者，胃之关，关门不利，故聚水而从其类也。上下溢于皮肤，故肤肿。肤肿者，聚水而生病也（注：见于《素问·水热穴论》）。水之始起也，目窝上微肿，如新卧起之状，阴股间寒，腹乃大，其水已成矣（注：见于《灵枢·水胀》）。其原因在湿土太过，阳光不治，而大寒在下，肾气伤也。故《气交变大论》曰：岁水不及，湿乃盛行。长气反用，民病腹满身重，濡泄，寒疡流水，腰股痛发，腘腨股膝不便，烦冤足痿清厥，脚下痛，甚则跗肿，寒疾于下，甚则腹满浮肿。

上第一答语，为西国医学，第二答语为《内经》，以两说一相比较，则所同者为水肿之病名，至病理则完全不同。西说从血肉之躯研究而得，《内经》则从四时运行推考而得。若据西说以研究《内经》，则有最不可解之两点。

患者刚开始发病时，仅见腹部胀满，四肢浮肿，随即四肢肿胀明显。用手指按压浮肿之处，局部即见下陷，过一会儿下陷之处就会恢复。这是什么病呢？这时候因为中医与西医对疾病的认识不同而有不同的回答。第一种是这个病叫水肿病，发病的原因在于静脉血回流障碍，此时小血管内的压力增加，或血管壁的渗透机能出现异常，液体汇集于皮肤下疏松结缔组织内部，因而导致肿胀。它更为本质的原因则是心脏瓣膜疾病。凡是有心脏瓣膜疾病的患者都容易出现这种病症。第二种是这个病叫作水肿病，是属于肾的疾病。肾的问题为什么会出现水肿病呢？那是因为肾是人体主管水液的器官。肾有问题人体的水液就会聚集不散生成水肿病。中医认为肾为胃之关，如果肾这处关口出现问题，从胃中吸收的水液就不能有效分配，结果就聚集在人体的肌肤之内，肌肤肿胀。水肿这一类的疾病刚开始发作时眼睑微微肿胀，就像是刚起床的样子。等到双侧大腿之间出现阴冷的感觉，肚腹胀大时，水肿病就形成了。从后世的观点看，水肿的原因在于脾虚湿困，阳气不足。阴寒之气起于下焦，故肾气受损形成水肿。《素问·气交变大论》说五行之运，水气不足，因土能克水，故土气太过湿气过盛，人体容易脾失健运，湿气困着就会出现腹胀、身体沉重、便溏腹泻，身体出现寒性的疮疡，流水不止，腰腿疼痛，手足无力，心烦，脚痛，重则出现下肢水肿、膝足怕冷，或者腹部胀满、四肢浮肿。

上述的第一种回答是西医学的观点，第二种则是从《黄帝内经》中延伸出来的观点。从诊断来说，两者是一样的，都诊断为"水肿"。但对疾病的分析则完全不同。西医的观点是从具体的形态分析得到的，而《黄帝内经》的理论却是从四时气运的特点推理得到的。所以，这两种医学体系使用的方法不同，不可以进行类比。

上面的这段文字见于约100年以前。那么，站在现代的立场回望过去，我们又能得到什么样的认识呢？

传统中医所说的病理与西医学所说的病理不同在哪里，应该从现代病理学定义中寻找答案。现代科学的研究方法主要是"分析"与"还原"，具体到医学领域，就是医学的发现与发明一定建立于对物质与形态的观察之上。所以，上文中提到的静脉、组织间隙的问题，乃至于静脉瓣的问题，都属于这个区间。但无疑这种研究方法是片面的，也是渐进的。站在今天的角度回顾前人的努力，这一段论述显然不能说是先进的。恽氏文中所指的"水肿"病很明确是指风湿性心脏瓣膜病。在100年前的中国，风湿性心脏病继发的心源性水肿是一个很常见的疾病。由于抗生素的发现与广泛使用，这个病现在已经很少了。但是，水肿的患者却并不少见。我们现在知道，关于水肿最常见的主要是以下几种：一是心源性水肿，包括心脏瓣膜病、冠心病、慢性心衰等，凡是能够影响到血液回流心脏的疾病皆属于此类；一个是肾源性水肿，包括慢性肾炎、肾病综合征、慢性肾衰等，这类疾病除影响水液排出体外，也可造成水肿；第三个则是体液平衡紊乱引起的水肿，最常见的如血浆胶体渗透压下降、营养不良、肝功能损害等。

中医的认识模式与发展途径则完全不同，中医强调的是归纳与回归。在没有现代科学的助力的情况下，中医对临床现象反复观察，归纳其要素，提出理论解释与解决方案；再回到临床实践中进行二次观察，最后得出确定的结论。

文中所涉及的面肿、腿冷即是很明确的临床症状。《素问·气交变大论》

中所述"水气不足，土运太过"的内容，也属于切实的临床观察。总结文中内容，中医认为水肿的原因就在于肾气、脾气、阳气出现了异常。在一个具体的病例之中，也可能是三者之一出现了异常，也可能是三者皆有问题，而又偏重不同。从现代的角度看，心功能下降与肾功能下降都属于阳气不足、阴气太盛。肾脏疾病则属于肾气本身的病变。胶体渗透压的改变，如营养不良、肝功能异常则应属于中医脾气的范围。正因为中医的认识建立于临床观察之上，所以现代中医的认识与100年前区别不大，相关内容甚至于可以追溯至2000年前。很显然，将100年以前的西医学对水肿的认识与传统中医对水肿的认识比较，中医才更具有先进性。考虑到中医的这些知识来源于2000年前的观察，那么中医岂不是先进得没边了？事实真的是这样吗？

西医学建立于分析与还原的基础之上，它的每一个结论都是清晰可见或者是可测量的。例如肾脏的功能可以通过显微镜下对肾小球的观察来得到，血液中白蛋白的含量可以用化学的方法测量，胶体渗透压、晶体渗透压、动脉压、中央静脉压都有明确的测量方法与具体的数值。所以，每一个结论都是可信可靠的，可以经受反复证明。但是，面对大自然35亿年的进化，跟随着科学技术的发展，西医学的进步只能是渐进的，难以达到真正的完善。就像是没有显微镜就没有细菌的发现，没有放射线的衍射成像技术就不会有DNA双螺旋结构的发现。中医则直接建立在临床观察之上，中医更强调对事物关联度之间的关注。如这一批水肿患者，他们除了水肿之外还有腹胀、腹泻、消化不良；那一批水肿的患者肿胀不一定很厉害，但是有明显的怕冷、体力下降、双下肢无力；又有一批水肿患者伴有腰酸、腰困、小便异常。中医对疾病的认识更为完备，当然临床治疗也是有效的。但是，临床现象与疗效之间的联系却是模模糊糊、隐隐约约。

所以说，遵循现代科学、自然科学的方法，通过分析与还原的方法建立的西医学理论自然是细致可靠的，但失之于总是从局部的角度来看问题。通过反复地临床观察与实践进而针对具体的疾病进行推理的中医学的病理认识更为完备，但失之于疏阔，一旦落入具体事实则往往是模糊的。所以，对西医学的研究要从发展的角度去理解与信赖；对于中医学的认识则要借助西医学的发展对其细化与落实。

3. 认识中医病理学

《中医名词词典》一书里谈到一个病理概念，叫"膀胱气闭"。膀胱气闭即膀胱气化的功能障碍。其病因多与肾、三焦气化不利有关。主要症状有小腹胀满、小便困难或尿闭，多属实证。我们可以看到这个概念中出现了疾病的来源，即肾与三焦气化异常；出现了具体的临床症状，即小便难；出现了疾病的内在机制，即膀胱气化障碍；还出现了对疾病的定性，即实证。而其主要内容则是对具体症状的解释与说明。

再看另一个概念"表气不固（卫气不固）"。卫气有温养皮肤、开合毛窍和调节寒温、抵御外邪的作用。如卫气虚则不能固表，皮肤腠理疏松，外邪容易入侵，易得感冒。发病时表现为自汗、怕风等症状。这里有具体的症状——自汗、怕风；基本的人体功能——卫气的功能；疾病的诱因——外邪；患病的特征——易得感冒。

这样我们看到每一个病理概念都是流程的概念，即疾病是怎样发生的，怎样变化的，最后的结果是什么。同时，中医病理既要对疾病发生做出解释，更要对疾病变化的内在规律做出解释，最后才是对疾病具体症状的解释。

中医病理中很大一部分内容是对这些临床症状与体征的总结与解释。如患者面红潮热、大汗出、脉洪大，这是阳明经证，此时"面红潮热"可以成为"大汗出、脉洪大"注释，而"大汗出、脉洪大"也可以成为"面红潮热"的注释。它们的共同指向是阳明经证。内在基础就是中医对气与热邪概念的利用，所以整个分析过程全部建立于推理之上。而西医学所说的病理却都是明白可见的现象，如胃黏膜的炎症、胃黏膜萎缩或者异常增生，通过胃镜观察得出一个具体的组织学的诊断。正因为西医学的诊断都是医生可以看到、检测出来的内容，所以在很多情况之下，西医角度所表达的病理诊断都属于体征，属于临床现象。

以糖尿病而论，西医首先发现了患者小便多糖的问题，所以才有了糖尿病的诊断。再追究则发现尿糖是因为血糖高。从血糖的变化发现胰岛功能的异常，发现胰岛素，建立糖尿病胰岛功能低下的疾病模型，并长期以此为指导治疗疾病，取得良好疗效。按照胰岛功能低下模型治疗的临床结果有部分是明显的，有部分患者的疗效并不明显。于是西医又发现引起糖尿病有两个途径，一个是胰岛素绝对不足，即胰岛功能低下；另一个是胰岛素相对不足，即胰岛素抵抗。接着研究下去，糖尿病与基因、生活习惯相关，更重要的是糖尿病的发病也与年龄相关。从这个过程我们可以发现，西医学从一个症状出发，不停地寻找它背后的机制，并将其一步步明朗化，最终得出糖尿病与基因相关，与年龄相关，与生活习惯相关的结论。

中医体系很早就明确认为糖尿病属于"消渴"。"消"指进食量大且快速消瘦，"渴"就是口干易渴饮水多。其一开始就不是一个症状，而是包含了多个症状的症候群。唐代孙思邈发现患者小便中有白色晶体，蚂蚁喜食，这时糖尿病又加上了尿糖高这个症状。中医从消与渴这两组症状认为糖尿病与脾对营养的吸收、肺对水液的代谢有关，所以从肺与脾入手治疗。然后，通过相关的从属症状，将糖尿病分为浅、中、深3个类别，也是3个层次。即上消，口干咽燥、口渴多饮；中消，以多食易饥为主，伴有消瘦乏力，重则便秘苔黄；下消，以饮一溲一，小便混浊，或腰酸脚软，形寒肢冷为主。其辨证要点是肺燥、胃热、脾虚、肝肾不足。发病也与年龄、体质、生活环境相关。如此看来，中医与西医的认识殊途同归。但中医更为强调对临床现象的观察与分类，在分类与比较中建立起自己的疾病治疗模型。

具体来看，西医的病理来源于对个别症状不停探索，最后形成完整知识链；中医的认识则来源于对临床症状的不停分类与归纳，这必然牵涉到疾病发生、发展、变化、转归的全流程。西医学建立在分析与还原思维之上，所以总在寻找影响疾病的唯一的、确定性因素。如法国细菌学家巴斯德提出：所有的疾病都源于细菌的感染，不同的细菌引起不同的疾病。进入基因时代，医学家们开始寻找心脏病基因、糖尿病基因、癌症基因。但中医不是这样考虑问题的。古代的中医观察到，共同的病因，仅仅因为体质不同，患者表现出不同的差异，最终需要使用不同的治疗方案。这个思考过程中对临床现象的总结与分析，就是中医所说的病理。

经过了前面的论述，我们就可以重新对中医病理学下一个定义。从一般意义上讲，病理就是疾病发生、发展、变化的道理。中医病理学还强调了疾病流程的重构与再现，以及疾病现象的分类与解释。在对这些内容进行解释时，中医病理学则强调中医特有的，对身体功能状态描述概念的应用，如气血津液理论、五行脏腑理论、经脉理论、病因理论的使用；以及对中国传统的自然认识模型，如阴阳交感、同气相求等理论的运用。

二、中医病理学的基本内容

按照我们的定义，病理首先是推理过程，是对疾病发生、发展、变化的全流程的重建，也是对疾病中每个症状的发生与转化的推断，还是对不同症状内在关联度的分析。那么，它必然要建立一些具体的逻辑关系，并利用这种关系来建立起推理机制。其中必然涉及相对普适的基础逻辑关系，如基本病理、系统病理；也涉及一些相对特殊的从属于具体的分科之内的逻辑关系，如疾病病理、专科病理、症状病理等。以下分别描述。

1. 基本病理

基本病理牵涉到中医对人体生命状态所建立的基础概念，并广泛见于各种疾病。

身体处在一种动态的平衡之中，这种平衡并不是绝对稳定的，在遇到额外的干扰因素时这种平衡就会被打破。作为一种平衡，我们将它自身稳定的力量叫作正气。那么，趋向于打破这种平衡的力量，就是邪气。正气与邪气之间的较量决定了人的生命状态，故称为邪正盛衰。

中医还认为人的生命现象可以分为阴与阳两个状态。阴代表着安静、沉着、内敛，阳代表着活动、张扬、发散。人的生命状态取决于阴阳动态平衡。当人生病时，就是阴阳平衡的状态被打破，故称为阴阳失调。

人活着就要消耗大量的能量。气血津液既代表着人体物质与能量的转化，也代表着人体能量物质的传输与调节，进一步则代表着人体新陈代谢的状态。气血失调、津液失常往往可见于多种不同的疾病。

邪正盛衰、阴阳失衡、气血津液失常这些身体的异常状态可见于多种疾病的不同过程，故都属于基本病理。

2. 系统病理

在中医基础理论中，人体是由数个不同的系统组成的。在思考与理解疾病时，我们往往要利用这些系统之间的关系来理解疾病。这种理解方式在中医中是普适的，可适用于多种不同的疾病。临床上比较常见的有五行藏象体系、十二经脉体系，以及形体五官、四肢百骸等。它们自成系统，而又相互关联。如：眼底病属于五官病，从肝开窍于目而论则与脏腑体系相关联，从十二经脉而论则又与足太阳膀胱经相联系。又如足扭伤，在急性期就完全属于肢体外伤的范畴；但久治不愈就得从经络的角度以及藏象体系之中肝主筋、肾主骨、脾主肉的角度来看待问题。也只有这样思考，才能保证中医良好的临床疗效。

像这样从人体组织的系统概念出发来认识疾病的病理学内容，叫作系统病理。

3. 疾病病理

当我们说到疾病这个概念时，就是在说某一类具体的、具有相对独立临床表现，且有着相对固定的内在致病机制的身体的不良状态。所以，每一个疾病都有其特定的病理机制。如：外感病的特点是病邪皆从外而入内，根据病邪之不同又有风、寒、暑、湿、燥、火；其中仅从风邪入中论，则又有风寒、风热、风湿之不同，各从其类，清晰明了。

糖尿病的诊断来源于一个具体的症候群，在疾病发生发展过程中，则有着相对类似的疾病发展流程，从而有着上消、中消、下消之别。

又如痹症。古人以风、寒、湿三气杂至而为痹。其中，根据三气偏盛，而又有风重、湿重、寒重等不同分型，分别表述为风痹、湿痹、寒痹等不同类型；三气久居人体，郁滞气血，皆有化热之机，所以又有热痹。其病初起在关节，久则入于脏腑，终则伤于肝肾。这些变化都属于特定疾病的特定病理机制，故称为疾病病理。

从疾病病理出发，我们又可以看到，每一个疾病都有从轻到重的演变过程，也有从浅入深的层次。所以《韩非子·喻老》曰："疾在腠理，汤熨之所及也；在肌肤，针石之所及也；在肠胃，火齐之所及也；在骨髓，司命之所属，无奈何也。"黄元御《伤寒悬解·太阳传经》曰："伤寒中风，一日太阳，二日阳明，三日少阳，四日太阴，五日少阴，六日厥阴，日传一经，六日一遍。"都说明疾病有着发生、发展、变化、转归的完整流程。

面对具体的疾病，研究其发生发展变化的内在规律与统一性，研究这些疾病中共同症状的发生、演化、最终转归并对之进行解释的病理内容，就是疾病病理。

4. 专科病理

现在，走进任何一家医院都可以看到分科表。有呼吸科、消化科、神经科、妇科、儿科等。但古代中医们似乎什么病都看。由于认识问题，分析疾病的方法不同，中医对专科的分类远没有西医那么细致。但也有分科，一般分为内、外、妇、儿4科。因为人体结构不同、疾病类别不同，治疗方案也表现出差异性。故称为专科病理。

从内科杂病来说，我们最常看到一些特定的表述，如"怪病多痰"，临床上那些奇奇怪怪、不好分类的疾病往往与痰有关；"久病入肾"，大凡慢性疾病，病势拖延到一定时间，就会引起肾虚；"久病入络"，一般疾病拖得久了，往往会郁滞脉络，形成瘀血证；"瘦人多火，肥人多痰"也属于此类。

妇科常见的疾病多为胎前产后病、月经不调。这是妇女特定的生理结构造成的。这类疾病的特点有"妇人多郁"，女性容易情绪化，自然也容易因情绪的变化产生疾病；"妇人多瘀"，女性有月经，故曰"妇人以血为用"，经行不畅则易化为瘀血，阻滞经脉。女性疾病容易表现为月经异常，如月经提前、推后，量多、量少等。

小儿称稚阳之体，易虚易实，最易传变。小儿难言，表达力有限，故儿科又称为"哑科"，所以要求医生既要细致入微地观察病情，又要善于同患儿的家长交流。孩童自制能力差，或者过饥，或者过饱，易伤食，脾胃先损。这些都是儿科所容易出现的专科问题。

外科之疾则往往与跌扑损伤有关。初期多有气滞血瘀，后期则累及肝肾。

5. 症状病理

症状病理，就是在疾病病理的大前提下对具体的症状进行分类，并对其如何发生、如何变化做出分析与判断。如咽部不适可以是外感风热，咽喉肿痛；也可以是风寒束表、内有郁热的寒热相激；也可以是噎膈病的痰瘀交阻；还可以是梅核气的气滞痰阻。病理即明，疾病的诊断以及预后也就明确了。

第二节　基本病理

现在重新理解中医对病理的认识是什么。中医病理本质上就是辩驳。中医要根据具体的疾病现象设定一些不同的解释体系，然后自己与自己进行辩论，直到认定某一具体的结论，并依此建立完整的治疗方案。所以中医的病理研究实际上是医者对所学到的所有知识的总结、利用与提高。所以基本病理也是对中医对人体认识的升华与提高。

一、邪正盛衰

中医认为，人时时处在动态平衡的稳定状态，当这种稳定状态被打破，就成为疾病状态。所以，疾病就可概括为破坏人体稳定性的致病力量与维持人体稳定性力量的对立与交争。中医认为这种破坏性的力量就是邪气，这种维持自稳定性的力量叫作正气。

正气可以是人体神经内分泌系统对机体的调节，也可以是免疫系统对身体异常细胞与病原微生物的杀灭，还可以是体液循环对人体自身水液进出的调控。一切有利于自身稳定的力量都是正气。所以正气就是对抗邪气，维持生命，修复组织及关系的力量。同样道理，病毒、细菌、情绪变化等，凡是能够破坏身体平衡的力量都是邪气。所以邪气就是对机体具有感染、侵袭、损伤等作用的各种致病物质与能量。

1. 认识邪气

在中医体系之中，邪气这个概念可以泛指各种致病因素。它既包括了一切外来致病因素，也包括了身体内部产生的各种具有致病作用的因素，如痰饮、食滞、气郁、血瘀等。邪气对人体造成的损害，既可以是人体脏腑组织功能的失常，如"肺失肃降""脾失健运"等；也可以是身体形质的损害，如"五迟、五软""手足肿胀"等。

邪气指代甚广，临床上还可以对邪气进行进一步分类。例如我们可以利用阴阳学说的概念，将病邪分为阳邪与阴邪。从病性来说，以发热为特征的邪气为阳邪，以发冷为特征的邪气为阴邪。从病势来分，人体以外为阳，内为阴，故从人体外部而来的邪气为阳邪，如外感之邪；从身体内部自生的病邪为阴邪，如痰饮、瘀血。从方位分类，上为阳下为阴，天上而来，或从鼻进入人体的邪气为阳邪，如风邪；从地上而来，或从口中进入人体的邪气为阴邪，如湿邪。还可以从经络阴阳的角度对邪气进行分类，前为阴后为阳，身前为太阴，身后为太阳。所以，从前而来位于太阴经者为阴邪，从后而来入太阳经者为阳邪。阴阳本身是分类概念，也有分层的属性，可以对疾病做进一步的划分。如风雨寒热之邪，皆从外而来故属阳邪。而风热之邪则为阳中之阳，寒邪及雨湿之邪则为阳中之阴。同理，内生痰饮为阴邪，痰郁化火，则为阴中之阳。

邪气伤人也可以引起体质的改变。如外感风寒若未得到良好处理，疾病虽愈，寒邪未尽，就会使体质转凉，畏寒肢冷，容易感冒。若温邪伤人，病愈邪退，津液未复，就可出现五心烦热，口干咽燥，时有口苦之症，此为余热未清，体质转为燥热之象。

又有一些邪气，其伤人虽不即病，但若日日消磨，耗伤正气，则有可能改变体质，从而为疾病发作埋下伏笔。如平时喜食辛辣肥甘，就会成为痰热郁积的体质。若平时喜食寒凉冷饮，长此以往则体质转寒。若平时喜甜食、胶质食物，体质就会转为湿重。体质改变出现偏颇，遇合适诱因即可发病。慢性疲劳以及焦虑对人体的损伤也往往是这种情况。

很多疾病都有从量变到质变的积累过程。若日常调护不当，不知慎避诸邪，就会给身体埋下发病隐患。这一点，西医也未能例外。痛风就是由于人过食高嘌呤、高能量的食物，身体内的尿酸日渐积累，一旦发病，则为关节红肿热痛之实热证。

2. 认识正气

所谓的正气，就是维护人体正常生理状态下的自身稳定性的力量，当邪气作为破坏因素出现时，这种维持人体的自身稳定性的力量才被称为正气。所以，正气是与邪气相对的概念。人体中凡是具有稳定、修复、调节、支撑的性质功能与物质，都属于正气的范畴。当人体面对邪气时，这些能力就表现为抗病、驱邪、修复的作用。正气旺盛，则人体的自我稳定、自我修复的能力就强，在外就表现为抗病能力强。

在流感季节，一家之内有病者，有不病者，而病又有轻重之不同。此时，起主导作用的就是人体的正气了。正气强者不病，正气弱者发病。故古人方有"正气存内，邪不可干"的说法。

如果人体的自身平衡被打破，那么生病就是随时随地的事情了。曾经有一个患者是西医护士。就诊时说近来喝了当归鸡汤后咽喉痛，感冒了。患者学西医出身，在这个医学体系之中，感冒就是上呼吸道感染，而上呼吸道感染一定是细菌或病毒引发的，怎么可能一碗当归鸡汤就让人出现上呼吸道感染。但是，从现象上看，就是一碗当归鸡汤吃出来的咽喉痛。这如何解释？这个问题应该这样理解，人本身就生活在细菌的海洋之中，正常人的咽喉中有致病微生物，但人体自身的平稳性使其不足以致病。一碗当归鸡汤可以破坏身体的稳定性，于是，这些细菌就闹腾起来。所以，在这个病例中，问题是身体自身的平衡机制被打破，而非细菌感染本身。

3. 邪正盛衰与疾病的发生

正气和邪气是一对相互对立，相互依存的概念。有了正气才有了邪气；也正因为有邪气，正气才有了存在的意义。

正常情况下，人体平衡在可控范围之内是不会发病的。《素问·评热病论》曰："邪之所凑，其气必虚。"其意思是邪气能够伤害人体、破坏身体稳定性的前提是正气不足。同样道理，当身体某一部分稳定性下降的时候，病邪就会以这个局部为突破点，成为影响人体、破坏平衡的致病因素。《灵枢·百病始生》则提出："风雨寒热，不得虚，邪不能独伤人。"这段文字所描写的内容显然更为具体。意思是风雨寒热这样的外来邪气，如果没有碰到正气不足情况，是难以对人体造成损害的。风雨寒热本身就是自然现象，只有当人的稳定性出现问题的时候，才会对人体造成伤害。所以，这种伤害一方面与病邪的性质有关，一方面则与正气的异常相关。当然，单纯的正虚也不一定会导致疾病。所以才说"邪不能独伤人"。这两句话提示正气在正邪关系中位于主导地位，邪气则在疾病发生过程中起到始动及诱发的作用，而疾病则是双方共同作用的结果。临床上，很多情况下又是邪气的性质决定了疾病的性质。如寒邪伤人，患者会出现畏寒怕冷，咳嗽频频，遇冷加重，夜间咳醒等属于寒象的症状；若热邪伤人则有发热口渴，日间咳嗽，咯黄浓痰等属于热象的症状。

邪气的运动趋势也会影响疾病的病位与疾病发展变化的趋势。王静山《中医学入门》云："扁鹊云：损其阳者，自上而下，一损心，二损肺，三损胃，过胃则不治。损其阴者，自下而上，一损肾，二损肝，三损脾，过脾则不治。"风寒外感，从皮肤入血脉，层层深入。饮食之邪则直入肠腑。邪气的趋势也决定了治疗的方向。故《素问·阴阳应象大论》曰："其高者，因而越之；其下者，引而竭之。"

邪气有强有弱，不一而足。其弱者虽能致病，但可不药自愈；其强者伤生害命，虽百般施治也无可奈何。2017年底的流感大流行时，有一患者病情较重，我嘱其母亲一定要去医院完成诊断，注意观察。1周后患者母亲找我说患者至医院急诊科后，医院以"流行感冒，心动过缓"留观。又因患者仅有心动过缓，而无其他心脏相关症状，故仅做观察，未做处理。结果，患者仅饮中药，1天好过1天。5天后就出院了。此例患者即寒邪直中少阴，按一般祛风散寒治之，则变在顷刻。

另有一种疫疠毒邪，无分体质强弱，中者即病。然强者可存，弱者则亡。

4. 邪正盛衰与疾病的转归

邪气与正气共同主导着人体发病，同样道理，疾病的变化与转归也取决于邪气与正气的关系。所以，一定意义上来说，许多疾病的发生、发展及转归的过程，就是邪正的斗争及其强弱盛衰的变化过程。一般来说，当人体感受邪气生病之后，若正气来复则病情转轻向好，终至痊愈；若正气不足，邪气转强，则病情恶化。

在不同的条件下，正气和邪气的主导作用是不一样的。我们当然知道，当邪气很强大，机体遭受严重损伤时，疾病往往以邪气为主导。随着时间的延长，正气来复，正气开始主导疾病的发展。所以很多疾病都有初发宜攻邪，恢复宜调补的治疗特点。虽说如此，疾病的发生却是从正气抗邪开始的。

有这样一句话：战争总是随防守一方的行动开始的。从人体的正邪关系看的确是这样。疾病的发生固然与邪气进入人体有关，但疾病的剧烈程度却往往与正气的状态有关。所以，很多人都有这样的体会。年轻人得感冒，头痛、发热、周身酸痛，很难受，但是多喝水，多睡觉，一两天就没什么事了。老年人得感冒，有点鼻涕，有点累，有点咳嗽，好像症状不是很明显，但一两个星期都好不了。最有意思的是乙肝病毒对人体的侵犯。如果病毒的量大、毒性强，患者正气不足，症状就不明显，直接转为慢性乙型肝炎。如果病毒量少，毒性弱，患者正气充沛，则症状轻，预后好，甚至可以不药而愈。如果病毒量大，患者正气也足，此时形成急性肝炎，患者症状明显，预后也佳。如果病毒量少，患者正气不足，则病势缠绵。但如果病毒量大，患者正气特别强，可以呈现为重症肝炎，病情严重，极容易危及生命。所以邪气与正气的关系，是动态关系。不可以用某一种固定的模式将其规范起来。

二、虚实变化

走向临床就会发现，同样是生病，有的人精神体力如常，甚至声高气粗；有的人却声低气怯，行动无力。我们说，前一类人所患之病为实证；后一类人所患之病为虚证。患者的这种虚实状态也与邪气、正气关系密切相关。《黄帝内经》曰"邪气盛则实，精气夺则虚"，提出虚实之辨。

1. 虚实概念的本义

"邪气盛则实"意思是当人在疾病状态下，如果以邪气亢盛为主就是实证。一般来说，外感六淫病的初期与中期，或者痰湿内生、血瘀阻络的内伤病，它的表现是体质壮实，精神亢奋，壮热烦躁，疼痛拒按，二便不通，脉实有力。

实证是以邪气亢盛为主的病理变化，即邪气的致病能力强，而正气的抗病能力未衰，正邪斗争激烈，反应明显，临床上出现一系列比较强烈的、有余的证候。

"精气夺则虚"意思是人在疾病状态下，如果以正气不足为主就是虚证。当然，这种情况下邪气也不甚强烈。我们可以认为，这时一方面患者气血津液的不足，正气衰弱，抵抗能力低下；另一方面，因为邪气也不强烈，疾病呈现为病势缠绵的特征。这种正气不足既可以是先天禀赋不足；也可以是平素调护不当，素体虚弱；最常见的则是病后体虚，正气难复。这些情况可见于各种慢性消耗性疾病的后期。若正气能复，则疾病向愈；若正气难复，则病情转差。临床上可以出现体质瘦弱，神疲乏力，声低气微，自汗、盗汗，疼痛喜按，二便失禁，五心烦热，畏寒肢冷，脉虚无力等症状。

虚证是以正气虚损为主的病理变化，即正气虚弱，防御能力的低下，对致病邪气的斗争无力，而邪气已退或不明显，故难以出现邪正斗争剧烈的病理反应。临床上表现为一系列虚弱衰退和不足的证候。

我有一位患者，短期内出现两次感冒，两次临床处理完全不同，但疗效均令人满意，即源于对患者虚实状态的不同。

其一，2016年1月24日初诊：自诉外感3天。时时咳嗽，伴有咽痛，声嘶，呕恶。曾在其他医生处服中药不效。知其素体虚弱，怕风怕冷。诊其脉沉细弦。拟以气虚外感立论。处方：熟党参30g、白术30g、防风10g、桂枝15g、白芍15g、续断15g、盐补骨脂10g、黄芪20g、熟地黄10g、沙苑子20g、杜仲20g、熟附子15g、紫苏梗20g、薤白20g、甘草6g。5剂，每日1

剂，水煎服。

其二，2016年3月20日初诊：自诉外感2天。咽痛为主。伴有低热，咳嗽，时时欲呕。前医以玄参、麦冬、连翘之属治疗无效。自诉静滴抗生素有效。现症已经无发热，仍有咳嗽，咽痛，有灼热感。拟以风寒束表，郁而化热立论。处方：党参30g、白术20g、羌活10g、独活10g、柴胡10g、黄芩15g、熟枳实15g、合欢皮10g、蜜款冬花15g、蝉蜕10g、鱼腥草15g、沙苑子20g、盐益智15g、枇杷叶15g、甘草6g。4剂，每日1剂，水煎服。

第一次的处方与第二次差别极大。第一次的处方中，防风、桂枝温通解表，紫苏梗、薤白化痰降气，余药基本上是温补之剂，用意熔四君子汤补气与金匮肾气丸补肾于一炉。但因风寒之邪从外而来，故又有一些细节的变化。如桂枝与白芍的所用比例为桂枝汤的比例，熟地之量则少于附子用量，化温补之方为托表透邪之剂。第二次患者本已经中西药治疗，症状略有好转，但仍有明显的呼吸道症状。诊断后，我认为患者此次发病是热症。但她的热是寒郁化热，所以前医以甘寒甘润之品而不效，反倒是抗生素有效。在我处就诊后，停前述治疗，纯以中药施治，以散寒清里之法施治。以羌活、独活透表，以柴胡、黄芩、枳实、合欢皮、鱼腥草清里，蝉蜕清咽利喉；另加补肾补气之品，以固护正气。有意思的是，患者两次就诊皆时时欲吐。但第一次时时欲吐是虚寒入里，脾胃不和，故用桂枝、补骨脂、苏梗，以温阳降气之法处理；第二次时时欲吐则是上呼吸道炎症咽部刺激症状，故用蝉蜕、鱼腥草、枇杷叶，以清咽利喉之法处理。第一次发病以正虚为主导，是"精气夺则虚"，治疗则大补元气，略用透邪散表。第二次发病则以邪实为主导，是"邪气盛则实"，治疗则以祛邪为主，略佐以扶正。不论正虚还是邪实，诊断明确才能用药如神。

正虚与邪实之间的关系并不是固定的，而是有转换的，这就是"战汗"的出现。《伤寒论》第94条云："太阳病未解，脉阴阳俱停，必先振栗，汗出而解。"意指太阳病将解未解之时，患者先有"振栗"，后有"汗出"，然后疾病可解。后人将此种现象叫作"战汗"。战汗就是邪正交争的一个点，若邪气得胜，则疾病难愈，须继续等待正气的再次修复；若正气得胜，则疾病将愈。

如果仔细分辨，正虚邪实与病之虚实是不同的概念。既然人体有免疫力低下的正气之虚，就可以有免疫力强盛的正气之实。既然有邪气亢盛的邪气之实，就可以有邪气不强的邪气之虚。所以，在临床上考虑问题时，恰恰是将正气之虚实，与邪气之虚实分类讨论，最后才会得出疾病之虚实。如果分类讨论，则有4种情况：第一种是正气实，邪气实，此时临床反应最重，是明确的实证；第二种是正气实而邪气虚，此时临床反应不强烈，辨证倾向实证，而疾病倾向自愈；第三种是正气虚，邪气实，此时临床反应一般，辨证当是由实转虚，疾病倾向加重，甚至于患者死亡；第四种则是正气虚，邪气虚，病势迁延，此则为明确的虚证，若正气来复，则有战汗而解的可能。

2. 虚实概念再论

从《黄帝内经》成书到现在已经2000余年，人们的认识是不停进步的。有了西医学的助力，我们可以从更清晰明确的角度重新认识虚与实的概念。

我认为"虚乃不足之象"的"不足"有两个内容：一是指人体的能量代谢水平低于常态，二是人体精微物质的转运与营养的利用低于常态。能量代谢的水平低于正常值时，人会出现畏寒怕冷、手足冰凉等寒象，也会出现精神不振、全身无力等症状。人体的气血津液等精微物质与营养物质不足时，会出现形体消瘦，体力下降。若能量消耗增加，但机体的精微物质补充不足，则为虚火。此时，患者表面上会有咽痛、口干，口苦之热象，但本质仍然是不足之虚。若人体某个特定的脏腑系统得不到气血津液的有效滋养，则又可见此一脏之虚。所以，虚有局部之虚与整体之虚。

"实乃有余之象"也有两个状态：一是指人在疾病状态下身体的能量代谢高于正常状态，临床上所见的各种热症即属此类。二是虽然人体的能量代谢未见明显变化，但气血津液等精微物质在人体局部结聚不散，临床所见的痰积、湿聚、食滞、寒凝、气郁等皆属此类。所以实证分为整体之实与局部之实两种情况，而且这两种情况可以相互转化。

"瘦人多火，肥人多痰"。瘦人多能量代谢高，消耗大，故瘦。肥人则是能量代谢不足，水谷精微不能消耗，则肥，糖尿病、高脂血症多见此类。临床若用祛湿化痰之品，患者往往出现尿多、大便多、矢气多。人多称之为排毒，其实就是将这些不能利用的精微物质排出体外。

人体并不是有一处虚即有一处实，有一处实即有一处虚，所以人有虚实夹杂、寒热错杂等不同的体质。而若气血一致，阴阳平和，则无所谓虚实，是"平人"，即正常人。《素问·调经论》曰："阴阳匀平，以充其形，九候若一，命曰平人。"即人的能量代谢状态、气血精微等营养物质配合得当，无多无少，就是正常人了。而这种一致性是可以通过脉诊诊查到的。如手腕部寸口脉与颈部人迎脉力度相当，即为匀平，这就是正常人的特点。引申为人的气血阴阳若处于平衡状态即是平人。

3. 临床上的虚实变化

既然人体的状态不是统一的，可以一处虚一处实，则在临床上虚实错杂就是很常见的事情了。

虚实错杂，是指虚和实可以互相纠缠在一起，同时出现。刚才我们讲了，所谓的虚有局部之虚与整体之虚，实也有局部之实和整体之实。因为虚实都有局部和整体的变化，所以虚实是可以错杂的。如果仅知道"精气夺则虚"和"邪气盛则实"，临床上碰到虚实错杂的情况就会很别扭了。

若人发病以气虚为主，气虚则鼓动无力，就会出现气血壅滞，即为虚中夹实。如脾气虚损，脾主运化水湿之气，脾虚水湿运化无权，则湿气不化，发为水肿。气虚是不足，水肿是有余，此即虚中夹实。若人发病以实为主，邪实则气血运行不畅，进一步发展则为气血补充不及，生化无源，则为实中夹虚。如热病后期，余热未清，津液不足，皆为实中夹虚。

疾病的虚实与正邪的虚实相关。正气与邪气的虚实状态都是可变的，人体疾病的虚实也常常是一个动态的变化过程。疾病的虚实状态可因疾病的发展以及临床治疗、环境变化而出现改变。所以疾病虚实之间的转化与变化临床也不少见。

正虚为主的疾病，因气血运行不利，产生痰湿瘀阻，出现实邪内生，即可变化为虚实夹杂。若病情日久，变成实邪为主导，则虚证可以变成实证，即由虚转实。如慢性肝病，身体困重、食欲下降、四肢无力，本是虚证，若病势迁延发为腹部臌隆，肌肤甲错，则病情由虚转实，当先攻伐邪气，然后方可补益。

同样，以邪实为主导的疾病，因气血消耗则可转为虚实夹杂之证。若病情进一步发展，也可以转变为以正虚为主导的证候。如外感热病后期津液不足，则变为以虚为主导，即虚证，自当以补为主。

4. 虚实真假

明·李中梓在《医宗必读》中提出："至实有羸状，误补益疾；至虚有盛候，反泻含冤。"意思是实证之中患者往往表现为虚弱不堪的症状，此时误用补药反而导致患者病情加重；那些非常虚弱的患者往往会出现一些类似于实证的症状，此误用泻实之剂则有可能导致患者死亡。

我曾经治疗过一例崩漏患者。患者崩漏10年有余，每次月经期长达20余日，甚至连月之间月经点滴不止。平素月经量少，月经第3天后即为点滴样阴道出血。月经期痛经明显。治疗后先是腹痛减轻，半年后方有月经量的改变。经1年半的治疗，患者病情基本缓解。这个患者最初发病即是瘀血崩漏，是实证，治疗当活血化瘀。然而，之前的医生因患者经血不止，皆以虚立论，以收敛药、止血药治疗。结果患者崩漏没好，体质反倒越来越差，变成虚实夹杂，以虚为主的情况。患者的虚是正气虚，阳气不足；实是寒瘀交阻，经行不畅。治疗只能是先补一段时间，再用一段时间活血化瘀药攻邪，交替治疗。

从字面上的意思来理解，虚实真假意指患者本身虚但表现的却大多数是类似于实证的症状；或患者本身是实证却表现出大量类似于虚证的症状。所以从临床出发，所谓的虚实真假只不过就是虚实标本的问题。本虚标实即真虚假实，本实标虚即真实假虚。虚实真假也会被指为"独处藏奸"的问题。

与虚实真假相类似的情况还有寒热真假，脉证从舍。对这类问题的明辨恰恰是辨证论治的首要目标。也就是说，只有找到疾病最本质的问题，才能做到目的明确的有效治疗。

三、阴阳失衡

阴阳之间处于一种动态平衡。《素问·生气通天论》曰："阴平阳秘，精神乃治；阴阳离决，精气乃绝。"正常人的特点是阴阳平衡，而当阴阳失衡，人也就处在疾病状态中了。阴阳失衡是解释疾病状态的一个很重要的说理工具。

1. 阴阳失调

阴阳失调就是阴阳之间的关系失去平衡状态，表现为阴阳偏盛、偏衰、互损、格拒、转化、亡失等。阴阳之间的关系是动态平衡的，所以，某一方可能出现过盛，也可能过衰。对正常人或者平人来说，这种强弱盛衰的变化都在一个可控的区间发生，所有的偏差都是可以自动恢复的。若这种强弱盛衰的偏差过度，难以自动恢复，阴阳平衡状态被打破，人体就会处于疾病状态。

阴阳关系本身是人体多种组织与功能的协同状态。如：以脏腑分，五脏为阴，六腑为阳；以五脏分，心肺为阳，肝脾肾为阴；以经络分，阳经为阳，阴经为阴；以气血分，气为阳，血为阴；以运动分，向上为阳，向下为阴；以出入分，外散为阳，内敛为阴。阴阳关系可以覆盖人身绝大部分的组织单位与功能关系。所以从阴阳失调来解释疾病发生、发展变化的内在规律，具有广泛的适应性。

2. 阴阳偏盛

当阴阳的某一方出现额外的盛大时，就可以叫作阴阳偏盛。

阳偏盛就是属于阳的一方出现额外的亢奋，表现为代谢提高、活动增加、兴奋性增加，所以最常见的说法是"阳盛则热"。既然是阳气有余、能量过亢，所以就认为这种情况是感受了阳热之邪，呈现为阳气过盛且阴气未衰的实热证。患者也会有躁动不安、口咽干燥情况，可以出现体温升高、面红潮热、口干目赤、大便干结、苔黄脉数等症状。

阳偏盛多见火象。可以是外感毒邪所致；也可以因情绪变化，五志化火而来；或者因气机壅滞，郁而化热。基本上气郁、痰郁、血郁、湿郁皆能化火；寒邪郁滞，气机阻滞不畅，亦能化火。火热之邪入侵人体，能量代谢升高；如果转而出现营养过度消耗，以至营养支持不足，则又有可能转为能量代谢偏低的阴证。

阴偏盛就是身体在疾病过程表现出的，因为组织代谢产物堆积所继发的组织功能的下降。表现为新陈代谢水平下降，产热不足，病理性代谢产物进一步积聚的疾病状态。热量不足，身体发冷，则患者多有寒象。所以常有"阴盛则寒"的说法。机体代谢下降，则患者往往活动度下降，故有"少阴之为病，脉微细，但欲寐是也"。气机运化无权，水气不运，湿邪由生。湿性偏冷，湿性趋下，湿性弥散，亦为阴邪。故阴盛患者多可兼有湿象。临床多呈现为阴气旺盛，正气未衰的实寒证。阴盛则阳病，疾病发展就会出出阳气不足的情况。具体可见形寒肢冷、舌淡苔白、下利脉迟等症状。若为全身症状，可见周身怕冷、食欲下降、体力下降、多困，乃至难寐。或为局部症状，可见某一关节怕冷、小腹怕冷等。

阴偏盛多见寒湿之象。可以是外感寒湿之邪所致，也可以是饮食不当，过食寒凉，或长期处于寒冷潮湿的环境所致。若寒湿郁积，也有化火的可能性。病程日久也常常出现寒热错杂的症状。

3. 阴阳偏衰

当阴阳的某一方面出现额外的不足之时，就可以叫作阴阳偏衰。

阳偏衰就是身体之中属于阳气的一方功能下降。表现出阳气亏损，机体失于温煦，气机的推动、蒸腾、气化等作用减退。故说"阳虚则寒"。临床上，最常见到的是脾肾阳虚，表现为形寒肢冷、神疲气短、面色㿠白、口淡不渴、尿清便溏。

阳偏衰多见虚寒之象，怕冷与无力共存。多见于素体虚弱、久病之体，或年老体衰者。

阴偏衰就是身体中属阴的一方功能下降。常见问题一方面有阴液不足，身体失去滋润濡养；一方面为人体组织的减少，如身体消瘦。阴虚则热，临床上最常见到的是肝肾阴虚，表现为潮热、盗汗、颧红、急躁。

阴偏衰多见虚热之象，患者虽然急躁易怒，但往往耐力不足，体力下降。多见于热病之后余热未清，或久病伤阴，情志不节，房劳过度。

总结一下，阴阳偏盛是有前提的。阴盛的前提是阳不虚，阳盛的前提是阴不虚。同样道理，阴阳偏衰也是有前提的。阴偏衰的前提是阳不虚，阳偏衰的前提是阴不虚。临床上类似的情况并不多见，因为阴阳互根互用，阴阳盛衰的结果必然是阴损及阳，阳损及阴。所以，不管是哪一种状态，最终的结果都是阴阳两虚。

近来治疗患者孔某，女性，57岁。以"间断小便不适8年"为主诉收治，诊断为慢性泌尿系统感染。患者为治疗此病已经访遍名医，总体疗效欠佳。以前是半年发作1次，近来则是两个月发作1次。初诊：用药以黄芪、党参、熟地、杜仲之属，配少量黄柏、仙鹤草治疗，效果极佳。此后病情时有反复，疗效尚佳。但却无初诊之快捷。萹蓄、瞿麦、赤芍、黄柏次第用之，效果尔尔。原来，患者本是下焦湿热，即所谓阳盛则热，久病伤阴，是阳损及阴，再发展下去则是阴损及阳、阴阳俱虚。初诊之时已经是阴阳两虚之象，故前医清热解毒，清热利湿之法总是不效。而我以气血双补之法入手，则效果明显。待气血渐复，仍是下焦湿热。其病程日久，治疗仍按部就班，清利湿热。所谓湿性黏滞，治疗起来当然没有开始扶正之时那么快捷。

前述有"阳盛则热"又有"阴虚则热"，这两个热是有区别的。"阴盛则寒"与"阳虚则寒"这两个寒也是有区别。阳盛则热与阴盛则寒都是实证，宜攻；阴虚则热与阳虚则寒则是虚证，宜补。所以，临床上，要明辨阴阳，亦须分清虚实，才能对疾病做出准确的定性。要想将阴盛则寒的实寒与阳虚则寒的虚寒分清楚并不容易。当然，古人也对此做了很多观察，提出了不少鉴别方法。如"得衣被则减"与"得衣被不减"的问题。实寒证表现为恶寒，特点是怕冷，多覆衣被而不能有效缓解。虚寒证为畏寒，特点也是怕冷，但多覆衣被则冷感减轻，身体转暖。具体治疗，恶寒为实寒，所谓辛甘发散为阳，当用散寒之法；畏寒则为虚寒，故当温补阳气，用温阳之法。实热与虚热的处理也需遵循同样的原则。

作为一种哲学概念，阴阳具有极为广泛的适应性。这样，我们就可以利用阴阳概念解释临床上众多的疾病现象与病理关系。将复杂的临床现象简化，从而可以增加利用中医理论认识疾病内在机制的可塑性。

四、气血关系

基本病理还有气血关系。疾病过程中的气血关系一方面是整体上气血的改变，另一方面是气血在局部的改变。

1. 气的失常

人体脏腑组织的一切功能与变化都可以概括为气的变化。气的变化主要表现为气在量方面的变化以及气在运动趋势方面的变化。

气在量的变化无非就是有余与不足。气不足即气虚，气有余即气盛。朱丹溪在《丹溪心法》中写道："气有余，便是火。"气盛之人多烦躁、多怒、体温升高、周身胀满，这是整体的气盛化火。临床中又有一种身体局部的气有余，其表现也是火。如目赤、咽痛是火，脏腑关系之中的肺火、胆火也是火。气不足则会出现无力的症状。身体的气不足即是气虚，主要表现为周身无力。当然，也有局部的无力，如脾气虚，运化无力，则食欲下降，肠腑运化无权。气之有余与不足又不是绝对分割的，它们也可以互为因果。如气虚不运可以导致气滞，而局部气滞阻碍气血的运行，又可以进一步导致气虚。所以，临床上久病之体多是虚实夹杂。

气的另外一个变化就是运行趋势的失常。正常情况下，气动周身，气在人体无处不到，无所不及。其运行是一个升极而降，降极而升的过程。气升太过则为气逆，如肝气上逆即是肝气升发太过。临床上急性脑血管病多有此症。若降之不及也为气逆。如肺气上逆即是肺气当降不降变为上逆之证，慢性支气管炎、肺气肿所见咳嗽、咯血多见此象。气机当升而不升即为气陷之证。下焦肾气不升，则崩漏脱肛；中焦脾气不升，中气下陷，可见胃下垂；上焦肺气升发不足，则胸中大气下陷。从西医角度来观察，如患者身高形瘦，胸片示肺叶呈柳叶状下垂，肋骨下垂，多提示患者为气陷之证。若胸廓饱满，肋间隙增宽，肋骨水平，则为肺气不降之证。

临床还有气闭和气脱。气闭是气机固敛而不散，气脱是气机外散而不收。这两者都是疾病发展到比较严重的地步时所出现的全身性的气机紊乱的情况。若出现口噤不开、双目紧闭、气息不畅，这就是气闭。若出现口角流涎、手撒脚撒、汗出如油，这是气脱。这两种情况又都常常伴有意识障碍。临床上这些情况多见于重症急性期和慢性病中后期，提示病情严重，预后不佳。

2. 血的失常

血的失常无非就是量的改变与运动状态的改变。

血的量的改变有有余和不足。不足为虚，有余为实。血不足很好理解，就是生化不足与丢失过多。血的存在也是一种动态平衡。一方面，人体不停地产生新鲜的血细胞，补充大量的营养物质；另一方面，身体也在不停地清除老化的血细胞，消耗各种营养物质。如果血液的产生不足，就会形成血虚；血液消耗过度，或有额外的丢失，也会形成血虚。血液产生不足可能是肾气的问题，即肾不生血；也可能是脾的问题，即气血生化无源。血的消耗过度则往往是消耗性疾病所致，如果高热之疾伤津耗液，后期会表现为阴血不足。血的丢失过多则往往是失血引起的血虚，如跌扑损伤或妇女崩漏。

血之有余往往是血液瘀积于局部出现瘀血。局部出现血络怒张、肤色青紫时，局部放血无疑是个很好的选择。全身性血的有余则往往是生血过多，如多种血液病导致的血细胞生成太过，如真红细胞增生症以及部分白血病等。这反而影响了人体正常的生理功能。改革开放初期有一种奇怪的现象——有钱人去卖血。这种人就是以前贫穷的时候多次卖血，骨髓生长旺盛，有钱了不去抽血反倒是不舒服了。这也属于血之有余。我们说"气有余便是火"，其实血有余也是火，所以类似的病症都以清热凉血为主治疗。

还有一种血的失常就是血的运动失常。血的运动失常首先说的是血运行迟缓，这就是一般所说的瘀血症。这里有两个概念：一个是真的血液的运行迟缓；一个是身体额外的组织增生，这些组织增生一方面是血运行不良的结果，另一方面它又会进一步阻滞局部血行的顺畅。清代王清任在《医林改错》辨之甚详，并提出用逐瘀活血法治疗各种组织增生性疾病。还有一种情况就是血行太过。临床上最常见到的就是血热妄行。《伤寒论》中所述之阳明四大症"大热、大汗、大渴、脉洪大"即是气盛迫血引起的。还有就是温病之热入血分，血热妄行。

临床上，血的这些异常改变往往不能截然分开。如局部的瘀血往往会引起其他部位的血运不足，而血虚证本身也常常兼有瘀血之象。温病之热入营血，迫血妄行，也会引起阴血不足。

临床上，还需要注意的是出血与失血的区别。此二者皆是血液的额外丢失，出血一般是主动的与强力的，失血一般是被动的和无力的。所以跌仆损伤或血热妄行引起血液的丢失叫出血；妇人崩漏，阴道出血，点滴而出，绵绵不断，或消化道溃疡暗中出血叫失血。出血往往是由于气迫血出，失血则往往是气不摄血。虽然同为血之损耗，一者当清，用清热凉血法，或收涩以止血；一者当温，用温补固摄，或滋化源以敛血。

3. 气血失常的相关性

关于气血的关系，我们之前已经讲过，"气为血之帅，血为气之母"。从临床角度看，这只是一个排列组合的问题。从"气为血之帅"出发，有气滞则血瘀，气虚则血瘀；又有气盛则血行加速。从"血为气之母"出发，有气血两虚。从出血看，有气不摄血，气随血脱；也有血热妄行的热病出血。不过要明确的是，从运动的角度讲，气为阳，血为阴。所以气的变化是气血关系的主动方面，血的变化是气血关系的被动方面。

五、内生五邪

要想理解内生五邪的问题，首先要理解中医是怎样认识疾病的。正如之前所讲述的，古代中医没有现代科学作为支撑。所以，古代中医对疾病的理解与认识是利用建立疾病模型的办法来完成的。在造模的过程中，自然会利用已经有的认识模型来理解与认识其他的疾病。当古人借用已有的关于外来毒邪的知识认识人体内在的疾病规律时，就出现了内生五邪的概念。内生五邪既是对疾病内在演化规律的总结，也是对疾病过程中病理产物的概括，进而又揭示了疾病下一步的演化趋势。与外感风、寒、湿、燥、火相对应，内生五邪分为内风、内寒、内湿、内燥、内火。

1. 内风

风的特点一个是善行数变，变化比较快；一个是动摇不已。前人将那些因为脏腑、气血失调而表现出肢体活动异常的，有似风动的症状统称为内风之症。临证多表现为手足动摇、四肢抽搐、肢体震颤、头目眩晕。

以五行而论，木能生风，春时主风，故理论上有肝风内动之论。临床中又有肝肾不足而化生手足震颤之症，如帕金森病；又有中风后之手足震颤。

热极动血，血热妄行，故热盛也可动风。临床上有败血症，即外感温热病极期可见手足乱动，不能自已。

《难经·二十二难》曰："气主呴之，血主濡之。"若血不养筋，筋失所养，可见手足动摇不止，是为阴虚风动，或血虚风动。临床上，又有风痰上扰清窍所致头昏目眩，站立不稳。其变化皆无过于风。

2. 内寒

寒的特点是温煦不足。所以任何一种病因，如果引发了机体的温煦不足，都可以称之为寒。因为脏腑气血功能异常阳气化生不足所产生的一系列的问题即称之为内寒。

以人体的部位划分，内寒可以有上焦之寒，即上寒；中焦之寒，即中寒；下焦之寒，即下寒。人体的热量是五脏六腑自然代谢产生的。那么，某个脏腑的功能下降，产生热量不足，即为某脏之寒。所以，临床上有肾寒、脾寒、肺寒、肝寒等，又有胃寒、肠寒、膀胱寒等。因为这些寒气都是相关脏腑功能下降，阳气不足所致，故多为虚寒，因虚而生寒之谓也。

有些内寒也可以由外界环境的变化诱发。最常见的就是劳逸因素。临床上常见小孩因大人照顾太过，饮食过细，运动不足，自身产生的热量不够而出现脾肾虚寒。这样的孩子一方面需要医生的治疗，另一方面也需要通过运动提高体质，才能得到较好的结果。过食寒凉之物也可以使机体阳气不足，进而出现内寒。特别是一些女性，一方面减肥不吃主食，另一方面拼命吃水果等生冷之品，极易导致中寒。还有的则是药物因素，很多抗生素都有寒凉之性。患者服用抗生素后手足发冷，周身无力，这也是内寒的表现。

3. 内湿

湿性的特点是重着缠绵，流连不去。湿本身就是人体内正常的水液不能有效代谢所导致的一种异常现象。所以，如果脏腑功能失调，水湿代谢失常，水饮停滞，积蓄体内，则成为内湿。

五脏之中，与水饮代谢关系最为密切的是肺、脾、肾，肺、脾、肾功能异常最易诱发体内的湿邪。经曰"饮入于胃，游溢精气，上输于脾"，所以脾胃与湿气的关系尤其密切。饮食劳逸，起居失常，皆是产生内湿的原因。

自然环境的水湿之气也可以影响人体水液的代谢状态，故内外之湿，常会合而发病，称为合邪。临床上常见湿气弥散之皮肤瘙痒患者，到广州则发病，到北方则病轻，即是此理。盖广州地气偏湿，北方地气偏燥之故。很多以内湿为主的脾胃病患者也会表现出类似的特点。

4. 内燥

与湿相反，燥是体内水液不足的象征。因为人体内在脏腑功能异常导致津液不足即为内燥。常表现为口干、鼻干、皮肤干。

产生内燥的原因不过就是耗损太过与化源不足。耗损太过往往多见于脏腑功能异常引起的水液排出过度。如汗、吐、下之后，皆可化燥。临床也可见到阴虚盗汗，水液丢失太过，即见口干咽燥等内燥之象。也见于热病之后伤津耗液之口干咽燥。化源不足则多责之于脾胃功能下降。古人说"脾喜燥恶湿，胃喜湿恶燥"，若脾阴不足，则燥邪内生。

5. 内热

人体各种脏器的功能失调皆可诱发内热。

首先五脏六腑功能失常，产热过度，皆为内热。阳气过盛可以生火，阴血不足也可生火。气有余便是火，气盛、气滞皆可化火；血有余也是火，血瘀也可以化火。情绪的异常变化也可以化火，即所谓气郁化火。其他内生之邪瘀积不散也可以化火，如寒郁化火、湿郁化火。所以，内热之邪最为多见，内热之邪也最为复杂。若见内热之象，首先要辨别其定位为何，明确内热所在定位，才可以准确地治疗。其次，要明确这种内热有无兼杂症。不管是气郁血滞，还是寒痰湿阻，只有抓住了内热的兼杂证才能清晰而可靠地治疗。

内生五邪从其发病机制来说皆是脏腑功能失常与气血失调。所以临床上常常兼杂出现。寒热错杂、燥湿合邪的情况也不少见，风与诸邪并见更是平常。

中医论病有同气相求的概念。表现在内生五邪与外感六淫互相影响，互为条件。如外湿引动内湿之证，外寒引动内寒，外热引动内热。临床上还有外邪随内邪转化的情况。如一家人同时感冒，但有发为寒证、热证、湿证的不同。其机制既在于体质的不同，也在于内生五邪之不同。外邪为风，遇内热则发为风热之证，遇内寒则发为风寒之证，遇湿邪则发为风湿之证。

六、升降失常

对人身来说，气血充斥周身无处不在。人体又无时无刻不在与外界进行物质与能量交换。这些物质与能量又通过气血的作用转运周身。气血在身体中的运行自然就有了升降出入的变化。以气血为主导的升降出入又可转化为组织器官的功能，从而形成人体正常的生理状态。当这种生理状态失衡，我们即认为出现升降失常的病理变化。所以，所谓的升降失常是生之于气血，形之于脏腑。

1. 升降出入的形成

升降出入的理论也源于《黄帝内经》。《素问·六微旨大论》曰："故非出入则无以生、长、壮、老、已，非升降则无以生、长、化、收、藏。"意为如果没有气机在身体内外交流，就没有人的出生、成长、壮盛、衰老、死亡这些变化；如果没有气机在人体内的升降运转，也就没有人体的形质的发生、成长、转化、收敛、蓄积。

不过《内经》此处所说的还是以气为主的升降。原文还有"天气下降，气流于地，地气上升，气腾于天，故高下相召，升降相因，而变作矣"。意指天上的气机下降，形成地面的气机并流动；地面的气机升腾，成为天上的气机并翻滚。所以高处的气与低处的气相互招引，上升与下降互为因果，就会出现变化。从现代角度理解这一段话就是天上的云气变成雨水，落在地上，归于河流，流于四方。地上的水气，蒸腾于天，变成白云，翻腾舒卷。地面的水气与天上的白云相互吸引，就有了风雨雷电，给大自然带来生机。

2. 升降出入与气机变化

按中医的观点，气的变化又分为清气与浊气。《素问·阴阳应象大论》认为"寒气生浊，热气生清""清阳为天，浊阴为地""清阳出上窍，浊阴出下窍"。人体的清气为温热之气，也为清轻之气，它的本质是向上的，从口鼻而出。人体的浊气就是凉润之气，也为重浊之气，它的本质是趋下的，从二便而出。所以，"清气在下，则生飧泄；浊气在上，则生䐜胀"。清气位于人体的下焦就会出现腹胀这样的疾病，浊气位于人体的上焦就会出现胸闷胀满这样的情况。清气、浊气因为升降失常，位置异常，引起人体的疾病。古人将此总结为清气宜升，浊气宜降。黄元御《金匮悬解·胸痹心痛短气》曰："浊气升而清气降，则阳陷于下而阴僭于上，清虚冲和之位，变而为痞满结硬之所。"

气即五行脏腑功能的体现，又是脏腑功能的原动力，所以气的升降变化必然体现于脏腑功能。《医学求是》曰："土位于中，而火上、水下、左木、右金。左主乎升，右主乎降。"显然，这利用了五行五方的模型来解释人体脏腑功能与定位。人立大地之中，属土，上南、下北、左东、右西。太阳从东边升起，从西边落下，故为左升右降。转化为五脏观点，即为肝肾宜升，心肺宜降。宋·严用和《济生方》曰："水欲升而沃心，火欲降而温肾，如是则坎离既济，阴阳协和。"脾居中土，通达上下。李东垣《脾胃论》以脾胃为气血运转的核心，进一步提出"脾升则健，胃降则和"。

第三节　疾病的流程

前文提到，在中医理论中，病理也是疾病发生、发展、转化的流程与内在规律。所以，医者研究病理也是对疾病发生、发展全过程的重现。那么，我们如何具体地理解一个疾病的流程？我们已经知道，是疾病的诱因引发了疾病。那么，在疾病的发展过程中身体的状态是如何变化的？疾病发生后又会如何演化？最后转归如何？人体的稳定状态又是如何复原的呢？这些内容就是疾病的流程所涉及的内容。

一、疾病的发生

疾病是怎样发生的？其实很简单，无非就是致病因素破坏机体的自我稳定性人就生病了。

1. 正气与发病

人生活在自然与社会之中，不停地与外界进行着物质与能量交换。任何一个微小的因素都可以成为疾病的诱因。古人认为风雨寒暑、饮食劳逸、情志虫兽皆是致病之源。这些致病之源时时不离人身周围，于是人体自身的稳定性就变成了身体是否生病的关键。这就是《素问·刺法论》说"正气存内，邪不可干"的道理。如果人体的自我稳定性够强，就不容易生病。反过来，如果人体自身的稳定性不足，这些外来的致病因素就会影响身体的平衡引发疾病。经过几十亿年的演化，人体的自身保护是全方位的，有皮肤的保护作用、白细胞的免疫作用、电解质的平衡、肠道内正常菌群的屏障等。当然，邪气对人体的侵略也是全方位的，有细菌、病毒、理化因素，还有情绪因素等。这些致病因素可以从皮肤、咽喉、肠道，还有神经系统、血液循环等各个部位发起攻击。所以，人体任何一个部位的防御出现问题，这个地方即成为毒邪侵入的突破口。最后因为人体防御缺陷部位的不同，从而表现为不同的疾病。

2. 邪气与发病

"正气存内，邪不可干""邪之所凑，其气必虚"是常态发病；邪气过强时候，人体也会生病，如疫气致病。疫气致病的特点就是疫气毒性够强，大部分人的免疫系统不能有效地与之对抗，于是出现《诸病源候论》所说的"人感乖戾之气而生病，则病气转相染易，乃至灭门"。从临床上看，疫气致病也不是所有人都会染病。总是有人能够不发病，有人可以不药而愈。疫气只是大大提高感染毒邪之气后的发病率，而且疫气对人的损伤较为严重。正气在疫气的发病与转归之中仍起着重要的作用。

跌扑损伤与虫兽所伤通过特定的途径，在特定的状态下，以特定的方式起作用。同样是毒蛇咬伤，每一种毒蛇的毒性不同，处理方案不同。而外伤则因部位不同有不同的处理方式。

3. 正邪关系与发病

疾病的发生是正气与邪气共同作用的结果。邪气是疾病发生的重要条件，自然环境下致病因素无处不在，正气的强弱又成为疾病发生的主要因素。所以正气是疾病发生的内在因素，邪气是疾病发生的外在因素。内因是基础，外因是关键。当邪气的力量超过了正气的力量，人就会生病了。

有时邪气为主导因素，如疫病之发生在于疫邪的毒性够强，这时疾病状态就以毒邪因素为主导。《素问·刺法论》说："五疫之至，皆相染易，无问大小，病状相似。"即疫病发病，患者不论体质如何，临床症状都相似。说明这时在疾病状态中起主导作用的是疫毒邪气。

当然也有时候疾病的状态以正气的改变为主导。例如每年转季之时，多有外感之疾。而常有一家多人发病，或寒或热，或轻或重，一时并见。此即为病邪较轻时疾病的发病特点。此时疾病依患者正气变化而发生改变。发为寒证者，其虚体偏寒，感外界之毒邪，因寒而发；发为热证者，因其体内素有郁热，感邪之后，邪气因郁热而发。其余，因湿、因虚、寒热错杂，变化多端，其机制不过如此，即外感之邪往往因体内正气状态的变化顺势而发。

二、疾病的转归

疾病的发生即因为患者身体的自我平衡状态被打破。这时疾病发展有三种可能性。一是患者疾病向愈，重回平衡状态；二是系统趋向于崩溃，患者走向死亡；三是患者长期处于疾病状态，疾病转化为慢性病。那么，疾病是如何转化的？这种向不同情况转化的原因与内在机制是什么呢？

1. 邪正盛衰

既然疾病的发生是由于人体的正气与致病的邪气的强弱关系的改变，那么疾病的转归也一定取决于邪气与正气的相对关系。生病之后，邪气与正气的关系并不是固定的，邪气与正气都会有强弱盛衰的改变。如果邪气能够有效吸收人体的物质与能量，就会越变越强大；如果邪气没能有效吸收人体的能量与物质，就会越来越弱。所以，当人患病时，首先会出现食欲下降。这是身体在自动地控制能量与物质输入，与体内致病微生物打一场坚壁清野的整体战。这时，人体的正气也逐渐调动起来。人体感染有害细菌后会发热、白细胞升高，这就是人体免疫力提高的表现。所以，人体感受邪气后，病情转化依然与正气、邪气的强弱关系密切相关。

如果正能胜邪，则疾病会好转；如果邪盛正虚，正不胜邪，病情就会日趋严重。所以中医认为生病之后注意休息，将息调养，是非常重要的。以饮食来说，进食不足则身体无力、正气不足，若饮食太过则有"食复"之虞，即饮食太过有可能使已经好转的病情加重。第一次世界大战期间，禽流感曾经导致2000万人的死亡。特殊的是，这次疫病中死亡的主要是青壮年。原因在于，战场是青年男性的主场，大量男青年因战争聚集在一起，这本身就是病原微生物最好的传播途径，而这些人又承受着劳累、饥饿，面对多变的自然环境以及恶劣的心情，自然死亡率就提高了。

如果邪去正虚，这时疾病虽愈但正气不足，极易再次发病。临床上，经常见到患者短期内反复感冒的情况，从西医学的角度看这是很奇怪的。感冒病毒进入人体后，人体会建立起特异性的免疫应答，再碰到同样的病毒就不会生病了。从中医角度看，这就是邪去正虚的道理。第一次的外感虽然已经痊愈，但身体正气未复，稍有风吹草动就会再次发病。那些小儿反复感冒，一年12个月每个月都发热的孩子就是这种情况。

临床还有一种很常见的情况就是邪正相持，即邪气与正气的力度对等。疾病既没有好也没有更严重，病情就在那里僵持着。一般认为这是急性病转变成为慢性病。临床上如慢性乙肝、慢性支气管炎等，都是类似的情况。这类疾病都是时轻时重，缠绵不绝的。若病邪久居体内，最终改变了患者的体质，那么这个病的治疗就会变得特别麻烦。哮喘即表现出类似的特征。哮喘是支气管哮喘病的简称，它是呼吸道的慢性炎症性疾病，表现为呼吸道的高敏反应，出现喘息、咳嗽、胸闷等症状，而且常在夜间发作。哮喘的发病往往与反复的鼻咽感染有关。从中医角度看，哮喘就是外邪反复侵入人体后，人体出现了顺应性改变，最后变成阳虚的结果。因为影响到了体质，所以本病极难除根，即使治疗有效，也会反反复复。也因患者多是阳虚体质，所以每于夜间及天气转冷时发病。所以，很多患者儿时得病，随年龄增大，体质增强，则病情减轻，发病次数减少；但等年老体弱时，会再次发病。

抓住了邪正盛衰的关系，也就抓住了疾病转归的重要支点。临床治疗不过就是扶正祛邪而已，分清邪正之间的关系就能有的放矢。例如治疗最常见的感冒，如果患者是邪盛正不虚，就当祛邪为主，方用麻黄汤、九味羌活汤；如果患者邪盛正衰，那就扶正祛邪同用，方用人参败毒散；如果正气不足，邪气已弱，就以扶正为主，方用参苏饮、玉屏风散等。

2. 阴阳转化

阴阳是对人体生理功能、病理变化的总体性的总结，是古人认识生命进程、解释疾病状态的说理工具。那么，古人自然也会利用阴阳来解释疾病的转归。

阴阳互损：在一般的情况阴阳变化与疾病症状表现为阴胜则寒，阳胜则热；阴虚则热，阳虚则寒。阴阳是互根互用的，若阳盛则必然阴虚，阴虚则导致阳气无所依附，阳气也就不足了，最后的结果就是阴阳两虚。同样情况，阴盛则必然阳气不足，阳气不足则阴气化源不足，结果疾病也发展为阴阳两虚。像支气管哮喘，它是有基因改变，有遗传相关性的。这些患者本身肾气偏弱，反复感受外感之邪就会引发哮喘。还有一类患者本身没有基因方面的问题，平时动辄感冒发热，为阳热之证。若调护不当，短时间内多次发病，则阴津受损，久病之下阴损及阳，最终也会阴阳两虚，出现喘息气短、咳嗽夜重之症，此即喘息性支气管炎。此两种病临床症状相似，都是阴阳两虚，但疾病的转归途径则不同。在疾病的治疗期间，出发点是相同的，但在治疗中的反应却不尽相同。阴损及阳者治疗过程中可以出现发热的症状，阳损及阴者在治疗过程中则可能出现怕冷的情况。

阴阳转化：阴阳是可以互相转化的。临床上，类似的情况也不少见。如寒郁化热、湿郁化热之证，都是阴证转为阳证的情况。而温热之邪随病情的进展转为阳虚、阴寒之证的情况也不少。如患者外感初期，发热咽痛、咳嗽频频，随病势迁延转为咽痒不痛，时时轻咳，日轻夜重；或有外感风热，过用寒凉而转化为咳痰清稀，手足怕冷。这就是热病转寒，阳证转阴了。

阴阳亡失：《素问·生气通天论》曰："阴平阳秘，精神乃治，阴阳离决，精气乃绝。"正常情况下，人体阴阳二气是互根互用、互为因果的，共同维持人体正常的生理机制。在疾病状态下，人体阴气与阳气有可能出现分离状态，从而大量丢失。古人将此称为阴阳亡失，又分为亡阴与亡阳。亡阳是机体阳气大量丢失，阳气的功能严重衰竭。引起亡阳的情况可以是素体阳虚，疲劳过度；也可以是阴气不足，阳气不固；还可以是热邪炽盛，耗伤阳气。临床常出现冷汗淋漓、四肢厥冷、气弱神疲、脉微欲绝的症状。亡阴是指机体阴气大量丢失，阴气的功能严重衰竭。引起亡阴的原因可以是热盛伤阴、津液不足，也可以是久病体虚，阴液不固；还可以是汗、吐、下之后的阴液不足，或外伤出血等情况。临床常出现热汗如油、呼吸短促、恶热肢温、脉细促疾。临床上，不论亡阳还是亡阴，都是生命垂危的危急重症的表现。

3. 环境因素

三因制宜是中医认识疾病的重要观点。《素问·六元正纪大论》说用寒远寒，用凉远凉，用温远温，用热远热。意指治疗寒性的疾病，要远离那些寒性的因素；治疗凉性的疾病，要远离那些凉性的因素；治疗温性的疾病，要远离那些温性的因素；治疗热性的疾病，要远离那些热性的因素。所以饮食、地域、劳逸、情志都可以成为影响疾病病程与转归的重要原因。

中国地域宽广，温燥凉湿各不相同。地域不同，主要的病种就会出现差别，治疗疾病的难易也会不同。我曾治疗过湿疹患者，患者自诉去外地出差身体的瘙痒就会减轻，等回到广州，有时飞机刚落地人就开始痒了。这就是广州湿气重给患者带来的困扰。也有患者说，在北方精精神神，到广州就身困多寐、食欲下降、没有精神。这也是广州地域湿气重造成的结果。同样道理，仅说广州本身，一年四季之中，春天梅雨，夏天湿热，湿气是很重的；而秋季则明显干燥。这也使患者的病情在不同的时间段表现出不同的特点。

患者的体质也与疾病转归有密切的关系。《黄帝内经》中多处提到体质变化与疾病的关系。前文说到，外邪入侵可因体质的不同而有转寒、转热等不同的情况。更常见的则是同时受邪，有人头痛发热，痛苦异常；有人鼻涕轻咳，转身即愈；有人可以不药而愈；有人则会久治而难效。这些变化往往都基于患者本身的体质不同。

染疾之后也需注意调养。饮食劳逸、情绪变化都需注意。《红楼梦》中的林黛玉即死于情志不畅。在现实生活中，在小说中，与这些因素相关的疾病现象比比皆是。

4. 寒热与虚实

疾病的转归还有可能是病性的改变。临床上热证转寒，寒证转热，虚证转实，实证转虚，都有可能见到。

我在临床上，最常见到的还是寒热错杂、虚实夹杂的情况。如外感风热咳嗽，本是肺热实证，若经误治，过用寒凉，就会变成寒热错杂。又如素体脾虚患者，暴饮暴食，脾虚食滞，即为虚实夹杂之证。不过对于这种情况就需要医生对病情进行更细致的分析与判断。何者为先、何者为后、深浅如何、主次为何，只有分析得足够细致，才能保证良好的临床疗效。

5. 转归的其他机制

疾病产生以后，不论向何处发展，都要有一些内在的理由与外在的条件。除了前述阴阳的盛衰变化。对中医师来说来还有一些与疾病变化相关的规律。

同气相求：《医学三字经》曰："扁鹊谓损其阳自上而下，一损肺，二损心，三损胃，过胃则不可治……扁鹊谓损其阴自下而上，一损肾，二损肝，三损脾，过脾则不可治。"这句话就是明确的同气相求概念在病理学上的应用。阳在上，阴在下。所以阳邪伤人是从上而下的，阴邪伤人则是从下而上的。临床上，见到了脾胃虚弱、阳气不足的小患者，我都会建议家长让孩子多在太阳底下玩耍。这是利用了同气相求的原理。我也会建议阳气不足的患者多用生姜炒菜，但不要用姜水外洗。这也是在应用同气相求。姜性属阳，内服则引阳入里，外用则透阳外出。若属于四逆散证的四肢厥逆，当然可用生姜外洗；但属于四逆汤证的四肢冰冷，用生姜外洗则会加重其疾。

脏腑盛衰：《素问·玉机真脏论》曰："五脏相通，移皆有次，五脏有病，则各传其所胜。"《难经·七十七难》曰："所谓治未病者，见肝之病，则知肝当传之与脾，故先实其脾气，无令得受肝之邪，故曰治未病焉。"《金匮要略》则进一步提出："夫治未病者，见肝之病，知肝传脾，当先实脾，四季脾旺不受邪，即勿补之。"这几句话提出，首先疾病会遵循五行生克的方向传变，但如果某脏腑本身的脏气旺盛，则不会受五行生克这个规律的影响。当然引申一下，如果某脏腑本身有一定的问题，则一般疾病都会先向这个脏腑发展。我将这个现象描述为管理学上的"短板效应"。如某患者为乙肝携带者，平素常有口苦、口干的少阳郁热之象。我教他平素都带着小柴胡冲剂。不管出现了什么问题，先冲两包。广东话叫作"顶档"。用的就是这个思路。这样处理未必能将病治好，但可以先将病情稳定住，让疾病不传变、不加重。同样道理，肺气不足的患者我就教他出门时要带玉屏风散。

药误：这里所说的药误与医生的关系不大，更多属于病后调理的范畴。

中药与西药不同，它取材于自然，更多的是利用药物的偏性来治疗疾病。所以有"药食同源"这一说法。有不少中药本身就是我们日常的食物与市售调料。如生姜是热性的，西瓜是凉性的，这已经是常识了。很多老百姓也会有意识地利用药食同源的食材来调理身体。如果用得好，那对身体是好的，有利于治疗；如果用得不好，则会引起病情加重，让疾病变得复杂，加大治疗难度。像有些孩子长期使用抗生素，体质、体力下降，家人没事就给孩子吃枸杞，结果孩子发病往往是痰郁夹火，临床治疗非常麻烦。也有年轻女性，脾虚湿困，月经不调，每到经期后就用红枣煮水喝。结果，湿气愈重，身体愈肿，体质愈差，若再夹杂湿疹之疾，那就更缠绵难愈了。

6. 转归的途径

当邪气侵犯人体，或者从轻转重，或者从重转轻；或者从浅入深，又或从深透浅。疾病在身体之中的这些变化也有一些特定的规律，古人在此方面做了大量的研究。古人根据疾病在体内转变的不同特点建立了一个个具体的变化模型，如六经、三焦、卫气营血等即是此类。每一个患者都是唯一的个体，具体处置之时则可以将个体本身所特有的疾病特点与这些疾病模型进行比对，从而寻找最佳模型，形成最后的治疗法则。

病情深浅：《韩非子·喻老》云："疾在腠理，汤熨之所及也；在肌肤，针石之所及也；在肠胃，火齐之所及也；在骨髓，司命之所属，无奈何也。"说明疾病的发展有腠理、肌肤、肠胃、骨髓等几个由浅入深的转化层次。疾病在比较浅的层次都是有办法治疗的，但到了骨髓这个层次医生就没有办法治疗了。

六经传变：《素问·热论》提出"伤寒一日，巨阳受之""二日阳明受之""三日少阳受之""四日太阴受之""五日少阴受之""六日厥阴受之"。张仲景《伤寒论》接受了这个说法。黄元御《伤寒悬解》则曰："伤寒中风，一日太阳，二日阳明，三日少阳，四日太阴，五日少阴，六日厥阴。日传一经，六日而遍，此定数也。诸所谓不传者，言不传脏腑，并非不传经络。"认为外感风寒之邪是依经络在体表的阴阳位置关系在体内进行传递的。

卫气营血：清代叶天士在《温热论》指出："大凡看法，卫之后方言气，营之后方言血。在卫汗之可也，到气才宜清气，乍入营分，犹可透热，仍转气分而解……至于入血则恐耗血动血，直须凉血散血。"

从这些事例可以看到，不同疾病的转归有不同的特点，但大体原则是从轻到重，由浅入深。具体的转变规则则依托人体固有的组织生理功能的内在关系而定。

三、疾病的预后

所谓疾病的预后，就是将患者的临床表现与疾病模型相结合，对疾病转归的最后结果做出预判断。从医生的角度看，就是尽量争取最好的结果，阻止最糟糕的情况出现。

在中医师的眼中，疾病的转归有一个可能性，就是疾病好了但是患者的体质变了。这次的疾病治愈了，患者却变得更容易生病。临床上，经常见到治疗外感小儿过用抗生素或寒凉之品。小儿外感虽愈，却又出现食欲下降、精神不振的情况。在这种情况下，小儿极易发生再次感染。所以，临床治疗那些久治不愈的慢性咳嗽小患者，我有时会给孩子设定两个治疗终点：一个是咳嗽止住；一个是食欲增加，精神恢复。让孩子家长自己选择。实际上，仅仅止住咳嗽并不是真正的治愈，只有那些食欲增加，体质恢复的孩子才是真正的痊愈。此时孩子的身体才真正处于健康稳定的状态，也就不容易再生病了。

第四节　中医病理的特点

既然我们提出中医病理的内容与西医对病理的界定不同。那么，在临床工作与学习时就要注意这些问题。

一、中医病理的解释特性

中医病理学与西医病理学对疾病的认识模型是不同的。西医的症状病理更多是对深层次疾病现象的分层展示，如组织的炎症、细胞的形态、器官的结构。中医则更多是从理论上对形成疾病现象的内在机制进行解释。如疾病是怎么来的，怎么变化的，更重要的则是疾病为什么出现了这个症状，而不是那个症状。这就是关于疾病病情的解释特征。

1. 对症状的解释

从临床上看，中医病理学对疾病病情的解释首先是对症状进行解释。西医学的临床病理学也关心疾病症状，但两者的观察点是不同的。例如患者有胃病，西医就是看胃黏膜的状态如何，细胞形态如何，有没有胆汁反流，然后做出浅表性胃炎或是萎缩性胃炎的诊断。当然，这一切都是医者无法直接感受到的，只能通过各种复杂的机器才能间接看到。所以我才会说西医的临床病理只是通过各种仪器将患者的疾病现象展示出来。

中医则不然，中医所用的理论是寒热、气血等这些中医固有的内容。但是，在现代医学仪器的指导下，进行中西医贯通式的解释也能解释得通。例如胃黏膜发红，炎症反应明显的，就是热症；胃黏膜发白，局部血供不好，就是气虚有寒；胃黏膜炎性细胞浸润较重，局部肿胀，就是湿重。当然，我们也可以通过观察患者一般性的症状，完成这些诊断。如患者是怕热的还是怕冷的，喜欢饮水还是不喜饮水，喜热饮还是喜冷饮。对疾病症状的分析与解释很早就见于各种中医古籍。

原文 帝曰：疟先寒而后热者何也？岐伯曰：夏伤于大暑，其汗大出，腠理开发，因遇夏气凄沧之水寒，藏于腠理皮肤之中，秋伤于风，则病成矣。夫寒者，阴气也，风者，阳气也，先伤于寒而后伤于风，故先寒而后热也。病以时作，名曰寒疟。帝曰：先热而后寒者何也？岐伯曰：此先伤于风，而后伤于寒。故先热而后寒也。亦以时作，名曰温疟。（《素问·疟论》）

黄帝问：疟疾患者出现先发冷后发热这个现象的原因是什么？岐伯回答：患者在夏天暑热最盛之时，因热腠理开张，汗出，此时受寒，寒水之气藏于肌肤，至秋天再次受风就变成疟疾病了。因为寒属阴气，风属阳气。患者先受了寒气，后受了风气，所以出现先发冷，后发热的症状。这种寒热交替的症状发作有时，叫作寒疟。

黄帝对疟疾的具体症状提出疑问，岐伯则从理论上对症状进行了解释，并且指出这个症状是疾病的主症，它关系着对疾病做更进一步的分型。

黄帝又问：那么患者先发热后寒冷，又该如何解释呢？岐伯回答：出现这个症状的原因是患者首先伤于风气，然后才伤于寒气。所以才会先发热，后发冷。这个症状定时发作，叫作温疟。

由于前文的铺垫，此处岐伯的解释简单扼要。从西医的角度看，疟疾的发生在于疟原虫对人体的损伤。中医在汉末就已经使用针对疟原虫的药物，如青蒿、常山、槟榔、柴胡。但我们也不能否认体质调节在疟疾治疗中的重要作用。岐伯正是从体质与外邪相互影响的角度对疾病具体的发病特征进行解释。

2. 对临床现象的解释

临床病理学除了对某个特定疾病的具体症状进行解释，还会在对疾病一般性现象进行分类的基础之上做进一步解释。

原文 帝曰：善。余知百病生于气也，怒则气上，喜则气缓，悲则气消，恐则气下，寒则气收，炅则气泄，惊则气乱，劳则气耗，思则气结。九气不同，何病之生？（《素问·举痛论》）

黄帝说：（您的意见）真是高明呀。我现在知道，很多疾病都是由气机紊乱造成的。愤怒就会使人气机上冲，开心喜乐就会使人气机弛缓，悲哀就会使人气机消沉，恐惧就会使人气机下行，寒冷就会使人气机收束，火热就会使人气机外泄，惊吓就会使人气机混乱，劳累就会使人气机耗散，思虑就会使人气机结滞。这9种气机的变化不同又会带来什么样的临床疾病呢？

不同原因可以导致不同的气机变化，这些气机变化又可以带来不同的临床现象。连接病因以及疾病现象之间的桥梁就是气机运动本身。

原文 岐伯曰：怒则气逆，甚则呕血及飧泄，故气上矣。喜则气和志达，荣卫通利，故气缓矣。悲则心系急，肺布叶举，而上焦不通，荣卫不散，热气在中，故气消矣。恐则精却，却则上焦闭，闭则气还，还则下焦胀，故气不行矣。寒则腠理闭，气不行，故气收矣。炅则腠理开，荣卫通，汗大泄，故气泄。惊则心无所依，神无所归，虑无所定，故气乱矣。劳则喘息汗出，外内皆越，故气耗矣。思则心有所存，神有所归，正气留而不行，故气结矣。（《素问·举痛论》）

岐伯说：愤怒可以导致气机逆乱，严重的情况下甚至可以出现肝气上逆的吐血或肝气犯脾的飧泄，这就是气机上逆的体现。开心喜乐会让人气机和顺，意志畅达，荣卫之气通达顺利，所以气机舒缓。悲伤的时候，人的心系紧张，肺气的输布与肺叶抬举出现异常，人体上焦的气息就会痞塞不通，荣卫气血不能疏散，热气闭塞于身体之中不能疏通，这种情况气机就会消散而不足。恐惧会使人的精气退缩，精气退缩则上焦的气机闭敛，还归于下，会出现下焦气机胀满，气会下行。寒冷可以使人的腠理闭塞，气机不能外达，气机会内敛。火热会让人的腠理张开，荣卫之气畅达，大汗出，气机会外泄。惊吓会让人心志无所依附，情志无所归纳，思虑无所安定，气机会混乱。过于操劳会喘促，虚汗出而不止，体内的气息与体表的气息都会浮越耗散。思虑过度心气收纳而不得外出，神气固敛，体内的正气留滞不行，气机会结滞。

这一段文字又是对前一段文字的进一步解释，既牵涉到临床症状，又牵涉到对形成这些症状的内在机制的解释。提出了诱发疾病的情绪、寒热、劳逸的问题。虽然临床症状变化多端，但其内在的病理机制却都在于气机的紊乱。所以气机紊乱本身就是解释各种疾病现象的疾病模型之一。

3. 脉象与症状的相关性

在传统中医之中，脉诊是保证诊断质量的重要手段。不同疾病脉的变化不同。中医病理学对脉象的解释自然也是非常重要的。

原文 寸口脉浮而紧，浮则为风，紧则为寒。风则伤卫，寒则伤荣。荣卫俱病，骨节烦疼，当发其汗也。（《伤寒论·辨脉法》）

手腕部的寸口脉位置偏浮，轻取即得，脉形偏于紧束。脉浮是风邪为病的特点，脉紧是寒邪为病的特点。风邪最易损伤卫气，寒邪最易损伤荣气。体表的荣气与卫气同时受病，人就会出现骨节烦疼的症状，治疗应当以发汗为原则。

张仲景首先建立了一个脉象模型，即先确定浮、沉、迟、数等不同脉象的定义；再确定每一个脉象背后病理指归，如浮脉即为风邪，紧脉即为寒邪。应用时先体查患者的具体脉象。如果患者为浮紧脉，根据脉象的基本模型，浮主风、主表，紧主寒，即知其为风寒束表，荣卫俱损。将从脉象推论出的症状与患者的症状进行比较即可知道对患者的判断是否正确。而前边的判断荣卫俱损就是确定下一步治疗原则的依据。这样就可以通过病理将脉象与患者的临床症状进行沟通。疾病的病理只有通过脉象与临床症状的共同验证才可判定为"真"。这样就大大增加了临床治疗的准确性与可靠性。当然真正可以判断对错的只有随后的治疗结果。

4. 对疾病本身的解释

中医病理学也对疾病发病的内在机制做出解释。

原文 肾着之病，其人身体重，腰中冷，如坐水中，形如水状，反不渴。小便自利，饮食如故。病属下焦。身劳汗出，衣里冷湿，久久得之。腰以下冷痛，腹重如带五千钱。甘姜苓术汤主之。（《金匮要略·五脏风寒积聚》）

肾着的临床症状是身体沉重，腰发冷，就像坐在水中一样，浮肿却又没有干渴的症状，小便正常，饮食正常。病位在下焦，病因是身体长期处在劳累汗出的状态却没有及时更换衣服，主症是腰以下冷痛，如带着很多重物。应该使用甘姜苓术汤治疗。

这段文字对肾着的解释利用了脏腑概念、气血概念、六淫外邪的概念。通过基本病理将它们联系为一个整体，来解释疾病的每一个症状乃至疾病本身。这段话体现了仲圣对中医基本概念以及病因、病理的深刻认识与灵活运用。我们理解了这个病是怎样来的，它的内在机制是什么，是怎样发展与变化的，然后才能建立起真正有效的治疗方案。这也正是我们要学习中医基础理论的原因。

二、中医病理特有的认识模式

与西医的知识相比较就会发现中医对疾病病理的描述大量利用中医的

特有概念，如气、风、郁等，对问题的论述则遵循着一般的认识模式，如分类、归纳、比较、推理等。但有一些内容则是西医学乃至现代认识论中所没有的。这些内容不一定是正确的，但它们可以起到简化疾病模型的作用。

1. 内因是基础，外因是关键

"内因是基础，外因是关键"是一个哲学命题。显然，作为一个哲学命题，这个观点是正确的。但西医学的认识论却始终在寻找疾病唯一的终极的决定力量。这也是路易·巴斯德提出一切疾病都是微生物感染的原因。虽然，现代已经知道疾病有感染性与非感染性的区别。但是，还原论仍然认为每一个疾病都有其唯一的最终致病原因。循着这条线路，西医学有了一个又一个重大发现，现在已经追溯到基因对人体的影响了，但这条道路似乎还未走到头。中医则不同，没有现代科学的支持，也因为中医的模式是观察不同症状、不同疾病、不同致病因素之间的关联度，所以中医很早就建立了多因素致病的思维，最后则总结为内因与外因这两端，树立起"内因是基础，外因是关键"的思维模式。当然，这里的外因更多说的是疾病的"诱因"，而且从医学上很难说"内因"与"外因"哪一个更重要。吴又可在《温疫论》中的举例形象地说明了这个问题。

原文 昔有三人，冒雾早行，空腹者死，饮酒者病，饱食者不病。疫邪所着，又何异耶？

曾经有三个人结伴外出。他们一大早冒着寒冷的霜雾而行。那个空腹没有吃早饭的人死掉了，早上喝过酒的人生病了，那个吃饱饭才出门的人则身体健康。疫疠邪气对人的伤害又有什么区别呢？

这个故事的出处是晋代张华的《博物志》，曾被陶弘景、李时珍等多人引用，引用时已经是《温疫论》中的样子了。它告诉我们，疾病即是内因与外因共同作用的结果。随着西医学的发展，多因素、多条件致病观点又慢慢地被重视起来。例如：强直性脊柱炎已经很明确是遗传病，且致病基因位于X染色体上，但患者发病却很不一致，有人几岁就发病了，有人可以50多岁才发病。影响发病的年龄原因则多为后天环境。而临床常见的2型糖尿病的发病机制也属于这一类情况。身体有没有糖尿病基因决定了人会不会得糖尿病。而什么时间得病、病情的轻重如何，则是患者生活的后天环境决定的。当然，面对这一类疾病，传统中医自有其临床优势。

2. 取象比类

取象比类属于中国古人特有的认识问题的方法。《周易·系辞传》云："易者，象也。象也者，像也。"指出"象"即对具体物质的指代与模拟。《尚书·洪范》曰："水曰润下，火曰炎上，木曰曲直，金曰从革，土爰稼穑。"指出五行是根据事物特性对万事万物的分类与模拟。《素问·五脏生成》进一步提出"五脏之象，可以类推"，指出五脏系统之中，不同脏腑的功能与生理特性可以根据其所属的分类推理得之。从此"取象比类"成为中医学术中重要的说理手段。

原文 尝见以大剂麻黄连进，一毫无汗，转见烦躁者何耶？盖发汗之理自内以达表。今里气结滞，阳气不能敷布于外。即四肢未免厥逆，又安能气液蒸蒸以达表。譬如缚足之鸟，乃欲飞升，其可得乎？盖鸟之将飞，其身必伏，先足纵而后扬翅，方得升举，此与战之义同。（《温疫论·内壅不汗》）

（我）曾经见过风寒束表的患者，医者连续使用大剂量的麻黄剂治疗，以图汗出热退，结果患者一点汗也没有，反倒出现了烦躁这样的内热之象，这是什么原因呢？原来，发汗的本质是体内的气机向外散发。现在体内的气机郁结而不能流通，因此阳气就不能敷散于身体的外部，人体的手足部位都会出现阳气不能透达四肢的厥冷的症状。在这种情况下，津液就不能通过气机的蒸腾作用达于肌表，自然就不会出汗了。譬如将鸟儿的双足捆绑起来，它就不能够飞翔。因为鸟儿想要飞翔先要将身体团起来，用力蹬腿才能展翅。这个道理与战汗之作先有寒热交争后有汗出热退的道理是相同的。

这里吴又可将阳气的敷布与鸟儿展翅飞翔做类比，将体内气机的畅达与鸟儿蹬腿纵足相比类，从而让艰涩的道理容易理解。

原文 于阴虚火旺者，不思壮水以制火，而徒用泻火之剂，致使丹田之真火日消，而脾胃不能化液，譬如薪彻息焰而欲炊之熟，得乎？于阳虚火衰者，不思补气以生火，而徒用助火之剂，致使上焦之贼火日炽，而肝肾之绝无真阳，譬如灯暗增草，而欲照之久，得乎？（《医论三十篇·水火即济而气生》）

（那些庸医们）见到阴虚火旺的患者，并不想着如何用养阴的方法制约火热之气，只是使用清热泻火的办法来治疗。结果热气虽退但脾胃之气已伤，导致饮食不能消化。就好像灶下的柴火已经烧没有了，火也灭了，又怎能将锅中的食物煮熟呢？见到阳虚火衰的患者，不想着怎么用补气的方法使气旺火足，而只是使用温阳壮火的办法治疗。结果上焦的虚火益加炽盛，而下焦肝肾的阳气则耗散欲绝。就像是油灯变暗了，只知道增加灯芯的数量来增加亮度，而不知道补充灯油，又怎么能带来持久的光明呢？

这里使用了两组比喻，以薪火喻丹田火对脾胃阳气的辅助作用，以灯油喻补气以生火。从中医理论上看，"阴虚火旺者，壮水以制火""阳虚火衰者，补气以生火"这两个命题是同一组问题的两个方面，具有明确的相关性。而撤薪以制火与添草而耗油显然不可做等同性质的类比。所以这种类比纯粹是为了使问题变得形象、容易理解，而其内在的逻辑关系并不重要。

3. 五行大义

这里所说的"五行大义"并不是简单的五行学说。五行学说强调五行之间"生克制化"的关系，而五行大义则是从五行理论派生出的概念，它借用了五行的提法，但却与五行生克没有直接的关联。

原文 治男子妇人四肢发困热，肌热，筋骨间热，表热如火燎于肌肤，扪之烙手。夫四肢属脾，脾者土也，热伏地中。此病多因血虚而得之也，又有胃虚过食冷物，郁遏阳气于脾土之中，并宜服之。（《内外伤辨惑论》）

李东垣所制升阳散火汤主治男子与妇女自觉四肢困重发热，肌内灼热，体内筋骨之间发热，身体肌肤灼热，医者摸起来烫手。这是因为脾主四肢，脾属于土，归于大地，土地的内部也有热量的蓄积。这个病的发生首先是内有血虚，血属于阴，血虚即可发热（这是内部的原因）；又有胃气不足，过量地食用寒凉的食物，将阳气闭郁于脾土之中，使脾土的阳气不能畅达，郁而发热（这是外部的原因）。像类似症状，同类病理状态下的发热，就可以使用这个处方。

这段文字之中，先述症状，后述病理，对症状进行解释。这个认识过程是没有问题的，有意思是对病理机制的进一步解释。升阳散火汤适用于内有血虚，外有寒郁，或者脾阳闭郁的发热。李东垣使用的比喻是"热伏土中"，显然，这不属于标准的五行概念。它属于简单的直观体验，即地穴之内，冬暖夏凉。所以，此处之脾土只是借用了五行脏腑脾属土的概念。在使用中，将五行之"土"这个形而上的概念与大地、土地这个现实中的"土"概念进行置换。所以，此处之土是从五行概念借用，并进一步推论而得出的结论。类似的概念也经常见于其他中医古籍。如《疡医大全·小儿初生无皮门主论》认为"但将婴儿放岸上土地睡卧，得土气其皮自生"。显然，这里所用的概念是肺主皮毛，肺属金，土能生金，将无皮之儿置于土中，或用灶心土为粉以扑之即得土生金之妙，则皮肤能生。此处之土的用法，也是将五行之中形而上的"土"转化为有形有象的"土"。

后世所谓"肾为生天之本，脾为后天之本"中含先天后天互根互生的内容。这个观点本身也属于五行大义。因为脾属土，肾属水，按五行五脏的观点，脾与肾的关系就是土克水的关系。古人先得发展出肾中有真火与真水的概念，才可以产生用肾中真火温暖脾土的认识。《内经》《难经》时代将肾精与命门之火分得很清楚，故提不出这样的理论。在后世，先有元·李东垣《脾胃论》将"土爱稼穑"的观点扩展为"土能化生万物"的观点；后有明以后将肾精与命门之火归并于肾阴肾阳之内的观点。有了这两个前提，明代李中梓才能在《医宗必读》中提出"肾为先天本，脾为后天本"的概念。同样的，书中提到"治先天之本，则有水火之分"，说明有了肾阴肾阳相互对立统一的概念在先，才能有"肾为先天之本"；有了饮食化生气血的认识，才有了"脾为后天本"。

五行大义不属于标准的五行学说的概念，它是在五行学说基础之上所做的，极不严谨的推论。因为在做出类似的推论时需要进行部分概念的转换，也需增加额外的条件。

也许，学习了这一章节有人会觉得中医不严谨。从理论推衍的角度看，中医是不严谨。但从实践上来看，却不能说中医不正确。所谓理论推衍只是给中医的实践提供了众多的可能性，它并不能代表中医实践本身。正像总论中已经说到的，中医实践的依据来源于疾病模型下的反复推论，模型本身则来源于反复的临床实证。所以中医理论本身是可靠的，是经得起临床验证的。一般的哲学论题中有"实践是检验真理的唯一标准"这一命题，这个理论才是我们认识中医的基础理念。最终的中医理论必须回到临床，接受实践的检验，才能充满自信地面对未来。

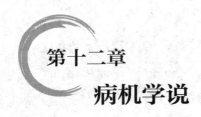

第十二章
病机学说

　　在我讲课讲到病机理论时，有一个学员提出不同意见：周老师，课本上的病机内容写得挺好的，你为什么要别出心裁，搞出一个不同的说法？我回答：首先要明确病理与病机是不是一回事；其次要明确中医的疾病观是立体的还是平面的。什么是病理？病理是疾病发生发展变化的道理。什么是病机？病机是疾病发生发展变化的机制。

　　西医尽量使用还原论思想来理解疾病，这样形成的疾病观是线性的，或者是平面的。而中医理解疾病强调的是多因素共同作用下的疾病观。每增加一个疾病的致病条件就增加了一个疾病的变量，这样形成的疾病观是三维以上的立体结构。所以，在处理与解决疾病问题时，必然存在有不同的切入角度与切入点。这些不同切入点存在的可能性就是病机存在的理由。而这些切入点本身就是病机。

第一节　理解中医的病机概念

　　病机是中医特有的概念。在中医理论体系中，关于病机的内容与病机的提法，从汉至今一直都有。但是，中医前辈们更多的只是从直观的角度来使用病机概念，缺少对概念本身的分析与研究。随着西学东渐，病机有与病理相混的趋势。但是，从临床角度看病机非常重要，因为它直接与医者的处方用药相关。

一、什么是病机

正如前文说到，中医病机是关于疾病的发生、发展、变化的内的机制。但对临床医生来说，治疗才是一切研究的目的。寻找治疗点展开对疾病的治疗就是临床医生研究病理之后的下一个问题。这就是病机。病机源于对疾病理论认识的反向挤压。

1. 病机启源

病机是属于中国医学的特有内容。在西医学体系中，只有病理而无病机。匡调元在《中医病理学史·序》中谈到"病机学从属于病理学"。从临床角度看，病理更重要的是探求疾病发生发展的过程及内在机制，常常表现为对临床现象的解释。病机则是直接为治疗服务的，是我们处方用药的依据。

西医学基于分析与还原论的认识模式，对疾病往往直接针对病因治疗，如细菌感染就用抗生素，基因病就想着去改变基因。显然，这些内容恰恰是中医的弱项。没有现代科学支撑的中医更偏重从疾病发生、发展的过程中寻找切入点，打破疾病发展的自然流程。所以，中医更偏向通过调整患者本身的疾病状态获得与西医学不同的治疗优势，这就是病机学说的重要意义。

病机是中医特有的概念。要想明白这个概念就需从古人对疾病的认识来开始研究。疾病是什么？疾病是一种状态。对这种状态的认识必然首先来源于身体的不适，这种不适就是症状。所以，人类对疾病最初的认识必然是来源于症状。有了症状就要想办法去解决它。在这个时期，症状可以直接指向治疗。这就是关于症状的治疗，"马王堆医书"中的《五十二病方》中，很多的所谓的"病"本身就是症状。进一步发展人们就会发现，某些症状之间具有一定的关联度，它们经常连带性地出现。这时就会出现症候群的概念。我们说早期的经络学说即带有强烈的对症候群的认识，如对《足臂十一脉灸经》中足臂十一脉的认识就完全可以从症候群的角度展开。古人还发现，一些特定的事件可以引起人体的症状，这就是病因。《左传·秦医缓和》中的"阴阳风雨晦明"就是古人对疾病病因的最初的认识。对疾病的下一步的理解就是在病因与具体症状之间建立起可行的逻辑通道。从病因最终指向症状需要建立一系列的中间概念，也需要完成一系列的流程管理。在此阶段中，一步步建立了中医基本的生理病理概念。我们所说的五行脏腑、经络不外乎此。而从具体症状一步步反推至病因，或以某一病因的假设为基础一步步地推衍出众多的临床症状，正是中医病理学思维的过程。但这并不是问题的全部。对医生来说，各种各样的理论探讨无非是为最后的治疗做铺垫。理论就是为实践而生的。但这时问题出来了，是什么样的因素真正指引我们走向正确的治疗？

正像我多次指出的，中医学与西医学最大的区别就是认识事物的方式不同。西医学是以还原论的方式认识疾病。所以，不管是临床研究还是实验室的研究，都要尽量控制研究的相关变量，使相关变量越少越好。如大量的临床研究中，20 岁以下的人群属于排除对象，55 岁以上人群属于排除对象，妊娠及产后哺乳期女性属于排除对象。在很多临床研究中某些常见疾病也是排除对象，如高血压、糖尿病、心脑血管病等。实验室研究则要求更为严格，如实验小鼠必须指定某一特殊谱系。这一切都是为了通过控制变量来减少实验的误差。

中医学则不同，由于技术水平的限制，它是且只能是基于归纳与回归的认识模式。于是，为了完成对某一疾病的认识，它必须尽可能地考虑所有相关因素对疾病的影响。在这个体系之下，每一个额外的因素都成为一个新的变量，叠加在最初的病因之上。所以，我们有了病因，还有诱因；而疾病发展过程中产生的病理产物又成为新的病因。对同一个疾病，年龄不同、地域不同就可以产生不同疾病反应与治疗方案。在这些纷繁复杂的相关因素中，我们应该抓住哪个因素进行治疗？这时病机就出现了。病机就是那个最佳的治疗切入点，这个理念则只能产生于多因素相关的疾病认识体系之中。

2. 病机与病理

在简维维主编的《中医基础理论》中，病机的概念如下：病机即疾病发生、发展与变化的机理。亦即病因作用于人体，致使机体某一部位或层次的生理状态遭到破坏，产生或形态或功能或代谢等方面的某种失调、障碍或损害，且自身又不能一时自行康复的病理变化。显然，这个定义自身就已经指出病机与病理基本上是可以画等号的。孙广仁所主编的《中医基础理论》则指出：病机指疾病发展变化的规律和机理。显然这也是中医病理学的内容。

在不同的专家眼中，病机可以与病理产生巨大的关联。有些专家认为病机就等于病理，或者病机就是病理的一部分。但是，我们至少可以理解，病机理论是中医学所特有的认知模式。与病理概念在古籍中出现的频率相对较少不同，"病机"这个词却是由来已久。《素问·至真要大论》中就已经多次提到病机的问题。

原文 本乎天者，天之气也；本乎地者，地之气也。天地合气，六节分而万物化生矣。故曰：谨候气宜，无失病机。此之谓也。

以厥阴、少阴、太阴、少阳、阳明、太阳6种气机的变化将一年分为6个不同的节段。此六气交错往来。六气之中来源于天的，是天之气；来源于地的，是地之气。天地之气，合为六气，将一年分为6个节气。正是节气的分化而产生世间的各种生物。所以，认真地观察，等待不同节气的变化，就不会失去治疗疾病的关键。

原文 黄帝曰：善，夫百病之生也，皆生于风寒暑湿燥火，以之化之变也。经言盛者泻之，虚则补之，余锡以方士，而方士用之尚未能十全。余欲令要道必行，桴鼓相应，犹拔刺雪污，工巧神圣，可得闻乎？岐伯曰：审察病机，无失气宜，此之谓也。

黄帝说：太好了，大凡各种疾病的产生，都是风、寒、暑、湿、燥、火这六气的变化及相互之间的转化。所以书上才会说"盛者泻之，虚则补之"。我已经将这些原理与法则告诉那些医生，但是医生们的临床疗效却不是很好。我想让这些重要的原理得到广泛的流传，想要医生的疗效达到桴鼓相应，像拔去身体的刺疼痛就会立刻缓解，擦掉污渍器物就会重新变得光亮一样，让医生们达到神圣工巧这样的境界。岐伯说：审慎地观察疾病变化的特征，不要疏忽气机各自的特点，就是观察与处理问题的关键点。

在第一段内容中，"气宜"在前，"病机"在后，这里的病机强调的是气机转换的关键点。第二段内容中，"病机"在前，而"气宜"在后，这里的病机强调的是疾病的特征性现象。这样我们就能明白病机定义的关键了。首先要明确形成病机定义的前提，在中医的疾病观中，疾病是一个不断变化着的事件。然后我们才有了病机的认识，即疾病每一个节段的特征，或不同节段之间转换点。其次，在疾病的发展过程中，病机既可以是一个片段，也可以是一个具体的时间点。第三则是研究病机的目的，即病机是直接为处方用药服务的。正如病理是对疾病发生、发展、变化的一般性的内在机制的探讨，病机是直接为治疗服务的，所以在黄帝的论述中明确提到了疗效的问题。

如果从病理的角度来看待疾病，它就像是一条河流。疾病的整个发生、发展、转归的全过程都属于病理的内容。不管它转热了，转寒了，转湿了还是转虚了，它都没有出离我们对病理概念的认知范围。在疾病发展的过程中，病理变了吗？其实，疾病的病理本身是有一致性的。它首先有一个特定的源头，然后，这条河流在它流动过程中会因为外界环境的变化而出现各种不同的变化。这之间的种种变化共同形成的我们对这个疾病病理的认识。

事实上，作为医生，我们并不想看着疾病的河流一路向前。医生的责任恰恰是中止它、打破它，中断疾病的自然流程。那么，在什么地方下手呢？理论上，在疾病发展过程中的任何一个点都可以下手处理。实际上，在不同的阶段有不同的选择。这里边既有对疾病本体的流向以及对周围环境的判断，也有基于工具的特征与处理方法的选择。这就是"审察病机，无失气宜"的内容了。

所以，从临床治疗的目的上来看，病机与病理是不一样的两件事。对病机的提法，传统中医一直都有，而且很明确。这是因为中医理论本质上是结论导向的，这也是试错法的特点。而针对病理的提法则相对模糊；但是，针对疾病的发生、发展、变化的观察与其内在机制的研究探索则一直都在进行。

3. 认识病机

事实上，古人在叙述疾病的治疗及变化时，是经常直接使用"病机"这个词的。如明·李时珍在《本草纲目·神农本经名例》指出："欲疗病，先察其原，先候病机。"但是在《黄帝内经》中，大量使用的仅有"机"字，以此来代替病机。按《说文解字》，"机"从木，机通"积"，"几"即数量，义取累积，积木生机，助缘合因，至取正果，意思是木材堆积之后产生的新的生机，引申为事物从量变到质变的那个瞬间，后来则引申为事物发生发展变化的关键。《资治通鉴》曰："成败之机，在于今日。"都说明"机"是事物发展变化的关键点。《列子·天瑞》曰："万物皆出于机，皆入于机。注：机者，群有之始。"在此处"机"又指事物变化的理由与开始。从这个角度就可以认为"病机"即疾病发生、发展、变化的关键点，也是针对疾病治疗的关键点。

《灵枢·九针十二原》中提到："机之动，不离其空。空中之机，清静而微。其来不可逢，其往不可追。知机之道者，不可挂以发，不知机道，叩之不发。知其往来，要与之期。"一般的解释都是以迎随补泻立论，认为这段文字的意思是懂得气机虚实变化的医生治疗不会有丝毫的误差，不懂气机虚实变化的医生好比箭在弦上而不发射，贻误治疗时机。治疗方案则不可实实虚虚，而应该补虚泻实。如此解释的原因则在于《灵枢·小针解》。

原文 上守机者，知守气也。机之动，不离其空中者，知气之虚实，用针之徐疾也。空中之机，清净以微者，针以得气，密意守气，勿失也。其来不可逢者，气盛不可补也。其往不可追者，气虚不可泻也。不可挂以发者，言气易失也。扣之不发，言不知补泻之意也，血气已尽，而气不下也。

"上守机"的意思是高明的医生能够诊察脉气的情况。"机之动，不离其空"是说明医者可以通过诊断气机变化的虚实状态来判断用针的徐疾快慢不同手法。"空中之机，清净以微"是说针刺之时要注意得气的感觉，如针下已经得气，就要注意守护住得气的感觉，不要失去。"其来不可逢"是说气刚来时，为邪气正盛的时候，切不可用补法。"其往不可追"是说邪气已去正气将未恢复之时，不可以用泻法。"不可挂以发"是说得气的感觉很容易丢失，应细致地观察与维护这种感觉。气之往来，及时运用补泻，不能有丝毫的差错，否则气机易失就难达到预期的疗效。"扣之不发"是说医者不懂得补泻的意义，导致血气竭绝，而不能祛除邪气。

这段文字本是《黄帝内经》中不同的篇章之间的自我注释。很明显，这段解释是很别扭的，其关键就是将"机"理解为气机，"发"理解为实际的操作。《九针十二原》的理解换了一种方式，效果完全不同。

原文 粗守关，上守机。机之动，不离其空。空中之机，清静而微。其来不可逢，其往不可追。知机之道者，不可挂以发，不知机道，叩之不发。知其往来，要与之期。

那些粗劣的医生只知按照四肢关节穴位的分布特点进行治疗。高明的医生则是寻找疾病的关键点来治疗。疾病内在机制的变化并不是有形的。那些无形的、内在的变化都是非常精细的。变化发生时是不可以提前治疗的，变化过去了才治疗也不会有效。明白疾病变化的关键，就像是掌握了弓弩的机关一样。知道机关的妙处，头发丝那样的力量都可以将弩箭发出；不知道弩机的妙处，就算是用手敲击也不能发出弩箭。要想掌握人体疾病变化的关键点，就要提前进行分析与研究。

这段文字的翻译明显很畅顺。其关键就是将"机"理解成为"关键点"，而这其实是机的本义。还有就是对"发"的理解。文中的第一个"发"是头发的发，第二个"发"则是发射的发。所以全段的意思是寻找疾病变化的关键点。这个关键点就是对病机概念的使用，"机"同时也是弩机的"扳机"。在古书中，仍有类似的用法。

五代时谭峭在《化书·转舟》说："转万斛之舟者，由一寻之木；发千钧之弩者，由一寸之机。"意思是转动重达万斛之重的大船，只需要有一丈长的浆舵就够了；击发力达千钧的弓弩，只需要控制好一寸大小的弩机。

黄元御《灵素微蕴·齁喘解》再次提到了这个道理："所谓发千钧之弩者，由一寸之机，转万斛之舟者，由一枨之木也。"

明·张景岳《妇人规·十机》对病机的认识做了进一步的说明。原文曰："合与不合，机有十焉，使能得之，权在我矣。一曰阖辟。乃妇人之动机也。气静则阖，气动则辟。动缘气至，如长鲸之饮川，如巨舣之无滴。斯时也，吸以自然，莫知其入，故未有辟而不受者，未有受而不孕者。但此机在瞬息之间。若未辟而投，失之太早；辟已而投，失之太迟。"此处"机"正是"时机"与"关键点"的意思。文中有云："若未辟而投，失之太早；辟已而投，失之太迟。"这段文字与《黄帝内经》中"其来不可逢，其往不可追"的用法是一致的。

清·罗浩《医经余论》说："医者精于四诊，审察病机，毫无遗误，于是立治以用药，因药以配方……上工之能事也。"本段文字首先明确审察病机是很高明的医生才能做到的事情。其次明确了病机是临床处方用药的前提，同时病机也是四诊合参、辨证论治的结果。

理解了病机是为治疗服务的，是立足于疾病现象与病理结论，对疾病的某个时段所做的特征性的描述，就可以明了病机有可能是我们之前对疾病状态与内在机制的描述中的任何一种。例如：人们对疾病的认识与治疗都是从一个个症状开始的，所以对病机的认识可以是主症。同样道理，不同的症状集合成症候群，所以，病机也可以是症候群。当然病机也可以是病因、病性、体质或者病理的某一个点。只要是临床医生所选定的、具有一定规律性的知识，都可以成为病机。当然，选是一回事，选的对不对，又是一回事。所以《九针十二原》才有"空中之机，清净而微者"的说法。

二、病机当审

当我们进入临床时，并不是随便抓住疾病的某一个要点即可治疗。而是要根据疾病发生过程中不同相关因素的主次先后，参照疾病的病理变化，选择合适的切入点，才能取得事半功倍的效果。

清·怀远《古今医彻·应机》对从病机角度处理问题提出了自己的看法。

原文 凡病可以意料也，而不可以意逆。料则任彼之情形，逆则执己之臆见。有如素实者，而有一时之虚，则暂理其虚。素虚者，而有一时之实，则微解其实。此机之从缓者也。实证而攻之过甚，宜峻补以挽之；虚证而补之太骤，宜平剂以调之。此机之从急者也。热者清之，及半即止，继以益阴；寒者热之，大半即安，继以调和。此机之从权者也。

医者临证之时，可以对疾病的发展变化进行判断，但不可随意地以主观判断分析疾病的变化。正常的分析判断应该是客观面对疾病的变化。主观的判断就只管自己的想法，而不管客观现象。患者平素身体充盛，因为某些原因临时出现了虚损的情况，这时应该先处理疾病虚损的情况。患者素体虚弱，现在仅仅是临时出现了实证，这时就应先临时处理疾病偏实的状态。前述的这种情况就是针对疾病的本质从缓治疗的情况。另有一些患者本身就是实证，但因攻伐太过出现了虚象，这时就要使用大补的方法进行治疗。患者本身是虚性的体质，但因为补益太过病情变化，就要用平和通达的方法来治疗。这些则是根据病情变化需要急切处理的情况。如果患者是热证，就应该用清热解毒的办法来治疗；但是，热退一半即需停用清热之法而改用养阴润燥的方法来治疗。如果患者是寒证，就应该使用温热的办法来治疗；但是，寒退大半就需停用温阳散寒之法转而使用调和的方法来治疗。这就是根据病情的具体变化而做临时调整的治疗方法。

本段文字提出了临床常见的3种不同的治疗疾病的变化类型。分别提出"机之从缓者也""机之从急者也""机之从权者也"3种不同的处理模式，而此处对"机"的解释很明确，就是治疗的关键点或切入点。

当然，真的走向临床，寻找治疗疾病的关键点绝非易事。明·皇甫中《明医指掌·病机赋》对病机的内容做了广泛的探讨。《病机赋》本是歌赋体裁，为了将自己的意思说明白，皇甫氏在原赋之中多加注释，形成了独特的体例。

原文 病机玄蕴，脉理幽深，虽圣经之备载，匪师授而罔明。（病之枢机，脉之奥理，虽《素问》《脉经》之所备载，初学人若非师口传心授，曷能穷其底蕴哉！）

病机的道理是非常深远的，脉学的道理也是非常深刻的。虽然在圣贤的著作中病机与脉理已经说得非常完备了，但因为这些道理本身非常高深，所以学习的时候一定要老师指点才能明白。病机是疾病变化的关键点，就像枢机一样重要。（脉诊的道理也是非常奥妙的。虽然《素问》《脉经》这些前人的著作将它们说得很完备了，初学医学的人如果不能得到老师的亲口讲解与用心指教，又怎么能够真正明了这些知识呢？）

显然，皇甫氏认为病机的内涵是极为深远的，它的具体内容已经载入前人的著作之中。但是对病机理论的深入认识与具体运用则非得要有老师口传心授才能明白。从而提示明辨病机之难。在原赋的内容之中，既有属于外感六淫的病因学内容；又有属于气机变化的病理学内容；还有命名为"八要"的病性与病位的内容；还有属于体征的脉象内容；最后的指向则是治疗学内容，如"土郁夺之，谓攻下，使无壅滞也。木郁折之，谓抑之，制其冲逆也"。

以上这些文字首先提示病机是会变的，医者的处理必须是灵活的，要从实际出发；其次也说明了病机并不是显在的、直观的，须医者根据具体情况分析、辨别、斟酌。

第二节　在临床中使用病机

病机与临床治疗密切相关。所以我们对病机的认识也应当从临床出发，寻找治疗疾病的最佳切入点。前文提到，病机的认识因人们对疾病的认识而逐渐明朗。而对疾病的认识则是从症状诊断到病理诊断逐渐加深。那么，我们对病机的认识也需从这些方面展开。所以，临床角度对病机的认识可以是从症状到病因、病理的任何一个区间。只要方法确定，病机即之所在。

一、从临床现象明辨病机

出色的医师可以从临床现象中找出治疗的切入点。

1. 症状辨病机

古人对疾病的认识是从症状开始的，最初的治疗也是针对症状的，所以很多情况下选择以主症为病机。

原文 温疫下后二三日，或一二日，舌上复生苔刺，邪未尽也，再下之。苔刺虽未去，而锋芒已软，然热渴未除，更下之。热渴减，胎刺脱，日后更复热，又生苔刺，更宜下之。余里周因之者，患疫月余，苔刺凡三换，计服大黄二十两，始得热不复作，其余脉证方退也。所以凡下不以数计，有是证则投是药。(《温疫论·因证数攻》)

如果温疫伤人，需用下法。用过下法之后，过了二三天，又或者过了一二天，患者的舌面上又开始长舌苔，舌苔粗糙如刺，说明毒邪尚未排尽，就需要再次使用下法。若舌苔如刺，虽然未能消失但是已经变软，而且口中干渴、心烦潮热，就还要接着使用下法。如果口渴烦热的症状减轻，舌苔的粗糙感消退，数日之后，患者再次发热，伴见舌苔粗糙如刺，那么就还得用下法。我的邻居周因之患有温疫之疾，长达月余。患者舌苔粗糙如刺，反反复复，退而复长，达三次之多，病程之中合计服用大黄达到二十两热势才完全消退，然后脉象才渐渐正常，其他的症状才渐渐消退。所以，用下法关键不在于用了几次，有了相关的主症就可以使用这样的方药。

在本文段文字中，吴氏要强调的是"凡下不以数计，有是证则投是药"。此处的"是证"即指"舌苔粗糙起刺"这个症状。故此文之辨是以主症为治疗的切入点，即以主症为病机。

古人也以对症状的具体分析、分类作为切入点展开治疗。

原文 有声无痰者，生姜、杏仁、升麻、五味子、防风、桔梗、甘草。无声有痰者，半夏、白术、五味子、防风、枳壳、甘草，冬月需加麻黄、陈皮少许。有声有痰者，白术、半夏、五味子、防风。久不愈者，枳壳、阿胶。(《医学启源·咳嗽》)

大凡咳嗽一病，如咳嗽有声但是咯痰不多，此时药用生姜、杏仁、升麻、五味子、防风、桔梗、甘草。如果咳嗽之时声音不显，反而咯痰较多，此时药用半夏、白术、五味子、防风、枳壳、甘草；如果是冬天出现了类似的情况，还需再加少量麻黄、陈皮。如果患者又有咳嗽声重，又咳嗽咯痰，此时药用白术、半夏、五味子、防风。如果咳嗽久久不愈，则当使用枳壳、阿胶来治疗。

这段文字中，首先要明确此时的咳嗽是以症状为病名。所以，张氏治疗也是从症状出发。但是他将咳嗽一症按其特点及相关症状的变化分为4类，然后按类别之不同进行治疗。故此法虽然也是以症状为切入点。但更准确地讲，却是以对症状的分类与分析来建立治疗的切入点。

2. 从症候群辨病机

随着古人对疾病认识的加深，当古人发现数个症状往往连带发生，就建立了症候群概念。而症候群则是病机的重要内容。与症候群相关的内容在《伤寒论》中比比皆是。

【原文】 伤寒五六日，中风，往来寒热，胸胁苦满，嘿嘿不欲饮食，心烦喜呕，或胸中烦而不呕，或渴，或腹中痛，或胁下痞硬，或心下悸，小便不利，或不渴，身有微热，或咳者，小柴胡汤主之。（《伤寒论》第96条）

得了外感风寒之疾，在之后的五六天，患者会出现一时怕冷一时怕热，胸胁两边胀满不适，情绪低落不想饮食，心中烦满、时时欲呕，或者有胸中烦闷但没有想呕吐的感觉，或者口中烦渴，或者腹中疼痛，或者胁下痞硬不适，或者心下悸动不已，或者小便不利，或者身体微微发热，或者咳嗽。都可以用小柴胡汤治疗。

这一段文字也全是以症状为主，是患者外感中风之后有可能出现的症状。其中往来寒热、胸胁苦满、嘿嘿不欲饮食、心烦喜呕四症往往连带出现，故为症候群。此四症出现即决定了治疗的主方，即小柴胡汤。其余数症为或然症，指导着小柴胡汤的具体变化。此处即以"症候群"概念为切入点，也是以症候群为病机。

【原文】 太阳与阳明合病，喘而胸满者，不可下，宜麻黄汤。（《伤寒论》第36条）

在外感风寒的病程中，如果出现了太阳病与阳明病共同发病的情况，患者喘促而且胸闷，不可以直接用下法，而需要使用麻黄汤，利用表散的方法来治疗。

在本段文字中，太阳病显然指的是发热恶寒、头身疼痛之类的症状，阳明病则指的是大便不畅的情况。在这种情况下，如果又有喘促胸闷，就是使用麻黄汤的指征了。这段文字中太阳病与阳明病显然是症候群的概念。

明·吴又可《温疫论》也使用到了类似的认知模式。如《温疫论·注意逐邪勿拘结粪》提出："温疫可下者，约三十余证，不必悉具，但见舌黄，心腹痞满，便于达原饮加大黄下之。"此处以温病的诊断为前提，以"舌黄，心腹痞满"为症候群，再加上其他温病可下症状中的一种症状，即构成使用下法的症候群。这也是以症候群为病机的思路。

3. 脉证辨病机

临床上还可以从脉证合参的角度确定病机。

〔原文〕 寸口脉沉而迟，关上小紧数，瓜蒌薤白白酒汤主之。(《金匮要略·胸痹心痛短气病脉证治》)

胸痹病，如果手腕部寸口脉的寸脉沉而且迟缓，关脉形态紧细而偏数，就应该用瓜蒌薤白白酒汤来治疗。

〔原文〕 伤寒则脉紧身寒，中暑则脉虚热炽。(仲景云：脉盛身寒，得之伤寒；脉虚身热，得之伤暑。)暑当敛补而清，寒可温散而去。(暑伤气，故多汗，宜敛汗而补虚，如清暑益气汤是也。寒伤荣，故无汗，需发表以散邪，如麻黄汤是也)。(《明医指掌·病机赋》)

若是外感风寒，则发为紧脉而身体怕冷；若是暑邪伤人，就会脉象虚大而身体发热。(仲景曾经说过：若患者脉象大而有力，并且怕冷，就是伤寒之证；若患者脉虚无力而身体灼热，就是中暑之证。)如果是暑邪伤人，就应当使用补益收敛而清润的办法来治疗；如果是寒邪伤人，就应当使用温暖发散的方法来治疗。(暑邪可以损伤人体的卫气，气虚则不敛，故患者多汗，治疗应当敛汗同时加用补气的方法，处方应当使用清暑益气汤之类的方药。寒邪可以损伤人体的荣气，荣气不足肌肤失于滋润，则会无汗，治疗则应当使用温散发表的方法来发散寒邪，可以使用麻黄汤之类。)

二、从对疾病的分析中辨病机

病机当然也包括病因、病理、体质这些相对比较深层次的、需要进行分析判断才能得到的疾病发生与变化的内容。《素问·至真要大论》之中就已经有很多的以病因、病理为病机的内容。后世则将《至真要大论》中的这些内容命名为"病机十九条"。

1. 以病理辨病机

以病理概念为出发点，从脏腑辨证的角度引申出病机的理论。

【原文】 诸风掉眩，皆属于肝；诸寒收引，皆属于肾；诸气膹郁，皆属于肺；诸湿肿满，皆属于脾。诸痛痒疮，皆属于心。（《素问·至真要大论》）

凡是因为内风发病，出现震颤眩晕的病证，都属于肝气病变的范畴；凡是因为内寒而发病，出现肢体筋脉拘急挛缩的情况，都属于肾气病变的范畴；凡是因为气机郁滞不畅而发病，出现胸闷气结的情况，都属于肺气病变的范畴；凡是因为内湿而发病，出现四肢肿胀，腹部胀满的情况，都属于脾气病变的范畴；凡是那些身体疼痛，肢体瘙痒生疮疡的情况，都属于心气病变的范畴。

以病理概念为出发点，将对病位的认识引为病机理论。

【原文】 诸厥固泄，皆属于下；诸痿喘呕，皆属于上。（《素问·至真要大论》）

凡是那些肢体厥冷不温、二便不通或失禁的情况，都属于下焦的病变；凡是肢体无力、气短喘息、时时欲呕的情况，都属于上焦的病变。

2. 以病因辨病机

以病因的概念为出发点，将六气运化的认识引为病机理论。

【原文】 诸热瞀瘛，皆属于火……诸禁鼓栗，如丧神守，皆属于火；诸痉项强，皆属于湿；诸逆冲上，皆属于火；诸胀腹大，皆属于热；诸躁狂越，皆属于火；诸暴强直，皆属于风；诸病有声，鼓之如鼓，皆属于热；诸病胕肿，疼酸惊骇，皆属于火；诸转反戾，水液浑浊，皆属于热；诸病水液，澄澈清冷，皆属于寒，诸呕吐酸，暴注下迫，皆属于热。（《素问·至

真要大论》)

凡是身体发热，并且有视物昏花、肢体抽搐这些症状的疾病，都属于火邪伤人；凡是有言语困难、口齿不利、意识不清这些症状的疾病，都属于火邪伤人；凡是有四肢活动不利、颈项强急等症状的疾病，都属于湿邪伤人；凡是有气逆上冲症状的疾病，都属于火邪伤人；凡是有胸腹胀满、腹部肿大症状的疾病，都属于热邪伤人；凡是情绪不安定、四肢躁动不安甚至发狂而举动异常的疾病，都属于火邪伤人；凡是突然发生肢体强直的疾病，都属于风邪伤人；凡是发病以后呻吟不止，腹部胀大，叩之如鼓的疾病，都属于热邪伤人；凡是发病以后肢体浮肿、疼痛、酸楚，惊骇不安的疾病，都属于火邪伤人；凡是转侧不定，肢体挛急，排出的小便浑浊不清，都属于热邪伤人；凡是发病以后排出的小便清亮而寒冷，都属于寒邪伤人；凡是出现呕吐反酸、剧烈腹泻、肛门不爽的疾病，都属于热邪伤人。

3. 以体质辨病机

我在体质学说之中专列一节讲述体质与治疗的关系。在此之时，就是将对体质的判断引申为病机，从而建立疾病的治疗方案。

原文 订七方而施药石，当推苦乐志形。（七方者，大、小、缓、急、奇、偶、复也。方所以因病而订，人有形志俱乐者，有形志俱苦者，有形乐志苦者，有形苦志乐者，有形数惊恐者之不同，用药订方当知此理。）

（《明医指掌·病机赋》）

临证之时，医者要想按照七方的理论确定处方用药的规范，首先要确定患者的性格特征与体质特点。（七方是指大、小、缓、急、奇、偶、复7种中药处方制剂的规范。具体的处方结构固然是随病情的变化而制作，更重要的则是根据患者的体质状态而确定。体质是体态与性格的统一。有的人体态舒展而性格乐观，有的人体态拘束而情格悲观，有的人体态拘束而性格乐观，有的人时有惊惧。处方用药应当明了体质因素与疾病变化密切相关的道理。）

将以上内容总结一下可以看到，因为病机的概念来源于关键点的认识，所以前人对病机的表述往往简单直接，用词不多，病机十九条即是如此。

且病机描述多用断语，即直接给出判断，如"日咳三焦火，夜咳嗽肺家寒"。从临床实践看，病机的判断具有时效性，即顺着疾病的变化发展，疾病的病机也会出现顺应性的变化。故《黄帝内经》才说"其来不可逢，其往不可追"。如临床上常见的寒郁化火之证，病初起为寒邪，当散寒；至其化火则为热邪，当清热了。然后就是病机的表现形式多样。最后，则是病机的可解释性。正因为病机是断语，所以临床上常常又要为这个判断做解释。所以后世对"病机十九条"的解释不绝于缕。

第十三章

再论辨证论治

在总论部分已经讲过辨证论治的问题。在总论中，更多的是从辨证论治的理论特性来进行讲解与分析。但从临床角度如何理解，以及如何在临床中使用辨证论治的概念，这就得先建立基本的中医学概念与认识体系，如脏腑五行、气血经络，然后才能认识与理解辨证论治在临床中的价值与意义。从临床角度讲，认识辨证论治的要点无非就是两个：一个是辨什么，一个是怎样辨。辨什么，指的是需要明了辨证论治的对象及来源；怎样辨则指的是使用辨证论治的原则与方法，以及辨证论治的目的与结果。

第一节　理解辨证论治

正像第一届国医大师干祖望前辈所说，在1949年以前，中医根本就不知道什么是辨证论治。但当我们说到辨证论治时，则会提到可以在宋以前各种典籍中见到的辨证内容。可见，一方面辨证论治的内容往往是不确定的，一直都在发展之中；另一方面，辨证论治这种认识方法一直处在"百姓日用而不知"的状态。到了辨证唯物论成为显学，辨证论治的观点才成为大家公认之事。但现代中医学体系内部对辨证论治的认识仍有争论之处。

一、对辨证论治的不同理解

任应秋老先生于1957年就已经提出自己对辨证论治的看法，见《中医病理学概论》："中医辨证论治的方法，是依据机体病理变化的若干症候群，辨识为某种性质的证候，而确定其治疗。因为，它认为构成证候的症候群，就是病理机转的具体征象，而证候就是病理机转征象的总和，也就是对疾病总的观察和认识。根据总的观察、分析和认识进行治疗，便是辨证论治。"这里可以明确看到，任老辨证论治的核心观念即在于"症候群"。以"症候群"指代辨证的"证"。临床中先找到症候群，再从症候群出发，建立对疾病的观察与认识，最后建立治疗方案。

症候群建立于对西医学的认识与理解之上，意指当出现一个临床症状时，会伴有另外几个症状同时出现。这一群症状的出现是固定搭配的，若将其统一起来进行观察则称为症候群，也叫综合征。临床常见的有帕金森综合征、肾病综合征。任老借鉴了这个概念来理解辨证论治的研究对象。

从西医学角度讲，发热患者来了怎么办？先查血常规，看看患者是细菌感染还是病毒感染。如果是细菌感染用抗生素，病毒感染用抗病毒药。如果不是感染问题呢？那就得接着查，看是血液病还是自身免疫病。明确诊断之后才能谈到退热的问题。从这个角度看，我们才会说西医学是先进的。

中医见到发热怎么处理？叶天士指出，对温热病的治疗在卫汗之可也，到气方可清气，入营犹可透热转气，入血直须凉血散血。意思是对于发热性疾病的治疗，不只是简单的退热，应根据疾病的性质与严重程度分别制定治疗方案。所以不能一见发热就给上一堆退热药，得先分析患者发热是因为寒邪还是热邪，是否兼杂有气虚、肾虚、食滞、湿困。只有将这些问题都搞明白了才可以处方用药。

从症候群的角度看中医的临床治疗，只有一个发热症状显然不能直接引出具体的治疗方案。这时还要看临床症状中有没有特定的兼杂症出现。如果有了其他的症状伴随发热同时出现，我们就可以将主症与兼杂症同时考虑，建立疾病的演化模型才能确定治疗方案，这就是症候群的思想。体温升高，伴有手足烦热、咽喉疼痛、汗出、关节痛，这是温病的发热，要用清热解表的方案处理。体温升高，伴有全身怕冷、手冷足冷、身痛、无汗，这是受寒的发热，要用辛温解表发汗的方案治疗。体温升高，伴有食欲下降、头昏腹胀，这就是湿困了，属于湿温的范畴。所以，当我们面对患者时，一方面要寻找患者的主要问题；更重要的则是将主症与兼杂症作为一个整体，完成一个统一的、一致性的判断。根据这个判断来完成对治疗的规划。这就是任老先生的关于辨证论治的思想。

1957年秦伯未在《江苏中医》发表的《中医辨证论治概说》指出："辨证论治的意义：辨是分辨、鉴别，证是证据、现象，论是讨论、考虑，治是治法，就是治疗的方针。"可以说秦老对辨证论治做了逐字解释。在此四字之中，证是核心，它既是证据又是现象，所以只能是临床的症状。从这个角度看，辨证的出发点是症状。辨证的目的是什么？辨证的目的当然是治疗，即施治。那么，"辨证"的结论是什么呢？在同一篇文章中秦老说了："中医在临床上所说的根本，本人意味着有两个方面：一方面是病因，另一方面是主证"。这里所说的根本就是辨证的结论。所以，将辨证论治这4个字重新组合，即是辨证求本，因本施治。本是什么？本是病因与主症。

任、秦两位老先生对辨证论治的解释从表面上看是不兼容的，但他们所表达的内涵是相同的。我们中医的临床治疗并不是对症状的直接处理；而是通过分析判断，寻找疾病更深层次的理由，然后对疾病更深层次的理由进行治疗，从而取得良好的临床疗效。而这个疾病的更深层次的理由也可以叫作"证"，也可以叫作"本"。

在古代的文字中"症"与"证"是不分的。但在现代，我们有必要将这两个字做出区分。属于事物表象的内容，如疾病的症状，我们用"症"来表示。属于事物本质的部分，即脱离了疾病具体表现的内容，如疾病发展变化的内在机制，就叫作"证"。通过表象寻找疾病本质的过程，就叫作辨证。

二、何谓证候

明白了什么叫辨证论治，接下来就得搞明白疾病更深一层的本质是什么。即辨证论治的"证"应该做何解释。

任应秋老在1974年版《中医学基础》解释道："证是什么，证就是症候的简称。""辨证的'证'，是证候的简称，是疾病发展阶段中的病因、病机、发病部位、疾病性质、邪正双方力量对比等方面的概括，也是对与其相适应的疾病本身所反映的各种症状的概括。从某种意义上讲，证候就是中医的诊断结论"。任老对中医症候群概念做了进一步引申，认为证即是对疾病的诊断。对疾病现象所做的一切分析判断的结果都叫作"证"。所以，证可以包括病因、病机、病位、邪正等一系列的概念。

任老所作的"证"实际上也有双重含义。第一重含义是分析推理的结果。病因病机等都属于这个内容，因为这一部分内容是隐含的，要通过推理才能够知道。像疾病的病因、病机、病性，这些都是看不见摸不着的，我们只有通过对症状的分析判断才能得到。它牵涉对疾病的进一步分析。如讲病因有风、寒、湿、热等，讲病性则有寒、热、虚、实等，讲病位则有在表在里、在上在下、五脏所主、经络所属等。这些都是对病情进行分析判断的结论。第二重含义则是对临床现象进行总结与概括的推断。这就又回到症候群的概念了。当我们面对疾病时，首先要面对一大堆的疾病症状。将这一大堆的症状分类整合就形成了证的概念。例如患者有身困乏力、气短懒言、面色㿠白这一堆症状，就可以将其归纳为气虚证。若再有别的相关症状，又可以对诊断做进一步深化。如加心悸、心慌、记忆下降，就是心气虚；若两胁虚胀、情志不畅、心虚胆怯，就是肝气虚；若手足无力、食欲下降、腹胀便溏，那就是脾气虚；若加胸闷气短、咯痰无力、自汗神疲，就是肺气虚；加腰酸腿软、早泄、尿频，就是肾气虚。所以任老提出证就是中医诊断的结论。从这个角度看，证是一个非常大的、包含有各种内容的概念。

邓铁涛老在《中医症候规范》中提到："症候是疾病发生和演变过程中

某阶段本质的反映。它以某些相关的脉证不同程度地揭示病因、病机、病性、病势等,为论治提供依据。"这句话的关键是前半句,强调"证"的阶段性,认为"证"只是疾病发生、发展过程的一个片段。所以,它只是不同程度地揭示病因、病机等内容,而不揭示疾病的本质。例如我们说一个患者上呼吸道感染,久治不愈引起肾病综合征。那么他应该经历了外感风寒、郁而发热、久病入络、痰瘀互结。这4个词分别表达疾病发展的4个阶段。按照的邓老的定义,证只是疾病发展过程中某阶段的本质的反映。所以这个患者的证候只是在其疾病发展过程中某阶段的问题,即只能是这4个阶段中的一段。从这个角度讲,"证"又是个很局限的概念。

1990年召开的"全国中医病名与证候规范研讨会"将证候定义为"证候是一种证名(或证型)相关或相应的症状和体征,也可以说是诊断或判定证名(或证型)的一组症状和体征"。证候即可以是特定的症状与体征,也可以是一组症状和体征,还可以是特定的诊断,所以也就体现不出证候的特殊性与必要性。

三、理解辨证论治的内涵

按照《中医学基础》的观点:"所谓辨证就是将四诊所收集的有关疾病的各种现象和体征加以分析、综合、概括、判断为某种性质的'证候'。论治又叫施治,则是根据辨证的结果确定相应的治疗方法。"显然这个定义更强调的是归纳的原则。同时该定义缺乏对证候的进一步说明。我们可以认为,只要是能够指导临床处方用药的纲领性的内容,不论其是病因、病机还是病性等,皆可以命名为证候。

任应秋老在《中医学基础》提出辨证即是把疾病所表现的复杂症状经过综合、分析而判断为某一种"证候"的过程。显然,任老认为"证"是辨证的结果。秦伯未老在《江苏中医》中还指出:辨证论治也可说成辨证求因、审因论治、依法定方的一个治病过程。两位老先生的论述进一步明确了病因、病机等一定属于辨证的内容。而秦伯未则进一步提出辨证论治是一个"过程"。

孙广仁主编的《中医基础理论》则指出：由于证是疾病过程中某一阶段或某一类型的病理概括，只能反映疾病某一阶段和某一类型的病变本质，故中医学在辨识证时要求同时辨明疾病的病因、病位、病性及其发展变化趋势，即辨明疾病从发生到转归的总体病机。这个概念强调了证只是疾病发展过程中的片段。显然，这个认识是承接邓老的观点的。但它更进一步提出了辨证的证是与病因、病位、病性平行的概念。

显然，诸位前辈的理论结论不同。其关键在于：第一，辨证论治的证产生于疾病的全过程，还是其中的一段。第二，辨证的证是一个全新的概念，还是病因、病机、病位、病性等概念的新的表达。所以，我们可以换个角度思考这个问题。即在"辨证论治"这个词组中，辨证只是手段与过程，论治才是目的。所以，可以从论治的角度来考虑问题。

以治疗为落足点看辨证论治，这时我们所说的辨证论治就是如何引导诊断，完成治疗。这方面古人的论述就比较多了。

有一本书叫《脉因证治》，它的书名就是辨证论治的内容。书中说："先求诸脉，而因，而证，而治，四者并然。"它揭示了中医临床治疗的规范应该是先摸脉，建立关于疾病的结构模型；再通过问诊或脉诊的推理来判断患者得病的具体原因；然后是证的部分，包括疾病症状、诊断以及症候群的内容；最后则是治疗。有意思的是，这本书是以脉象为主导，通过脉象建立疾病的基本结构，后边的病因及症状部分只是对脉象诊断的印证与补充说明，从而增加了诊断的客观性与疗效的稳定性。如患者外感，诊脉之后则有判断：洪大为热，弦紧为寒。有热者当有口苦、咽痛、发热之症。为寒者则有怕冷、畏寒、咳喘之形。先立诊断，再问病情，若患者症状与脉诊结论相符，则临床疗效必佳。《脉因证治》旧题为朱丹溪所作，现在则认为本书是朱丹溪门人所集。但它所建立的通过脉、因、证判断疾病的本质，进而建立治疗方案的方法，则为后人所效仿。

针对朱氏的观点，明·秦景明《症因脉治》反其道而行之，曰："医有五科，曰脉，曰因，曰病，曰症，曰治，丹溪先生以病证为一，故以四字赅之……盖执脉寻因寻症，一时殊费揣摩。不若以症为首，然后寻因之所起、脉之何象，治之何宜，则病无遁情，而药亦不至于识误用也。"朱丹溪所说的证是病与症状的统一。而他的思路则是用脉寻病因，用脉寻症状。秦景明则认为脉诊之学太难了，故舍难求易，从症状入手，先看患者的症状，再问患者发病的原因，将这些症状汇总起来，与病因相参，推论患者应该是何脉。看看这个脉象与医者手下脉诊所得是否相符。若相符合，则处方用药临床疗效必佳；若不相符就得多问一个为什么。找到问题后再进行下一步的治疗。

可见，朱、秦两位前辈都认为临床治疗必须以诊断为指导，诊断出属于疾病本质的内容。而诊断本身则靠客观体征与主观症状相参照而得到。脉诊就属于客观体征，它是医师所诊查的患者的疾病特点。患者的症状则属于主观症状，是患者自己说出来能够感知到的内容。两者对比才能得到疾病相对本质性的内容。而这个疾病相对本质性的内容既可以是病因也可以是对疾病症状的统一性解释。

李时珍在《本草纲目·神农本经名例》指出："欲疗病，先察其原，先候病机。五脏未虚，六腑未竭，血脉未乱，精神未散，服药必活。若病已成，可得半愈。病势已过命将难全。"此处李时珍又提出一个病势的概念。但其意思无非是察病源，候病机。至于症状什么的，只是我们辨证的出发点，而不是论治的出发点。

李东垣《东垣试效方·标本阴阳论》则指出："凡治病者，必先治其本，后治其标。若先治其标，后治其本，则邪气滋甚，其病益畜。若先治其本，后治其标，虽病有十数证皆去矣。"意思就是说，当面对疾病时，医生要做的就是将症状分类，按先后主次分为标与本两个组群，先治疗本症，后治疗标症。"虽病有十数证皆去矣"提示本文中的"标本"概念也有症候群的内容在内。显然，他的观点从"标本"论与秦伯未老的观点有互通之处，从"症候群"论又与任应秋老的观点有互通之处。

通过对古人著作的研读，我们可以发现，中医并不认为见到一个疾病、一个症状就可以展开治疗。古人认为面对疾病时一定要进行推理与研究，去探求更深一层的疾病的要素，并针对这更深一层的疾病要素进行治疗。但是，疾病要素是什么则见仁见智。也许它指的是病因，也许它指的是病机，也许它指的是病性，也许它指的是疾病的主症，也许它指的是一个症候群。所以，辨证论治这个内涵一直存在。而具体到辨证论治这个说法，则是在西学东渐与辩证唯物论进入认识论体系后才演化出来的。这样，我们就可以理解，所谓的辨证论治4字应当分开看。论治是目的，而辨证是走向论治的过程，也是实现论治的手段。当我们面对疾病时，辨证就是从现象到本质的过程，而论治则是依辨证所得到的疾病的本质设定治疗方案。

当医者面对具体患者时，面对一大堆的临床症状，可以从两个方向打开思维，进行辨证研究的工作。一个是横向的研究，即研究这些症状之间的相互关系，将这些症状分类、归纳，寻找其中的主次先后，在分类的基础上进行统一解释与处理。这样的研究必然以特定的时间段为单位进行。另一个则是纵向的研究，面对具体的症状，去探求这些症状是从什么地方来的，病情是如何演化的，随着时间的推进这些症状还有可能变化出什么样的状态。显然，在这种研究思维中时间并不是一个具体的片段，而是一个不断变化的过程。其次，在对疾病症状进行推理时，必须利用不同的疾病演化模型，这就需要利用医者手上所拥有的一切医学知识。此时，医者所关注的就不仅仅是疾病变化的一个阶段，而是疾病发生、发展、变化的全过程。

第二节　用辨证论治的思维指导临床实践

明白了辨证论治的本质就是寻找疾病变化的内在原因进而建立治疗方案，我们就可以重新定义一下什么是辨证论治。辨证论治就是从临床症状出发，利用中医学的理论知识，探求疾病发生的原因与疾病发展变化的过程，通过对临床症状的分析、归纳，结合患者自身条件，对疾病的综合状态进行总结，进而寻找治疗的切入点，为下一步处方用药提供依据。

我们理解辨证论治的概念时，先要明确"证"与"症"的概念。"症"就是症状，也是用于诊断的前提与素材。而"证"则是分析症状后所得到的结论。另外文中使用了"患者自身条件"这样的字句。临床上与治疗相关的额外选项太多了。患者自身的体质因素、教育水平、饮食习惯都有可能变成影响疾病变化的重要原因。进入临床就会意识到，病因、病性、主症，甚至体质等，皆有可能成为处方用药的关键。这个关键就是治疗的切入点，也就是病机。如外感风寒，辛温散之，是从病因病性入手建立治疗法则。"小柴胡汤证，但见一症便是"，是从主症入手建立治疗法则。"虚者补之"则是从体质、证候入手建立治疗法则。

正如反复提到的，辨证论治是两个内容组成的。第一个内容是辨证，其中辨是动词，证是名词。意思是通过分析、辨析来得到一个明确的结论。第二个内容则是论治，其中"论"是动词，"治"是名词。这里的"治"指代具体的治疗方案。意思是通过讨论与研究才能确定具体的治疗方案。这里也显示出中医与西医的异同点。简单点说就是不论中医还是西医，都强调透过现象看到本质，但是中医更强调理性的思辨过程，而西医追求看得见摸得着的实证内容。

在临床中，经常见到慢性支气管炎患者。外感后，患者咳嗽、咯痰反复不止。如果是西医，就会先查查支原体抗体如何，或者直接选用阿奇霉素治疗，这是因为支原体感染自然病程较长，对多种抗生素不敏感。这里的化验支原体抗体指标就是将患者感染的情况实证化。如果不行，还可以做痰培养，再拍个胸片，实在不行还可以做支气管镜，这都是将患者病情实证化的过程。中医只能依赖医生的观察与推理。例如患者咳嗽痰多、质黏、痰色黄与痰少、质稀、痰色白这两种情况相互对比。前一种说明患者炎性反应重或有细菌感染的可能，后一个则说明患者炎性反应轻或有病毒感染的可能。当然，仅靠这点内容是远远不够的，还得看患者有无头痛、肌肉痛，手足冷热如何，咳嗽日夜轻重的变化，食欲怎么样，餐前餐后是否咳重。所以，中医辨病对医生的要求是很高的。当然，辨证之后论治也是很重要的。这一部分对西医而言就更简单了，细菌药敏培养结果出来后按照结果用药就行了。对中医来说，就得讨论一下。因为，从治疗的角度讲，前提条件永远都是不够的。结果，我们的治疗只能依据于某些特定模型，如六经辨证模型、外感六淫模型、五行脏腑模型推理。同样的症状在不同模型中的意义是不同的，如身困乏力，在五行脏腑模型之中属于气虚，当补；在外感六淫模型之中属于痰湿，当泻。正因为中医治疗源于理论的推理，所以我们应该且可以给患者更多的、更进一步的说明。对于咳嗽患者，有的时候我开方后会对患者说：你吃药后咳嗽不一定立刻就会减轻，而是会先咳嗽加重，伴随有吐痰容易；再然后才会出现咳嗽明显好转的现象。这就是一个立足于推理的论治过程。患者复诊时则往往会反馈吃完中药之后整体吐痰量增加了，吐痰轻松了很多，很容易将痰吐出来，咳嗽明显减轻。

正像本书中反复提到的，辨证论治是中医特有的概念，它源于中医学超前发育的现实。在没有现代科学技术的前提下，中医前辈们只能通过细致的临床观察与反复推理，形成中医特有的医学治疗模式。这种医学治疗模式具有明显的理论推理过程，因而形成辨证论治这个特征。因为辨证论治的前提是对临床现象更为细致地观察，而疾病模型的建立则依赖于反复的临床实践。所以，在现有的情况下，中医辨证论治的医学治疗模式在临床中仍然有着巨大的指导意义与实践价值。从辨证论治的内容看，它既包括了对疾病发展过程中某个状态的总结，也包括了从病因开始的疾病发生、发展、变化、预后、治疗的全过程。所以病因、体质、病理、病机等内容都属于辨证论治的组成部分。

4年前，我从医院离职，开始了独自创业的历程。从一般意义上讲，这其实是一个积累患者群的过程。不过我还有一个额外想法，就是寻找一个叫作"理性科学人"的群体。时间一天天过去，我对理性科学人的认识也趋向于明晰。理性科学人应该具有以下3个特征：一是能够遵从现实世界中的实用主义。我们承认世界是不完善的，这个世界也有着很多不科学的现象。承认不科学的存在正是科学的态度。二是能够遵从认识论上的怀疑主义，学会反思与质疑。不管是我们所面对的学术，还是我们所处的时代，都有着各种各样的矛盾与迷惑。学会反思与质疑才能在面对各种矛盾时拥有自己的态度与立场。三是对未知拥有好奇心。

　　这几年来，我白天出诊，夜间处理文案工作。由于俗务缠身，本书的完成比我的预期晚了整整一年。当然，寻见理性科学人的时间也大大延迟了。这让我意识到，也许寻找理性科学人本身就不是个理性的行为，足够理性的方式应该是培养理性科学人。其实这本书又何尝不是培养理性科学人的一次有益的尝试。愿与读者共勉之。